Topographische Anatomie

Kurzlehrbuch für Studierende und Ärzte

Von

JOHANNES W. ROHEN

Dr. med., Dr. med. h. c., ord. Professor für Anatomie

Vorstand des Anatomischen Institutes
der Universität Erlangen-Nürnberg

Sechste, verbesserte Auflage

Mit 171 Abbildungen, davon 86 mehrfarbig

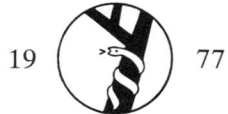

19 77

F. K. SCHATTAUER VERLAG · STUTTGART – NEW YORK

CIP-Kurztitelaufnahme der Deutschen Bibliothek

Rohen, Johannes W.
Topographische Anatomie: Kurzlehrbuch für Studierende u. Ärzte.
6., verb. Aufl. – Stuttgart, New York: Schattauer, 1977.

ISBN 3-7945-0583-2

© 1966, 1969, 1971, 1973, 1975 and 1977 by F. K. Schattauer Verlag GmbH, Stuttgart, Germany

Printed in Germany

Satz, Druck und Einband: W. F. Mayr, Miesbach, Oberbayern

ISBN 3 7945 0583 2

Vorwort zur 6. Auflage

Die Topographische Anatomie ergänzt die Systematische und Funktionelle Anatomie in Richtung auf die Lagebeziehungen der Leitungsbahnen und Organsysteme zueinander. Die Funktionelle Anatomie behandelt die Glieder und Organsysteme des menschlichen Körpers nach systematischen Gesichtspunkten, wenn auch in einer funktionsbezogenen Ordnung; die Topographische Anatomie kann demgegenüber auf die funktionalen Beziehungen keine Rücksicht nehmen, sie stellt den räumlichen Aspekt, d.h. die Lagebeziehungen, in den Vordergrund und setzt daher bereits die Kenntnis der funktionellen Systeme voraus. Die Topographische Anatomie wird aus diesem Grunde auch als praktische, angewandte oder klinische Anatomie bezeichnet, weil die räumlichen Beziehungen der Organe oder Leitungsbahnen, d.h. die jeweiligen Schichtengliederungen und speziellen regionalen Verhältnisse für den praktischen Arzt, der in einer bestimmten Region einen Eingriff vornehmen muß, von besonderer Wichtigkeit sind. Die englische Auflage dieses Buches trägt daher auch den Titel »Practical Anatomy (Regional and Clinical)«.

Dem Studierenden der Medizin kann man nur angelegentlich empfehlen, sich zuerst mit Hilfe eines Lehrbuches der Systematischen oder Funktionellen Anatomie einen Überblick über den strukturellen Aufbau des menschlichen Körpers zu verschaffen, bevor er mit dem Studium der Topographischen Anatomie beginnt. Dann allerdings kann das Studium der Topographie für das spätere klinische Studium sowie auch für die ärztliche Praxis viel Gewinn bringen.

An der allgemeinen Zielsetzung des Buches wurde auch bei der vorliegenden Auflage nichts geändert. Eine grundsätzliche Umgestaltung des Buches erschien mir zum gegenwärtigen Zeitpunkt noch nicht angebracht. Die rasche Verbreitung des Buches zeigt mir, daß wir grundsätzlich mit dem didaktischen Vorgehen den richtigen Weg eingeschlagen haben.

Allen Kollegen und Mitarbeitern sowie auch dem Verlag möchte ich für die zahlreichen Hilfen und Anregungen bei der Vorbereitung dieser Neuauflage herzlich danken. Besonderen Dank schulde ich meiner Zeichnerin Frl. W. SCHLICHER, die die neu eingefügten Abbildungen angefertigt hat.

Erlangen, Herbst 1977   J. W. ROHEN

Aus den Vorworten zu früheren Auflagen

Es fehlt nicht an ausgezeichneten Lehrbüchern der Topographischen Anatomie, so daß ein solches Buch einer Begründung bedarf. Das Hauptanliegen der vorliegenden Darstellung ist vor allem, den umfangreichen Stoff in einer möglichst kurz gefaßten und übersichtlichen Form zusammenzufassen, so daß der Student sich in relativ kurzer Zeit die wesentlichsten Tatbestände dieses Gebietes erarbeiten kann. Die Zusammenfassung einer so schwierigen und umfangreichen Materie verlangt daher besondere Kunstgriffe, um sich – ohne fragmentarisch und lückenhaft zu werden – in eine solche Kurzfassung pressen zu lassen. So wurden viele Sachverhalte, wie Leitungsbahnen, Regionenbegrenzung u. a., in Stichworttabellen zusammengefaßt, um den Text zu entlasten und ermüdende Wiederholungen zu vermeiden.

Bei der Abfassung des Textes habe ich mich davon leiten lassen, daß der Student für dieses, doch am Rande der praktischen Medizin liegende Fach meist nur wenig Zeit hat und daß es hier weniger auf die Vermittlung von Einzelwissen und Fachausdrücken ankommt, als vielmehr auf die Erarbeitung eines praktisch anwendbaren Wissens, das sich nur ergibt, wenn man sich von den Körperregionen eine wirklichkeitsnahe, *räumliche*, d. h. plastisch-dreidimensionale Vorstellung erarbeitet hat. Wir haben daher den lateinischen Bezeichnungen nur eine untergeordnete Rolle zuerkannt und auch hinsichtlich der Nomenklatur jede Mehrfachbezeichnung vermieden (im ganzen wurde die sog. »neue Nomenklatur«, PNA 1955 in ihrer derzeitigen Fassung, benützt), dafür aber soweit wie möglich das räumliche Vorstellungsvermögen anzusprechen versucht.

Die Abbildungen sollen daher auch nicht als Wiedergabe anatomischer Präparate gelten. Sie sind vielmehr als Schemata anzusehen, die das plastische Denken anregen sollen. Die wirklichen Verhältnisse lassen sich ohnehin *nicht* durch Abbildungen wiedergeben. Reale Vorstellungen von der Topographischen Anatomie kann der Student nur durch Präparate oder Demonstrationen erwerben. Ein Lehrbuch soll und darf nur Anregungen geben und Vorstellungen wecken, vertiefen oder vorbereiten. Ich hoffe, daß die beigegebenen Abbildungen, die zum großen Teil auf bewährten Darstellungen der Literatur basieren, in der Lage sind, eine räumliche Vorstellung zu vermitteln; allerdings muß man sich etwas Zeit dafür nehmen.

Es wurde davon abgesehen, die Darstellungen der Leitungsbahnen scharf an der Regionengrenze abzubrechen. Meist kann man die Gebilde noch ein Stück weit verfolgen und damit in Gedanken an die Bilder von der Nachbarregion anknüpfen. Wir haben auch versucht, Schnitt-ränder, aufgeklappte Muskeln und Haken zu vermeiden, um die bildhafte Vorstellung von der jeweiligen topographischen Situation einer Region nicht durch künstlich verlagerte Teile zu stören und die Vorstellung immer auf den lebenden Menschen im ganzen beziehen zu können. Wir haben uns bemüht, die Anatomie gleichsam durch die Haut hindurch sichtbar werden zu lassen und wie bei einem »gläsernen Menschen« erkennbar zu machen. Es wurden daher – wenn möglich – immer die Körperumrisse mitgezeichnet.

Die bleibende Bedeutung der Anatomie für den Arzt liegt ja in den räumlich-bildhaften Vorstellungen, die er sich im Studium erarbeitet hat. Chirurgische Methoden kommen und gehen, so daß sich die Akzente der »praktischen Bedeutung« einzelner anatomischer Tatsachen häufig verlagern. Die lebendigen Vorstellungen vom topographischen Aufbau des Körpers sind dagegen etwas Unveränderliches, das seinen Wert für den Arzt immer behalten wird, auch wenn sich die Behandlungsmethoden ändern. Darin liegt auch die Bedeutung der Topographischen Anatomie für Klinik und Praxis.

Das Buch wurde in der Hauptsache für den Studenten geschrieben, der mit seiner Zeit haushalten muß. Ich habe daher davon abgesehen, die Abbildungen mit Beschriftungshinweisen zu überladen. Vielmehr wurde versucht, die Hinweise so zu ordnen, daß man mit einem Blick die behandelten Tatsachen überschauen kann. Die zusammenliegenden Leitungsbahnen wurden zusammengefaßt, manche Tatsachengruppen auf der einen, andere auf der gegenüberliegenden Seite benannt. Es ist m. E. in einem Topographiebuch nicht mehr erforderlich, alle in einer Abbildung erkennbaren Gebilde zu beschriften. Viele grundlegende Begriffe dürfen vorausgesetzt werden. Wir haben uns vielfach nur auf die Hervorhebung der wesentlichen Dinge beschränkt. Zum Nachschlagen müssen die Atlanten und die großen Lehrbücher herangezogen werden. Darüber hinaus habe ich auch versucht, die Bilder stärker in den Text einzubeziehen. Sachliche Zusammenhänge, die aus einer Abbildung voll erkennbar sind, wurden im Text nicht nochmal beschrieben. Die tabellarischen Zusammenstellungen beziehen sich häufig auf die gleichen Numerierungen der nebenstehenden Abbildung. Die verdeutschten Fachausdrücke wurden auch in deutscher Schreibweise gebracht, was m. E. sinnvoller ist als das übliche Durcheinander lateinischer, griechischer und deutscher Typographie.

Ob es gelungen ist, durch alle diese Kunstgriffe den spröden Text der Topographie lebendiger und lesbarer zu machen sowie auf engstem Raum zusammenzudrängen, muß der Leser beurteilen. Oberstes Anliegen war jedoch immer der Bezug zur praktischen Medizin. Nicht umsonst pflegt man die Topographische Anatomie die praktische oder angewandte zu nennen.

Wertvolle Anregungen zur Verbesserung des Textes verdanke ich den Herren Professoren CASTENHOLZ, MÖRIKE, RODECK, SCHWAIGER, SÜDHOF, ZENKER und v. d. ZYPEN, aber auch vielen aufmerksamen Freunden, Kollegen und Studenten. Ihnen sei herzlich gedankt! Besonderen Dank möchte ich auch meinen Zeichner(inne)n (H. KLOSE-BAISON, CH. FIEBIGER, G. KEUER, R. RATH, L. SCHÜNZEL) aussprechen. Ihre Zeichnungen sind in den Legenden durch den Anfangsbuchstaben ihres Namens gekennzeichnet. Insbesondere Frau KEUER hat sich unermüdlich in meine Vorstellungen eingelebt und durch ihre hervorragenden farbigen Abbildungen sehr dazu beigetragen, daß das Buch den Stil bekommen hat, den ich angestrebt habe. Für die unnumerierten Bilder der Regionen am Anfang der größeren Kapitel, die von Frl. R. RATH gezeichnet wurden, dienten entsprechende Abbildungen aus J. SOBOTTA und H. BECHER (Urban & Schwarzenberg, München) als Vorbild. Detaillierte Einzelheiten über die Abbildungen können dem Kapitel »Abbildungsnachweise« der 1. Auflage entnommen werden.

Nicht zuletzt möchte ich dem Verlag, besonders Herrn Prof. MATIS, für die Anregung, ein derartiges Buch abzufassen, und die dauernde Ermutigung bei der Arbeit an der Erstfassung sowie auch an den rasch aufeinander folgenden Neuauflagen herzlich danken. Die großzügige Bereitwilligkeit, mit der der Verlag auf alle meine Wünsche eingegangen ist, hebe ich gerne dankbar hervor.

J. W. ROHEN

Inhaltsverzeichnis

Topographische Anatomie des Kopfes

Topographische Anatomie des Halses

Topographische Anatomie des Brustraumes

Topographische Anatomie des Bauchraumes und des Beckens

Topographische Anatomie des Rückens und der Wirbelsäule

Topographische Anatomie der oberen Extremität

Topographische Anatomie der unteren Extremität

Topographische Anatomie des Kopfes

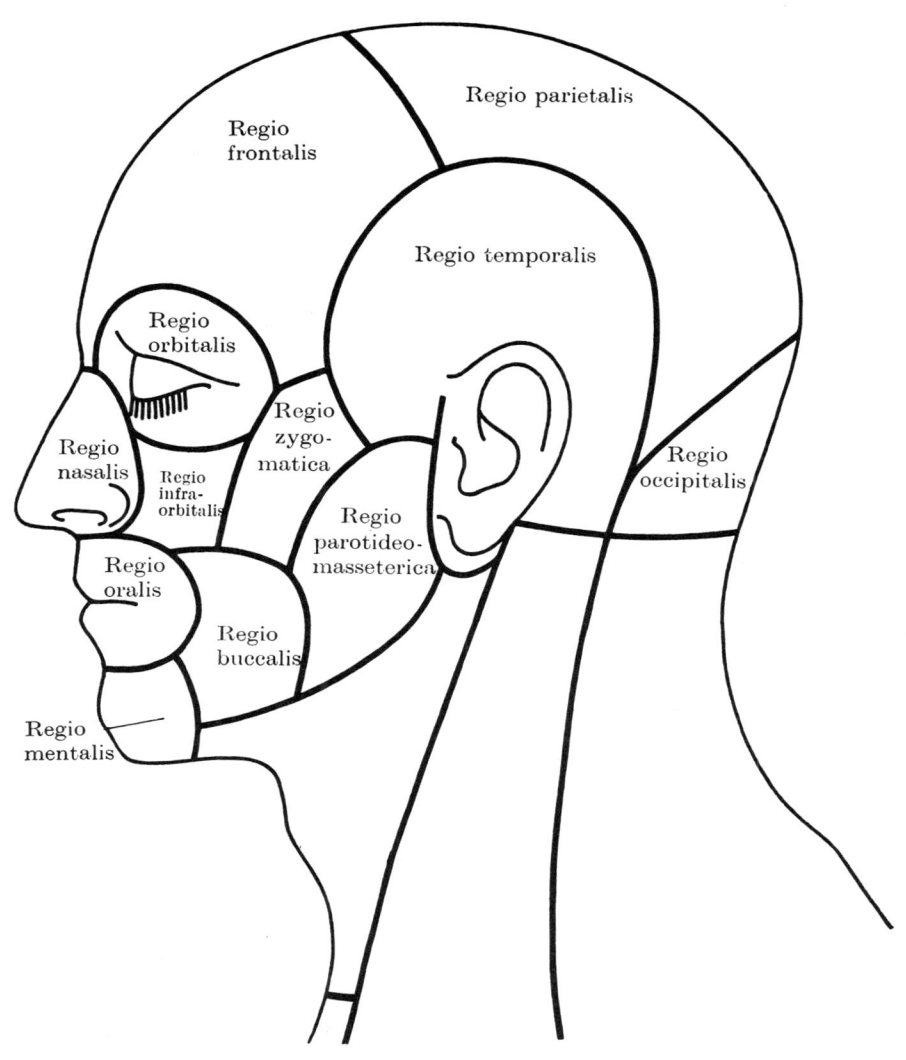

A. Gehirnteil des Kopfes (Neurocranium)

I. Schädeldach

Topographisch läßt sich der Kopf in einen Gehirn- und einen Gesichtsteil (Neuro- und Splanchnocranium), deren Grenze an der Schädelbasis zu suchen ist, gliedern. Am Neurocranium werden wiederum die Regionen des Schädeldaches und der Schädelbasis unterschieden.

1. Schichtengliederung von Schädeldach und Hirnhäuten

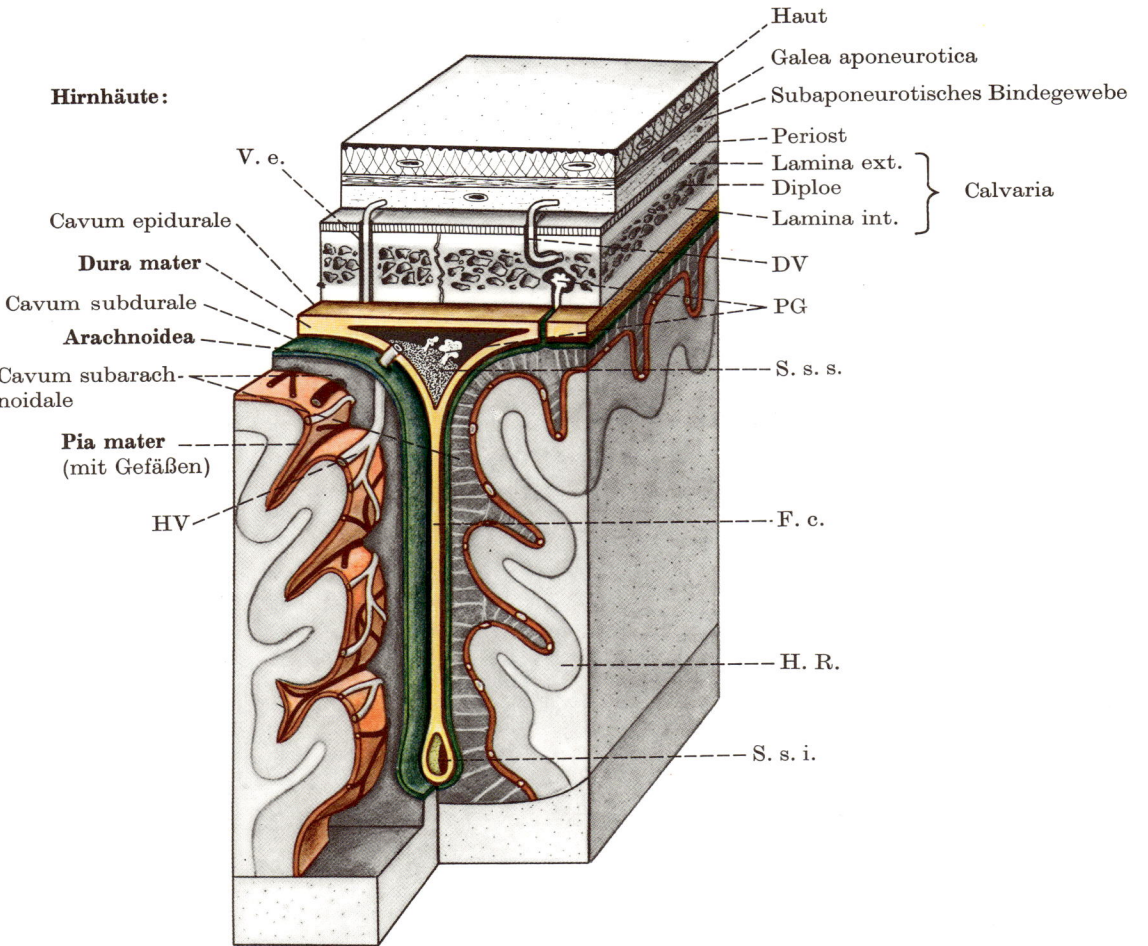

Abb. 1. Schichtengliederung des Schädeldaches und der Hirnhäute (modif. nach Schumacher) (Sch.).

F.c. = Falx cerebri	PG =	Pacchionische Granulationen
DV = Diploevene		(Granulationes arachnoideales)
HR = Hirnrinde	V.e. =	V. emissaria
HV = Hirnvene (mündet in den Sinus sagittalis sup.)	S.s.s.=	Sinus sagittalis sup.
	S.s.i. =	Sinus sagittalis inf.

Die Galea stellt die flächenhafte Sehne der mimischen Kopfmuskeln dar (M. occipitofrontalis und M. temporoparietalis). Sie sind mit der Kopfhaut fest verwachsen, gegen das Pericranium jedoch gut verschieblich. Hämatome breiten sich daher innerhalb der Kopfschwarte nur schwer, im lockeren Bindegewebe unterhalb der Galea jedoch leicht und rasch aus. Subaponeurotische Blutungen machen erst an den Fixationsstellen der Kopfschwarte (Linea nuchae suprema, Linea temporalis sup. und Margo supraorbitalis) halt. Sie können sehr groß werden (Geburtsgeschwulst) und stehen unter der Spannung der mimischen Kopfmuskeln. Subaponeurotische Prozesse zeigen daher eine Tendenz, in das Schädelinnere vorzudringen. Subperiostale Blutungen (z. B. die Kephalhämatome der Säuglinge) bleiben dagegen klein und regional begrenzt, da das Periost an den Schädelnähten angewachsen ist.

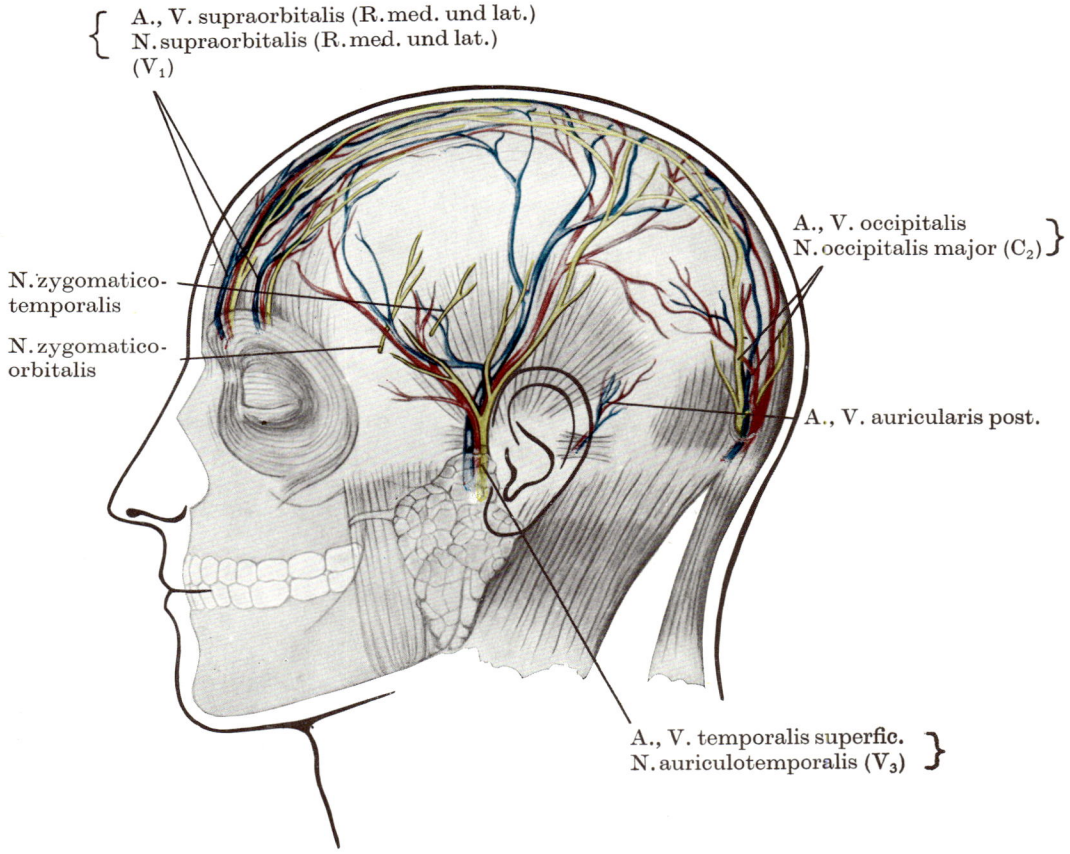

Abb. 2. Leitungsbahnen der Kopfschwarte (K).

Die Kopfschwarte ist stark vaskularisiert und reich innerviert (Abb. 2). Daraus erklärt sich die starke Blutungsneigung bei Kopfverletzungen, andererseits aber auch die gute Heilungstendenz der Kopfhaut. Die Leitungsbahnen liegen innerhalb der Kopfschwarte und sind konstruktiv so in das Bindegewebe eingefügt, daß sich die Gefäße bei Verletzungen nur schwer kontrahieren und dadurch schließen können. Die Venen, die keine Klappen besitzen, haben durch die Emissarien mit den Blutleitern des Gehirns (Sinus durae matris) sowie mit den Diploëvenen des Knochens Verbindung (Abb. 4). Alle Gefäße anastomosieren reichlich untereinander. Das Versorgungsgebiet der A. carotis int. anastomosiert im Bereich des Augenwinkels (A. angularis) und des Scheitels mit dem der A. carotis ext., da die frontalen Gefäße aus der A. carotis int. (via A. ophthalmica), die parietalen und okzipitalen Arterien jedoch aus der A. carotis ext. stammen.

Die Leitungsbahnen gelangen 1. über den oberen Orbitalrand in die Regio frontalis, 2. aus der Tiefe der Fossa infratemporalis unmittelbar vor dem äußeren Gehörgang bzw. auch hinter ihm zur Schläfenregion und 3. durch den sehnigen Ansatz des M. trapezius hindurch in die Regio occipitalis. Einzelheiten sind aus Abb. 2 ersichtlich.

Die dreischichtige *Calvaria* wird durch die Sutura coronalis, sagittalis und lambdoidea untergliedert. Beim Neugeborenen bilden die verbreiterten Suturen vorn die Stirnfontanelle (Fonticulus ant.), hinten die Hinterhauptsfontanelle (Fonticulus post.) und lateral die vordere bzw.

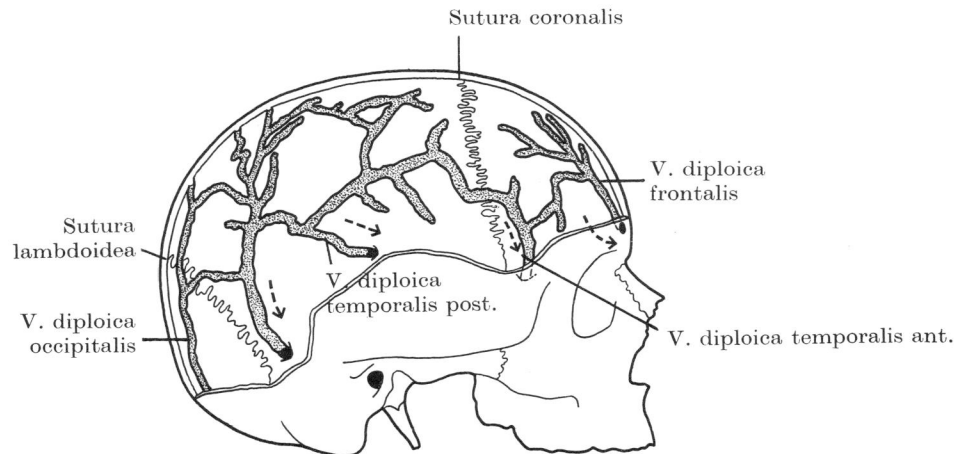

Abb. 3. Schema von der Anordnung der Diploëvenen. Die Tabula externa des Knochens ist bis zur Doppellinie entfernt [nach SPALTEHOLZ (R)].

hintere Seitenfontanelle (Fonticulus anterolateralis und posterolateralis). Der kindliche Schädelknochen hat noch keine so ausgeprägte Schichtung, weshalb Brüche mehr glattrandig sind (»wie bei einer Eierschale«). Beim Erwachsenen ist die Lamina interna (auch vitrea genannt) dünner als die Lamina externa. Bei einer umschriebenen Gewalteinwirkung von außen splittert die innere Kompakta stärker als die äußere, und zwar nicht deswegen, weil diese spröder (»vitrea«) ist als die äußere, sondern weil die Lamina interna dabei mehr Dehnungskräften ausgesetzt ist als die Lamina externa (Biegungsbruch). Umgekehrt ist die Lamina externa bei Gewalteinwirkungen, die zu einer Kompression des Schädels im ganzen führen, stärker betroffen (Berstungsbruch). Die Diploë fehlt an den Ansatzstellen der Nacken- und Kaumuskeln. Sie enthält ein ausgedehntes Netz breiter Diploëvenen (Abb. 3). Nach BRESCHET werden jederseits 4 größere Diploëvenen unterschieden. Als Faustregel kann gelten, daß die frontalen Diploëvenen nach außen zu den frontalen Venen der Kopfschwarte, die übrigen jedoch nach innen zu den Sinus durae matris bzw. den Emissarvenen abfließen. Die Diploëvenen verbinden damit äußere und innere Schädelvenen und werden dadurch nicht selten zu Infektionspforten. Am Röntgenbild können die Diploëvenen, besonders im Parietalbereich, manchmal so stark hervortreten, daß Fehldeutungen vorkommen.

2. Infektionspforten am Schädel

Die Venen der Kopfschwarte stehen über die Emissarvenen, von denen 4 konstant, zahlreiche andere variabel vorkommen, in direkter Verbindung mit den Sinus durae matris (vgl. Abb. 4). Die V. emissaria parietalis ist eine Anastomose zwischen der V. temporalis superfic. und dem Sinus sagittalis sup.; die V. emissaria occipitalis zwischen V. occipitalis und Sinus occipitalis; die Vv. emissaria mastoidea und condylaris sind Verbindungen zwischen der V. auricularis post. bzw. occipitalis und dem Sinus sigmoideus. Unmittelbare Verbindungen von äußeren und inneren Schädelvenen bestehen auch am Augenwinkel (V. angularis als Fortsetzung der V. facialis via V. ophthalmica zum Sinus cavernosus), am Foramen jugulare (Übergang des Sinus sigmoideus in den Bulbus superior der V. jugularis int.) sowie im Bereich der Schädelbasis (Verbindungen des Sinus cavernosus über die Plexus venosi foraminis ovalis, foraminis laceri und den

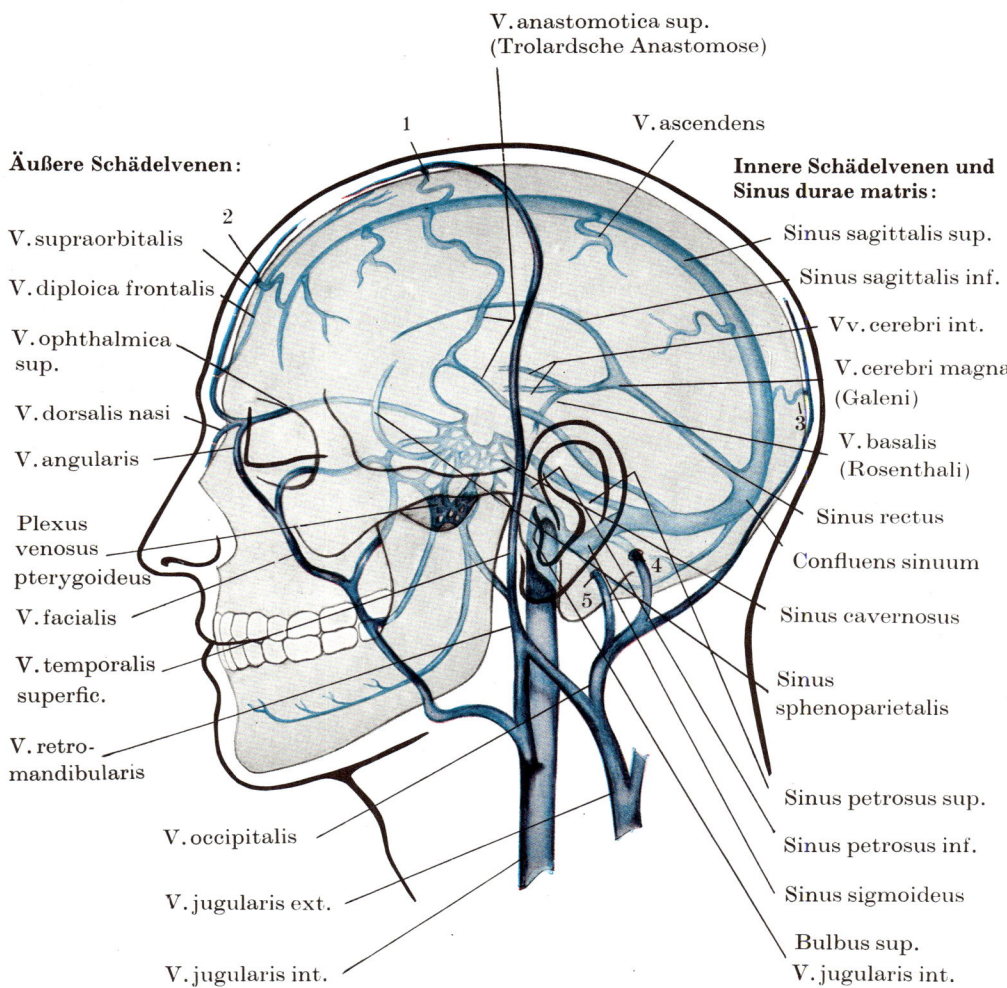

Abb. 4. Äußere und innere Schädelvenen, Sinus durae matris und anastomotische Verbindungen zwischen diesen Venengebieten [nach CLARA (K)].

1 = V. emissaria parietalis; 2 = V. emissaria frontalis; 3 = V. emissaria occipitalis; 4 = V. emissaria mastoidea; 5 = V. emissaria condylaris

Plexus caroticus int. zum Plexus pterygoideus). Indirekte venöse Anastomosen zwischen den inneren und äußeren Schädelvenen bilden außer den schon genannten Diploëvenen auch die submukösen Venengeflechte der Cellulae mastoideae und der Sinus paranasales (Stirnhöhle, Keilbeinhöhle, Siebbeinzellen), die oft nur durch eine dünne Knochenlamelle vom Schädelinnenraum getrennt sind. Alle diese Venenverbindungen können zu Infektionspforten für das Cavum cranii werden, was besonders beim Gesichtsfurunkel bedeutungsvoll werden kann.

3. Meningeale Gefäße

An der Innenseite der knöchernen Schädelkalotte fehlt ein Periost im eigentlichen Sinne. Die Dura übernimmt periostale und meningeale Funktionen und besteht strenggenommen aus 2 Blättern. Nur an einigen Stellen spaltet sich die Dura, so daß Taschen entstehen (Cavum hypophyseos, Cavum Meckeli, Saccus endolymphaticus). Im Rückenmarkskanal sind Dura und Periost getrennt, wodurch ein geräumiges Spatium epidurale entsteht (Abb. 134). Beide Blätter vereinigen sich am Foramen occipitale magnum. Am Kopf ist das Spatium epidurale nur ein schmaler Spaltraum, in den die Meningeagefäße, teilweise in tiefen Knochenrinnen, eingebettet sind. Bei Schädelfrakturen kommt es daher leicht zu arteriellen Zerreißungen und epiduralen Hämatomen.

Die *A. meningea media,* die von 2 Venen begleitet wird, ist das wichtigste Gefäß dieser Gruppe und tritt durch das Foramen spinosum in den Schädelinnenraum ein. Wird das Trigeminusganglion operativ von temporal angegangen, stößt man zuerst auf die A. meningea media. Das Gefäß hat in der Regel 2 Äste (R. frontalis und parietalis). Der vordere Ast anastomosiert häufig mit der A. lacrimalis (durch die Fissura orbitalis sup. hindurch), wodurch eine klinisch wichtige Anastomose zwischen A. carotis ext. und int. entsteht. In seltenen Fällen entspringt die A. meningea media auch direkt aus der A. ophthalmica. Denkt man sich die Ohrmuschel einmal um sich selbst nach oben verlagert, so projiziert sich der vordere frontale Ast der A. meningea med. vor, der hintere, parietale Ast hinter das gedachte Ohr. Die *A. meningea ant.* versorgt Dura und Calvaria im Frontalbereich, die *A. meningea post.* im Okzipitalbereich. Alle Meningealgefäße anastomosieren untereinander.

Meningeale Gefäße (Abb. 12, 15)

Vordere Schädelgrube
A. meningea ant. – Abgang auf der Lamina cribrosa – Ast der A. ethmoidalis ant. aus der A. ophthalmica (A. carotis int.).

Mittlere Schädelgrube
A. meningea med. – Eintritt durch das Foramen spinosum – Ast der A. maxillaris (A. carotis ext.).
A. meningea accessoria – Ast der A. meningea med. für das Ggl. trigeminale (Gasseri).

Hintere Schädelgrube
A. meningea post. – Eintritt meist durch das Foramen jugulare – Ast der A. pharyngea ascendens (A. carotis ext.).
Rr. meningeae der A. vertebralis – Eintritt durch das Foramen occipitale magnum.
Rr. meningeae der A. occipitalis – Eintritt meist durch das Emissarium mastoideum.

Innervation der Hirnhäute: Sympathische Geflechte für die Hirnhäute kommen aus den periarteriellen Geflechten der A. carotis int., der A. vertebralis bzw. basilaris. Parasympathische Fasern mischen sich diesen Geflechten aus dem N. petrosus major, dem N. IX und N. X bei. Die sensiblen Nerven stammen aus den 3 Trigeminusästen (R. tentorius und Rr. meningei). Im subtentoriellen Raum (hintere Schädelgrube) beteiligen sich sensible Äste des Vagus an der Innervation der Dura.

4. Duraverhältnisse und Sinus durae matris

Die **Dura** stellt ein bindegewebiges Verspannungssystem des Schädels und eine Aufhängevorrichtung für das Gehirn dar. Sie kleidet den Schädelinnenraum vollständig aus (Dura parietalis) und bildet innen Septen bzw. Duplikaturen (Dura septalis). Bei Erwachsenen haftet die Dura nur wenig am Knochen, ausgenommen Schädelbasis und Knochennähte. Bei Kindern ist der

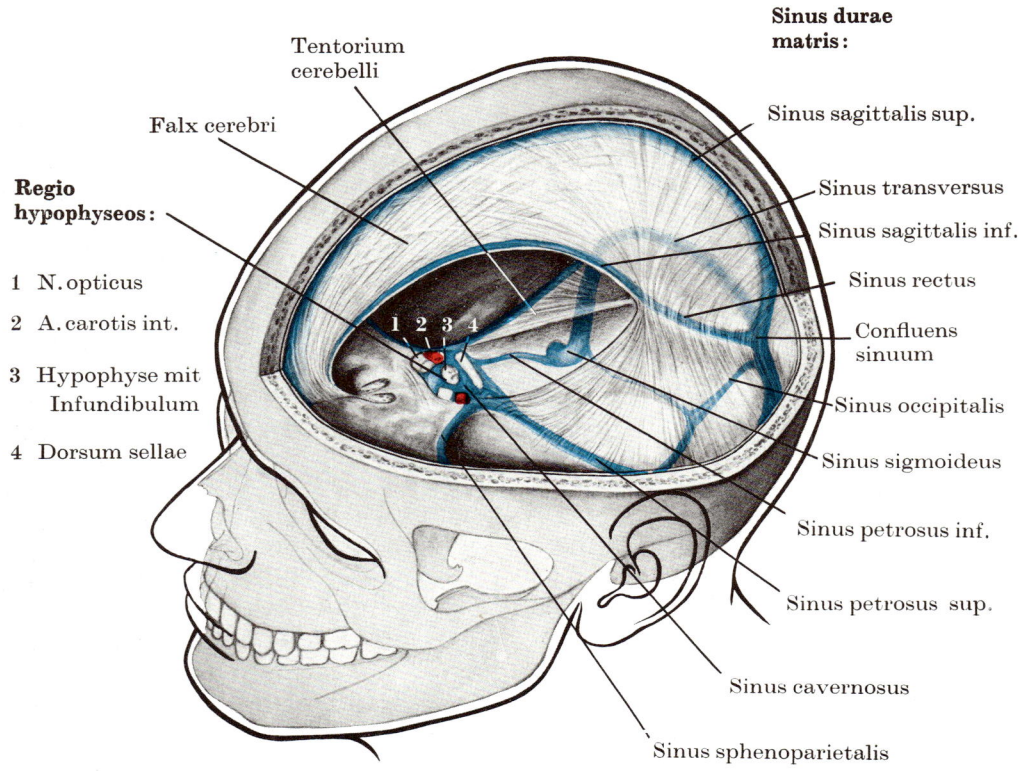

Sinus durae matris:

Tentorium cerebelli

Falx cerebri

Sinus sagittalis sup.

Sinus transversus

Sinus sagittalis inf.

Regio hypophyseos:

Sinus rectus

1 N. opticus

2 A. carotis int.

Confluens sinuum

3 Hypophyse mit Infundibulum

Sinus occipitalis

4 Dorsum sellae

Sinus sigmoideus

Sinus petrosus inf.

Sinus petrosus sup.

Sinus cavernosus

Sinus sphenoparietalis

Abb. 5. Duraverhältnisse und Sinus durae matris [modif. nach BRAUS (K)].

Zusammenhalt wesentlich größer. Etwa vom 10. Lebensjahr an wird die Dura abziehbar. An den großen Löchern der Schädelbasis, an der Felsenbeinpyramidenkante und der Crista galli ist die Haftung meist besonders stark. Bei frontalen Einbrüchen des Schädeldaches, z. B. als Unfallfolge oder bei einem Sprung aus großer Höhe ins Wasser, kann die Crista galli mitsamt der Falx und der Lamina cribrosa abreißen. Es entsteht eine freie Kommunikation zwischen Nasen- und Schädelhöhle (Liquorfistel!).

An der Schädelbasis setzt sich die Dura in die bindegewebigen Hirnnervenscheiden fort. Hier ist der virtuelle subdurale Spalt zwischen Dura und Arachnoidea unterbrochen, da die duralen Bindegewebssysteme auf die Gehirnnervenscheiden übergehen.

Die *Falx cerebri* schiebt sich in die Fissura longitudinalis cerebri und trennt so beide Großhirnhemisphären. Sie reicht von der Lamina cribrosa (Crista galli, Foramen caecum) bis zum Tentorium cerebelli. Da sie vorn nur 2 cm, hinten 4 cm hoch ist, vergrößert sich der Abstand vom Corpus callosum nach vorn zu beträchtlich, so daß die medialen Abschnitte des Stirnhirns nicht voneinander getrennt sind (wichtig bei Massenverschiebungen der Hemisphären infolge von raumbeengenden Prozessen). Die Falx zeigt vorn in der Regel Dehiszenzen und wird hinten dicker. Am Oberrand liegt der Sinus sagittalis sup., am Unterrand der Sinus sagittalis inf. Die Falx biegt dorsal senkrecht um und geht ohne Unterbrechung in das *Tentorium* über, das etwa 45° zur Horizontalen geneigt steht und einen spitzbogenartigen Schlitz, das Foramen tentorii, für den Durchtritt des Hirnstammes freiläßt (Abb. 5). Das Tentorium setzt am Sulcus transversus, an der Protuberantia occipitalis int. und der Pyramidenkante an. Die vorderen Schenkel gehen über die Pyramidenspitze hinaus zum Dorsum sellae (Processus clinoideus post.) und zu den kleinen Keilbeinflügeln (Processus clinoidei ant.). Die vorderen Tentoriumschenkel bilden das Dach des Sinus cavernosus. Für den N. trigeminus bleibt eine Lücke frei (Porus trigemini). Der Tentoriumschlitz liegt etwa $1/2$ cm vom Mittelhirn entfernt. Dieser Spalt, in den die medialen Teile des Temporallappens (Hippokampusformation) hineinragen, wird von der Cisterna ambiens ausgefüllt. Das zweiblättrige Tentorium grenzt den unpaaren infratentoriellen Raum (für Kleinhirn und Medulla) vom paarigen Cavum cranii (für Großhirn und Stammhirn) ab. Ein Tentoriumriß unter der Geburt führt zur vorzeitigen Reizung des Atemzentrums der Medulla, zur Fruchtwasseraspiration und Totgeburt. Das mediane Duraseptum des infratentoriellen Raumes, die *Falx cerebelli,* die entlang der Crista occipitalis int. verläuft und die Kleinhirnhemisphären im Bereich des Wurmes unvollständig trennt, ist variabel und ohne Bedeutung.

Sinus durae matris: Im freien Rand und am knöchernen Ansatz der Durasepten liegen die venösen Blutleiter des Gehirns (Sinus). Die klappenlosen Sinus sind keine Venen im echten Sinne, da ihnen eine eigene muskulöse Wandung fehlt. Sie sind daher starr zwischen den Durablättern ausgespannt (Klaffen der Sinus bei Verletzungen, Emboliegefahr!). Die Sinus nehmen die äußeren und inneren Hirnvenen sowie das venöse Blut der Orbita auf und stehen über die Emissar- und Diploëvenen mit den äußeren Schädelvenen in Verbindung. Bei Neugeborenen anastomosiert der Sinus sagittalis sup. noch mit den Nasenvenen durch das Foramen caecum, das postnatal obliteriert. In den Sinus sagittalis sup. und dessen seitliche Aussackungen (Lacunae laterales) ragen knötchenartige Arachnoideazapfen vor, deren Bedeutung für den Liquorabfluß umstritten ist [Granulationes arachnoideales (Pacchioni)].

Der Abfluß des Hirnvenenblutes erfolgt in der Hauptsache über den Sinus sigmoideus in den Bulbus superior der V. jugularis int. Die übrigen venösen Verbindungen (Emissarvenen, Anastomosen über den Plexus vertebralis zur V. cervicalis prof. usw.) werden in Phlebogrammen in der Regel nicht sichtbar, so daß man annehmen darf, daß ihre funktionelle Bedeutung gering ist. Der Sinus sigmoideus setzt sich nicht gradlinig in die V. jugularis int. fort, sondern mündet nach einer kurzen, lateral gelegenen Lumeneinengung (»Bulbusschwelle«) spiralig exzentrisch in den Bulbus ein. Strömungsdynamisch funktioniert die Bulbusschwelle wahrscheinlich als Einspritzdüse und die bulbusartige Erweiterung als »Strudelkopf«, wodurch eine Wirbelströmung hervorgerufen wird, die den Abstrom des Hirnvenenblutes (etwa 350 ml/min) beeinflußt (v. KÜGELGEN).

Verlauf der Sinus durae matris (Abb. 5)

Sinus sagittalis sup.
Liegt am Ansatz der Falx cerebri am Schädeldach – verläuft vom Foramen caecum bzw. der Crista galli bis zum Confluens sinuum – nimmt vor allem die kortikalen oberflächlichen Hirnvenen, teilweise über die Lacunae laterales auf.

Sinus transversus
Liegt am Ansatz des Tentoriums am Schädelknochen, etwa in Höhe der Linea nuchae sup. und der Protuberantia occipitalis ext.
Bevorzugter Abfluß des Blutes über den rechten Sinus transversus, da die rechtsseitigen Venenwege kürzer sind (V. cava sup. liegt rechts!).

Sinus sigmoideus
Ist die Fortsetzung des Sinus transversus und liegt an der Hinterfläche der Felsenbeinpyramide; Übergang durch das Foramen jugulare in den Bulbus sup. der V. jugularis int.
Die unterschiedliche S-förmige Eingrabung in den Warzenfortsatz schafft wichtige topographische Beziehungen zum Antrum mastoideum und zu den Cellulae mastoideae (Abb. 17).

Sinus petrosus sup.
An der oberen Pyramidenkante gelegen; verbindet den Sinus cavernosus mit dem Sinus transversus.

Sinus petrosus inf.
An der unteren Pyramidenkante gelegen; verbindet den Sinus cavernosus mit dem Bulbus sup. der V. jugularis int.

Sinus sagittalis inf.
Am unteren Rand der Falx cerebri gelegen; Übergang in den Sinus rectus an der Spitze des Tentoriumschlitzes.

Sinus rectus
Fortsetzung des Sinus sagittalis inf.; am Übergang der Falx cerebri in das Tentorium; mündet in das Confluens sinuum und nimmt vor allem das *innere* Hirnvenenblut durch die V. cerebri magna (Galeni), die unter dem Balken hervortritt, auf (Abb. 5, 7).

Sinus occipitalis
Paariger oder unpaariger kleiner Sinus am Ansatz der Falx cerebelli; verbindet das Confluens sinuum mit dem Sinus marginalis des Foramen occipitale magnum; kann bei Fehlen eines Sinus transversus bzw. sigmoideus zum Hauptabflußweg in den Bulbus der Jugularvene werden (Varietät).

Plexus basilaris
Am Clivus gelegen; verbindet den Sinus cavernosus mit dem Sinus marginalis und den Wirbelkörpergeflechten am Hinterhauptsloch.

Sinus marginalis
Ringförmig um das Hinterhauptsloch herum gelegen; Verbindungen mit dem Sinus occipitalis, Plexus basilaris und Plexus venosus vertebralis int.

Sinus sphenoparietalis
Am kleinen Keilbeinflügel gelegen; mündet in den Sinus cavernosus ein, stellt den Hauptabflußweg der in der Sylvischen Furche gelegenen Hirnvenen (V. cerebri media, V. sphenoparietalis) dar.

Sinus cavernosus

Der Sinus cavernosus unterscheidet sich durch seine plexusartige Struktur und seine auch gedehnten Verbindungen mit den anderen Venensystemen wesentlich von den übrigen Hirnsinus (Abb. 6). Er liegt lateral am Keilbeinkörper und wird vorn und hinten durch je einen *Sinus intercavernosus* zu einem ringartigen Geflecht erweitert. Venöse Anastomosen existieren vor allem durch die Löcher der Schädelbasis zum Plexus pterygoideus mittels des Plexus venosus foraminis ovalis und canalis carotici int. zum Spatium parapharyngeale, nach rückwärts über den Plexus basilaris zu den Wirbelkörpergeflechten sowie über den Sinus petrosus sup. und inf. zum Sinus sigmoideus bzw. zur V. jugularis int. Von vorne mündet die V. ophthalmica durch die Fissura orbitalis sup. in den Sinus cavernosus ein (Fortleitung von Infektionen aus Orbita und oberer Gesichtshälfte, evtl. mit nachfolgender Sinusthrombose!). Von lateral mündet der Sinus sphenoparietalis ein. Die A. carotis int. verläßt den Karotiskanal an der Felsenbeinspitze und betritt den Sinus von basal und lateral. Sie liegt vertikal aufsteigend zunächst dem Trigeminusganglion dicht an (»Ganglionabschnitt«) und macht dann innerhalb des Sinus eine S-förmige Schleife, deren erste, nach kranial konvexe Krümmung am Keilbeinkörper (»Kavernosusabschnitt«) und deren zweite, nach kaudal konvexe Krümmung unterhalb des Chiasma opticum, direkt an dem Processus clinoideus ant. (»Karotisknie«) gelegen ist. Distal vom Ursprung der A. hypophyseos inf. im Sinus cavernosus durchbohrt die A. carotis int. die Dura, gibt anschließend an der Unterseite des Sehnerven die A. ophthalmica ab und wendet sich dann nach rückwärts, wo sie in den Subarachnoidalraum eintritt. Im Zisternenabschnitt zweigt sie sich in ihre Gehirnäste (A. cerebri med. und ant.) auf. Die Karotis ist von einem dichten sympathischen Nervengeflecht (Fortsetzung des Halsgrenzstrangs) und einem speziellen Venengeflecht umgeben.

Bei Tumoren der Schädelbasis kann die A. carotis int. im Sinusgebiet umwachsen, eingeschlossen oder verletzt werden. Aneurysmen können die Sinusräume komprimieren und die angrenzenden Nerven, vor allem das Chiasma opticum und die Hirnnerven III, IV, VI und V_1, schädigen.

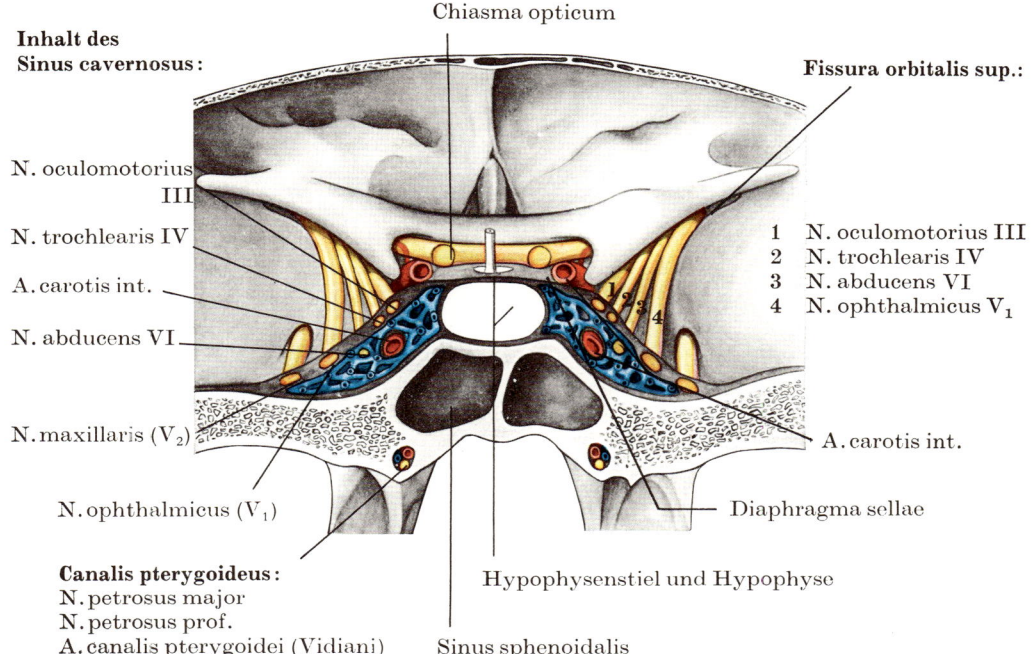

Chiasma opticum

**Inhalt des
Sinus cavernosus:**

Fissura orbitalis sup.:

N. oculomotorius
III

N. trochlearis IV

A. carotis int.

N. abducens VI

1 N. oculomotorius III
2 N. trochlearis IV
3 N. abducens VI
4 N. ophthalmicus V_1

N. maxillaris (V_2)

A. carotis int.

N. ophthalmicus (V_1)

Diaphragma sellae

Canalis pterygoideus:
N. petrosus major
N. petrosus prof.
A. canalis pterygoidei (Vidiani)

Hypophysenstiel und Hypophyse

Sinus sphenoidalis

Abb. 6. Sinus cavernosus (frontal durchgeschnitten) und angrenzende Partien der mittleren und der vorderen Schädelgrube (R).

Im Dach des Sinus cavernosus liegt der N. oculomotorius, der so dicht an der lateralen Kante
des Dorsum sellae (»Klivuskante«) vorbeiläuft, daß er hier leicht abgeklemmt und geschädigt
werden kann (z. B. bei Unkuseinklemmung durch raumverdrängende Prozesse am Temporal-
hirn). Der N. trochlearis zieht lateral vom Okulomotorius, diesem eng benachbart, unter dem lateralen Duraschenkel des Tentoriums versteckt (Plica petroclinoidea ant.), zur Fissura orbitalis
sup. und Orbita, während der N. abducens mehr mitten durch den Sinus hindurchtritt. Der
N. abducens durchbohrt die Dura bereits am Clivus, überkreuzt dann die Pyramidenspitze, zieht
unterhalb des Sinus petrosus sup., der A. carotis lateral eng anliegend, mit dem N. ophthalmicus
zusammen zur Fissura orbitalis superior.

Der intrakavernöse Verlauf des VI. Hirnnerven erklärt seinen bevorzugten Befall bei basalen
Meningitiden oder pathologischen Prozessen im Sinus cavernosus. Der frühzeitige Durchtritt des
Nerven durch die Dura sowie die Abknickung am Clivus erklären das Auftreten einer Abduzens-
parese bei frontalen Schädelkontusionen. Von den Trigeminusästen hat nur der N. ophthalmicus topographische Beziehungen zum Sinus cavernosus.

5. Leptomeninx und Zisternen

Pia und Arachnoidea bilden eine organische Einheit (Leptomeninx). Das bei der Operation
durchscheinend-glasige, epitheliale Häutchen der Arachnoidea liegt der Dura überall eng an. Da
aber die Pia der Hirnoberfläche mit allen Furchen und Windungen folgt, vergrößert sich das li-
quorhaltige Cavum subarachnoideale stellenweise beträchtlich. Diese Erweiterungen heißen Zisternen. Geringe Volumenschwankungen des Gehirns können von diesen Liquorräumen ausge-

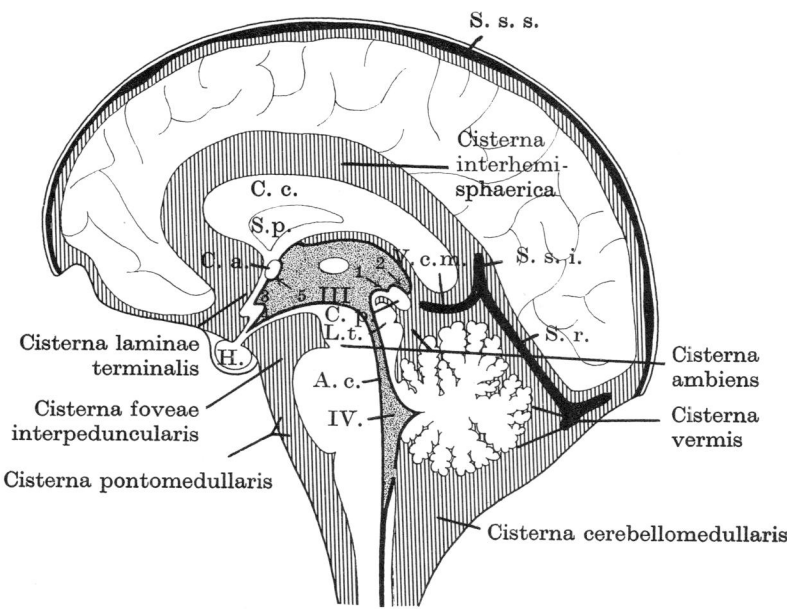

Abb. 7. Schematische Darstellung der Zisternen- und Ventrikeltopographie am Medianschnitt [aus Zülch (R)].

Recessus des III. Ventrikels:

1 = Recessus pinealis	H. = Hypophyse
2 = Recessus suprapinealis	L. t. = Lamina tecti
3 = Recessus chiasmatis	S. p. = Septum pellucidum
4 = Recessus infundibuli	S. r. = Sinus rectus
5 = Recessus triangularis	S. s. i. = Sinus sagittalis inf.
A. c. = Aquaeductus cerebri	S. s. s. = Sinus sagittalis sup.
C. a. = Commissura ant.	V. c. m. = V. cerebri magna (Galeni)
C. c. = Corpus callosum	III. = III. Ventrikel
C. p. = Corpus pineale	IV. = IV. Ventrikel

glichen werden. Der im Subarachnoidealraum befindliche Liquor polstert das Gehirn mit einem Flüssigkeitsmantel und verwandelt dadurch den auf der Schädelbasis lastenden Druck in hydrostatischen Druck, wodurch die basal gelegenen Gefäße durch das Gehirngewicht nicht komprimiert werden. Der Liquor fließt über die Lymphscheiden der Hirnnerven und die im Subarachnoidealraum verlaufenden kortikalen Hirnvenen ab. Möglicherweise spielen auch die Pacchionischen Arachnoideagranulationen für den Liquorabfluß eine Rolle. Basal ist der Subarachnoidealraum größer als kranial, so daß der Abstand des Gehirns von der Schädelbasis größer ist als der von der Kalotte. Die Durataschen (Hypophyse, Cavum Meckeli) werden von entsprechenden Aussackungen des Subarachnoidealraumes (Cisterna hypophyseos, Cisterna trigemini) erfüllt (FERNER). Alle extrazerebralen Liquorräume bilden eine anatomische und funktionelle Einheit.

Übersicht über die wichtigsten Zisternen (Abb. 7)

Cisterna basalis
Zwischen Hirnbasis und Schädelbasis, vom Foramen occipitale magnum bis zum Dorsum sellae; durchschnittlich ½ cm tief.

Neurochirurgisch werden mehrere Unterabteilungen unterschieden (*Cisterna pontis*, medialis und lateralis) – enthält den N. abducens, die Aa. vertebrales, A. basilaris und die basalen Hirnvenen.
Übergang nach lateral in die Kleinhirnbrückenwinkelzisterne, welche die hinteren Hirnnerven (Nn. V, VII, VIII, IX, X, XII), die Vasa labyrinthi und die Radix myelencephalica N. XI beherbergt.

Cisterna interpeduncularis
Zwischen Dorsum sellae und den beiden Hirnschenkeln gelegen – enthält die Nn. oculomotorii und die A. basilaris mit ihren Ästen – Eintrittsbereich der zentralen Hirngefäße, die die Stammganglien und die Capsula interna versorgen.

Cisterna ambiens
Fortsetzung der basalen Zisterne um die Hirnschenkel, entlang des Tentoriumschlitzes – enthält den N. trochlearis, die A. cerebelli sup., A. cerebri post. und V. basalis (Rosenthali). Über dem Mittelhirndach vereinigen sich beide Cisternae ambientes und gehen vorn in die *Cisterna corporis callosi* und hinten in die *Cisterna venae cerebri magnae* (Galeni) über.

Cisterna chiasmatis
Relativ ausgedehnte Zisterne zwischen Chiasma opticum und Diaphragma sellae – enthält das Chiasma opticum, die intrakranialen Abschnitte der Sehnerven, das Infundibulum, die A. carotis int. mit den Anfangsabschnitten der A. cerebri med. und ant.;
Fortsetzung nach lateral in die *Cisterna cerebri lat.* und die *Cisterna insulae*, nach vorn in die *Cisterna corporis callosi* und *laminae terminalis*, wo sich die *A. cerebri ant.* befindet.

Cisterna cerebellomedullaris (Cisterna magna, Cisterna occipitalis magna)
Größte Zisterne, zwischen Medulla oblongata, Kleinhirn und Hinterhauptsbein gelegen (Durchmesser etwa 2,7 cm, Tiefe 1,5–2 cm) – enthält die Wurzelbündel des IX., X. und XI. Hirnnerven sowie die A. cerebelli inf. post. – durch die Apertura mediana (Magendi) strömt Liquor cerebrospinalis internus in die Zisterne ein.

Die *Cisterna cerebellomedullaris* (in der Klinik auch Cisterna magna oder Cisterna occipitalis genannt), kann vom Nacken aus punktiert werden *(Subokzipitalpunktion).* Dabei wird zwischen dem Hinterhauptsbein und dem hinteren Atlasbogen durch die Membrana atlantooccipitalis hindurch eingestochen (Abb. 46). Lagevariationen der A. cerebelli inf. post., die gelegentlich durch eine ungewöhnlich starke Schlängelung oder einen atypischen Ursprung des Gefäßes zustande kommen, können bei der im allgemeinen ungefährlichen Punktion Zwischenfälle verursachen.
Die *Cisterna interpeduncularis* und *ambiens* bilden um die Hirnschenkel und das Mittelhirn herum eine ringartige Flüssigkeitshülle. Hier entsteht eine isthmusartige Einengung des Subarachnoidealraumes in Höhe des Tentoriumschlitzes, wodurch bei Hirndruckerscheinungen die lebenswichtigen Zentren des Mittelhirns unter Umständen stranguliert werden.

6. Pia mater und Hirngefäße

Die **Pia** folgt den Windungen und Furchen des Gehirns, während die Arachnoidea diese überzieht. Die Pia ist mit der von den Astrozyten gebildeten Membrana limitans gliae fest verwachsen und stellt die eigentliche Gefäßhaut des Gehirns dar. Von hier dringen die Gefäße in die Hirnsubstanz ein. Die größeren Stämme liegen im Subarachnoidealraum und werden von Liquor umspült.
Die **Gefäßversorgung des Gehirns** (Abb. 8, 9) stammt aus 2 Quellen: Die Hirnabschnitte des infratentoriellen Raumes sowie die basalen Abschnitte des Temporal- und Okzipitalhirns werden von der A. basilaris, dem gemeinsamen Stück der Aa. vertebrales, die Hirnteile des Hemisphärenraumes dagegen von der A. carotis int. versorgt. Beide anastomosieren im Circulus arteriosus cerebri (Willisi) miteinander. Man hat oberflächliche (kortikale) und zentrale, basalwärts eindringende Äste zu unterscheiden (Abb. 8). Zwischen ihnen bleibt eine »gefäßarme Zone« bestehen, die im Markgebiet der Rinde lokalisiert ist. Die Existenz dieser Zone begünstigt Zir-

kulations-, Entzündungs- und Einschmelzungsprozesse im Markgebiet. Kommt es etwa bei einem Hirnprolaps durch eine Knochenlücke zur Abklemmung der kortikalen Arterien, so können Marknekrosen und gegebenenfalls fortschreitende Markphlegmonen die Folge sein. Anderseits verhindert die gefäßreichere paraventrikuläre Zone bei Hirnabszessen vielfach durch die relativ rasche Entwicklung eines Granulationswalles eine Perforation in die Ventrikel. Der »gefäßarmen Zone« der arteriellen Versorgung entspricht eine »venöse Wasserscheide« (FERNER), da die kortikalen Venen kalottenwärts, die zentralen dagegen basalwärts abfließen. Auch diese liegt im Markgebiet. Die Grenze zwischen dem Versorgungsgebiet von A. carotis int. und A. vertebralis kann etwa durch eine schräge Ebene von der Fissura parietooccipitalis bis zu den Corpora mamillaria markiert werden.

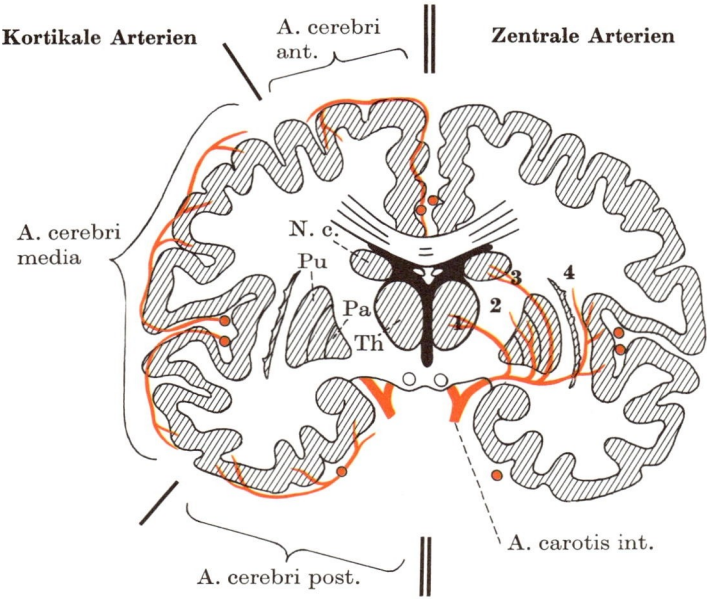

Abb. 8. Schema über die arterielle Versorgung des Gehirns. Links sind die kortikalen Arterien, rechts die zentralen Arterien dargestellt.

N. c. = Nucleus caudatus; Pa = Pallidum; Pu = Putamen; Th = Thalamus
Zentrale Arterien für den Hirnstamm:
1 = A. thalamica; 2 = A. pallidostriata; 3 = A. striata post. (Art. d. Hirnhämorrhagie); 4 = Aa. insulae

a) Hirnarterien

Die funktionelle Wertigkeit der Anastomosen zwischen den Hirnarterien war lange umstritten. Bei einseitigen Arteriogrammen der Karotis werden die kontralateralen Gefäße nur in etwa 20% und meist nur passager gefüllt (HERRMANN); dennoch reichen die beiderseitigen Anastomosen z. B. bei *langsamer* Entwicklung eines Karotisverschlusses in der Regel aus, die andere Hirnhälfte mitzuversorgen. Die Verhältnisse sind jedoch individuell verschieden und stark altersabhängig.

Kollateralkreisläufe nach Verschluß einer A. carotis int.
1. via A. carotis ext. – A. facialis – A. angularis – A. ophthalmica – A. carotis int.
2. via A. carotis ext. – A. temporalis superfic. – A. supraorbitalis – A. ophthalmica – A. carotis int.
3. via A. carotis ext. – A. maxillaris – A. meningea med. – Anastomose zur A. lacrimalis – A. ophthalmica – A. carotis int.
Der Kollateralkreislauf bei Verschluß der A. vertebralis geht über die A. carotis ext. via A. occipitalis zu den Muskelästen der A. vertebralis in der Nackenregion.

Die *A. carotis int.* betritt durch den Canalis caroticus in der Felsenbeinpyramide zunächst den Sinus cavernosus, lagert sich dem Chiasma opticum an, wo sie die A. ophthalmica abgibt (Abb. 6), und tritt dann in den Subarachnoidalraum ein (Abb. 15). Im Zisternenabschnitt zweigen die obere Hypophysenarterie, die A. communicans post. und die A. chorioidea ant. (zum Unterhorn des Seitenventrikels) ab. Etwa 1,5–2 cm lateral von der Sella teilt sie sich dann in ihre beiden Hauptäste, die A. cerebri ant. und med., auf (»Karotisgabel«). Die A. cerebri med. zieht über den Processus clinoideus ant. hinweg in die Fissura lateralis (Sylvii). Die A. cerebri ant. wendet sich dagegen nach medial und zieht dicht über dem Balken in der Fissura longitudinalis cerebri nach vorn, um die einander zugekehrten Flächen der Großhirnhemisphären bis zur Fissura parietooccipitalis zu versorgen. Zwei Drittel des Frontallappens, einschließlich einer daumenbreiten Fläche an der Außenseite der Rinde, das Corpus callosum, die Columnae fornicis, die vorderen Abschnitte des Nucleus caudatus und der Capsula interna (durch die sog. Heubnersche Arterie = A. striata ant.) werden von ihr mit Blut versorgt. Unmittelbar vor der Lamina terminalis anastomosieren beide Aa. cerebri anteriores durch die A. communicans ant. Diese etwa 1–2 mm lange Verbindung kann nach Luftfüllung des III. Ventrikels als Aussparung am Ventrikulogramm sichtbar werden. Eine Unterbindung der A. cerebri ant. distal von der A. communicans ant. ist wegen mangelnder Anastomosen möglichst zu vermeiden.

Die *A. cerebri med.* tritt als direkte Fortsetzung der Carotis int. in die Fissura lateralis ein (»Inselabschnitt«). Sie ist hier stark geschlängelt und spaltet sich meist in 2 Hauptstämme. Zu den angrenzenden Flächen des Frontal-, Parietal- und Temporalhirns gehen reihenweise größere kortikale Äste ab, die als funktionelle Endarterien betrachtet werden müssen. Diesen Gefäßen sind drei hintereinanderliegende, »zungenförmige Irrigationsgebiete« zuzuordnen (in Abb. 9 als Farbflächen angedeutet). Die A. cerebri med. versorgt u. a. die motorischen Rindenfelder sowie die Sprach- und Hörzentren. Eine Unterbrechung führt daher zu schwerwiegenden Ausfallerscheinungen dieser Zentren.

Die beiden genannten Hirnarterien geben außerdem auch zentrale oder perforierende Äste zur Versorgung der *Stammganglien und der Capsula interna* ab. Von der A. cerebri med. dringen unmittelbar nach ihrem Abgang aus der Karotis 10–20 kleinere zentrale Äste durch die Substantia perforata post. senkrecht von unten in den Hirnstamm ein und übernehmen die arterielle Versorgung von Nucleus caudatus, Putamen, Pallidum, Claustrum, Thalamus und Capsula int. Die an der Außenseite des Putamens zur inneren Kapsel ziehende A. striata post. (»Arterie der Hirnhämorrhagie« nach CHARCOT) neigt besonders zu arteriosklerotischen Rupturen und Blutungen, die wegen der benachbarten Pyramidenbahn eine Halbseitenlähmung bewirken können (Hemiplegie).

Die *A. cerebri post.*, die aus der A. basilaris hervorgeht, versorgt den ganzen Okzipitallappen, die basalen und lateralen Flächen des Temporallappens, das Splenium corporis callosi, die Vierhügelplatte, den Plexus chorioideus des hinteren Abschnittes der Seitenventrikel, den III. Ventrikel und die Zirbeldrüse. Sie steht durch die A. communicans post. mit der Carotis int. in Verbindung. Zentrale Äste sind kaum vorhanden. Zwischen der A. cerebri post. und cerebelli sup. tritt der N. oculomotorius hindurch. Die A. cerebri post. folgt dem freien Tentoriumrand, bleibt aber oberhalb des Tentoriums und erreicht dorsal den Okzipitallappen. Sehrinde, Hippokampusformation und das Tegmentum des Mittelhirns sind ihre wichtigsten Versorgungsbezirke.

Die *A. vertebralis* steigt in den Querfortsätzen der Halswirbelsäule auf, biegt dann an der Schädelbasis scharf nach hinten, liegt hier auf dem hinteren Atlasbogen (Sulcus atlantis) und durchbohrt dann die Membrana atlantooccipitalis. Die linke ist meist schwächer als die rechte und stärker geschlängelt. Im Sulcus atlantis kann die A. vertebralis von dorsal für angiographische Darstellungen perkutan punktiert werden (MASLOWSKI). Dabei muß die Nadel hinter der Mastoidspitze horizontal etwa 4½ cm in die Tiefe gestochen werden. Bei der operativen Freilegung der hinteren Schädelgrube wird die Arterie auf dem Atlasbogen sichtbar.

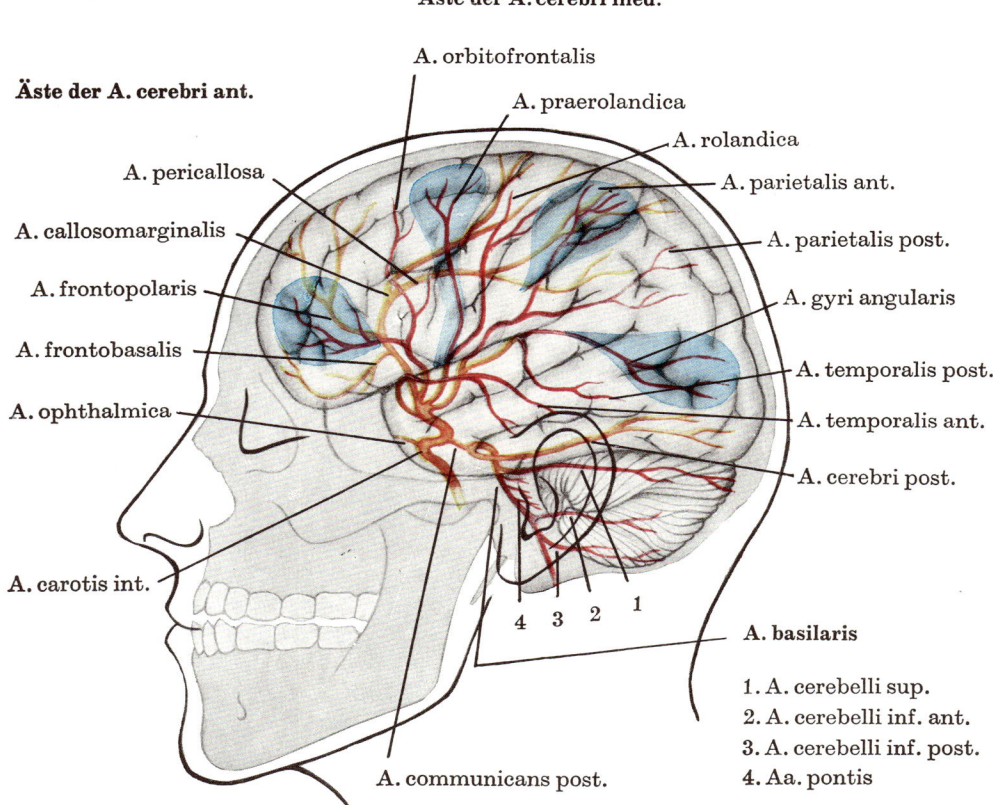

Äste der A. cerebri med.

A. orbitofrontalis

Äste der A. cerebri ant.

A. praerolandica

A. rolandica

A. pericallosa

A. parietalis ant.

A. callosomarginalis

A. parietalis post.

A. frontopolaris

A. gyri angularis

A. frontobasalis

A. temporalis post.

A. ophthalmica

A. temporalis ant.

A. cerebri post.

A. carotis int.

4 3 2 1

A. basilaris

1. A. cerebelli sup.
2. A. cerebelli inf. ant.
3. A. cerebelli inf. post.
4. Aa. pontis

A. communicans post.

Abb. 9. Übersicht über den Verlauf der Hirnarterien [nach FERNER u. KAUTZKY (K)].

Beide Aa. vertebrales vereinigen sich etwa auf der Mitte des Clivus innerhalb der basalen Zisterne zur *A. basilaris*. Von ihr zweigen in der Hauptsache die Brückenästchen, die 3 Kleinhirnarterien und die A. labyrinthi ab. Hämorrhagien und Erweichungsherde im Versorgungsgebiet der A. basilaris sind selten, da ihre Äste reichlich anastomosieren. Von den Aa. vertebrales gehen auch die vorderen und hinteren Aa. spinales für den Wirbelkanal ab. Die obere Kleinhirnarterie (A. cerebelli sup.) verläuft an der Unterseite des Tentoriumschlitzes, die untere Kleinhirnarterie (A. cerebelli inf. post.) ist oft stark geschlängelt und kann medial in den Bereich der Kleinhirntonsillen und Cisterna cerebellomedullaris gelangen (vgl. Abb. 7, 9). Endäste der Basilararterie sind die beiden Aa. cerebri post.

b) Hirnvenen

Die Hirnvenen laufen im allgemeinen nicht mit den Hirnarterien parallel. Sie variieren individuell stark, was bei der Beurteilung von Phlebogrammen zu berücksichtigen ist. Wie bei den Arterien unterscheidet man zwei Systeme: 1. die äußeren, kortikalen Hirnvenen, die in die Furchen der Hirnoberfläche eingebettet sind und in die Sinus durae matris einmünden (Vv. ascendentes, Vv. cerebri sup., med. und inf., Vv. occipitales und Vv. temporales ext.), und 2. die inneren, basalen, aus den Stammganglien und den Plexus chorioidei stammenden Venen, die sich in der V. cerebri magna (Galeni) zwischen Epiphyse und Splenium corporis callosi sammeln und über den Sinus rectus in das Confluens sinuum abfließen. Zwischen beiden Stromgebieten ergibt sich eine Art »venöser Wasserscheide« im Markmantel des Gehirns (FERNER). Im Sulcus centralis verläuft eine größere aszendente Vene zum Sinus sagittalis sup., die sog. V. rolandica. Unterbindung oder Thrombose der V. rolandica birgt die Gefahr der Entwicklung einer spastischen Hemiparese in sich. Die oberflächlichen aszendenten Venen variieren in Zahl und Form. Sie stehen häufig durch Anastomosen miteinander in Verbindung, so z. B. die V. rolandica mit der V. cerebri med. in der Sylvischen Furche (vertikale Trolardsche Anastomose) oder die Venen der Sylvischen Furche (V. cerebri med., V. sphenoparietalis) mit den hinteren aszendenten Venen, die zum Sinus transversus abfließen (horizontale Labbésche Anastomose, Abb. 10). Demgegenüber sind die inneren Hirnvenen in Form und Lage relativ konstant. Von der basalen Fläche des Gehirns wird das venöse Blut über die V. basalis (Rosenthali), die von vorn die V. cerebri ant. aufnimmt, abgeleitet. Dieses Gefäß hat Verbindungen mit der V. cerebri med. und einigen basal ausmündenden, inneren Hirnvenen (V. interpeduncularis, V. temporalis int.) und bildet durch kontralaterale Anastomosen um die Chiasmaregion herum basal eine Art Circulus venosus. Die V. basalis umschlingt die Hirnschenkel und mündet schließlich in die Galensche Vene ein.

Die Venen des Kleinhirns fließen zum Sinus transversus, Sinus petrosus sup. und inf. oder zum Sinus sigmoideus ab.

Oberflächliche Hirnvenen (Abb. 10, 11)

Äußere Hirnvenen
Vv. ascendentes (in den Sulci der Hirnoberfläche – Abfluß zum Sinus sagittalis sup.).
V. cerebri ant. [oberhalb des Balkens, in der Fissura longitudinalis cerebri – Abfluß zur V. basalis (Rosenthali)].
V. cerebri media superfic. und prof. [in der Fissura lat. (Sylvii) – Abfluß zum Sinus cavernosus].
V. sphenoparietalis [in der Fissura lat. (Sylvii) – Abfluß zum Sinus sphenoparietalis und Sinus cavernosus].
Vv. cerebri sup. und inf. (an der oberen, lateralen und hinteren Rindenfläche – Abfluß jeweils zu den benachbarten Sinus).
V. basalis (Rosenthali), [basal, um die Hirnschenkel herum gelegen – Abfluß in die V. cerebri magna (Galeni)].

Innere Hirnvenen
Sammeln sich im Dach des III. Ventrikels zu den paarigen *Vv. cerebri int.* – Abfluß zur V. cerebri magna (Galeni) und zum Sinus rectus.
V. septi pellucidi (an den lateralen Flächen des Septum pellucidum – Abfluß in die Vv. cerebri int.).
V. thalamostriata (im Sulcus terminalis zwischen Nucl. caudatus und Thalamus – Abfluß in die Vv. cerebri int.).
V. chorioidea (Sammelgefäß aus den Plexus chorioidei der Seitenventrikel – Abfluß in die Vv. cerebri int.).

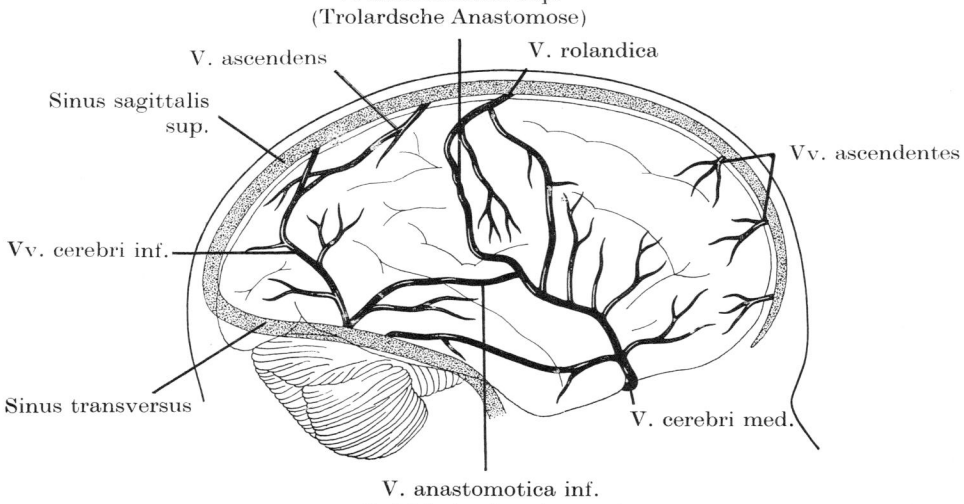

V. anastomotica sup.
(Trolardsche Anastomose)

V. ascendens

V. rolandica

Sinus sagittalis
sup.

Vv. ascendentes

Vv. cerebri inf.

Sinus transversus

V. cerebri med.

V. anastomotica inf.
(Labbésche Anastomose)

Abb. 10. Kortikale Hirnvenen. Die Sinus durae matris sind punktiert, die Venen schwarz gezeichnet [umgez. nach TÖN-DURY (R)].

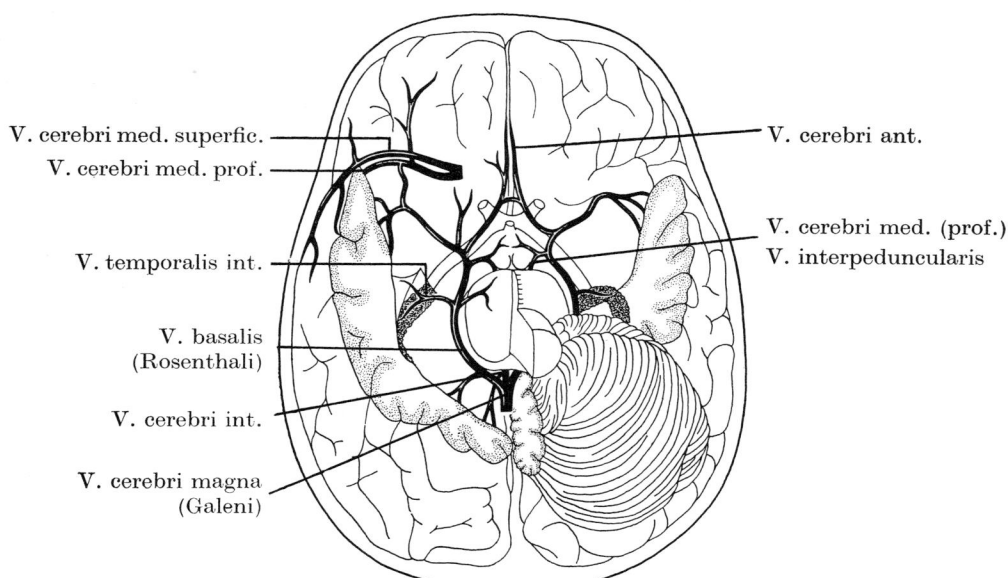

V. cerebri med. superfic.

V. cerebri med. prof.

V. cerebri ant.

V. temporalis int.

V. cerebri med. (prof.)
V. interpeduncularis

V. basalis
(Rosenthali)

V. cerebri int.

V. cerebri magna
(Galeni)

Abb. 11. Basale Hirnvenen. Der vordere Teil des Temporallappens, die rechte Kleinhirnhälfte und Teile des Hirnstammes wurden entfernt, um die basal liegenden Venen sichtbar zu machen [umgez. nach FERNER u. KAUTZKY (R)].

II. Gehirn

1. Allgemeines

Großhirn, Zwischen- und Mittelhirn sind im supratentoriellen Raum, Kleinhirn und Rautenhirn im infratentoriellen Raum untergebracht. Die Grenze fällt etwa mit der Protuberantia occipitalis ext. bzw. der Linea nuchae sup. zusammen (Abb. 12). Die obere Mantelkante der Großhirnhemisphären liegt etwa 1–1,5 cm paramedian. Der Sulcus centralis, der meist zu weit vorn angenommen wird, schneidet die Mantelkante hinter der Kranznaht an einem Punkt, der etwa 15,5 cm von der Protuberantia occipitalis ext. und 19,5 cm von der Nasenwurzel entfernt ist (Abb. 12).

Der Abstand des Gehirns von der Schädelbasis ist größer als von der Kalotte, da die Liquorräume basal eine größere Tiefe haben.

Der Frontallappen lagert in der vorderen Schädelgrube, wodurch er topographische Beziehungen zur Nasenhöhle (Lamina cribrosa), den Siebbeinzellen, der Orbita und dem Sinus frontalis gewinnt (Fortleitung von Infektionen!). Der Temporallappen liegt auf dem Tentorium und in der mittleren Schädelgrube. Da das Dach des Mittelohres (Tegmen tympani) an die Vorderfläche der Felsenbeinpyramide angrenzt, können Mittelohreiterungen auf den Temporallappen übergreifen (Temporalabszeß!). Der mediale Teil des Temporallappens (Uncus, Hippokampusformation) liegt dem Tentoriumschlitz und dem Sinus cavernosus eng an. Bei raumbeengenden Prozessen kann der Gyrus parahippocampalis daher in den infratentoriellen Raum gepreßt werden (Unkusabklemmung, Hippokampusquetschung).

Das *Kleinhirn* befindet sich ganz unterhalb des Tentoriums. Topographisch unterscheidet man eine Facies superior, inferior und petrosa. Die letztgenannte Fläche berührt die Hinterfläche der Felsenbeinpyramide, wo die Cellulae mastoideae angrenzen (Sinusthrombose und Kleinhirnabszeß bei Otitis media bzw. Mastoiditis!). Das Kleinhirn überlagert den IV. Ventrikel, der daher operativ von dorsal erreicht werden kann. Es füllt den infratentoriellen Raum nicht ganz aus, so daß die relativ große Cisterna cerebellomedullaris entsteht. Bei intrakraniellen raumfordernden Prozessen, z.B. bei Kleinhirnbrückenwinkeltumoren, kann das Kleinhirn, vor allem mit den medialen Abschnitten (Tonsillen), in das Foramen occipitale magnum eingeklemmt werden und Druckerscheinungen im Bereich der Medulla oblongata hervorrufen (Gefahr der Atemlähmung).

2. Hirnventrikel

In der Neurochirurgie gewinnt die Ventrikulographie vor allem im Rahmen der Tumordiagnostik zunehmend an Bedeutung. Das ependymausgekleidete Ventrikelsystem leitet sich entwicklungsgeschichtlich vom Hohlraumsystem des Neuralrohres ab und ahmt die äußere Form des ZNS in gewissem Sinne nach. Die Form der Ventrikelräume variiert individuell. Im Alter nimmt die Weite der Ventrikel zu.

Die Seitenventrikel des Großhirns (Ventriculi laterales) sind U-förmig gekrümmt, wobei der temporale Schenkel nach lateral auslädt (Neigungsebene etwa 60°). Man unterscheidet anatomisch ein Cornu anterius, posterius und inferius, die jeweils mit dem etwas abgeplatteten Zentralteil (Pars centralis oder Cella media) zusammenhängen. Cornu anterius und posterius enthalten keinen Plexus chorioideus. Die Grenze zwischen Nucleus caudatus und Thalamus stellt der Sulcus terminalis mit der V. thalamostriata dar. Das Hinterhorn ist besonders variabel, das Unterhorn meist grazil ausgebildet. Vor dem Unterhorn liegt in Fortsetzung des Nucleus caudatus innerhalb der weißen Substanz das Corpus amygdaloideum. Die Gratioletsche Sehstrahlung umschlingt vorn das Unterhorn und gelangt parallel zum Hinterhorn zur Fissura calcarina. Ventri-

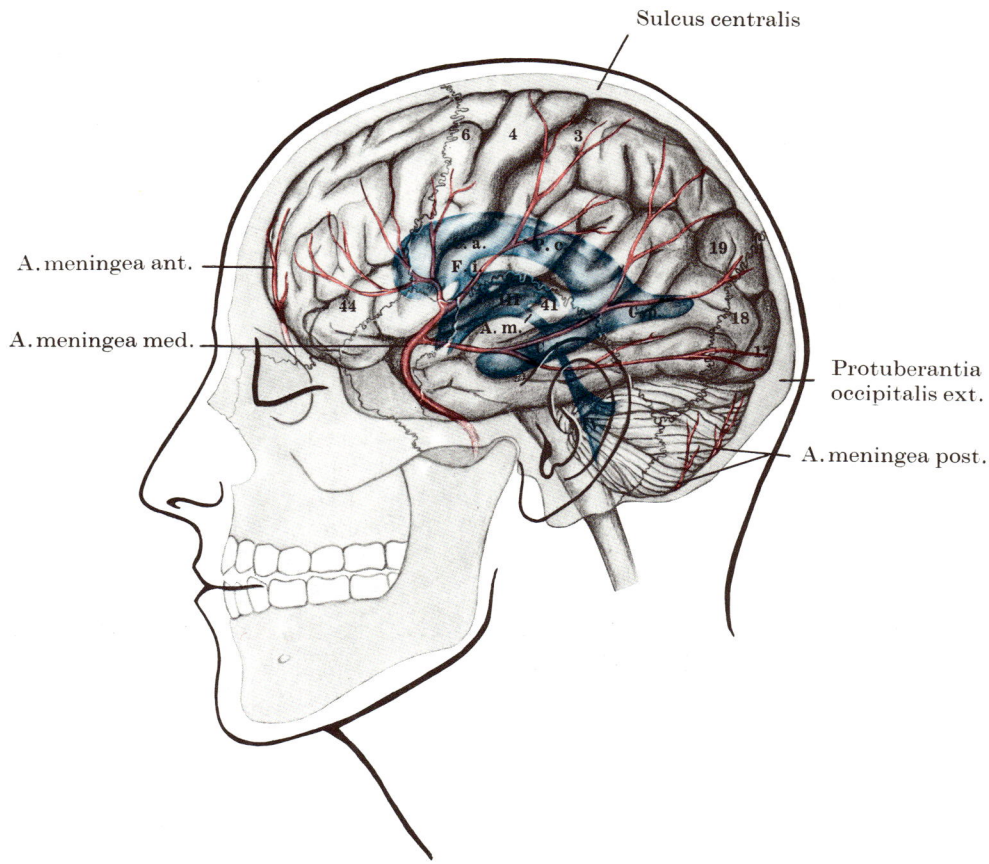

Abb. 12. Halbschematische Darstellung der Lage des Gehirns, der Topographie der Hirnventrikel und Meningea-gefäße [modif. nach FERNER u. KAUTZKY (K)].

Ventrikelsystem

C. a. = Cornu ant. des Seitenventrikels
C. p. = Cornu post. des Seitenventrikels
C. i. = Cornu inf. des Seitenventrikels
P. c. = Pars centralis des Seitenventrikels
F. i. = Foramen interventriculare (Monroi)
III. = III. Ventrikel
IV. = IV. Ventrikel
A. m. = Aquaeductus mesencephali

Wichtige Hirnzentren

 3 = Gyrus postcentralis (sensorische Rindenfelder)
 4 = Gyrus praecentralis (motorische Rindenfelder)
 6 = Prämotorische Rindenfelder
17, 18 = Optische Rindenfelder
19 = Optische Erinnerungszentren
41 = Sensorisches Sprachzentrum (Wernicke)
44 = Motorisches Sprachzentrum (Broca)

kelerweiterungen oder Tumoren in diesem Bereich können daher Sehstörungen zur Folge haben.

Die Punktion des Hinterhorns kann von einem Punkt aus vorgenommen werden, der etwa 3 cm oberhalb und 2 cm lateral von der Protuberantia occipitalis ext. entfernt liegt (KOCHER). Das Vorderhorn überragt die Sutura coronalis um mehrere Zentimeter. Es liegt etwa $2^{1}/_{2}$–3 cm lateral von der Medianebene. Bei einer Ventrikelpunktion von der Seite muß die Lage des Sinus transversus berücksichtigt werden. In der Seitenansicht projiziert sich die Pars centralis (Cella media) etwa auf die Sutura squamosa des Schläfenbeins.

Der Liquor strömt von den Seitenventrikeln durch das Foramen interventriculare (Monroi) in den spaltförmigen *III. Ventrikel* ein, der von Thalamus, Hypothalamus, Lamina terminalis und

Fornix begrenzt wird. Am Boden sind das Chiasma opticum, Infundibulum und Tuber cinereum zu finden. Dorsal liegen Epiphyse und Mittelhirn. Das Dach wird von der Tela chorioidea, in der die inneren Hirnvenen verlaufen, von Fornix und Balken gebildet. Aussparungen im Ventrikulogramm werden durch die mediane Verklebung der Thalami (Massa intermedia oder Adhaesio interthalamica) und die wechselnde Ausbildung der zahlreichen Recessus hervorgerufen. Sie haben keine pathologische Bedeutung.

Begrenzung der Seitenventrikel (Abb. 13)

1. Cornu anterius (geräumig)	oben: Corpus callosum
	medial: Septum pellucidum
	unten-lateral: Caput nuclei caudati
2. Pars centralis (spaltförmig)	oben: Corpus callosum
	medial: Fornix und Plexus chorioideus
	unten: Thalamus und Corpus nuclei caudati
3. Cornu posterius (geräumig)	oben: Radiatio corporis callosi
	medial: Calcar avis (durch die Fissura calcarina bedingt)
	unten: Eminentia collateralis (durch die Fissura collateralis bedingt), Gyrus occipitotemporalis
4. Cornu inferius (spaltförmig)	oben: Cauda nuclei caudati
	lateral: Temporalhirn, Radiatio optica
	medial-unten: Fimbria hippocampi mit Plexus chorioideus, Pes hippocampi mit Digitationes

Begrenzung des III. Ventrikels (Abb. 7, 12)

lateral:	Thalamus
	Hypothalamus
	Fornix (Columnae)
oben:	Corpus callosum
	Fornix (Corpus und Crura)
	Plexus chorioideus ventriculi III
unten:	Chiasma opticum
	Infundibulum
	Corpora mamillaria
	Tuber cinereum
vorn:	Lamina terminalis
	Commissura ant.
hinten:	Epiphyse mit Habenulae und Striae medullares
	Commissura post.
	Eingang zum Aquaeductus mesencephali

Recessus des III. Ventrikels (vgl. Abb. 7)

1. Recessus pinealis	Aussackung zur Epiphyse, über der Commissura posterior
2. Recessus suprapinealis	oberhalb der Epiphyse gelegene Ausbuchtung
3. Recessus chiasmatis	kaudale Aussackung zur Sehnervenkreuzung
4. Recessus infundibuli	im Hypophysenstiel gelegen
5. Recessus triangularis	median zwischen den Fornixsäulen gelegen, Rest des unpaaren Endhirnabschnittes

Begrenzung des IV. Ventrikels

oben:	Kleinhirn
	Velum medullare ant. und post.
	Plexus chorioideus ventriculi IV
unten:	Fossa rhomboidea der Medulla oblongata
vorn:	Übergang in den Aquaeductus mesencephali
hinten:	Übergang in den Canalis centralis
	Apertura mediana

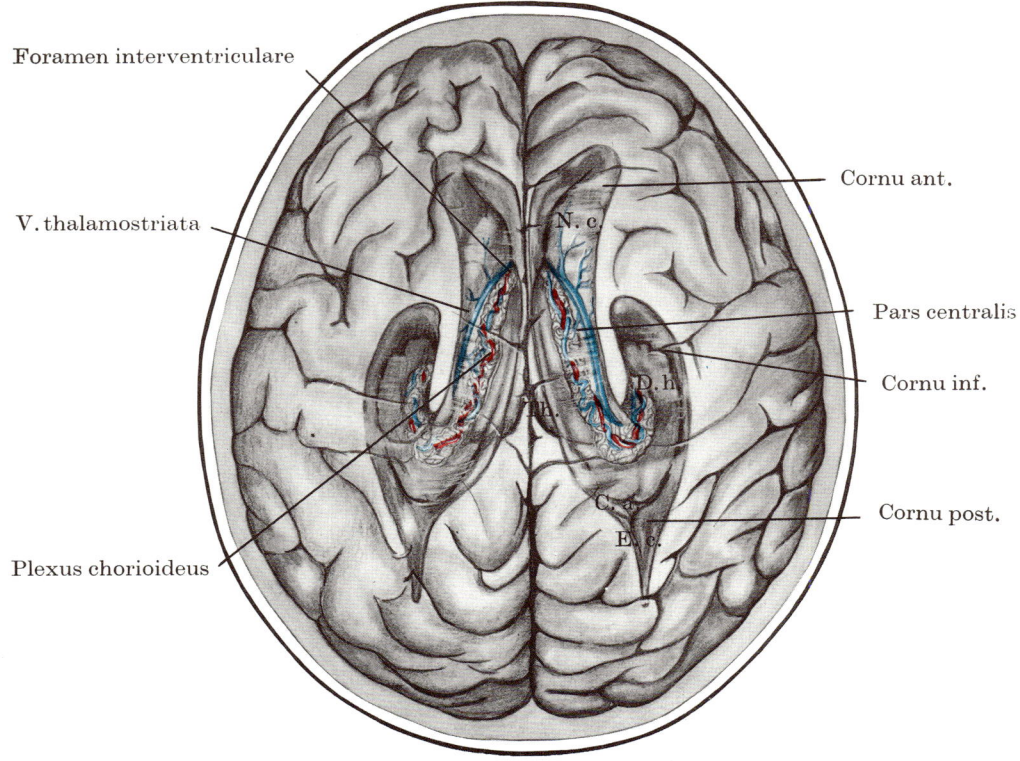

Foramen interventriculare

V. thalamostriata

Plexus chorioideus

Cornu ant.

Pars centralis

Cornu inf.

Cornu post.

Abb. 13. Halbschematische Darstellung der Hirnventrikel mit ihren Begrenzungen (K).

N.c. = Nucleus caudatus (Caput); Th. = Thalamus; E.c. = Eminentia collateralis; C.a. = Calcar avis; D.h. = Digitationes hippocampi

III. und IV. Ventrikel stehen durch den dünnen Aquaeductus mesencephali miteinander in Verbindung. Der Aquädukt erscheint in der Seitenansicht leicht gekrümmt. Dorsal liegt die Lamina tecti, ventral Tegmentum und Crura cerebri des Mittelhirns. Einengung des Aquädukts, etwa durch Mittelhirn- oder Hypophysentumoren, führt zur Entwicklung eines Hydrocephalus internus und zur Abklemmung der V. cerebri magna. Der zeltartig geformte *IV. Ventrikel* wird ganz vom Kleinhirn überdeckt. Er besitzt 2 tubenförmige, seitliche Aussackungen zwischen den Flocculi und den hinteren Hirnnervenwurzeln (Recessus laterales), die perforiert sind [Aperturae laterales (Luschkae)]. Durch sie strömt der Liquor internus in die Cisterna basalis ein. Die an der Hinterwand des IV. Ventrikels ausgebildeten Plexus chorioidei ragen in die Recessus laterales hinein und wölben sich teilweise bis nach außen vor (sog. Bochdaleksches Blumenkörbchen). Median öffnet sich der IV. Ventrikel durch die Apertura mediana (Magendi) in die Cisterna cerebellomedullaris. Das Dach des IV. Ventrikels wird von den drei Kleinhirnstielen, dem Velum medullare ant. und post. gebildet. Die Rautengrube mit ihren zahlreichen, lebenswichtigen, vegetativen Zentren liefert den Boden des Ventrikelraumes.

Innerhalb der Schädelhöhle ist das Gehirn nur wenig beweglich. Grundsätzlich bestehen nur zwei *Verschiebemöglichkeiten:* laterale und axiale. Im Hemisphärenraum oberhalb des Tentoriums sind die Stammganglien, der Gyrus cinguli und der Balken etwas nach lateral verschieblich, da die Falx cerebri vorne schmal ist und die Hemisphären nur unvollkommen trennt. Die Axialverschiebungen erfolgen im Tentoriumschlitz meist von rostral nach kaudal, wobei Mittelhirn und Hippokampusrinde nach kaudal gedrängt werden. Bei raumfordernden Prozessen werden die Hirnteile durch den Tentoriumschlitz wie durch eine zu enge Tür nach kaudal und lateral verdrängt, was Liquorstauung, Zisternenprolaps, Venenstauung, Hydrozephalus oder Druckschädigungen der benachbarten Leitungsbahnen zur Folge haben kann. Ähnliches kann auch durch eine unglückliche Subokzipitalpunktion ausgelöst werden. Die am Augenhintergrund erkennbare Stauungspapille ist ein frühzeitiges Hirndruckzeichen.

III. Schädelbasis

1. Allgemeine Topographie

Die knöcherne Schädelbasis stellt eine Rahmenkonstruktion dar. Die festen Abschnitte liegen in der Mitte (Regio mediana) und rahmenartig um die drei Schädelgruben herum (Regiones laterales) (Abb. 14). Zur mittleren Region gehören die Lamina cribrosa, der Keilbeinkörper mit dem Türkensattel für die Hypophyse, der Clivus und das Foramen occipitale magnum. Die drei Schädelgruben sind stufenweise gegeneinander versetzt, so daß die Fossa cranii ant. höher liegt als die Fossa cranii med. und post. Die Rahmenkonstruktion der Schädelgruben erklärt die Lokalisation der häufigsten *Frakturlinien* (Abb. 14). Längsbrüche verlaufen meist durch die Lamina cribrosa, das dünne Dach der Orbita oder den Canalis opticus. Sie können auch die großen Foramina der mittleren Schädelgrube (Foramen rotundum, ovale, spinosum) in einer langen Bruchlinie vereinen oder zu einem Abriß der Felsenbeinspitze führen. Querbrüche bevorzugen das Foramen lacerum und die Sella turcica. Sie können den Sinus cavernosus mit den hier gelegenen Gebilden (A. carotis int., N. III, IV, VI) zerreißen. Je nach der Lokalisation dieser Brüche kommt es zu Blutungen in die Nasenhöhle, Liquorabfluß in Nase oder Ohr, einem Monokel- oder Brillenhämatom sowie zu Hirnnervenschädigungen.

2. Klinisch wichtige Regionen der Schädelbasis

a) Hypophysenregion

Die Hypophyse (etwa 12×8 mm groß) liegt in der Sella turcica. Man unterscheidet im allgemeinen zwei Sellatypen: eine offene, flache und eine geschlossene, eingeengte Form. Rückschlüsse auf die Größe der Hypophyse vom Röntgenbild der Sella sind also nur mit größter Zurückhaltung möglich. Oben wird die Sella gegen den Schädelraum vom duralen Diaphragma sellae, das der Hypophysenstiel durchbohrt, abgegrenzt. An die unnachgiebige, osteofibröse Hypophysenloge schließt sich seitlich der Sinus cavernosus, vorn und hinten der Sinus intercavernosus an. Vor dem Hypophysenstiel (Infundibulum) unmittelbar auf dem Diaphragma liegt das Chiasma opticum. Eine Kompression der medialen, gekreuzten Optikusfasern des Chiasmas kann deshalb durch Hypophysentumoren oder Kraniopharyngeome auftreten (bilaterale Hemianopsie!). Die Lage des Chiasma opticum variiert. In der Mehrzahl der Fälle (80%) liegt es unmittelbar über dem Diaphragma; seltener nach vorn (5%) oder nach hinten (4%) verschoben. In diesen Fällen sind die Sehnerven entweder extrem verkürzt oder verlängert. Normalerweise beträgt der Abstand des Chiasmas vom Dorsum sellae etwa $1/2$–$3/4$ cm. Die Sella ist von den Arterien des Circulus arteriosus (Willisi) umgeben, welche auch ernährende Äste zur Hypophyse abgeben. Die A. carotis int. ist zwar eng benachbart, berührt aber die Hypophysenloge nirgends. Kompressionen des Chiasmas von der Seite, etwa durch Karotisaneurysmen, bewirken hauptsächlich Läsionen der lateralen, ungekreuzten Optikusfasern (binasale Hemianopsien). Der Subarachnoidealraum setzt sich auf den unterhalb des Diaphragma sellae gelegenen Hypophysenraum fort (Hypophysenzisterne nach FERNER).

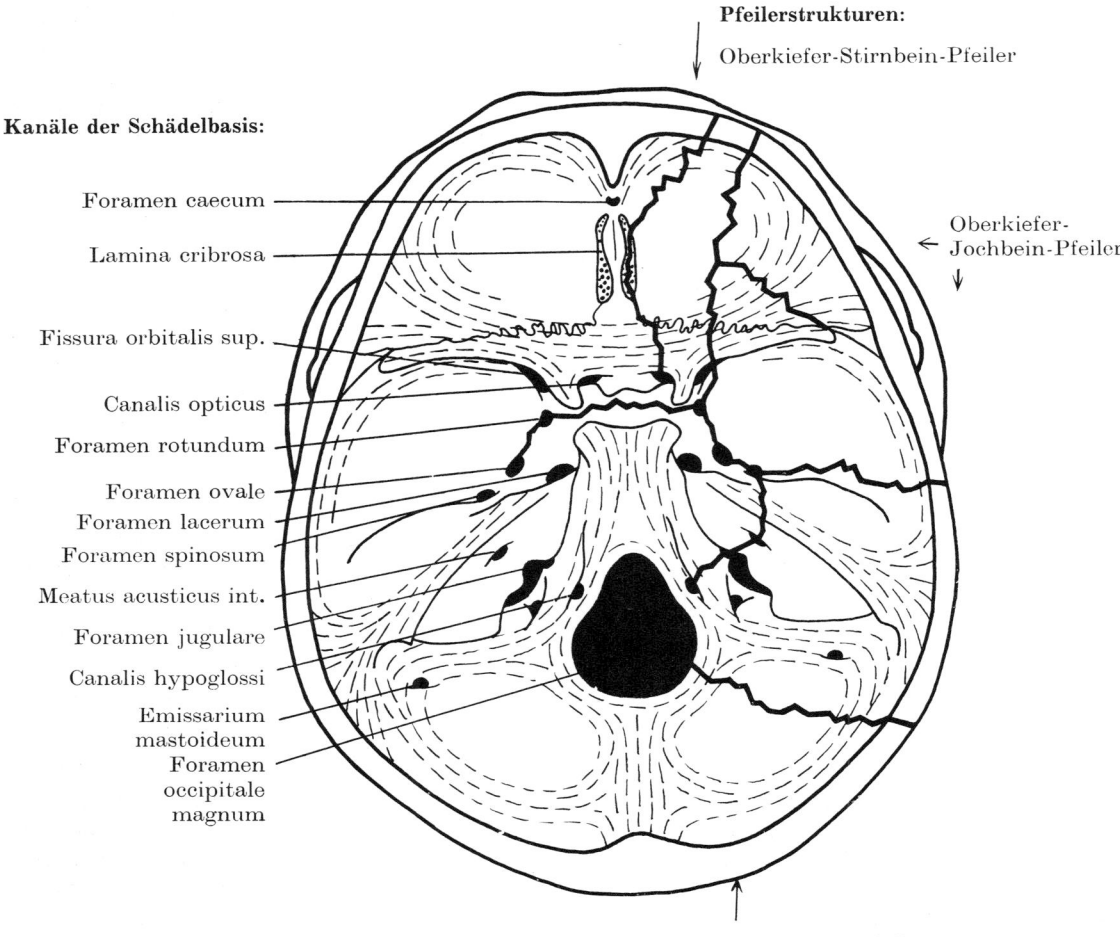

Pfeilerstrukturen:

Oberkiefer-Stirnbein-Pfeiler

Kanäle der Schädelbasis:

Oberkiefer-
← Jochbein-Pfeiler

Foramen caecum

Lamina cribrosa

Fissura orbitalis sup.

Canalis opticus

Foramen rotundum

Foramen ovale

Foramen lacerum

Foramen spinosum

Meatus acusticus int.

Foramen jugulare

Canalis hypoglossi

Emissarium
mastoideum
Foramen
occipitale
magnum

Hinterhauptspfeiler

Abb. 14. Die häufigsten Bruchlinien der Schädelbasis (schwarze, gezackte Linien) und die sog. Spaltlinien (gestrichelt) sind dargestellt. Die gestrichelten Linien zeigen die Stellen größter Festigkeit an und umrahmen die 3 Schädelgruben. Diese Rahmenstrukturen stehen mit den Kaupfeilern des Gesichtsskelettes in Verbindung (R).

Operative Zugänge zur Hypophyse

1. Durch die Nasenhöhle und den Sinus sphenoidalis (beachtenswert sind die individuellen Größenvariationen des Sinus, der durch ein Knochenseptum in zwei, meist ungleiche Räume gegliedert wird).
2. Von der Mundhöhle, Kieferhöhle oder Orbita aus.
3. Intrakranieller Zugang schräg von vorne über die Regio frontalis nach Trepanation der Schädelhöhle und Verlagerung des Frontalhirns nach lateral. Bei dieser heute bevorzugten Operation ist die Lage der A. communicans ant. besonders zu beachten.

b) Ganglion trigeminale (Gasseri) und Cavum Meckeli

Das halbmondförmige Trigeminusganglion liegt in der Impressio trigemini auf der Vorderfläche der Felsenbeinpyramide in einer kleinen Duratasche (Cavum Meckeli). Der Trigeminus durchsetzt den Tentoriumansatz (Porus trigemini, der etwa 2×4 mm groß ist), unterkreuzt den

Sinus petrosus sup. und überkreuzt den N. petrosus major. An das Ganglion grenzt medial der Sinus cavernosus (Übergreifen von Entzündungen!), lateral die A. meningea med. an. Die Dura umschließt den Anfangsteil der drei Trigeminusäste mit zipfelförmigen Fortsätzen. Der Subarachnoidealraum erweitert sich im Cavum Meckeli, so daß das Ganglion von Liquor umspült wird [sog. Trigeminuszisterne (FERNER)]. Der Liquor fließt über die Lymphscheiden der Nerven nach peripher ab.

Operative Zugänge zum Ggl. Gasseri

1. Von temporal – nach Trepanation der mittleren Schädelgrube – unter dem Temporallappen entlang, entweder extra- oder intradural. Dabei stößt man auf die A. meningea media, die unterbunden werden muß.
2. Von der hinteren Schädelgrube aus – durch die Kleinhirnbrückenwinkelregion zum Trigeminusstamm (Neurotomia retrogasserica).
3. Außerdem kann das Ganglion von unten durch das Foramen ovale blind durch die Wange hindurch erreicht werden (z. B. zur Verödung des Ganglions).

c) Der Kleinhirnbrückenwinkel

Die Region zwischen Kleinhirn, Pons, Pyramide und den Brückenarmen, die von der Cisterna pontocerebellaris (Kleinhirnbrückenwinkelzisterne) ausgefüllt wird, hat durch das Auftreten operabler Geschwülste (z. B. Akustikusneurinome) eine besondere klinische Bedeutung erlangt. In dieser Region finden sich die intrakranialen Abschnitte der Hirnnerven VII–XII, vor allem die der Vagusgruppe (N. IX, X, XI), die A. vertebralis und die V. petrosa.

Operative Zugangswege: 1. Von okzipital, 2. von temporal (durch das Tentorium hindurch), 3. von rostral über das Felsenbein hinweg, 4. translabyrinthär (meist in Kombination mit einer Totalexstirpation des Innenohres).

N. accessorius mit seiner lang aufsteigenden Radix myelencephalica, N. glossopharyngeus und N. vagus treten zwischen Olive und Hinterstrang aus der Medulla oblongata aus, durchqueren die Kleinhirnbrückenwinkelzisterne und gelangen durch die Pars nervosa des Foramen jugulare nach außen. Der N. hypoglossus verläßt die Medulla weiter medial zwischen Pyramide und Olive, ebenfalls mit zahlreichen Wurzelfäden. Sein Austritt aus dem Canalis hypoglossi liegt weiter basal, also etwas versteckter. Zwischen diesen Nervenbündeln des Kleinhirnbrückenwinkels verläuft gewöhnlich ein Ast der A. vertebralis hindurch sowie die V. petrosa, deren Wurzel im Gebiet der Medulla liegt und die nach lateral in den Sinus petrosus sup. abfließt. Weiter rostral ziehen die Nerven der Fazialisgruppe zum Porus acusticus int. Bei der operativen Eröffnung der Region von okzipital (vgl. Abb. 17) erscheint der N. vestibularis am oberflächlichsten, der N. facialis am tiefsten, der N. cochlearis mehr basal und der dünne N. intermedius versteckt dazwischen, innerhalb einer gemeinsamen Arachnoideahülle gelegen. Die Vasa labyrinthi begleiten das Bündel. Der die seitlichen Brückenarme durchsetzende Trigeminus zieht in sagittaler Richtung nach vorn und kann im weiteren Sinne auch noch zur Region des Kleinhirnbrückenwinkels gezählt werden.

d) Region des Foramen occipitale magnum

Das Hinterhauptsloch wird vom Sinus marginalis umgeben (Abb. 15). Venöse Anastomosen existieren zum Wirbelvenengeflecht, zur V. cervicalis prof. und zum Sinus occipitalis. Über den Atlasbogen und durch die Membrana atlantooccipitalis post. tritt die A. vertebralis in die Region ein. Die Wurzelfäden der ersten beiden Zervikalnerven sind wenig zahlreich und relativ schwach. Zwischen dorsalen und ventralen Wurzelfäden zieht das Lig. denticulatum durch das Hinterhauptsloch aufwärts bis an das Foramen jugulare (kranialste Zacke). Die lange Radix spinalis des N. accessorius liegt dem Lig. denticulatum dorsal an. Von den Aa. vertebrales gehen die paarigen Aa. spinales post. und die unpaare A. spinalis ant. nach kaudal zu dem Spinalkanal ab. Die Flocculi und Tonsillen des Kleinhirns haben topographisch enge Beziehungen zum Hinterhauptsloch. Die Tonsillen, die Hinterstränge der Medulla und die aufsteigende Radix spinalis des N. accessorius werden daher bei plötzlichen Druckänderungen (Liquorpunktion) oder beim Hirndruck (Tumoren) am ehesten geschädigt.

Fossa cranii anterior

Wird hinten durch die kleinen Keilbeinflügel und die Processus clinoidei ant. begrenzt. Verbindungen durch die Lamina cribrosa zur Nasenhöhle. Hauptteil des Orbitadaches. Auf der vorderen Schädelgrube ruht der Lobus frontalis des Großhirns.

Kanäle (Abb. 15)

1. Foramen caecum	Durazapfen der Falx cerebri; beim Kind Emissarvenen als Verbindungen zwischen Sinus sagittalis sup. und Nasenvenen
2. Lamina cribrosa	Nn. olfactorii, A., V. und N. ethmoidalis ant., N. terminalis

Fossa cranii media

Zwischen kleinem Keilbeinflügel und Pyramidenkante. In ihr lagert der Lobus temporalis des Großhirns. Unmittelbar vor der Felsenbeinpyramide projiziert sich die Fossa mandibularis. Bei Unfällen (Sturz aufs Kinn) kann das Kieferköpfchen in die mittlere Schädelgrube durchbrechen. Topographische Beziehungen zum Sinus cavernosus, zum Innenohr und zur Paukenhöhle. (Das Tegmen tympani liegt an der Vorderfläche der Felsenbeinpyramide!)

Kanäle und Öffnungen (Abb. 15)

1. Canalis opticus (Weg zur Orbita)	N. opticus A. ophthalmica
2. Fissura orbitalis sup. (zwischen Ala major und minor = Weg zur Orbita)	N. oculomotorius (N. III) N. abducens (N. VI) N. trochlearis (N. IV) V. ophthalmica N. ophthalmicus (N. V$_1$)
3. Foramen rotundum (Weg zur Fossa pterygopalatina)	N. maxillaris (N. V$_2$)
4. Foramen ovale (Weg zur Fossa infratemporalis)	N. mandibularis (N. V$_3$) Plexus venosus foraminis ovalis A. meningea accessoria [für das Ggl. trigeminale (Gasseri)]
5. Foramen spinosum (Weg zur Fossa infratemporalis)	A. meningea media R. meningeus (recurrens) des N. mandibularis (N. V$_3$)
6. Canalis caroticus	A. carotis int. (mit begleitendem Venenplexus)
7. Foramen lacerum (verschlossen durch die Fibrocartilago basalis)	N. petrosus major (führt die parasympathischen Fasern des N. facialis durch den Canalis pterygoideus zum Ggl. pterygopalatinum) N. petrosus minor [führt die parasympathischen Fasern des N. glossopharyngeus zum Ganglion oticum (Jacobsonsche Anastomose)]

Fossa cranii posterior (Abb. 15)

Nimmt Kleinhirn, Pons und Medulla oblongata auf und wird durch das Tentorum kranial abgeschlossen.

Kanäle

1. Porus (Meatus) acusticus int.	N. facialis (N. VII) N. intermedius N. vestibulocochlearis (N. VIII) A. und V. labyrinthi
2. Apertura ext. aquaeductus vestibuli	Aquaeductus vestibuli (Endolymphgang des Innenohrlabyrinths)

Sinus durae matris: **Aa. meningeae (extradural):**

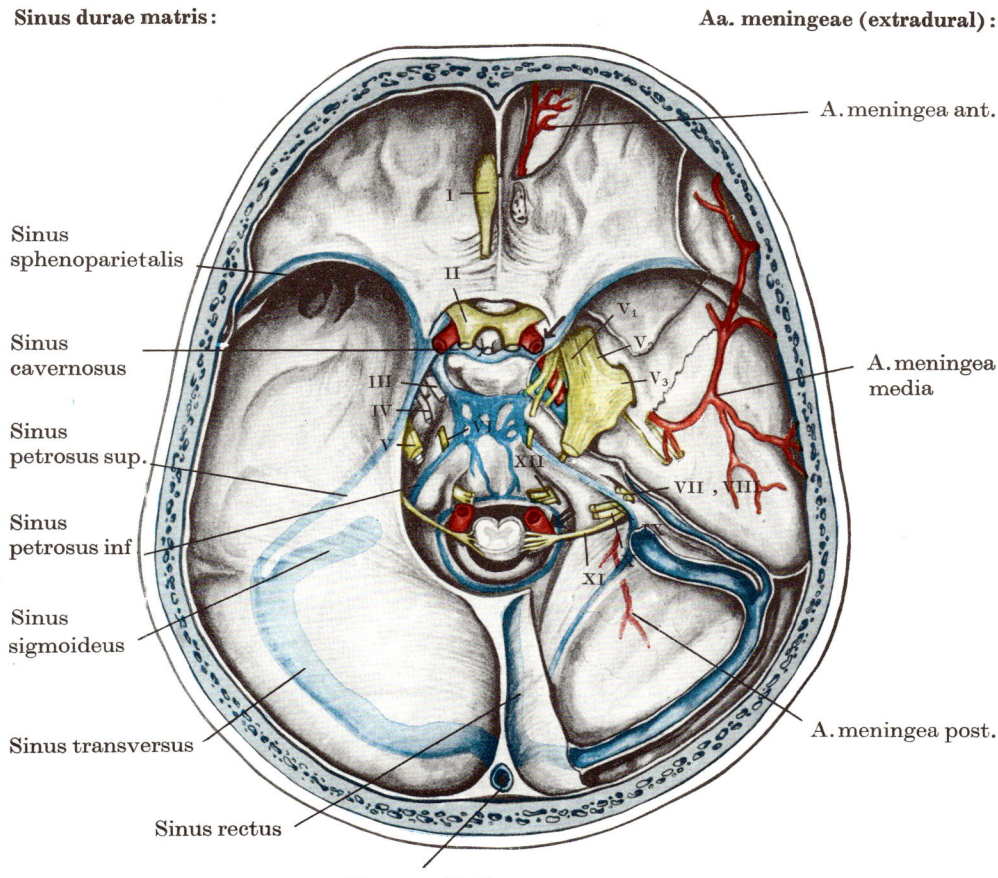

Sinus
sphenoparietalis

Sinus
cavernosus

Sinus
petrosus sup.

Sinus
petrosus inf

Sinus
sigmoideus

Sinus transversus

Sinus rectus

Sinus sagittalis sup.

A. meningea ant.

A. meningea
media

A. meningea post.

Abb. 15. Topographie der Leitungsbahnen und Blutleiter des Gehirns an der Schädelbasis. Rechts ist das Tentorium an der Pyramidenkante und Falx cerebri abgeschnitten [aus Töndury (K)].
I.–XII. = Hirnnerven; ↓ = A. carotis int.; ⇓ = A. vertebralis

3. Foramen jugulare	N. glossopharyngeus (N. IX)	
Pars nervina für	N. vagus (N. X)	
	N. accessorius (N. XI)	
Pars venosa für	V. jugularis int.	
	A. meningea post. der A. pharyngea ascendens	
4. Canalis hypoglossi	N. hypoglossus (N. XII)	
5. Canalis condylaris	V. emissaria condylaris (Verbindung zur V. occipitalis)	
6. Foramen mastoideum	V. emissaria mastoidea (Verbindung zur V. auricularis post.)	
7. Foramen occipitale magnum	Medulla oblongata	
	N. accessorius (N. XI) (aufsteigender Teil)	
	N. cervicalis I	
	Aa. vertebrales (aufsteigend)	
	Aa. spinales ant. und post. (absteigend)	
	Plexus venosus vertebralis int.	
	Sinus marginalis (randständig am Hinterhauptsloch gelegen)	

Merke: Der N. abducens tritt an der Seitenfläche des Clivus, relativ weit medial durch die Dura und läuft an der Felsenbeinspitze vorbei durch den Sinus cavernosus und die Fissura orbitalis sup. zur Orbita. Er hat unter den Hirnnerven den längsten extraduralen Verlauf.

IV. Das statoakustische Organ

Der Baustil des Gehör- und Gleichgewichtsorgans weicht wesentlich von dem des Sehapparates ab. Während das Sehorgan aus konzentrisch *ineinander* geschichteten Schalen aufgebaut ist, sind die rezeptorischen und akzessorischen Einrichtungen des statoakustischen Organs *hintereinander* geschaltet. So ergibt sich die Gliederung in ein äußeres, mittleres und inneres Ohr (Abb. 16). Der Abstand zwischen Gehörgang und Labyrinth ist beim Neugeborenen geringer als beim Erwachsenen. In den ersten Lebensjahren wächst der Anulus tympanicus zum knöchernen Gehörgang aus. Durch die in den letzten Schwangerschaftsmonaten einsetzende Pneumatisation von Mittelohr und Warzenfortsatz wird die endgültige Gestaltung des Sinnesorgans erreicht. Im Laufe des Lebens wird das Felsenbein elfenbeinhart. Beim Neugeborenen ist das knöcherne Labyrinth noch aus dem relativ weichen Knochen ausschälbar. Beim Erwachsenen ist dies nicht mehr möglich.

Äußeres, mittleres und inneres Ohr sind nicht in der Achse der Felsenbeinpyramide, sondern fast genau transversal orientiert (Abb. 17). Die Pyramidenachse bildet mit der Transversalen etwa einen Winkel von 45°. Auf diese Weise projiziert sich das Mittelohr in der Hauptsache auf die vordere Pyramidenfläche und das äußere Ohr auf die mittlere Schädelgrube.

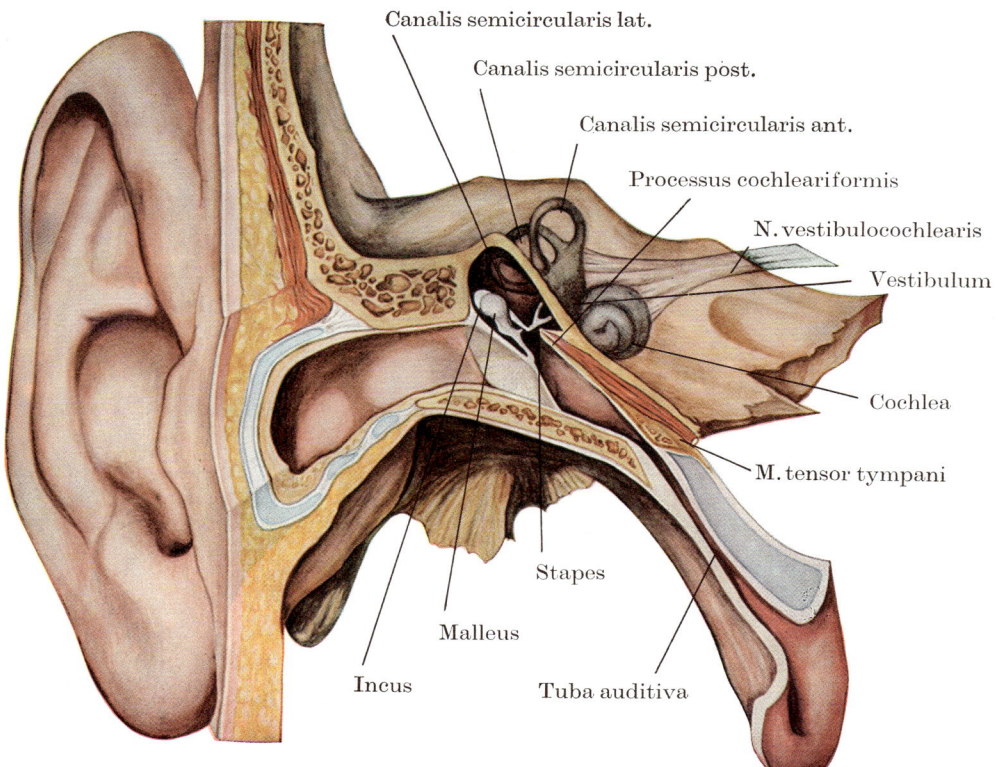

Canalis semicircularis lat.
Canalis semicircularis post.
Canalis semicircularis ant.
Processus cochleariformis
N. vestibulocochlearis
Vestibulum
Cochlea
M. tensor tympani
Stapes
Malleus
Incus
Tuba auditiva

Abb. 16. Übersicht über die topographische Anordnung des statoakustischen Organs und dessen Hilfsapparate [nach BRAUS (K)].

1. Innenohr (Labyrinth)

Das Innenohr ist in das Felsenbein eingebettet (Abb. 16, 17). Das mit Endolymphe gefüllte häutige Labyrinth, das sich in die 3 Bogengänge, das Vestibulum (Utriculus und Sacculus) und die Schnecke gliedert, steht topographisch mit der hinteren Schädelgrube durch den Meatus acusticus int. und den Ductus endolymphaticus sowie mit dem Mittelohrraum durch das ovale (Fenestra vestibuli) und runde Fenster (Fenestra cochleae) in Verbindung. Infektionen breiten sich bevorzugt über diese Kanäle – meist über die Perilymphräume – aus, da der Knochen sehr hart ist und infektiösen Prozessen einen größeren Widerstand entgegensetzt. Der Ductus endolymphaticus geht vom Vestibulum aus und gelangt durch den schmalen Aquaeductus vestibuli an die Hinterfläche der Felsenbeinpyramide. Hier verbreitet sich der Ductus zum Saccus endolymphaticus, der zwischen zwei Durablättern ausgespannt ist. Das *Bogengangsystem* bildet drei rechtwinklig zueinander orientierte halbkreisförmige Kanäle. Ihre Ebenen fallen nicht mit den Körperebenen zusammen, sondern sind sowohl gegen die Vertikale als auch Horizontale um 45° geneigt. Auf diese Weise ist der vordere Bogengang (Canalis semicircularis ant.) senkrecht zur Achse der Felsenbeinpyramide, der hintere Bogengang (Canalis semicircularis post.) parallel zur Pyramidenachse und der laterale Gang (Canalis semicircularis lat.) horizontal gelagert (Abb. 17). Der vordere Bogengang wölbt die vordere Pyramidenfläche meist deutlich vor (Eminentia arcuata). Nur ein dünnes Knochenplättchen trennt hier die Dura vom Bogengang. Dennoch ist eine Infektionsübertragung an dieser Stelle selten. Der laterale Bogengang wölbt die mediale Paukenhöhlenwandung etwas vor (Prominentia canalis semicircularis lat.) und wird auf diese Weise operativ vom Mittelohr aus erreichbar (z. B. bei der früher viel geübten Fenestration des Labyrinthes bei der Otosklerose). Die zwei anderen Bogengänge liegen tiefer im Knochen versteckt.

Die *Ampullen* mit den Rezeptoren sind beim oberen und lateralen Bogengang vorn, beim hinteren Bogengang dorsal lokalisiert. Im Bereich des Crus commune, das den oberen und hinteren Bogengang miteinander verbindet, fehlt eine ampulläre, rezeptorenhaltige Erweiterung.

Der *N. facialis* tritt oberhalb der Crista transversa in den Meatus acusticus int. ein, läuft etwa senkrecht zur Pyramidenachse am Vestibulum, zwischen Schnecke und Bogengangsystem vorbei nach vorn. Hier bildet er das äußere Fazialisknie mit dem Ganglion geniculi. Von da biegt der Nerv scharf nach hinten um und zieht zwischen lateralem Bogengang und ovalem Fenster bogenförmig am Boden des Antrum mastoideum vorbei und verläßt durch das Foramen stylomastoideum das Schläfenbein.

Die *Schnecke* ist 2½mal um die knöcherne Schneckenachse (Modiolus) gewunden. Die Schneckenspitze ist nach vorn-außen gerichtet. Die Basalwindung wölbt die mediale Paukenhöhlenwandung vor (Promontorium). Von unten kommt die A. carotis int. in enge Nachbarschaft zur Schnecke, die hier nur durch eine dünne Knochenlamelle vom Karotiskanal getrennt ist. Der Bulbus v. jugularis int. wölbt sich von unten gegen das Vestibulum des Labyrinths vor. In den trichterförmigen, durch die Crista transversa halbierten *Meatus acusticus int.* gelangen die A. und V. labyrinthi, der N. facialis, N. vestibulocochlearis und N. intermedius ins Innenohr. Die A. labyrinthi stammt aus der A. basilaris oder A. cerebelli inf. ant., die V. labyrinthi fließt in den Sinus petrosus inf. ab. Das Gefäßnervenbündel des inneren Gehörganges ist von einem taschenförmigen Durazapfen und einer liquorhaltigen Arachnoideahülle, die bis auf den Boden des Meatus reicht, umgeben.

Die *Vasa auris interna* (A. und V. labyrinthi) versorgen nur das häutige Labyrinth. Das knöcherne Labyrinth erhält seine Gefäße von Ästen der A. meningea media, A. carotis int. und A. pharyngea ascendens.

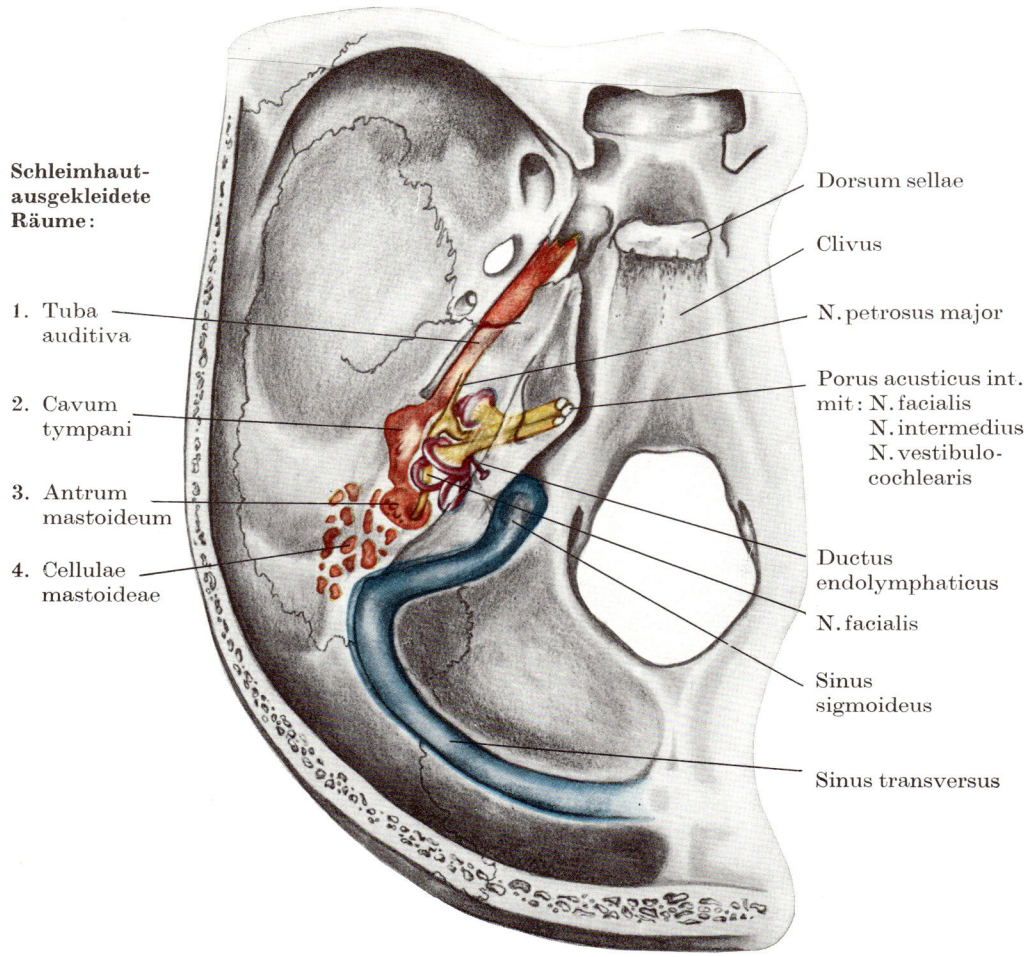

**Schleimhaut-
ausgekleidete
Räume:**

1. Tuba
   auditiva

2. Cavum
   tympani

3. Antrum
   mastoideum

4. Cellulae
   mastoideae

Dorsum sellae

Clivus

N. petrosus major

Porus acusticus int.
mit: N. facialis
       N. intermedius
       N. vestibulo-
       cochlearis

Ductus
endolymphaticus

N. facialis

Sinus
sigmoideus

Sinus transversus

Abb. 17. Lage des häutigen Labyrinthes (violett) und der schleimhautausgekleideten Räume des Felsenbeins (braun) im Verhältnis zum N. facialis und Sinus sigmoideus [modif. nach Ferner u. Kautzky (K)].

2. Das Mittelohr (Cavum tympani)

Unter Mittelohr versteht man einen luftgefüllten Raum, der vorn durch die Tuba auditiva mit dem Pharynx und hinten durch das Antrum mastoideum mit den Cellulae mastoideae in Verbindung steht (Abb. 17). Dieses Hohlraumsystem wird von einer modifizierten Pharynx-schleimhaut ausgekleidet und von der Gehörknöchelkette durchsetzt.

Das **Cavum tympani** stellt einen schmalen, etwas schräg gestellten Spaltraum dar, dessen engste Stelle zwischen Umbo und Promontorium etwa 1,5 mm Durchmesser hat. Ober- und unterhalb der Gehörknöchelchenbrücke erweitert sich der Mittelohrraum etwas (Recessus epi- und hypotympanicus). Es können 6 Wände unterschieden werden:

Die **obere Wand** (Paries tegmentalis) des Mittelohres grenzt an die vordere Pyramidenfläche (Tegmen tympani) und damit an die mittlere Schädelgrube. Das Tegmen kann stellenweise dünn sein oder fehlen, so daß sich Dura und Mittelohrschleimhaut berühren. Ein Übergreifen infektiöser Prozesse wird durch Anastomosen zwischen den submukösen Venengeflechten der

Mittelohrschleimhaut und den Duragefäßen begünstigt. Über dem Tegmen tympani liegt der Temporallappen des Gehirns.

Die **untere Wand** (Paries jugularis) liegt tiefer als der Abgang der Tube, weshalb Eiteransammlungen keinen Abfluß haben. Bemerkenswert ist die Nachbarschaft zum Bulbus superior der V. jugularis int., von dem das Mittelohr nur durch eine dünne Knochenwand getrennt ist. Kleine anastomosierende Venen können Infektionen an dieser Stelle fortleiten.

Die **vordere Wand** (Paries caroticus) ist gegen die Spitze der Felsenbeinpyramide gerichtet. Sie öffnet sich vorn in den knöchernen Canalis musculotubarius, der aus 2 Halbkanälen besteht. Im oberen Halbkanal ist der M. tensor tympani untergebracht. Der untere, schleimhautausgekleidete Halbkanal stellt den knöchernen Abschnitt der Tuba auditiva dar. Der knorpelige Abschnitt endet im oberen Pharynx und hat enge topographische Beziehungen zur A. meningea med., zum N. mandibularis (N.V₃), zum M. tensor und levator veli palatini. Die Tube belüftet das Mittelohr. Ihre membranöse Wand kann durch den M. tensor veli palatini gespannt werden (Öffnung der Tube beim Schlucken). Vom Nasenrachenraum aufsteigende Infektionen erreichen das Mittelohr meist über die Tube.

Die A. carotis biegt nach ihrem Eintritt in die Felsenbeinpyramide rechtwinklig nach vorne um. Dieses Karotisknie wölbt die Vorderwand des Mittelohres unterhalb des Canalis musculotubarius etwas vor. Von dieser Stelle aus dringen mehrere arterielle Ästchen durch den Knochen zur Mittelohrschleimhaut vor (Rr. caroticotympanici); kleine sympathische Nervchen zum Plexus tympanicus begleiten diese Gefäße.

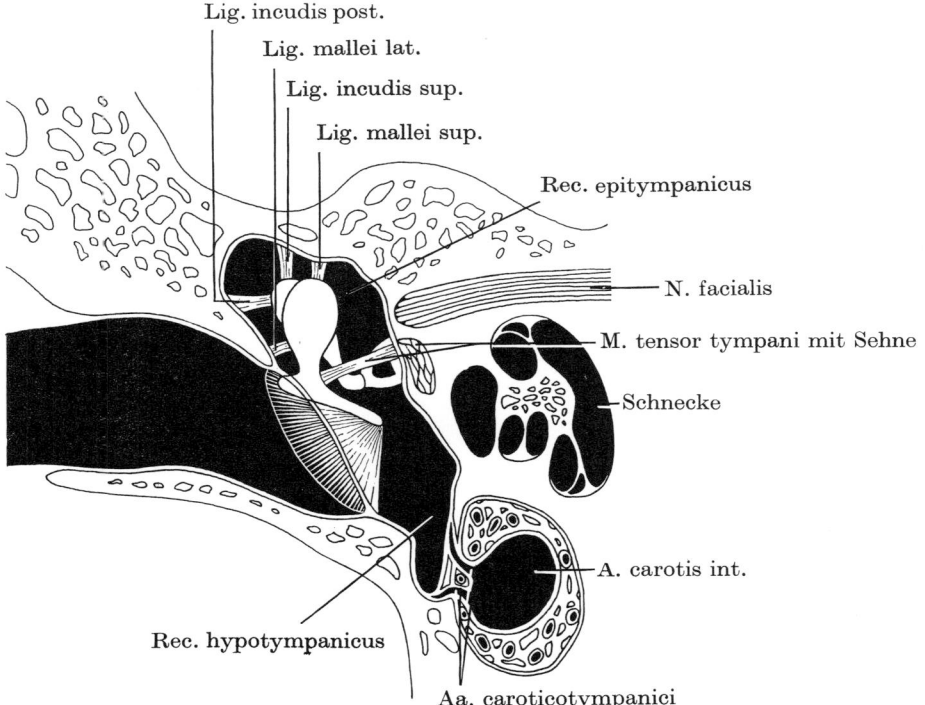

Abb. 18. Übersicht über die Lage des Mittelohrraumes mit Gehörknöchelchenkette und zugehörigem Bandapparat [umgez. nach WOLF-HEIDEGGER (R)].

Die **hintere Wand** (Paries mastoideus) grenzt an den Warzenfortsatz, der vom Mittelohr aus in den ersten Lebensjahren pneumatisiert wird. Die durch diesen Prozeß entstehenden Cellulae mastoideae können über den Recessus epitympanicus und das Antrum mastoideum erreicht werden. Der Aditus ad antrum liegt an der hinteren-oberen Wand der Paukenhöhle. Der Boden des Aditus ist etwas höher als der des Antrums und isthmusartig eingeengt. Medial ist die knöcherne Vorwölbung des lateralen Bogenganges, oben das Tegmen tympani und am Boden der N. facialis zu finden. Der Aditus projiziert sich außen etwa auf die Spina supra meatum. Das Antrum variiert sehr in Größe und Ausdehnung. Die operative Eröffnung des Antrum mastoideum und damit des Recessus epitympanicus kann unterhalb der Jochbogenebene, hinter der Spina supra meatum und dem knöchernen Gehörgang vorgenommen werden. Oberhalb der Jochbogenebene dringt man in das Cavum cranii vor. Die *Pneumatisation* der Paukenhöhle setzt 2–3 Monate vor der Geburt ein und läuft auch nach der Geburt weiter. Die Schleimhaut dringt in den Warzenfortsatz ein und verdrängt das in den Markräumen enthaltene, fibrös umgewandelte Gewebe. Die Pneumatisation kann bis an die Grenzen des Schläfenbeines fortschreiten. Ihr Umfang hängt weitgehend von der konstitutionellen Beschaffenheit der Schleimhaut ab. Bei starker

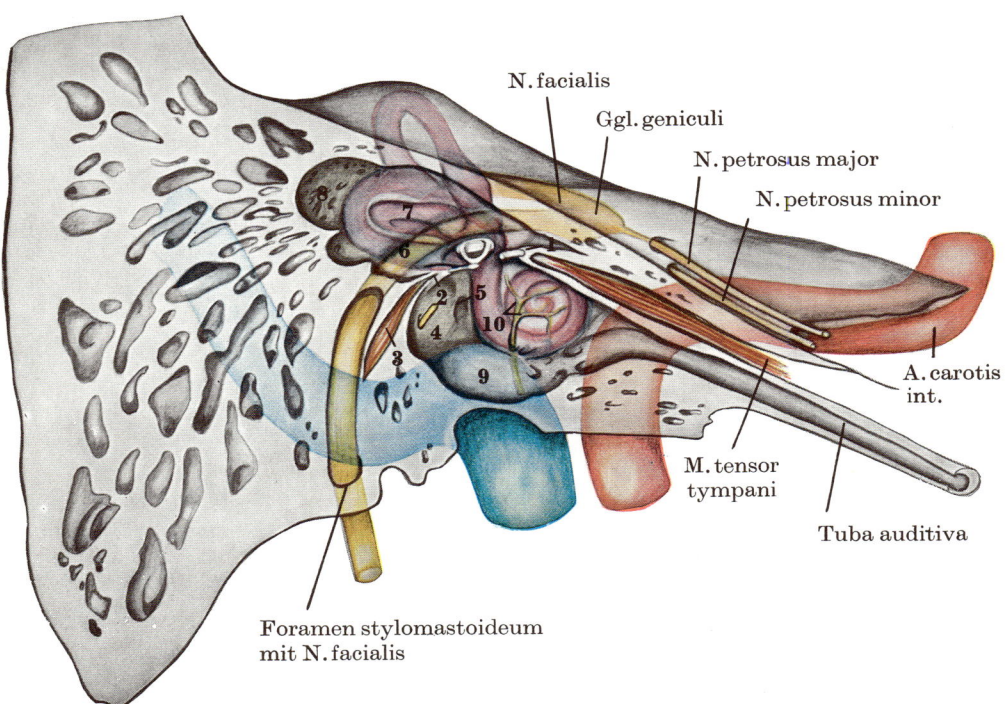

Abb. 19. Aufsicht auf die mediale Wand der Paukenhöhle. Die Gebilde des Innenohres (Labyrinth = violett; N. facialis = gelb; Sinus sigmoideus = blau; A. carotis int. = rot) sind durchscheinend gedacht [modif. nach CORNING (K)].

1 = Processus cochleariformis (mit Sehne des M. tensor tympani)
2 = Eminentia pyramidalis
3 = M. stapedius
4 = Chorda tympani
5 = Fenestra cochleae
6 = Prominentia canalis facialis (am Boden des Antrum mastoideum mit N. facialis)
7 = Prominentia canalis semicircularis lat.
8 = Antrum mastoideum
9 = Recessus hypotympanicus mit Bulbus sup. v. jugularis int.
10 = Plexus tympanicus (auf dem Promontorium)

Pneumatisation ist die Mittelohrschleimhaut fibrös-hypoplastisch; bei Individuen mit hyperplastischer Schleimhaut findet sich dagegen häufig nur eine geringe Entwicklung der Cellulae mastoideae. Solche Menschen neigen zu chronischen Mittelohreiterungen. Antrum und Cellulae stellen den bequemsten operativen Zugang zum Mittelohr dar. Die mit dem Grad der Pneumatisation wechselnde Lage des Sinus sigmoideus, der sich tief in die Hinterwand des Warzenfortsatzes eingraben kann, sowie die Lage des N. facialis am Boden des Aditus ad antrum sind bei operativen Eingriffen besonders zu beachten. Je ausgedehnter die Pneumatisation, um so enger ist die topographische Nachbarschaft der Cellulae mastoideae mit dem Sinus sigmoideus. Mittelohrprozesse können über den Warzenfortsatz auf den Sinus sigmoideus und das Kleinhirn übergreifen (infektiöse Sinusthrombose, Kleinhirnabszeß).

Die **mediale Wand** (Paries labyrinthicus, Abb. 19) grenzt an das Innenohr, mit dem es durch das ovale Fenster (Fenestra vestibuli, Durchmesser etwa 3–3,5 mm) in Verbindung steht. Der laterale Bogengang bildet die Prominentia canalis semicircularis lat., die Basalwindung der Schnecke das Promontorium. Unter der Schleimhaut des Promontoriums findet sich ein reiches Nervengeflecht, der Plexus tympanicus, der parasympathische Fasern aus dem N. glossopharyngeus (N. tympanicus) und sympathische aus dem Plexus caroticus int. enthält und sich über den N. petrosus minor auf der Vorderfläche der Felsenbeinpyramide in das Ggl. oticum fortsetzt (sog. Jacobsonsche Anastomose zur Innervation der Parotis). Das runde Fenster (Fenestra cochleae) mit seiner Verschlußmembran (Membrana tympani secundaria) liegt in einer kleinen Nische hinter dem Promontorium versteckt. Der N. facialis läuft bogenförmig zwischen Steigbügelplatte und lateralem Bogengang hindurch. Er kommt am Boden des Antrum mastoideum in unmittelbare Nachbarschaft zur Schleimhaut, weshalb Mittelohreiterungen eine totale Fazialislähmung zur Folge haben können. In Höhe des Sinus tympani entläßt der Fazialis den Ramus stapedius zum gleichnamigen Muskel, der durch den Processus pyramidalis in den Mittelohrraum eintritt und sich am Steigbügelköpfchen befestigt. Kurz vor dem Austritt des N. facialis aus dem Foramen stylomastoideum zweigt rückläufig die Chorda tympani ab. Sie läuft zwischen Hammer und Amboß bogenförmig über dem Trommelfell durch die vordere und hintere Hammerfalte in Höhe der Prussakschen Tasche nach vorn, verläßt durch die Glasersche Spalte (Fissura petrotympanica) das Mittelohr wieder und vereinigt sich mit dem N. lingualis. Sie enthält einerseits parasympathische, sekretorische Fasern für die Unterzungendrüsen (Umschaltung im Ggl. submandibulare) und andererseits Geschmacksfasern aus den vorderen zwei Dritteln der Zunge (zugehörige Ganglienzellen befinden sich im Ggl. geniculi).

Oberhalb des Promontoriums existiert eine kleine, löffelartige Knochenleiste (Processus cochleariformis), um die die Sehne des M. tensor tympani herum an den Hammergriff (Manubrium mallei) zieht. Da der Fazialis den M. stapedius, der Trigeminus jedoch den M. tensor tympani innerviert, ergibt sich bei der Fazialislähmung eine Hyperakusis (Ausfall der Dämpfung durch den Stapesmuskel); bei Ausfall des motorischen Trigeminusanteils jedoch eine Hypakusis (Ausfall des Trommelfellspanners).

Die **laterale Wand** des Mittelohres (Paries membranaceus) wird in der Hauptsache vom Trommelfell gebildet (Abb. 21). Das bei Feten noch nahezu horizontal stehende *Trommelfell* (Membrana tympani) stellt sich postnatal steiler (Winkel bei Neugeborenen 30–35°) und bekommt bei Erwachsenen schließlich eine Neigung von 45°. Der Hammergriff ist normalerweise leicht nach vorne geneigt, so daß die Längsachse des Trommelfells (vgl. Abb. 21) mit der Horizontalen einen Winkel von 60–65° bildet. Das etwa 10 mm breite Trommelfell ist auch in der Mitte durch den Hammergriff eingezogen (Umbo) und in den knöchernen Anulus tympanicus eingespannt (Pars tensa). Da dieser Ring oben offen ist (Incisura tympanica, s. Abb. 20), bleibt die oberhalb des Hammergriffes gelegene Fläche locker (Pars flaccida oder Shrapnellsche Membran, s. Abb. 21). Hinter der Shrapnellschen Membran liegt der Recessus epitympanicus. Bei Druckerhöhungen im Mittelohr kann sich die Membran vorwölben (Prussaksche Tasche) und perforieren. Umgekehrt können auf diesem Wege auch proliferative Prozesse (Cholesteatom

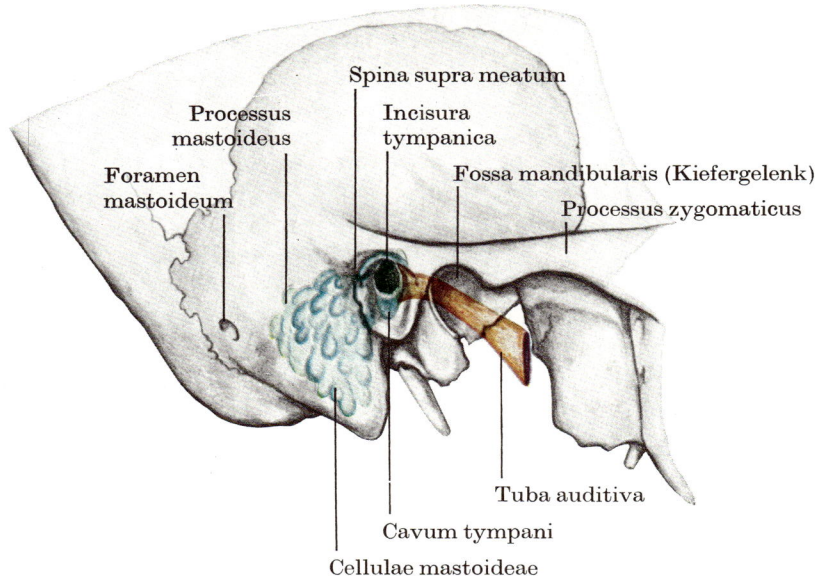

Abb. 20. Pneumatisierte Räume im Schläfenbein in der Ansicht von lateral [nach PERNKOPF u. FERNER (K)].

u. a.) vom Gehörgang in die Paukenhöhle vordringen. Die Chorda tympani zieht am unteren Rand der Membran, nahe am Trommelfell entlang in den beiden Hammerfalten (Striae membranae tympani ant. und post.) nach vorn.

Gefäße und Nerven der Paukenhöhle

1. A. tympanica ant.   aus der A. maxillaris – durch die Fissura petrotympanica zum Mittelohr
2. A. stylomastoidea   aus der A. auricularis post. – durch den Fazialiskanal zum Mittelohr
3. A. tympanica inf.   aus der A. pharyngea ascendens – durch Canalis tympanicus zum Mittelohr
4. A. tympanica sup.   aus der A. meningea med. – durch den Sulcus n. petrosi minoris zum Mittelohr
5. Rr. caroticotympanici   durch gleichnamige Kanälchen aus der A. carotis int. zum Mittelohr
                            (vgl. Abb. 19)

Hammer, Amboß und M. tensor tympani werden von Ästen der A. meningea med. (1. Kiemenbogen), Steigbügel und M. stapedius von Ästen der A. stylomastoidea (2. Kiemenbogen) versorgt. Die sensible und parasympathische Versorgung stammt aus dem N. glossopharyngeus (N. tympanicus aus dem Ggl. inf. n. IX), die sympathische aus dem Karotisgeflecht. Die Lymphe fließt in der Hauptsache zu den retroaurikulären Lymphknoten ab.

3. Äußeres Ohr

Der etwa 36 mm lange äußere Gehörgang besteht aus einem kürzeren, knorpeligen und einem längeren, knöchernen Abschnitt. Der knöcherne Teil bildet sich erst nach der Geburt, indem der Anulus tympanicus flächenhaft auswächst. Dadurch wird das anfangs horizontal stehende Trommelfell in die Tiefe verlagert und steiler gestellt. Die obere Gehörgangswand wird kürzer als die untere. Beim Erwachsenen zeigt der Gehörgang einen leicht spiraligen, zuerst nach vorn und dann nach hinten gerichteten Verlauf, hauptsächlich in der Horizontalebene. Durch Zug der

Ohrmuschel nach außen-oben können diese Knickungen ausgeglichen werden, wodurch die Beobachtung des Trommelfells möglich wird. Am Übergang der Pars ossea in die Pars cartilaginea ist der Gehörgang leicht verengt. Kiefergelenk und Parotis befinden sich vor dem äußeren Gehörgang, der Warzenfortsatz mit den Ursprüngen der zugehörigen Muskeln dahinter (Abb. 20). Die Leitungsbahnen für Trommelfell und Gehörgang dringen in der Hauptsache von der Fossa retromandibularis aus ein (A. auricularis prof. aus der A. maxillaris, Rr. auriculares ant. aus der A. temporalis superfic., N. auriculotemporalis aus dem N. mandibularis und R. auricularis n. vagi). Die Tatsache, daß auch ein Kiemenbogennerv (N. vagus) an der sensiblen Versorgung des Gehörganges beteiligt ist, erklärt sich aus der Entwicklungsgeschichte (1. Kiemenfurche) und macht die gelegentlich bei Eingriffen oder Ohrspülungen auftretende vagotone Reaktion verständlich.

Regionale Lymphknoten für Gehörgang und Ohrmuschel liegen entweder vor (Nodd. lymph. parotidei oder Nodd. lymph. cervicales prof. sup.) oder hinter dem äußeren Ohr (Nodd. lymph. retroauriculares).

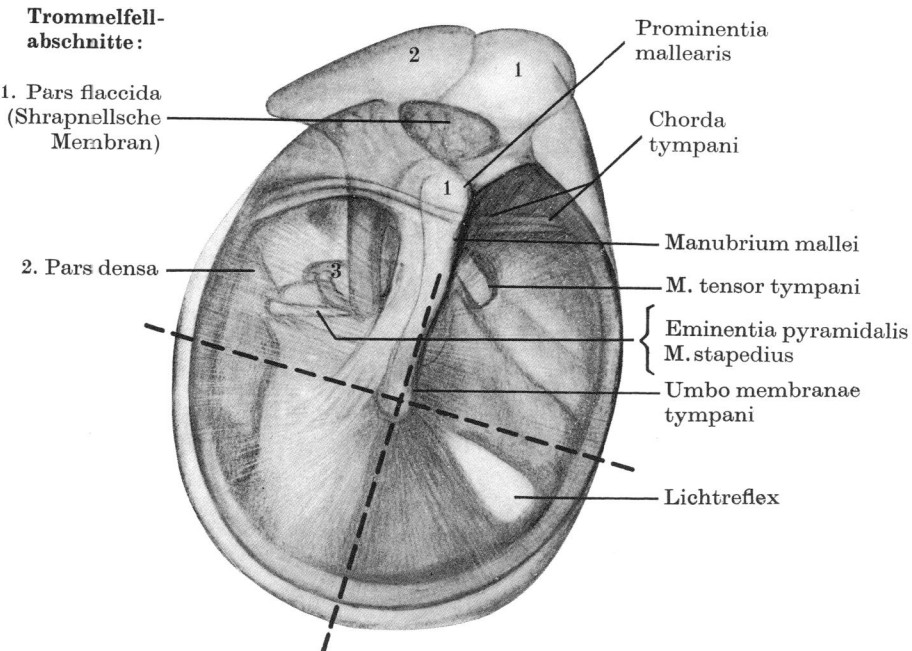

Trommelfell-abschnitte:

1. Pars flaccida (Shrapnellsche Membran)

2. Pars densa

Prominentia mallearis

Chorda tympani

Manubrium mallei

M. tensor tympani

Eminentia pyramidalis
M. stapedius

Umbo membranae tympani

Lichtreflex

Abb. 21. Rechtes Trommelfell (durchscheinend gedacht) und anschließende Gebilde des Mittelohres (Gehörknöchelchen usw.) in der Ansicht von lateral (K).

1 = Malleus (Hammer); 2 = Incus (Amboß); 3 = Stapes (Steigbügel)

Die Haut ist an der lateralen Fläche der Ohrmuschel straff fixiert, was die Ausbreitung von Hämatomen praktisch verhindert. An der medialen Fläche ist eine gewisse Verschieblichkeit vorhanden. Die Haut des Gehörganges besitzt Schweiß-, Talg- und apokrine Duftdrüsen (Gll. ceruminosae) sowie gröbere Haare (Tragi). Das Ohrenschmalz (Cerumen) bildet sich aus abgeschilferten Epithelzellen und dem Sekret dieser Drüsen.

V. Sehorgan und Orbita

1. Allgemeine Gliederung, Lage des Bulbus in der Orbita

Der menschliche Bulbus hat eine nahezu vollkommene Kugelgestalt (Durchmesser sagittal 24,0, transversal 23,4 mm). Er ist nicht genau in der Mitte der knöchernen Orbita, sondern etwas exzentrisch im äußeren, oberen Abschnitt der Augenhöhle untergebracht. Auf diese Weise ist der Abstand des Bulbus vom oberen und lateralen Orbitarand geringer als am medial-unteren (Abb. 22). Eine Vertikale durch die knöchernen Orbitaränder trifft den Hornhautscheitel, eine entsprechende Horizontale schneidet jedoch die vordere Bulbushälfte lateral hinter dem Limbus (Abb. 22). Man sieht, daß Sklera und Limbus corneae von lateral besonders gut zugänglich sind.

Der Bulbus ist auf einem Fettkörper von druckkonstruktiver Bauweise (Corpus adiposum retrobulbare) wie ein Gelenkkopf in der Gelenkpfanne gleitfähig gelagert und kann durch 6 Augenmuskeln in allen Richtungen des Raumes bewegt werden. Die ausgedehnte Bewegungsfähigkeit des Auges auf dem orbitalen Fettkörper hat aber bestimmte mechanische Voraussetzungen. Erstens bildet der Faszienapparat der Augenmuskeln zusammen mit den Fettkörpermembranen eine endothelausgekleidete Gleitfläche hinter dem Bulbus, die Tenonsche Kapsel (Vagina bulbi, Abb. 23). Zweitens wird das Übergewicht der 4 retrahierenden, geraden Augenmuskeln gegenüber den 2 protrahierenden Obliqui durch die medialen und lateralen Retinakula, die von den Faszien der seitlichen Recti zur Orbitawand abzweigen und dort fixiert sind, ausgeglichen (Abb. 23, 25). Drittens sorgt die Lidmuskulatur, vor allem der palpebrale und lakrimale Teil des M. orbicularis mit seinen Lidbändern, für einen dauernden Kontakt des Lidapparates am Auge, wodurch der Bulbus an der rückwärtigen Gleitfläche des orbitalen Fettkörpers fixiert wird (Abb. 23). Die Lidmuskulatur bildet damit funktionell eine Art Gurtung für Auge und Orbitainhalt. Bei Lidschluß wird

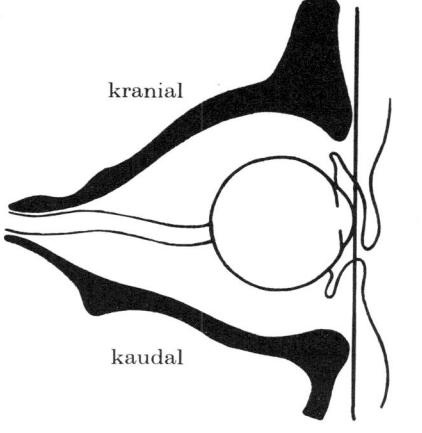

kranial

kaudal

Sagittalschnitt

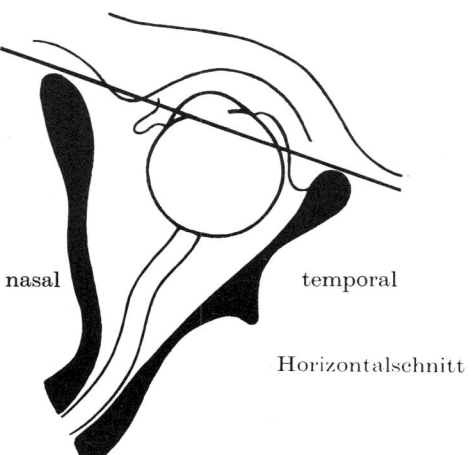

nasal   temporal

Horizontalschnitt

Abb. 22. Lage des Bulbus in der Orbita. Man beachte vor allem das Verhältnis zur Eingangsebene der Augenhöhle (dicke, ausgezogene Linie) [nach HAFFERL (R)].

der Bulbus etwas nach innen, bei Lidöffnung geringgradig nach außen verlagert. Der Exophthalmus beim Basedow beruht nach neueren Auffassungen nicht auf einer Störung dieser Verspannungssysteme, hervorgerufen etwa durch ein Hervortreten des M. orbitalis, sondern auf einem vermehrten Flüssigkeitsgehalt des orbitalen Bindegewebes und einer daraus resultierenden Zunahme des Orbitavolumens. Ein Exophthalmus kann auch mechanisch bedingt sein, etwa durch eine Bulbusverlagerung nach Gesichtsschädelfrakturen mit Einbrüchen in die Orbita.

Eine weitere Voraussetzung für die harmonische Bewegungsfreiheit des Auges in der Orbita ist schließlich die etwas überschüssige Länge des Sehnerven, der in der Orbita leicht geschlängelt verläuft. Die Beweglichkeit des Sehnerven wird durch seine Dura-, Arachnoidea- und Piascheide mit dem intervaginalen, liquorgefüllten Spaltraum erhöht. Der Intervaginalspalt kommuniziert mit dem Subarachnoidealraum und endet am Bulbus in Höhe der Lamina cribrosa blind. Wohin der Liquor letztlich abfließt, ist unklar. Bei erhöhtem Hirndruck wird die Sehnervenpapille in den Bulbus vorgewölbt (Stauungspapille).

Am Sehnerven lassen sich eine Pars intraorbitalis, intracanalicularis und intracranialis unterscheiden. Der intraorbitale Abschnitt liegt in der Achse der Orbitapyramide, in der Mitte des Muskelkegels und reicht vom Bulbus bis zum Canalis opticus. Er ist durchschnittlich 25–30 mm lang und frei beweglich. Der intrakanalikuläre Abschnitt ist zusammen mit der A. ophthalmica fest in den knöchernen Kanal des kleinen Keilbeinflügels eingefügt. Der Kanal ist 5–7 mm lang. Die enge Nachbarschaft zum Sinus sphenoidalis, in den der Optikuskanal bei starker Pneumatisation des Sinus vorgebuchtet sein kann, ist klinisch von Bedeutung. Der intrakraniale Abschnitt reicht bis zum Chiasma opticum in der Hypophysenregion und wird hier nur noch von der Pia mater bedeckt (s. S. 27, Abb. 15).

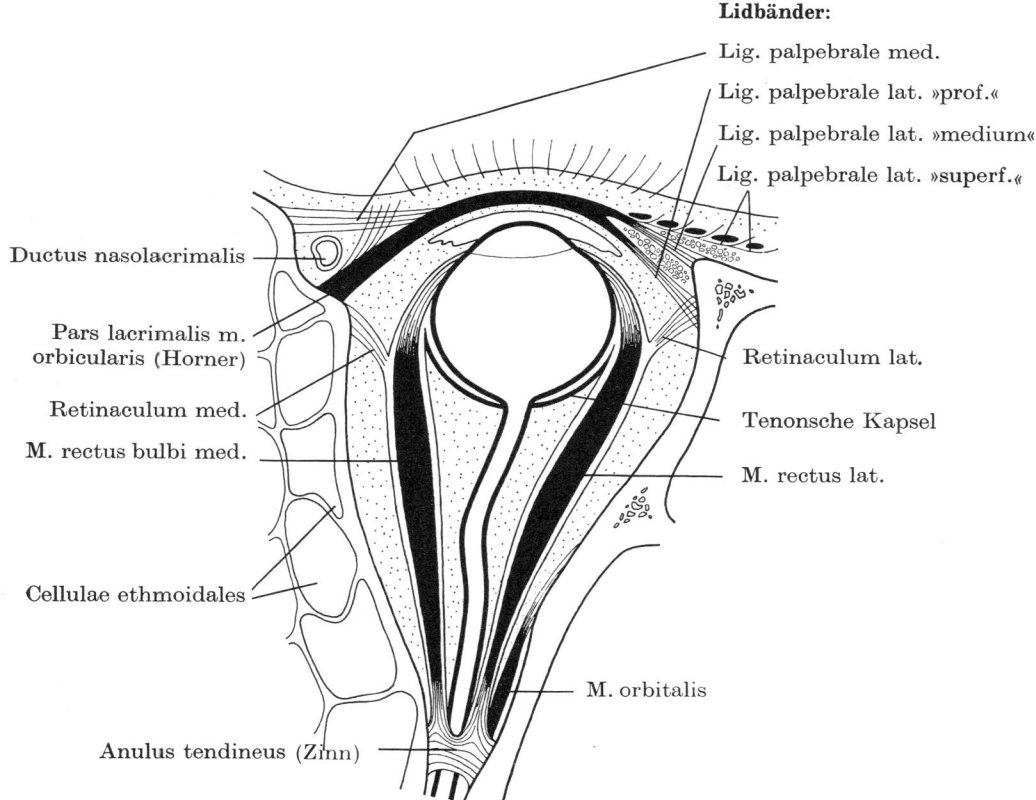

Lidbänder:

Lig. palpebrale med.

Lig. palpebrale lat. »prof.«

Lig. palpebrale lat. »medium«

Lig. palpebrale lat. »superf.«

Ductus nasolacrimalis

Pars lacrimalis m. orbicularis (Horner)

Retinaculum med.

M. rectus bulbi med.

Retinaculum lat.

Tenonsche Kapsel

M. rectus lat.

Cellulae ethmoidales

M. orbitalis

Anulus tendineus (Zinn)

Abb. 23. Faszienapparat der Orbita und seine Beziehungen zum Lidapparat. Die Pars lacrimalis des M. orbicularis (Hornerscher Muskel) überspannt den Bulbus nach Art einer elastischen Gurtung. Sie ist lateral durch 3 Lidbänder fixiert. Die Augenmuskelfaszien gehen medial und lateral jeweils in ein Retinaculum über (R).

2. Orbita

a) Muskel- und Faszienapparat der Orbita

Die **6 Augenmuskeln** bilden zusammen mit dem M. levator palpebrae sup. einen trichterförmigen Kegel, dessen Spitze am Foramen opticum liegt. Die Muskeln entspringen gemeinsam von einem derben Sehnenring (Anulus tendineus comm., Zinn). Nur der M. rectus lat. hat noch einen zusätzlichen Ursprung von der lateralen Orbitawand. Der M. obliquus inf. entspringt unterhalb der Fossa sacci lacrimalis. Die 4 geraden Augenmuskeln setzen am Limbus corneae an. Der Abstand vom Limbus variiert individuell, zwischen 6,1 und 7,8 mm. Der M. rectus med. liegt dem Limbus am nächsten (Abb. 24). Zwischen der Lage der Muskelansätze und der Ora serrata besteht eine topographische Korrelation. Je weiter die Ora vom Limbus entfernt ist, d. h. je größer der sagittale Bulbusdurchmesser wird, um so weiter distal liegt auch der Ansatz der 4 geraden Augenmuskeln (H. L. THIEL). Die Ora nähert sich nasal mehr dem Limbusrand als temporal. Auch der Abstand der Ora vom Limbus ist mit dem Längsdurchmesser des Auges korreliert. Die Ansätze der schrägen Augenmuskeln befinden sich im hinteren-äußeren Quadranten des Bulbus in der Regel 16,6 bzw. 18,2 mm vom Limbusrand entfernt. Ihr Abstand von der Ora soll 12–15 mm betragen.

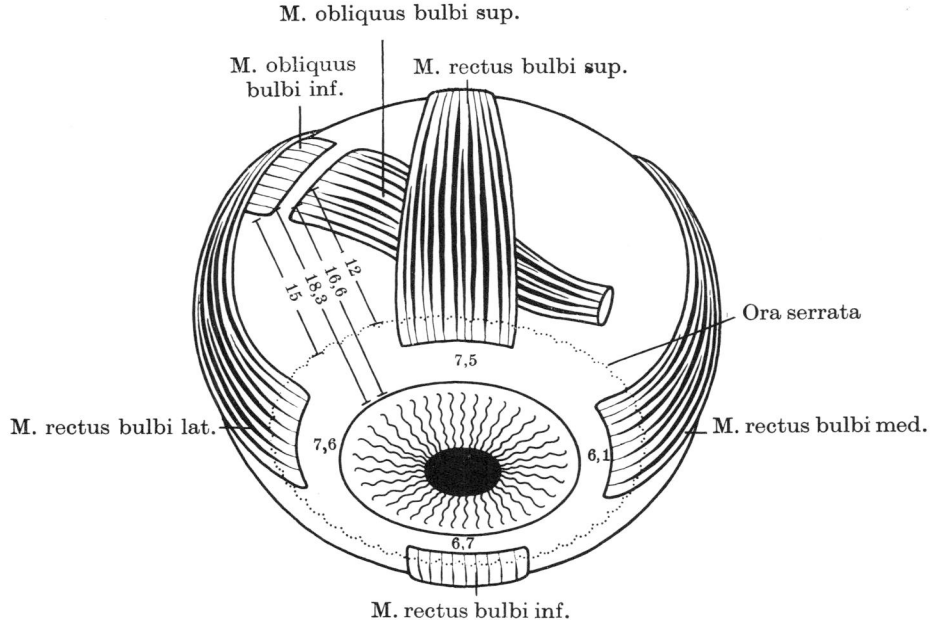

Abb. 24. Schema von den Ansätzen der Augenmuskulatur am Bulbus im Verhältnis zur Lage der Ora serrata (R).

Die Muskeln werden von **Faszien** eingescheidet, die vorn sehr derb werden und einen zusammenhängenden Fasziengürtel aufbauen, der einen Teil der Tenonschen Kapsel darstellt. Der Fasziengürtel ist im unteren Teil der Orbita kräftiger, besonders an der Kreuzungsstelle des M. obliquus inf. und rectus inf. Dadurch entsteht das sog. Lockwoodsche Ligament (Lig. suspensorium oculi), das auch Faserverbindungen mit dem Retinaculum mediale hat. Die Retinacula sind keine isolierbaren Bänder, sondern Spezialdifferenzierungen der Faszien beider seitlichen Augenmuskeln. Sie enthalten gelegentlich aberrierende Muskelfasern. Die Faszie des M. levator palpebrae hat relativ wenig Verbindungen mit der Tenonschen Kapsel. Sie verschmilzt jedoch häufig mit derjenigen des M. rectus sup. Faszienverklebungen und Muskelanomalien sind häufig die Ursache eines angeborenen Strabismus (FINK). Anomalien der Muskelansätze kommen besonders bei den schrägen Augenmuskeln und an der Kreuzungsstelle des M. rectus inf. mit dem M. obliquus inf. vor. Sie beruhen meist auf einer unvollständigen Trennung der mesenchymalen Anlagen während der Embryonalentwicklung. Der M. obliquus inf. kann an der Stelle seines skleralen Ansatzes mit der Sehne des M. rectus lat. zusammenhängen. Akzessorische oder aberrierende Muskelbündel kommen am häufigsten beim Levator sowie beim M. rectus sup. und inf. vor. Reste des Retraktormuskels der Säuger wurden auch beim Menschen gelegentlich beobachtet.

Die Wirkung der Augenmuskeln läßt sich wie folgt zusammenfassen: Reine Horizontalmotoren sind nur die Mm. recti med. und lat. Vertikalmotoren sind außer den beiden Mm. recti sup. und inf. auch die beiden Mm. obliqui. Als Innenrotatoren funktionieren der M. rectus sup. und M. obliquus sup., als Außenrotatoren der M. obliquus inf. und M. rectus inferior.

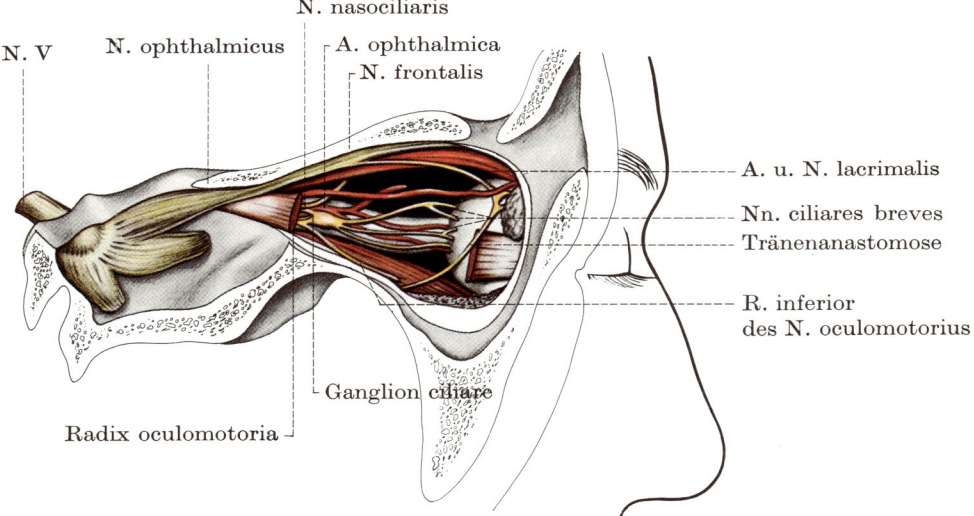

Abb. 25. Etagengliederung der Orbita in der Ansicht von lateral. Die seitliche Orbitawand und das orbitale Fettgewebe wurden entfernt, der M. rectus bulbi lat. durchschnitten (nach HAFFERL) (K.-B.).

b) Etagengliederung der Orbita

Die charakteristische Anordnung der Augenmuskulatur bewirkt zusammen mit dem Fettkörper und Lidapparat innerhalb der Orbita eine Etagengliederung der Bindegewebsräume. Topographisch können 3 solcher Räume unterschieden werden. Klinisch wird die Orbita mehr in eine Pars bulbosa und retrobulbosa gegliedert (Abb. 25).

Die **obere Etage** entsteht zwischen dem Dach der Orbita bzw. dessen Periost (= Periorbita) und den oben gelegenen Augenmuskeln (M. levator palp. sup., M. rectus sup., M. obliquus sup. und M. rectus lat.). Dieser schmale Spaltraum wird durch ein dünnes Bindegewebsblatt abgeschlossen und von einem isolierbaren, abgeplatteten Fettkörper ausgefüllt. In ihm verläuft der N. lacrimalis, dem sich distal die aus der tieferen Loge aufsteigenden Vasa lacrimalia anschließen

(Abb. 27). Der N. lacrimalis nimmt auch parasympathische Fasern (hauptsächlich für die Tränendrüse) durch eine Anastomose mit dem N. zygomaticus aus dem 2. Trigeminusast auf (Abb. 25). Auf dem M. levator zieht der frontale Ast des N. ophthalmicus (N. frontalis aus N. V$_1$) dicht unter der Periorbita nach vorn und zweigt sich bald in seine Endäste für die Stirnhaut und den medialen Lidwinkel auf (R. med. und lat. des N. supraorbitalis, N. supratrochlearis). Ihm schließen sich die aus der tieferen Etage kommenden Äste der A. ophthalmica (A. supraorbitalis und supratrochlearis) an. Das dritte Gebilde dieser Zone ist der N. trochlearis, der sich medial dem N. ophthalmicus anschließt, aber in der Orbita nur einen sehr kurzen Verlauf hat. Er verschwindet rasch an der Unterseite des M. obliquus sup., des einzigen Muskels, der von ihm innerviert wird (Abb. 27).

In der **mittleren Etage** der Orbita, innerhalb des Muskelkegels gelegen, verlaufen die wichtigsten Leitungsbahnen des Seh- und Lidapparates (Abb. 28). Das sind vor allem die A. ophthalmica, die in der Regel den Sehnerven im proximalen Drittel überkreuzt und dabei ihre Hauptäste zum Auge (2 Aa. ciliares post. longae, 12–15 Aa. ciliares post. breves, A. centralis retinae) abgibt, und der N. nasociliaris, der die Arterie begleitet und die sensible Wurzel zum Ggl. ciliare liefert. Auch der kurze N. abducens (N. VI) und der N. oculomotorius, der sich bald in seinen R. sup. und inf. teilt, treten in diesen Raum ein. Die A. ophthalmica läuft in Begleitung des N. nasociliaris an der Innenseite des M. obliquus sup. nach vorn. Zwischen M. obliquus sup. und M. rectus med. treten die Nasenäste (A. ethmoidalis ant. und post.) zusammen mit den gleich-

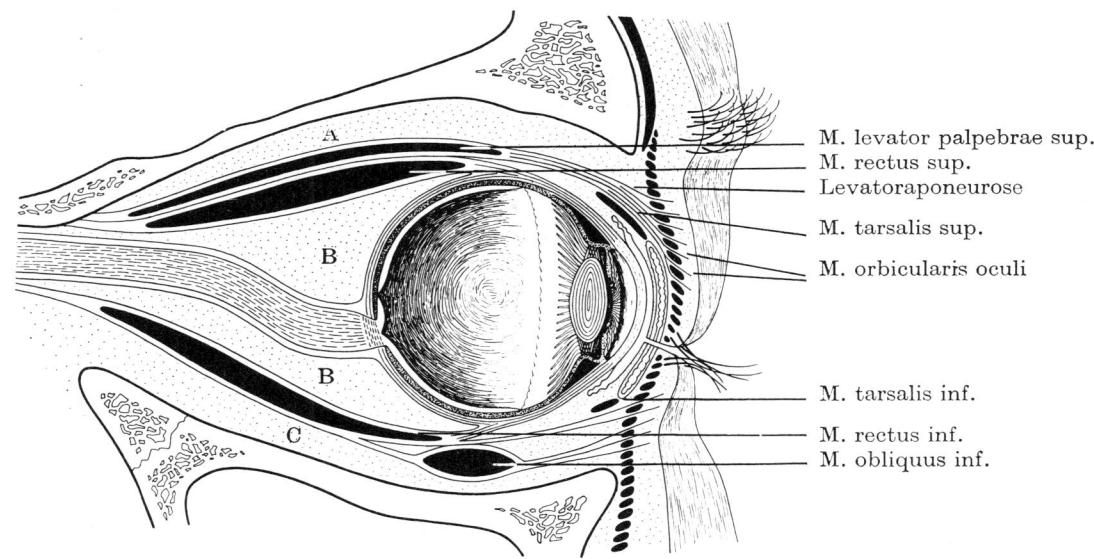

M. levator palpebrae sup.
M. rectus sup.
Levatoraponeurose

M. tarsalis sup.

M. orbicularis oculi

M. tarsalis inf.

M. rectus inf.
M. obliquus inf.

Abb. 26. Schematische Darstellung der Etagengliederung der Orbita am Sagittalschnitt (R).

A = Obere Etage; Inhalt:	N., A. und V. lacrimalis
	N., A. und V. supraorbitalis
	N. trochlearis
B = Mittlere Etage; Inhalt:	A. ophthalmica mit ihren Ästen
	N. nasociliaris
	N. abducens
	N. oculomotorius
	Ggl. ciliare und Nn. ciliares
	V. ophthalmica sup. und inf.
C = Untere Etage; Inhalt:	R. inf. n. oculomotorii
	V. ophthalmica inf. (Anfangsstück)
	A., V. und N. infraorbitalis

Nerven: Gefäße:

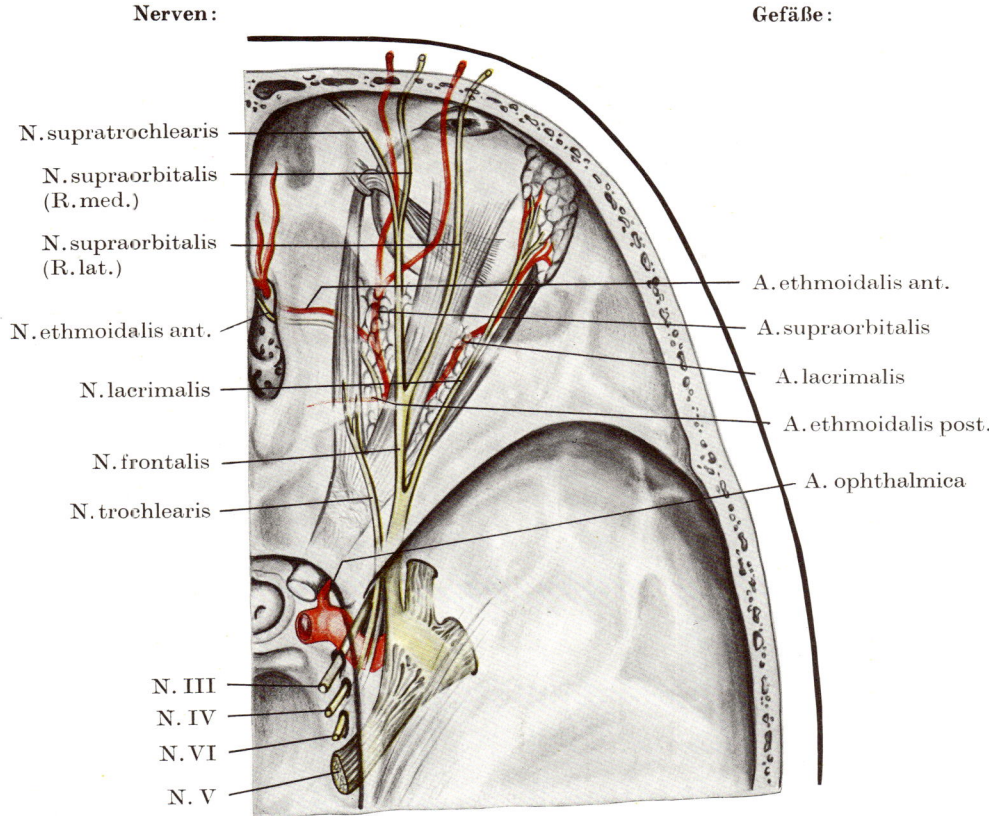

N. supratrochlearis

N. supraorbitalis
(R. med.)

N. supraorbitalis
(R. lat.)   A. ethmoidalis ant.

                                                                             A. supraorbitalis
N. ethmoidalis ant.
                                                                             A. lacrimalis
N. lacrimalis
                                                                             A. ethmoidalis post.
N. frontalis
                                                                             A. ophthalmica
N. trochlearis

N. III
N. IV
N. VI
N. V

Abb. 27. Lage der Leitungsbahnen in der oberen Etage der Orbita, unmittelbar unter der Periorbita des Augenhöhlendaches, das durchsichtig gedacht ist (K).

namigen Zweigen des N. nasociliaris durch die gleichbenannten Foramina zwischen den Siebbeinzellen hindurch zur Nasenhöhle (Rr. nasales). Außer den Muskelästen der A. ophthalmica sind besonders die vorderen Ziliararterien bemerkenswert (Aa. ciliares ant.), die im Limbusbereich die Sklera perforieren und damit eine wichtige Quelle für die Blutversorgung der Uvea bilden. Das etwa 2 mm lange *Ganglion ciliare* findet sich an der lateralen Seite des Sehnerven nahe am Anulus tendineus, etwa 15–20 mm hinter dem Bulbus. Die Distanz vom unteren-lateralen Orbitarand schwankt zwischen 34 und 51 mm. Das Ganglion hat 3 Verbindungen mit benachbarten Nerven, wobei nur die kurze, aus dem R. inf. des N. oculomotorius stammende Wurzel (Radix oculomotoria) Fasern führt, die im Ganglion synaptisch umgeschaltet werden. Es handelt sich um den parasympathischen Anteil des N. oculomotorius für Akkommodation und Pupillenmotorik. Die postganglionären Fasern erreichen den Bulbus über die zahlreichen Nn. ciliares breves, die dicht am Sehnerven entlang bis zur Siebplatte ziehen, hier die Sklera durchbrechen und in die Aderhaut gelangen. Die lange, sensible Wurzel des Ganglions enthält nur einen Teil der sensiblen Trigeminusfasern aus dem Auge, die sich dem N. nasociliaris anschließen. Die sympathische Wurzel erhält ihre Fasern aus dem Plexus caroticus über die Geflechte der A. ophthalmica.

Die mittlere Etage der Orbita enthält auch die großen *Venen,* die sich aus den 4–5 Vortexvenen des Bulbus mit den Lid- und Muskelvenen zu 2 größeren Stämmen vereinigen, die V. oph-

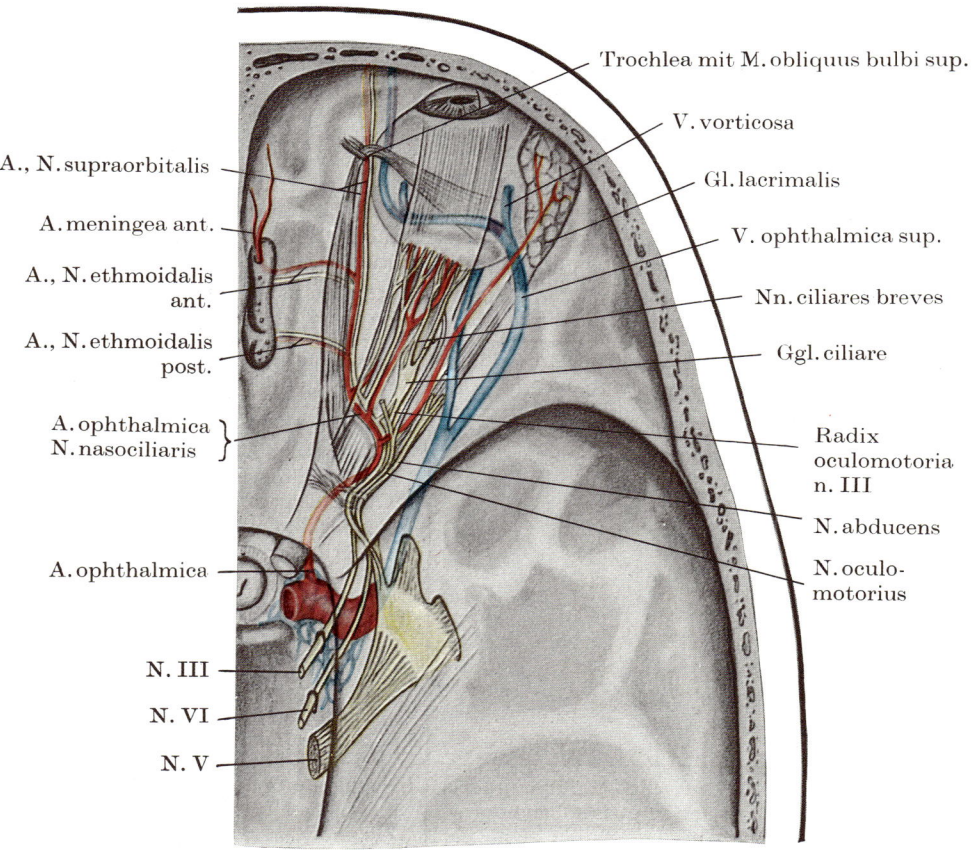

Abb. 28. Lage der Leitungsbahnen in der mittleren Etage der Orbita, die vom Kegel der Augenmuskulatur umschlossen wird. Orbitadach und die Gebilde der oberen Etage sind durchsichtig gedacht (K).

thalmica sup. und inf. Diese fließen in den Sinus cavernosus ab, haben aber auch Verbindungen durch die untere Orbitafissur mit dem Plexus pterygoideus und vorn über die V. angularis mit den Gesichtsvenen.

Die **untere Etage** der Orbita umfaßt schließlich den Raum unter dem Muskelkegel am Boden der Orbita. Hier verlaufen die infraorbitalen Leitungsbahnen (A., V., N. infraorbitalis), teilweise noch der R. inf. des N. oculomotorius sowie die V. ophthalmica inf. Die außerhalb des Muskelkegels gelegenen Etagen der Orbita bilden auch Reserveräume für die Bewegungen der Augenlider, was besonders am Oberlid von Bedeutung ist. Durch Rückwärtsbewegung und Umformung des Fettkörpers entsteht jeweils eine Tasche, in die das Lid eingeschlagen werden kann.

Vielfach wird die topographische Etagengliederung der Orbita auch so beschrieben, daß der oberhalb des Sehnerven gelegene Raum zur oberen und mittleren Etage, der unterhalb davon gelegene Raum dagegen zur unteren Etage gerechnet wird. Diese Gliederung erscheint jedoch zu theoretisch, weshalb hier darauf verzichtet wurde.

Kanäle und Fissuren:

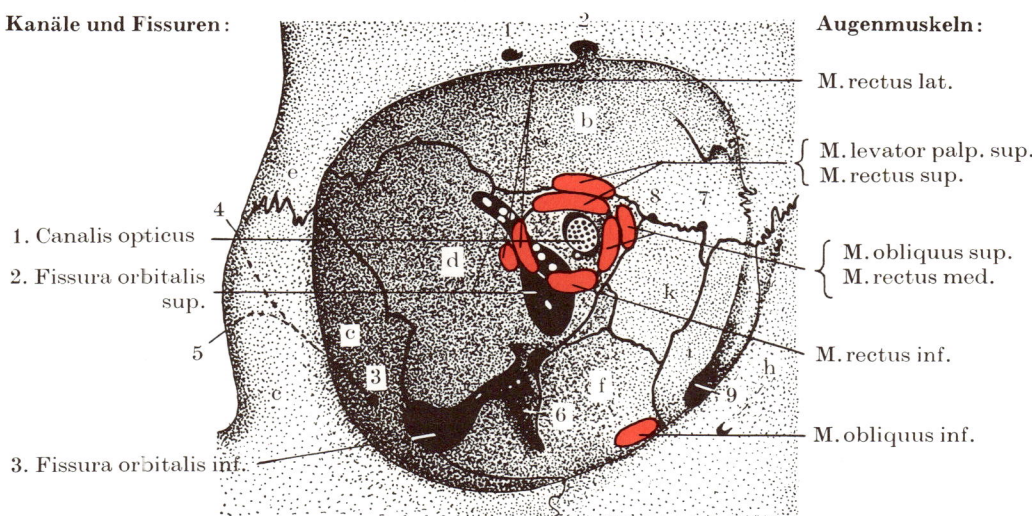

Augenmuskeln:

M. rectus lat.

M. levator palp. sup.
M. rectus sup.

1. Canalis opticus

2. Fissura orbitalis
sup.

M. obliquus sup.
M. rectus med.

M. rectus inf.

M. obliquus inf.

3. Fissura orbitalis inf.

Abb. 29. Knöcherne Orbita mit ihren Kanälen und Fissuren. Der Zinnsche Sehnenkranz, von dem die Augenmuskeln entspringen, ist rot eingezeichnet. (Einzelheiten der Beschriftung entsprechen der Tabelle auf S. 44.) [Umgez. nach HAFFERL (Sch).]

c) Orbitawände und -kanäle

Die etagenartige topographische Ordnung der Leitungsbahnen wird schon bei Eintritt der Gebilde in die Orbitapyramide konstituiert, indem ein Teil der Leitungsbahnen durch den Anulus tendineus comm., ein anderer Teil außerhalb des Sehnenringes die Orbita betritt und damit von vornherein in dem zugehörigen Bindegewebsraum zu liegen kommt (Abb. 29). Die Vv. ophthalmicae schließen sich dabei meist dem N. frontalis an oder verlassen oberhalb des Sehnenringes, z. T. auch unterhalb desselben oder durch die Fissura orbitalis inf. die Augenhöhle.

Hintere Orbitafissuren und -kanäle (Abb. 29).

1. Canalis opticus	Innerhalb der Ala minor ossis sphenoidalis	N. opticus A. ophthalmica
2. Fissura orbitalis sup.	zwischen Ala major und minor ossis sphenoidalis	a) oberhalb des Anulus tendineus durchtretend: V. ophthalmica N. trochlearis N. frontalis (später N. supraorbitalis) N. lacrimalis b) durch den Anulus tendineus hindurchtretend: N. abducens N. oculomotorius N. nasociliaris c) unterhalb durchtretend: Anastomosen der V. ophthalmica
3. Fissura orbitalis inf.	zwischen Maxilla und Ala major ossis sphenoidalis	N. zygomaticus A., V., N. infraorbitalis Venenanastomosen zwischen V. ophthalmica inf. und Plexus pterygoideus M. orbitalis (Müller) Retroorbitalganglien

Orbitawände und -kanäle (vgl. Beschriftungshinweise in Abb. 29).

	Zugehörige Knochenteile	Angrenzende Regionen	Kanäle mit Leitungsbahnen
Dach (Paries sup.)	Ala minor ossis sphenoidalis (a)	Fossa cranii ant.	1. Foramen (Incisura) supraorbitale N. supraorbitalis (R. lat.), A., V. supraorbitalis
	Pars orbitalis ossis frontalis (b)	Sinus frontalis (variable Ausdehnung!)	2. Incisura (Foramen) frontalis N. supraorbitalis (R. med.) A., V. supratrochlearis
Seitenwand (Paries lateralis)	Os zygomaticum (c) Ala major ossis sphenoidalis (d) Processus zygomaticus ossis frontalis (e)	Fossa temporalis	3. Foramen zygomaticoorbitale – N. zygomaticus 4. Canalis zygomaticotemporalis – 5. Canalis zygomaticofacialis – N. zygomaticofacialis
Boden (Paries inferior)	Maxilla (f) Os zygomaticum (c) Processus orbitalis ossis palatini (g)	Sinus maxillaris	6. Canalis infraorbitalis – A., V., N. infraorbitalis (bis Foramen infraorbitale)
Mediale Wand (Paries medialis)	Processus frontalis maxillae (h) Os lacrimale (i) Lamina orbitalis ossis ethmoidalis (k) Processus orbitalis ossis palatini (g) Ala minor ossis sphenoidalis (a)	Cellulae ethmoidales Nasenhöhle	7. Foramen ethmoidale ant. – A., V., N. ethmoidalis ant. 8. Foramen ethmoidale post. – A., V., N. ethmoidalis post. 9. Canalis nasolacrimalis – Ductus nasolacrimalis

3. Lid- und Tränenapparat

Die Augenlider schließen die Orbita vorn ab und bilden einen druckelastischen Gurtungszug über dem Bulbus (s. S. 36). Sie haben die Aufgabe, die Cornea feucht zu halten. Öffnen und Schließen ist daher nicht nur ein einfaches Heben und Senken der Lider, sondern eine komplizierte, nach medial gerichtete Wischbewegung, auf die die konstruktive Bauweise des Lidapparates ausgerichtet ist. Die Medialverschiebung ist im Unterlid stärker ausgeprägt als im Oberlid. Medial sind die Lider durch das vor dem Tränensack gelegene Lig. palpebrale mediale und durch die hinter dem Tränensack verlaufende Pars lacrimalis des M. orbicularis (Hornerscher Muskel) fixiert (Abb. 30). Im lateralen Lidwinkel existieren 3 Lidbänder, wodurch jedoch nur eine relative Fixation erreicht wird (Abb. 23). Der laterale Lidwinkel wird daher bei Lidschluß etwas medialwärts verschoben. Die Lidspalte verkürzt sich dabei um einige Millimeter. Die Lidhaut ist nahezu fettfrei und durch ein sehr lockeres Bindegewebe, das eine äußerst regelmäßige, scherengitterartige Anordnung hat, in der Lage, den charakterisierten Seitwärtsbewegungen zu folgen. Bei Ödemen und Hämatomen kann die Lidhaut leicht nachgeben und die Lidspalte durch Schwellungen einengen. Die Medialverschiebung der Lider hat vor allem den Sinn, die Tränenflüssigkeit, die in der Tränendrüse gebildet wird und durch zahlreiche (12–15) Ausführungsgänge von lateral-oben in den Bindehautsack geleitet wird, gleichmäßig auf der Bulbusoberfläche zu verteilen und den medial gelegenen Tränenkanälchen zuzuleiten.

Der **Bindehautsack** bildet hinter den Lidern jeweils eine Tasche (Fornix conjunctivae sup. und inf.). Die Ausdehnung des Bindehautsackes ist lateral-oben größer als medial und unten. Medial fällt die Grenze des Konjunktivalsackes praktisch mit dem Lidwinkel, unten etwa mit dem Sulcus palpebralis inf. zusammen (Abb. 30).

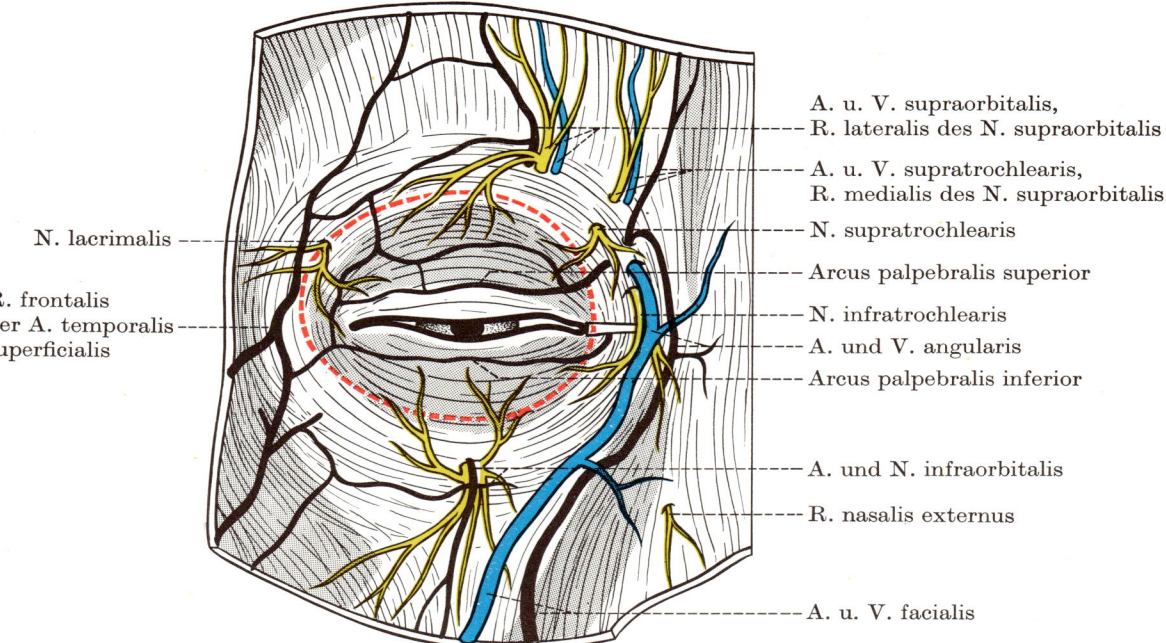

A. u. V. supraorbitalis,
R. lateralis des N. supraorbitalis

A. u. V. supratrochlearis,
R. medialis des N. supraorbitalis

N. supratrochlearis

Arcus palpebralis superior

N. infratrochlearis

A. und V. angularis

Arcus palpebralis inferior

A. und N. infraorbitalis

R. nasalis externus

A. u. V. facialis

N. lacrimalis

R. frontalis
der A. temporalis
superficialis

Abb. 30. Gefäße und Nerven im Bereich der Augenlider und der Nasenwurzel (Regio palpebralis) (nach CORNING). Die gestrichelte Linie markiert die Ausdehnung des Konjunktivalsackes (K-B.).

Die Lider werden jeweils durch einen Tarsus versteift, der nicht aus Knorpel, sondern einem geordneten kollagen-elastischen Fasernetz und den Meibomschen Talgdrüsen besteht. Die Tarsi erleichtern die Lidbewegungen. Sie werden jeweils durch einen glatten M. tarsalis (sup. und inf.) gehalten, weshalb sich der vegetative Tonus auch auf die Größe der Lidspalte auswirkt (z. B. Lidptose beim Hornerschen Symptomenkomplex). Im Bereich der Augenlider anastomosieren Äste der A. temporalis superfic. und A. ophthalmica, wobei in der Nähe der Lidspalte Gefäßkränze (Arcus palpebralis sup. et inf.) gebildet werden (Abb. 30). An der Nasenwurzel anastomosieren auch A. und V. facialis mit der A. und V. ophthalmica mittels der A. und V. angularis, die oberhalb des Lig. palpebrale med. verlaufen. Die Lage der Endäste des N. trigeminus geht aus Abb. 30 hervor.

Die **ableitenden Tränenwege** beginnen am Tränensee (Lacus lacrimalis) im medialen Lidwinkel oberhalb der Caruncula lacrimalis (Abb. 31). Die Lider sind hier leicht abgeknickt. Bei sorgfältiger Beobachtung sind an dieser Stelle zwei schlitzförmige Öffnungen zu erkennen, die Puncta lacrimalia, die den Beginn der Tränenkanälchen darstellen (Canaliculi lacrimales). Die Tränenpünktchen liegen auf den Papillae lacrimales, die etwas nach innen gerichtet sind, so daß sie bei den Lidbewegungen in den Tränensee eintauchen. Die obere Papille ist etwas weiter nach medial, die untere nach lateral verschoben. Das untere Tränenkanälchen ist also geringgradig länger als das obere. Die Tränenkanälchen besitzen einen vertikalen und einen horizontalen Abschnitt, bevor sie entweder gemeinsam oder getrennt in den Tränensack einmünden. Im Gegensatz zum Tränensack enthält die Wandung der Tränenröhrchen ein kompliziert strukturiertes Muskelsystem, das aus Ring- und Längsfasern besteht und nach Art einer Druck-Saug-Pumpe

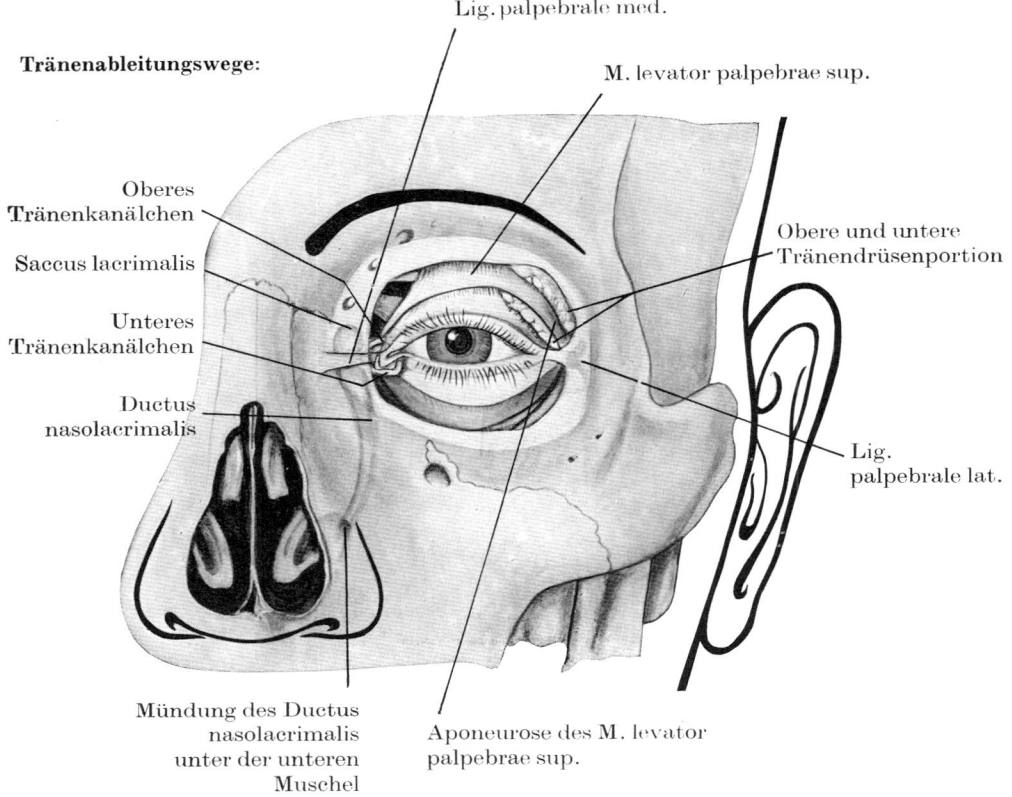

Tränenableitungswege:

Lig. palpebrale med.

M. levator palpebrae sup.

Oberes
Tränenkanälchen

Saccus lacrimalis

Unteres
Tränenkanälchen

Ductus
nasolacrimalis

Obere und untere
Tränendrüsenportion

Lig.
palpebrale lat.

Mündung des Ductus
nasolacrimalis
unter der unteren
Muschel

Aponeurose des M. levator
palpebrae sup.

Abb. 31. Topographie des Tränenapparates. Der Tränennasengang endet unter der unteren Muschel. Die Tränendrüse wird durch die Levatoraponeurose in 2 Teile gespalten (K).

funktioniert. Die Anfangsteile der vertikalen Röhrchen werden durch doppelspiralige Sphinkteren verschlossen. Können die Tränenpünktchen nicht mehr in den Tränensee eintauchen oder ist das Muskelsystem insuffizient, so resultiert Tränenträufeln. Die Tränenflüssigkeit fließt über die Wange ab. Normalerweise wird sie über den Tränensack und den Ductus nasolacrimalis abgeleitet, der unter der unteren Nasenmuschel, von einer kleinen Schleimhautfalte (Hasnersche Klappe) bedeckt, endet. Der Tränennasenkanal ist von einem dichten Venengeflecht umgeben und weitgehend von Respirationsschleimhaut ausgekleidet. Vom Sinus maxillaris ist der Kanal nur durch eine dünne Knochenlamelle getrennt.

B. Gesichtsteil des Kopfes (Splanchnocranium)

1. Regio faciei lateralis superficialis (Regio buccalis und parotideomasseterica)

In der seitlichen Gesichtsregion lassen sich 3 Zonen unterscheiden: Vorn, um die Gesichtsöffnungen herum das Gebiet der mimischen Muskulatur, anschließend die Wangenregion zwischen Jochbogen und M. masseter (Regio buccalis) und hinten die Regio parotideomasseterica, die hinter dem aufsteigenden Kieferast in die Fossa retromandibularis und damit in die tiefe Gesichtsregion übergeht. Der N. facialis tritt aus dem Foramen stylomastoideum aus und von dorsal in die Gesichtsregion ein. Er bildet in der Parotis den Plexus parotideus, der meist innerhalb

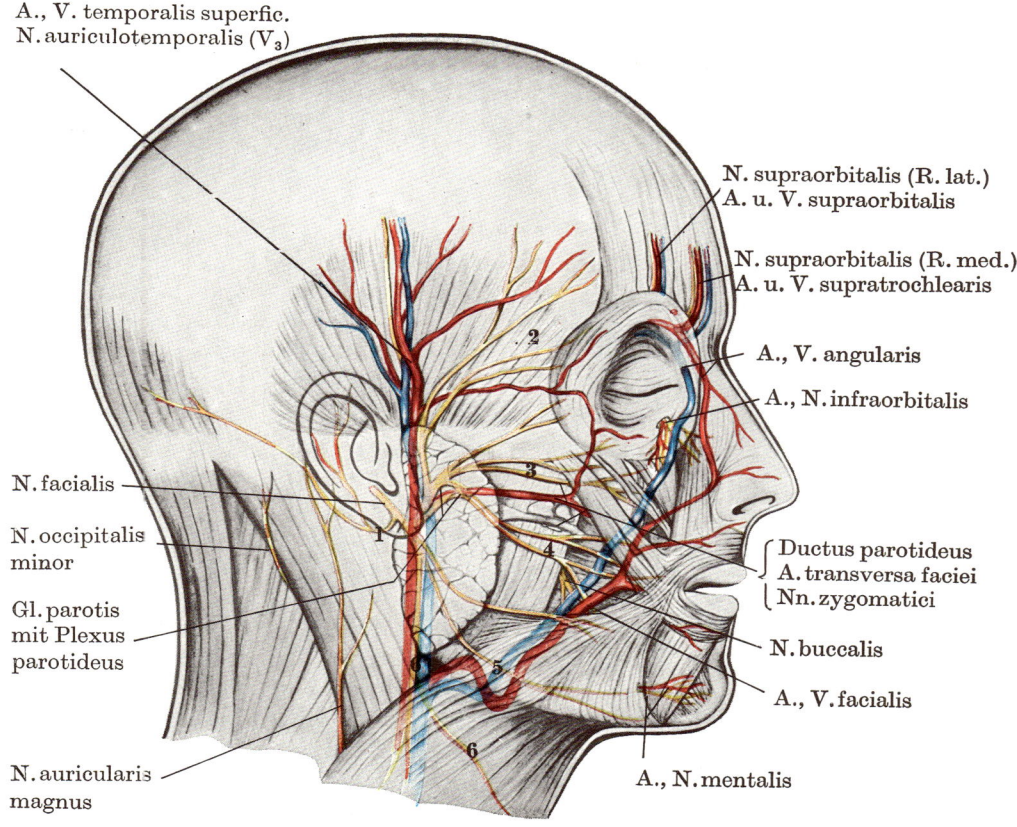

A., V. temporalis superfic.
N. auriculotemporalis (V₃)

N. supraorbitalis (R. lat.)
A. u. V. supraorbitalis

N. supraorbitalis (R. med.)
A. u. V. supratrochlearis

A., V. angularis

A., N. infraorbitalis

N. facialis

N. occipitalis minor

Gl. parotis mit Plexus parotideus

N. auricularis magnus

Ductus parotideus
A. transversa faciei
Nn. zygomatici

N. buccalis

A., V. facialis

A., N. mentalis

Abb. 32. Regio faciei lat. superfic. Die Darstellung der Leitungsbahnen bricht an der Grenze der Nachbarregionen ab (K).

Äste des N. facialis:
1 = N. auricularis post.   3 = Rr. zygomatici   5 = R. marginalis mandibulae
2 = Rr. temporales   4 = Rr. buccales   6 = R. colli

eines flächenhaften Bindegewebsseptums liegt. Die Drüse wird dadurch unvollständig in einen oberflächlichen und einen tiefen Abschnitt geteilt. Am Vorderrand der Parotis treten die Fazialisäste dann mehr an die Oberfläche und überqueren den Mittelteil der Gesichtsregion in radiärer Richtung und erreichen die mimische Muskulatur von unten. Innerhalb der Parotis entstehen 2 Hauptstämme, ein oberer und ein unterer, die bald in zahlreiche Ästchen zerfallen. Am wichtigsten sind die Äste zum M. orbicularis oculi, weil Störungen im Lidschlußmechanismus Tränenträufeln und Corneaschäden zur Folge haben können. Am unteren und am vorderen Rand der Parotis treten nur wenige Äste aus. Der muskulöse Teil des Masseters ist daher nahezu frei von Fazialisästen (Abb. 32).

Der radiäre Verlauf der Fazialisäste und ihre stellenweise sehr oberflächliche Lage müssen bei Inzisionen im Gesichtsbereich beachtet werden (keine vertikalen, sondern möglichst nur radiäre Schnitte anlegen! Vorsicht besonders bei tieferen Inzisionen!). Bei Parotisexstirpationen ist die Gefahr einer Fazialisläsion naturgemäß besonders groß. Auch bei der Probepunktion der Ohrspeicheldrüse ist hinsichtlich des N. facialis größte Vorsicht geboten. Der komplizierte Verlauf des N. facialis vom Kleinhirnbrückenwinkel durch Felsenbein und Parotis hindurch bis zur mimischen Muskulatur ermöglicht eine genaue Lokalisation der jeweiligen Läsionsstelle aus den klinischen Ausfallserscheinungen. Die periphere *Faszialislähmung* ist dadurch gekennzeichnet, daß alle Äste des Nerven ausfallen und die gesamte mimische Muskulatur gelähmt ist. Bei der zentralen Fazialisparese dagegen sind das Runzeln der Stirn und der Lidschluß noch möglich, da der obere Fazialisast, dessen Fasern aus dem oberen Fazialiskern der Medulla kommen, im Gegensatz zum unteren doppelseitig versorgt wird. Schädigungen im Bereich des Kleinhirnbrückenwinkels, des Fazialiskanals oder des Mittelohres führen zur sog. kryptogenetischen Fazialisparese mit Gesichtslähmung, Speichelsekretions- und Geschmacksstörungen, die im vorderen Bereich der Zunge liegen. Der Lidschluß ist unvollständig. Einzelheiten sind aus Abb. 33 zu entnehmen.

Der etwa 1 cm unterhalb des Jochbogens verlaufende Ductus parotideus wird in der Regel von den bukkalen Fazialisästen und der A. transversa faciei begleitet. Er durchbohrt den M. buccinator in Höhe des 2. oberen Molaren. Kleinere Drüsenläppchen sind dem Gang häufig angelagert (Gl. parotis accessoria).

A. und V. facialis kommen aus dem Trigonum submandibulare, überkreuzen den Unterkiefer unmittelbar vor dem M. masseter (hier kann der Puls gefühlt werden!) und ziehen dann schräg zum Augenwinkel nach oben, wo sie mit den Vasa ophthalmica anastomosieren (A. und V. angularis). Die Arterie läuft vor der Vene und ist meist stärker geschlängelt. Die Gefäße liegen ähnlich wie die Fazialisäste in der Hauptsache *unter* der mimischen Muskulatur. Für die Ober- und Unterlippe zweigen Äste ab (Aa. und Vv. labiales sup. und inf.), die mit denen der Gegenseite anastomosieren und auf diese Weise vollständige Gefäßkränze um die Mundöffnung bilden. Da die A. facialis zahlreiche Anastomosen mit den Nachbargefäßen (A. ophthalmica, A. infraorbitalis, A. buccalis, A. mentalis, A. transversa faciei) eingeht, kann sie ohne Gefahr unterbunden werden. Phlegmonen im Gesichtsbereich sind selten. Die Venenanastomosen mit der Orbita ermöglichen eine Infektionsübertragung auf Orbita und Hirnhäute.

Im Gegensatz zum Fazialis liegen die sensiblen Trigeminusäste der Gesichtsregion tiefer und relativ versteckt. Die Endäste des 1. Astes betreten die Regio faciei am oberen Orbitarand (R. lat und med. des N. supraorbitalis) sowie am medialen Lidwinkel (N. supra- und infratrochlearis). Der 2. Trigeminusast erscheint am Foramen infraorbitale, das am unteren Orbitarand, 0,8 cm unterhalb der tastbaren Fissura zygomaticomaxillaris, zu finden ist. Von hier aus gehen die Nerven in der Fossa canina fächerartig zur Nase und Oberlippe (Rr. labiales sup., Rr. nasales ext. et int., Rr. palpebrales inf.). Zum 2. Trigeminusast gehören auch die Endäste des N. zygomaticus, die zur Haut über dem Jochbein und der Schläfengegend ziehen. Der 3. Trigeminusast liefert den N. buccalis, den einzigen sensiblen Ast des für die Kaumuskulatur bestimmten Teiles des N. mandibularis. Dieser kommt aus der Fossa infratemporalis und erscheint in der Tiefe des

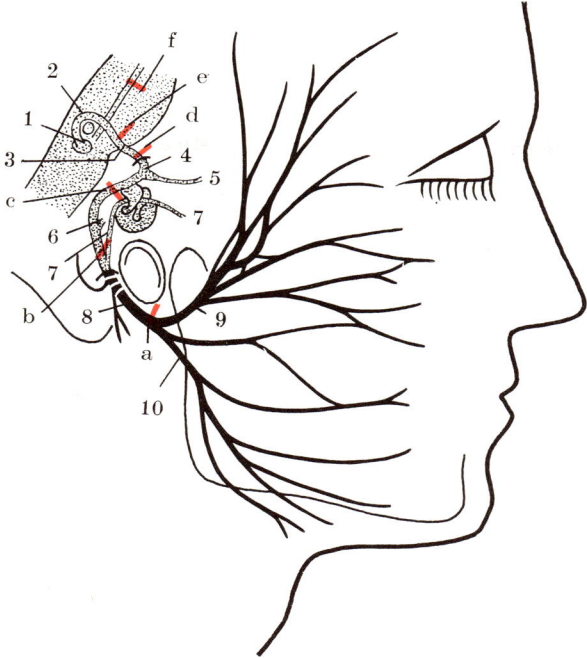

Abb. 33. Schema über den Fazialisverlauf. Bei lokalisierten Schädigungen des Nerven treten folgende Ausfallserscheinungen auf:

a) einseitige periphere Fazialislähmung mit Ausfall der gesamten mimischen Muskulatur,
b) Gesichtsmuskellähmung plus Geschmacks- und Speichelsekretionsstörungen,
c) dasselbe wie bei a + b plus Hyperakusis,
d) dasselbe wie bei a – c plus Störungen der Tränensekretion.
e) bei Schädigungen im Kleinhirnbrückenwinkel (z.B. durch Hirntumoren) sind meist auch die anderen hier austretenden Hirnnerven mitbetroffen. Sonst alle Symptome wie bei a–d,
f) bei zentraler Fazialislähmung ist meist nur der untere Fazialisast (Pars cervicofacialis, 10) ausgefallen, da der
   obere Ast (Pars temporofacialis, 9) aus dem oberen, von beiden Hirnhälften stimulierten Fazialiskern versorgt
   wird (R).

1 = Ursprungskern	6 = N. stapedius
2 = Inneres Fazialisknie (biegt um den	7 = Chorda tympani
Abduzenskern)	8 = Austritt aus dem Foramen stylomastoideum
3 = Austritt des N. VII im Kleinhirnbrückenwinkel	9 = Oberer Ast (Pars temporofacialis)
4 = Ggl. geniculi	10 = Unterer Ast (Pars cervicofacialis)
5 = N. petrosus major	

Wangenfettpfropfes dicht am Vorderrand des M. masseter. Er versorgt die Wangenschleimhaut
sowie die Gingiva der Backen- und Mahlzähne. Für eine Anästhesie kann er am besten von der
Mundhöhle aus, in der Ebene der Oberkieferzähne dicht vor dem aufsteigenden Kieferast, erreicht werden. Die motorische Innervation des M. buccinator erfolgt vom Fazialis; der N. buccalis enthält nur sensible Äste. Die für die Haut von Kinn und Unterlippe bestimmten Nerven sind
ebenfalls Äste des 3. Trigeminusastes, die als N. mentalis in Höhe des 2. Prämolaren den Unter-
kieferkanal verlassen. Die Gesichtsregion enthält damit für jeden Trigeminusast einen markan-
ten Knochenpunkt, von dem die Hautnerven ausgehen (sog. *Druckpunkte des Trigeminus),* nämlich das Foramen supraorbitale (N. V_1), Foramen infraorbitale (N. V_2), Foramen mentale
(N. V_3). Die Palpation dieser Punkte gibt dem Untersucher rasch einen Eindruck über die

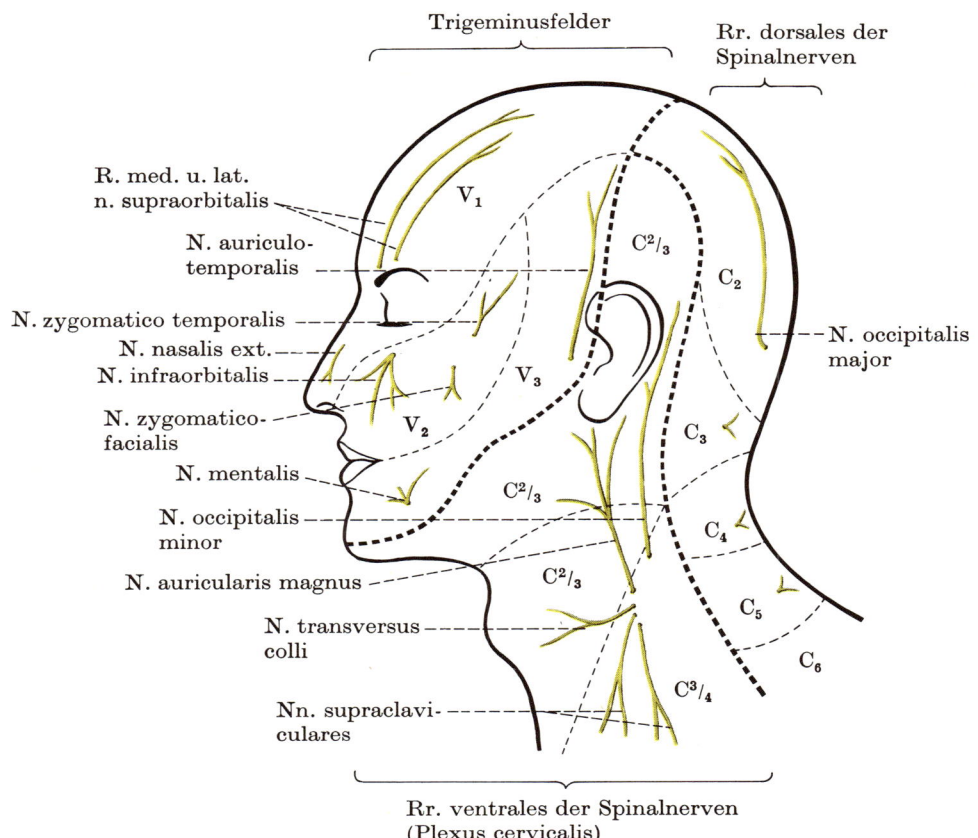

Abb. 34. Innervationsfelder von Kopf und Hals. Trigeminus- und Segmentgrenzen punktiert (Sch).

Muskeln, die vom Trigeminus (N. V_3) innerviert werden	Muskeln, die vom Fazialis (N. VII) innerviert werden
M. temporalis	Alle mimischen Muskeln
M. pterygoideus lat.	Platysma (teilweise)
M. pterygoideus med.	M. stylohyoideus
M. masseter	M. digastricus, venter post.
M. mylohyoideus	M. stapedius
M. digastricus, venter ant.	M. levator veli palatini
M. tensor tympani	(zusammen mit N. IX und X)
M. tensor veli palatini	M. uvulae

Druckempfindlichkeit des zugehörigen Nervenstammes, was bei Zahnaffektionen oder Entzündungen im Bereich der Nebenhöhlen der Nase wichtige diagnostische Hinweise liefern kann.

Die Innervationsfelder der 3 Trigeminusäste bilden in der Gesichtsregion segmentähnliche Areale (Abb. 34). Dabei sind besonders das ausgedehnte Innervationsgebiet des 1. Astes, das einen großen Teil der Scheitelregion sowie den Nasenrücken umfaßt, und die zungenförmig scheitelwärts reichende Zone des Mandibularisgebietes zu beachten. An der Innervation des äußeren Ohres beteiligt sich der N. auricularis magnus (C_3), an der des Gehörganges der N. auriculotemporalis (V_3) und N. vagus (X). Die motorische Innervation der Kau- und Mundbodenmuskulatur übernimmt der 3. Trigeminusast (Radix motoria des N. mandibularis), die motorische Innervation der mimischen Muskeln der N. facialis.

Die für den M. masseter bestimmten Leitungsbahnen gelangen aus der Fossa infratemporalis durch die Incisura mandibulae von innen an den Muskel (A., V. masseterica und N. massetericus). Sie liegen dabei in einer nach hinten offenen Tasche zwischen den beiden Portionen des Kaumuskels. Vor dem Ohr laufen die temporalen Leitungsbahnen entlang (A. und V. temporalis superfic. und N. auriculotemporalis). Sie geben Äste für Gehörgang und Trommelfell (Rr. auriculares ant.) sowie zur Gesichtsregion (A. und V. transversa faciei) ab. Die Lymphgefäße des Gesichtes werden unten im Zusammenhang besprochen (s. S. 86ff.).

2. Regio faciei profunda und Regio parotideomasseterica (Fossa infratemporalis)

Die seitliche Gesichtsregion steht durch die Parotisloge mit der tiefen Gesichtsregion und dem Spatium parapharyngeum in Verbindung. Dieser Raum entsteht dadurch, daß der M. buccinator den Unterkiefer hinten überkreuzt und sich medial umbiegend – nur durch die Raphe pterygomandibularis unterbrochen – in die Pharynxwand fortsetzt; mit anderen Worten: die Mandibula bildet einen hinten offenen, paraboloiden Bogen, der sich zunehmend von der Mundschleimhaut entfernt (Abb. 35). Der dadurch entstehende Raum (Spatium parapharyngeum) wird fast vollständig von den Mm. pterygoidei und der Parotis ausgefüllt. Die drei vom Processus styloideus entspringenden Muskeln (M. stylohyoideus, styloglossus und stylopharyngeus) teilen den Raum in eine laterale und eine mediale Abteilung auf.

Die **Gl. parotis** wird nach außen von einer derben Faszie abgeschlossen, die auch den Masseter überzieht und als Fortsetzung der oberflächlichen Körperfaszie angesehen werden muß. Dadurch ist die Parotisloge außen gut abgegrenzt, so daß Tumoren meist lange auf diese Region beschränkt bleiben. Entzündungen der Parotis können sich nur schwer in die Umgebung ausbreiten. Sie setzen die Kapsel unter Spannung und werden dadurch äußerst schmerzhaft. Bei Einschmelzungsprozessen kann die Fluktuation wegen der derben Kapsel palpatorisch schlecht nachgewiesen werden. In der Tiefe wird die Drüsenkapsel dünner. Das tiefe Blatt der Fascia parotidea überzieht die vom Processus styloideus entspringenden Muskeln, den Hinterrand der Mandibula und den M. pterygoideus medialis, ist aber gegen den Pharynx offen. Infektionen, die vom Pharynx oder von den Tonsillen ausgehen, können daher auf diesem Wege in die Parotisloge vordringen oder Parotisprozesse auf das Spatium para- bzw. retropharyngeum sowie auf den äußeren Gehörgang übergreifen.

Die Parotis ist entwicklungsgeschichtlich erst sekundär in den Raum der Fossa retromandibularis eingewachsen. Der Verlauf des Ausführungsganges zeigt noch die Wachstumsrichtung an. Dadurch sind die hier gelegenen Leitungsbahnen sekundär von Drüsengewebe umwachsen und eingehüllt worden. In der Parotis liegen vor allem der Plexus parotideus des N. facialis und – etwas tiefer – die A. carotis ext., V. retromandibularis und die tiefen Parotislymphknoten. Außerhalb der Parotisloge, hinter den Styloidmuskeln, sind die A. carotis int., die V. jugularis int. und die Hirnnerven IX, X, XII zu finden.

Die A. carotis ext. *unter*kreuzt – vom Hals aufsteigend – zunächst den M. stylohyoideus und den hinteren Bauch des Digastrikus und zieht parallel zum hinteren Unterkieferrand aufwärts (Abb. 36, 37). Hier liegt sie dem Lig. stylomandibulare dicht an. Durch Vorziehen des Unterkiefers wird das Band gespannt, wodurch das Aufsuchen der Arterie erleichtert wird. In Höhe des Kieferhalses teilt sie sich dann in die A. temporalis superfic., die vor dem äußeren Gehörgang aufwärts zur Scheitelregion verläuft und in die A. maxillaris, die rechtwinklig umbiegend – zwischen Collum mandibulae und Lig. sphenomandibulare – in die tiefe Gesichtsregion eintritt. Die A. maxillaris benützt in der Regel den Spalt zwischen den beiden Mm. pterygoidei, um auf die Außenfläche des M. pterygoideus lat. und schließlich in die Fossa pterygopalatina zu gelangen.

Lagevariationen der Arterie sind hier besonders häufig. Die Arterie ist durch Faserzüge am Collum mandibulae fixiert, so daß sie bei den Kaubewegungen nicht gezerrt oder komprimiert werden kann. Die A. maxillaris versorgt mit der ersten Gruppe ihrer Äste das Mittelohr (A. tympanica ant.), das Kiefergelenk (A. auricularis prof.), den Unterkiefer (A. alveolaris inf.) und die Dura (A. meningea med.); mit der zweiten Gruppe die 4 großen Kaumuskeln (Rr. pterygoidei med. und lat., A. masseterica, Aa. temporales prof.) und mit der dritten Gruppe schließlich von

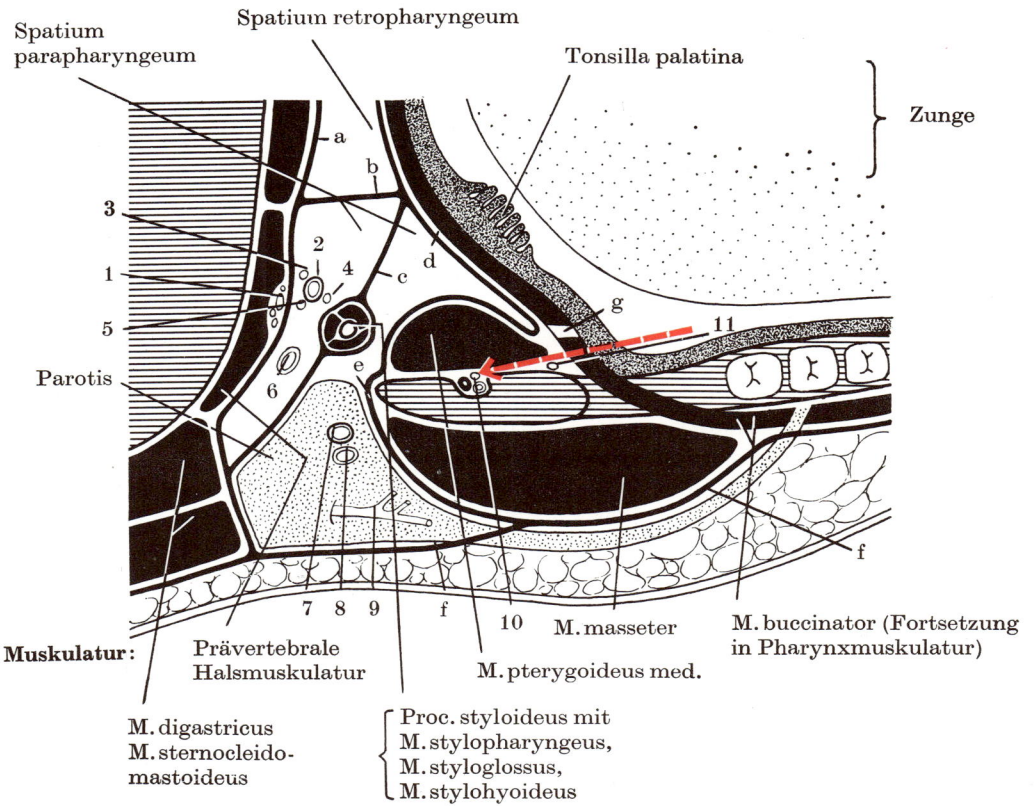

Abb. 35. Schema über den Aufbau der Parotisloge und die Lage des Spatium parapharyngeum, dargestellt an einem Horizontalschnitt (roter Pfeil gibt die Nadelführung bei der Leitungsanästhesie des N. alveolaris inf. an) [umgez. nach CORNING (R)].

Leitungsbahnen:

1 = Truncus sympathicus
2 = A. carotis int.
3 = N. vagus
4 = N. glossopharyngeus
5 = N. hypoglossus
6 = V. jugularis int.

7 = A. carotis ext.
8 = V. retromandibularis
9 = Plexus parotideus n. facialis
10 = Canalis mandibulae mit A., V. und N. alveolaris inf.
11 = N. lingualis

Faszien:

a) = Lamina praevertebralis fasciae cervicalis (umschließt die prävertebrale Halsmuskulatur und den Truncus sympathicus)
b) = Septum sagittale
c) = Aponeurosis stylopharyngea

d) = Fascia peripharyngea
e) = Tiefes Blatt der Fascia masseterica
f) = Oberflächliches Blatt der Fascia masseterica
g) = Raphe pterygomandibularis

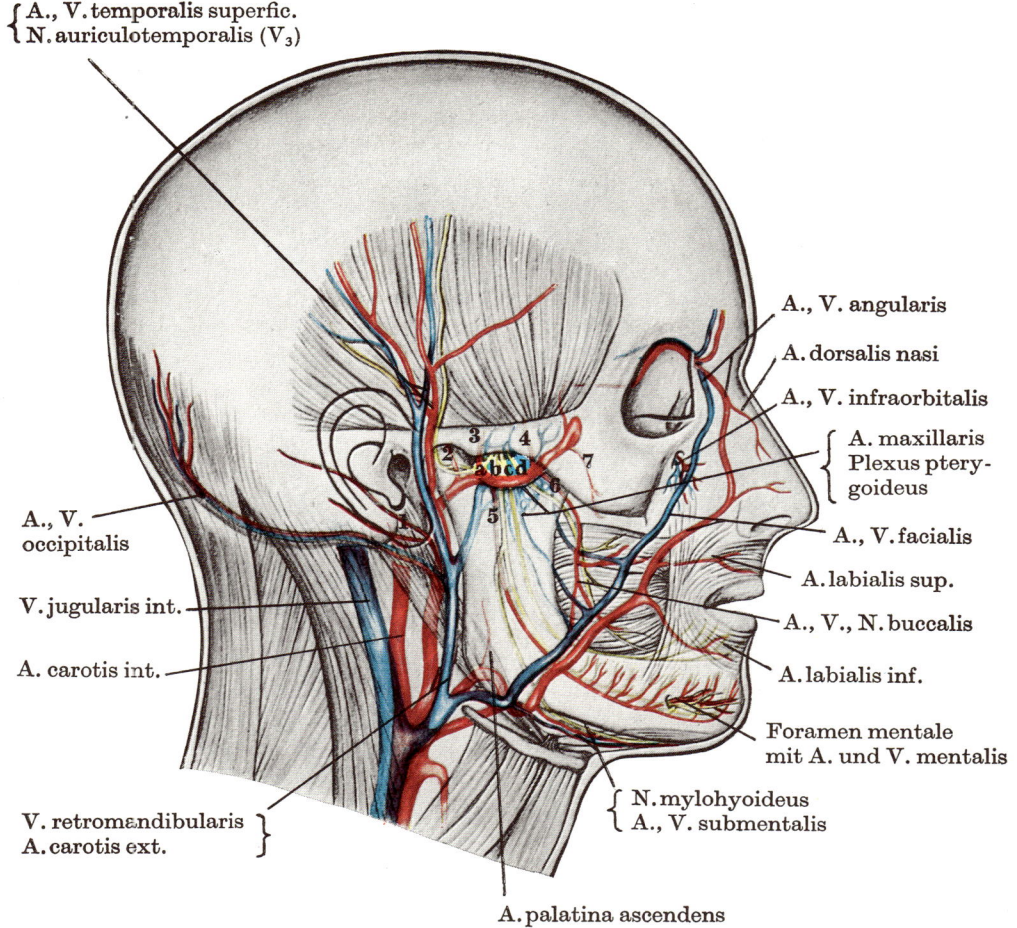

A., V. temporalis superfic.
N. auriculotemporalis (V₃)

A., V. angularis

A. dorsalis nasi

A., V. infraorbitalis

A. maxillaris
Plexus ptery-
goideus

A., V. occipitalis

A., V. facialis

A. labialis sup.

V. jugularis int.

A., V., N. buccalis

A. carotis int.

A. labialis inf.

Foramen mentale
mit A. und V. mentalis

N. mylohyoideus
A., V. submentalis

V. retromandibularis
A. carotis ext.

A. palatina ascendens

Abb. 36. Regio faciei lateralis prof. (Jochbogen und Unterkiefer sind durchsichtig gedacht) (K).

1 = A. auricularis post.	5 = A. alveolaris inf.	a = N. auriculotemporalis
2 = A. meningea med.	6 = A. buccalis	b = N. alveolaris inf.
3 = A. temporalis prof. post.	7 = A. alveolaris sup. post	c = N. lingualis
4 = A. temporalis prof. ant.		d = N. buccalis

der Flügelgaumengrube aus die hintere Nasenhöhle, den Gaumen und den Oberkiefer (A. alveolaris sup. post., A. infraorbitalis, A. palatina descendens, A. sphenopalatina, A. canalis pterygoidei) (Abb. 37).

Die Mm. pterygoidei sind von einem dichten Venengeflecht umgeben, das zur V. retromandibularis abfließt und anastomotische Verbindungen durch die Schädelbasislöcher hindurch mit dem Sinus cavernosus sowie den Gesichts- und Kiefervenen besitzt (Abb. 36). Subtemporalphlegmonen mit Kieferklemme, die häufig von Tonsillar- oder Zahnprothesen ausgehen, können sich daher bis in die Schädelhöhle hinein fortsetzen (Gefahr einer basalen Meningitis!).

Den Spaltraum zwischen den beiden Mm. pterygoidei benützen die beiden Hauptnerven des 3. Trigeminusastes, um vom Foramen ovale zu ihren Erfolgsorganen zu gelangen: der N. lingualis zur Zunge und der N. alveolaris inf. zum Unterkiefer (Abb. 36, 37). Der N. auriculotemporalis behält den Kontakt zur Schädelbasis und zieht – meist mit einer Schlinge um die A. meningea media – hinter dem Kiefergelenk und vor dem äußeren Gehörgang vorbei zur Schläfenregion. Der N. alveolaris inf. tritt etwa in der Mitte des aufsteigenden Unterkieferastes in den Canalis mandibulae ein. An der Medialseite des N. mandibularis ist das Ggl. oticum gelegen, von dem die postganglionären, sekretorischen Fasern für die Parotis ausgehen. Diese schließen sich dem N. auriculotemporalis und facialis an und gelangen so in die Drüse. Der N. lingualis nimmt von hinten die Chorda tympani auf und führt deren parasympathische Fasern zum Ggl. submandibulare und weiter zur Zunge (sekretorische Innervation der Unterzungendrüsen). Auch die Geschmacksfasern von den Papillen des Zungenrückens laufen über den N. lingualis und die Chorda tympani. Oberhalb des M. pterygoideus lat. kommt der N. buccalis zum Vorschein

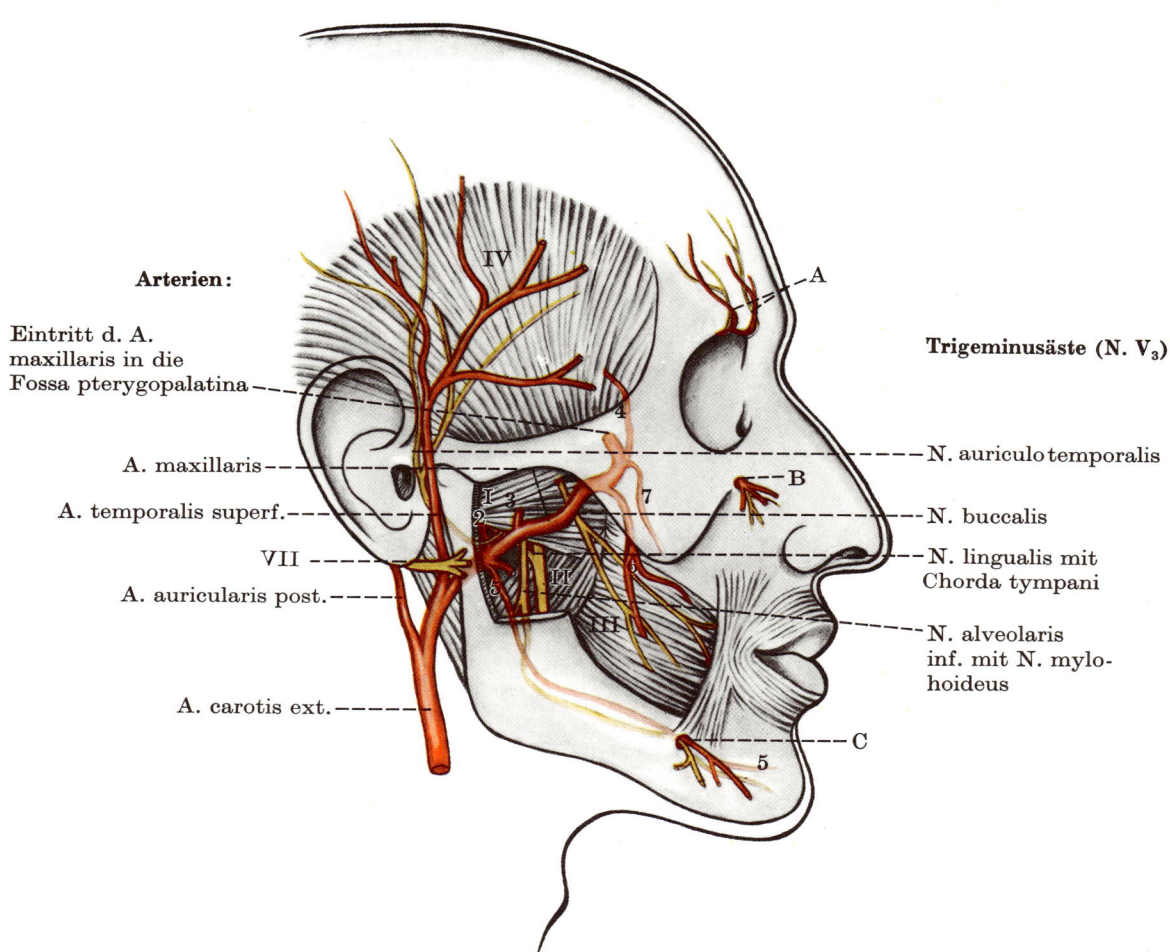

Abb. 37. Tiefe Gesichtsregion mit A. maxillaris und Ästen des N. mandibularis (modif. nach CORNING) (Sch). Die Äste der A. maxillaris sind wie in Abb. 36 numeriert. VII = N. facialis.

Kaumuskulatur:
I   = M. pterygoideus lat.
II = M. pterygoideus med.
III = M. buccinator
IV = M. temporalis

Trigeminus-Druckpunkte:
A = R. med. u. lat. des N. supraorbitalis
B = N. infraorbitalis
C = N. mentalis

Leitungsbahnen: **Muskeln:**

A. carotis int.

N. trigeminus
(Ggl. trigeminale)

N. mandibularis

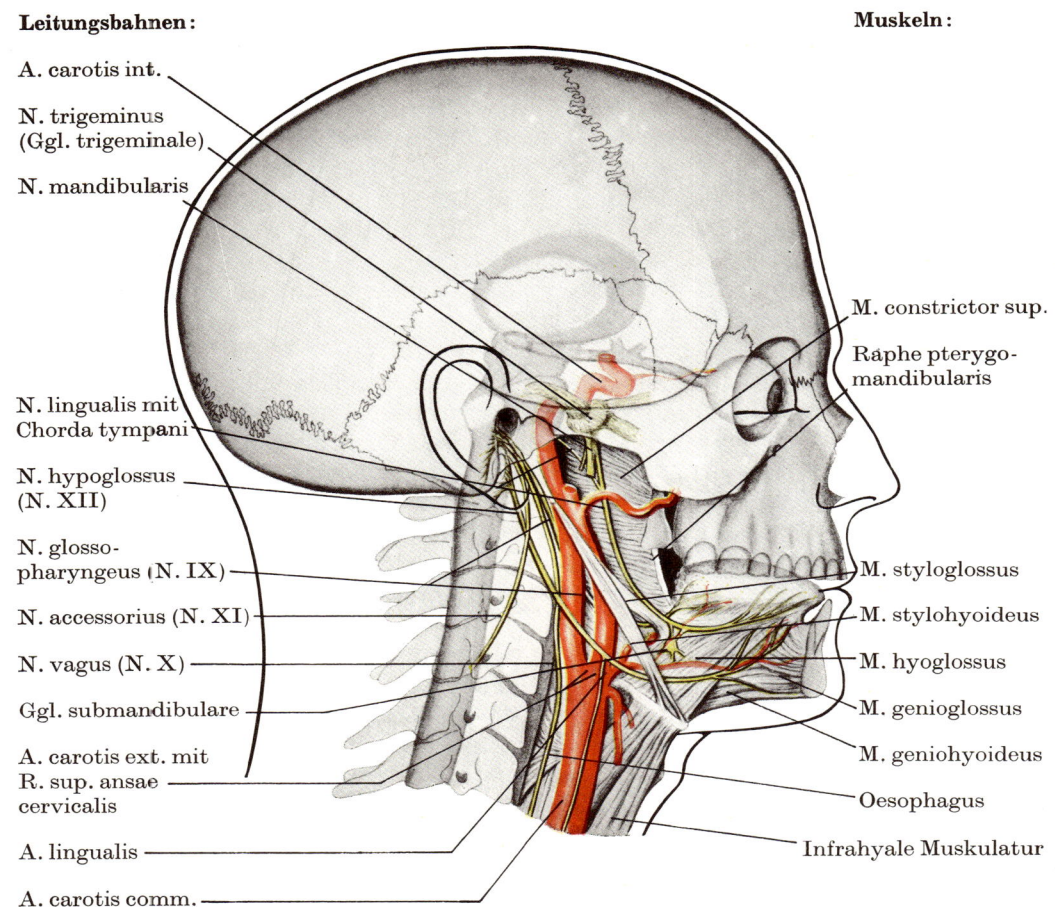

M. constrictor sup.

Raphe pterygo-
mandibularis

N. lingualis mit
Chorda tympani

N. hypoglossus
(N. XII)

N. glosso-
pharyngeus (N. IX)

N. accessorius (N. XI)

N. vagus (N. X)

Ggl. submandibulare

A. carotis ext. mit
R. sup. ansae
cervicalis

A. lingualis

A. carotis comm.

M. styloglossus

M. stylohyoideus

M. hyoglossus

M. genioglossus

M. geniohyoideus

Oesophagus

Infrahyale Muskulatur

Abb. 38. Spatium parapharyngeum zwischen Pharynxwand, Mundboden, Mandibula und Halswirbelsäule [umgez. nach BRAUS u. ELZE (K)].

(Abb. 36, 37). Er wird von gleichnamigen Gefäßen begleitet. Der N. buccalis spielt eine wichtige Rolle für die sensible Innervation der Gingiva sowie der Mund- und Wangenschleimhaut im Bereich der Molaren. Bei zahnärztlichen Eingriffen am 1. oder 2. Molaren wird daher meist auch der außen auf dem Buccinator gelegene Nerv anästhesiert.

Das **Kiefergelenk,** das aus 2 durch einen Discus articularis vollständig getrennten Abteilungen besteht, ist überall von wichtigen Gebilden umgeben. Medial liegen A. maxillaris und V. retromandibularis, dorsal der äußere Gehörgang, lateral der Fazialis und oben die dünne Knochenwandung der mittleren Schädelgrube. Diese topographischen Verhältnisse erschweren das chirurgische Vorgehen in dieser Region (z. B. bei Resektionen des Collum mandibulae).

Die tiefe Gesichtsregion wird vom M. temporalis und der Mandibula überdeckt (Abb. 37). Der **M. temporalis** hat 2 durch einen Fettkörper getrennte Faszien, die am Jochbogen enden, während die Sehne tief auf den Processus coronoideus des Unterkiefers herunterreicht. Subfasziale Eiterungen begleiten die Sehne und können im Bereich der Wange vor dem Masseter zum Vorschein kommen; intrafasziale Prozesse bleiben auf den Raum oberhalb des Jochbogens beschränkt.

3. Spatium parapharyngeum mit seinen Verbindungen zum Mundboden

Neben und hinter dem Pharynx befindet sich eine breite, auf dem Querschnitt dreiseitige Bindegewebsmasse, die als Durchgangsstraße für die zahlreichen Leitungsbahnen zwischen Kopf und Hals benützt wird (Spatium parapharyngeum). Die aus dem Foramen jugulare austretenden Hirnnerven (N.IX, X, XI), die V. jugularis wie auch die Carotis int. nehmen diesen Weg, um die Halseingeweide oder den Mundboden zu erreichen. Der Spaltraum zwischen Pharynx und Halswirbelsäule (Spatium retropharyngeum) ist schmal und enthält keine wesentlichen Leitungsbahnen. Die vom Processus styloideus entspringenden Muskeln bilden einen Fächer, der annähernd sagittal gestellt ist und dadurch bis zu einem gewissen Grade eine Scheidewand zwischen dem retromandibulären Raum mit der Parotisloge und dem tiefer gelegenen parapharyngealen Raum darstellt (Abb. 35, 38).

Von den im parapharyngealen Bindegewebe eingebetteten Nerven liegt der *N. lingualis* am weitesten vorne und medial. Er spaltet sich vom N. mandibularis unterhalb des Foramen ovale ab und verläuft bogenförmig zwischen M. pterygoideus med. und lat. zum Mundboden. Er lagert sich dem M. hyoglossus dicht an und geht hier eine enge Verbindung mit dem Ggl. submandibulare ein, in dem seine von der Chorda tympani stammenden parasympathischen Fasern umgeschaltet und an die Unterzungendrüse weitergegeben werden. Der N. lingualis unterkreuzt dann den Ductus submandibularis und strahlt von lateral fächerförmig in die Zunge ein, deren vordere zwei Drittel er mit sensiblen, sensorischen und sekretorischen Fasern versorgt.

Wesentlich weiter hinten verläuft der *N. glossopharyngeus.* Er zieht zwischen A. carotis int. und V. jugularis int. bogenförmig nach vorn zur Zungenwurzel, wobei er den M. stylopharyngeus als »Leitmuskel« benützt. Er verschwindet hinter dem M. hyoglossus in der Zunge, deren hinteres Drittel er vor allem mit den Geschmacksfasern für die Wallpapillen versorgt. Er enthält aber auch sekretorische, sensible und motorische Fasern.

Am weitesten kaudal läuft schließlich der *N. hypoglossus,* der vom Canalis hypoglossi kommt und zwischen V. jugularis int. (außen) und A. carotis int. (innen), unter dem M. digastricus und stylohyoideus hindurch einen weitausholenden Bogen über die beiden Karotiden samt ihren Ästen ausführt (Arcus n. hypoglossi). Am großen Zungenbeinhorn vorbei gelangt er dann auf die Außenfläche des M. hyoglossus. Hier begleitet er die V. lingualis, den Ductus submandibularis und den mehr kranial liegenden N. lingualis bis zur Zunge, wobei der Spaltraum zwischen der Mundbodenmuskulatur und dem M. hyoglossus sowie die Plica sublingualis als Leitbahn dienen. Die *A. lingualis* verläuft im Gegensatz zu den genannten Leitungsbahnen unterhalb des M. hyoglossus. Die Unterbindung dieser Arterie kann im Bereich des sog. *Trigonum linguale,* das zwischen dem Hinterrand des M. mylohyoideus, dem M. digastricus und dem M. hyoglossus entsteht, vorgenommen werden. Dabei müssen die Muskelfasern des Hyoglossus dicht über dem großen Zungenbeinhorn in Längsrichtung gespalten werden.

N. vagus und *N. accessorius* durchsetzen den parapharyngealen Raum mehr in der Längsrichtung. Der Vagus begleitet die A. carotis int., die er im weiteren Verlauf in einer langgestreckten Spiraltour von hinten nach vorne umzieht. Der N. accessorius überkreuzt die V. jugularis int. und tritt von der Unterseite an den M. sternocleidomastoideus und trapezius, deren motorischer Nerv er ist, heran. Am tiefsten liegt der Halsgrenzstrang, dessen oberes Ganglion (Ggl. cervicale sup.) in die tiefe Halsfaszie eingelagert und dicht neben der A. carotis int. zu finden ist. Das etwa 2 cm lange Ganglion setzt sich kranial in zahlreiche Nervenfasern fort, die den Plexus carotis int. bilden. Dieser Plexus stellt die direkte Fortsetzung des Halsgrenzstranges dar und enthält die postganglionären sympathischen Fasern für den Kopf. Seine Unterbrechung bedeutet daher Ausfall der gesamten sympathisch-vegetativen Innervation der Kopforgane (Hornerscher Symptomenkomplex u. a.).

Der *Mundboden* besteht in der Hauptsache aus dem M. mylohyoideus (sog. Diaphragma oris), dessen quere Faserzüge sich median in einer Raphe verankern. Das Diaphragma wird durch zwei Längsmuskeln verstärkt, innen durch den M. geniohyoideus, außen durch den vorderen Bauch des M. digastricus. Der muskulöse Mundboden ist jedoch hinten unvollständig, da der M. mylohyoideus bereits vor dem Kieferwinkel aufhört. Auf diese Weise bekommt der submanduläre und parapharyngeale Bindegewebsraum Zugang zur Mundbodenregion. Von Zähnen oder Mundorganen ausgehende Mundbodenphlegmonen können sich daher um den Hinterrand des M. mylohyoideus herum in das Halsbindegewebe, ja bis in das vordere Mediastinum ausbreiten.

Die Kommunikation der Bindegewebsräume gibt den oben genannten Leitungsbahnen die Möglichkeit, die Mundhöhle zu erreichen. Diesen Weg nimmt auch der *Ductus submandibularis,* begleitet von kleineren Drüsenläppchen der Glandula submandibularis. Der Ausführungsgang biegt um den Hinterrand des Diaphragma oris herum, liegt zusammen mit der V. lingualis, dem N. hypoglossus und N. lingualis *auf* dem M. hyoglossus, in Höhe des letzten Molaren. Nach vorne zu *über*kreuzt er den N. lingualis und endet zusammen mit dem großen Ausführungsgang der Gl. sublingualis auf der Caruncula sublingualis unter der Zunge, dicht neben der Wurzel des Frenulum linguae. Die Unterzungendrüsen werfen eine sichtbare Schleimhautfalte auf (Plica sublingualis), an deren medialer Seite der Ductus submandibularis und der N. lingualis zungenspitzenwärts ziehen. Dem Nerv liegt die A. lingualis dicht an, die vorn in die A. sublingualis und A. profunda linguae übergeht.

Innervation der Zunge

Motorisch	N. hypoglossus (N. XII)	
Sensibel	Vordere zwei Drittel (Dorsum linguae) Hinteres Drittel (Radix linguae) Zungenwurzel bis Kehlkopfeingang	N. lingualis (N. V_3) N. glossopharyngeus (N. IX) N. vagus (R. laryngeus sup.)
Sensorisch (Geschmacks- afferenzen)	Vordere zwei Drittel Hinteres Drittel Zungenwurzel bis Kehlkopf	N. lingualis (Chorda tympani – Ggl. geniculi) N. glossopharyngeus (Ggl. sup. und inf.) N. vagus (Ggl. sup. = jugulare und Ggl. inf. = nodosum)

4. Fossa pterygopalatina und die Verbindungen zur Nasen- und Mundhöhle

Nach medial setzt sich das Spatium parapharyngeum schließlich in die Fossa pterygopalatina (Flügelgaumengrube) fort (Abb. 38). Dieser kleine pyramidenförmige Raum ergibt sich durch die Aneinanderlagerung von Gaumenbein, Oberkiefer und Flügelgaumenfortsatz (Abb. 39). Er ist oben weiter und verengt sich gaumenwärts zu einem rundlichen Kanal (Canalis pterygopalatinus), dessen Ausgänge die Foramina palatina major et minora darstellen. Die Fossa pterygopalatina hat durch Kanäle und Öffnungen Verbindungen zu allen Nachbarregionen (Nasenhöhle, mittlere Schädelgrube, Mundhöhle, Fossa infratemporalis und Orbita). Da alle diese Kanälchen Leitungsbahnen enthalten, stellt die Fossa pterygopalatina einen zentralen »Verkehrsknotenpunkt« (SCHENK) im hinteren Bereich des Gesichtsschädels dar.

Die A. maxillaris erreicht die Fossa pterygopalatina von lateral, indem sie durch den dreieckigen Spalt zwischen Tuber maxillae und Processus pterygoideus (Fissura pterygomaxillaris) hindurchtritt. In der Flügelgaumengrube teilt sie sich in ihre Endäste auf. Der Hauptstamm läuft als A. palatina descendens im Canalis pterygopalatinus abwärts und teilt sich in die Gaumenäste auf, die dann durch das Foramen palatinum majus zum harten und die Foramina palatina minora zum weichen Gaumen ziehen. Die A. sphenopalatina versorgt mit ihren nasalen Ästen den hinteren Teil der Nasenhöhle und anastomosiert hier mit den vorderen Nasengefäßen aus der A. ophthalmica (wichtiges Anastomosengebiet zwischen A. carotis ext. und int.!). Durch die untere Orbitafissur erreichen die infraorbitalen Gefäße den Canalis infraorbitalis und auf diesem Wege Oberkiefer, Oberlippe und Nase.

Die Fossa pterygopalatina beherbergt auch das Ggl. pterygopalatinum. In ihm werden die präganglionären Fasern des parasympathischen Fazialisanteils, die über den N. petrosus major durch den Canalis pterygoideus in das Ganglion gelangt sind, umgeschaltet (sekretorische Innervation der Nasen-, Gaumen- und Tränendrüsen). Im Dach der Flügelgaumengrube findet man den N. maxillaris, der sich bald in seine Äste aufspaltet. Diese begleiten die eben genannten Gefäße.

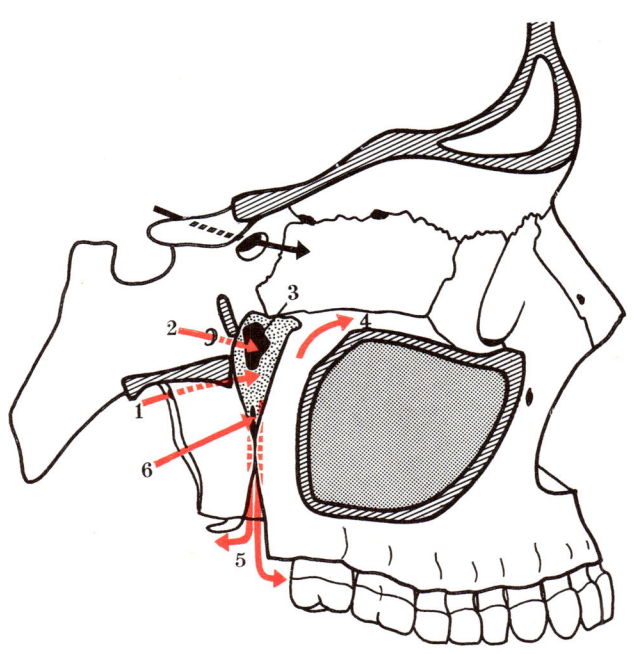

Abb. 39. Lage und Kanäle der Fossa pterygopalatina in der Ansicht von lateral (K-B). Der große Keilbeinflügel wurde an der Wurzel durchtrennt. (Zahlenhinweise siehe nachfolgende Tabelle.) Schwarzer Pfeil = Canalis opticus.

Öffnungen und Kanäle der Fossa pterygopalatina

	Verbindung zur	Leitungsbahnen
1. Canalis pterygoideus	Unterfläche der Schädelbasis	N. petrosus major (parasympathisch) N. petrosus prof. (sympathisch) A. canalis pterygoidei (Vidiani)
2. Foramen rotundum	mittleren Schädelgrube	N. maxillaris (N. V$_2$)
3. Foramen sphenopalatinum	Nasenhöhle	Rr. nasales sup. post. laterales A. sphenopalatina
4. Fissura orbitalis inf.	Augenhöhle	A., V. und N. infraorbitalis N. zygomaticus
5. Foramen palatinum majus, Foramina palatina minora	Mundhöhle (harter und weicher Gaumen)	A., V. palatina major Vasa palatina minora N. palatinus major, Nn. palatini minores
6. Fissura pterygomaxillaris	Fossa infratemporalis	A. maxillaris Aa., Vv., Nn. alveolares sup. post.

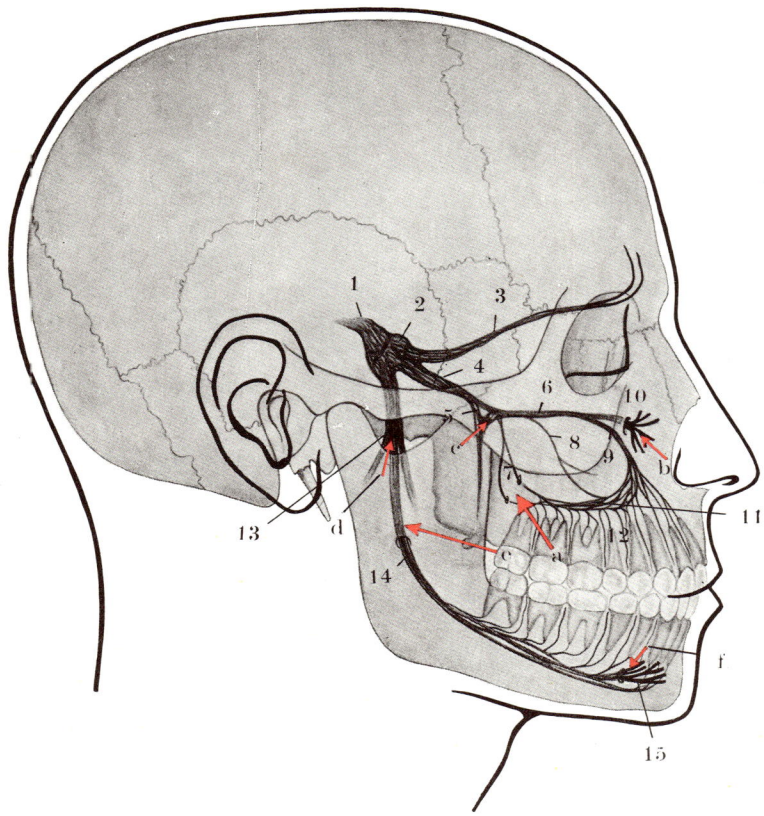

Abb. 40. Fossa pterygopalatina mit den zugehörigen Trigeminusästen für die Innervation der Zähne. Die häufigsten Injektionsorte bei Leitungsanästhesien sind rot gekennzeichnet [umgez. nach SICHER (K)].

a = Tuberanästhesie am Tuber maxillae
b = Anästhesie des N. infraorbitalis vom Foramen infraorbitale aus
c = Stammanästhesie des N. infraorbitalis in der Fossa pterygopalatina
d = Stammanästhesie des N. mandibularis unterhalb des Foramen ovale, kaudal vom Jochbogen
e = Leitungsanästhesie des N. alveolaris inf. oberhalb des Foramen mandibulae von der Mundhöhle aus
f = Anästhesie des N. mentalis am Foramen mentale

1 = N. trigeminus	9 = N. alveolaris sup. ant.
2 = Ggl. semilunare (Gasseri)	10 = Hautäste des N. infraorbitalis
3 = N. ophthalmicus (N. V₁)	11 = Plexus dentalis sup.
4 = N. maxillaris (N. V₂)	12 = Rr. gingivales et dentales des Plexus dentalis sup.
5 = Ggl. pterygopalatinum und Nn. pterygopalatini	13 = N. mandibularis (N. V₃)
6 = N. infraorbitalis	14 = N. alveolaris inf.
7 = N. alveolaris sup. post.	15 = N. mentalis
8 = N. alveolaris sup. med.	

Innervation der Zähne (Abb. 40): Praktische Bedeutung besitzen vor allem die zu den Zähnen verlaufenden Zweige. Aus dem Hauptstamm scheren noch innerhalb der Fossa pterygopalatina die für die Molaren bestimmten Ästchen ab. Sie liegen am Tuber maxillae dem Knochen dicht auf, treten durch mehrere Foramina alveolaria post. zum Plexus dentalis und versorgen die Molaren des Oberkiefers einschließlich der angrenzenden Gingiva.

Die Front- und Backenzähne des Oberkiefers erhalten ihre nervöse Versorgung aus den Nn. alveolares superiores ant. und med., die von N. infraorbitalis kurz vor dem Austritt aus dem

Foramen infraorbitale abzweigen und in kleinen Knochenkanälchen – der Kieferhöhlenschleimhaut eng benachbart – von vorne in den Plexus dentalis einstrahlen. Bei Anästhesien der Frontzähne muß man berücksichtigen, daß diese außerdem noch Fasern aus den vorderen alveolaren Nerven der Gegenseite und aus dem N. nasopalatinus (Scarpae), einem direkten Ast des Ggl. pterygopalatinum, der am Nasenseptum schräg abwärts bis zum Canalis incisivus und zur Papilla incisiva verläuft, erhalten.

Eine Leitungsanästhesie der Nerven für die Oberkieferzähne ist von 5 Punkten aus möglich (rote Pfeile in Abb. 40): 1. vom Foramen infraorbitale, 2. vom Foramen palatinum majus, 3. am Processus zygomaticus, 4. am Tuber maxillae und 5. am Foramen incisivum. In der Fossa pterygopalatina (Einstich unterhalb des Jochbogens) erreicht man den Stamm des 2. Trigeminusastes, an den übrigen Stellen die genannten alveolaren Hauptäste für den Plexus dentalis sup. Bei kleineren Eingriffen am Zahn genügt die Infiltrationsanästhesie, d.h. die Umspritzung der Zahnalveole. Da der Knochen sehr spongiös ist und nur eine dünne Kortikalis besitzt, dringt das Anästhetikum rasch bis zur Zahnwurzel vor. Lediglich im Bereich der Crista infrazygomatica, die in Höhe des 1. Molaren vorspringt, ist die Kompakta dick und die Infiltrationsanästhesie schwieriger.

Am Unterkiefer kommen für die Leitungsanästhesie ebenfalls 5 Punkte in Frage (rote Pfeile in Abb. 40): 1. Foramen mentale, 2. Wangenumschlagsfalte in Höhe des 1. Molaren zur Ausschaltung des N. buccalis, 3. Mundbodenschleimhaut oral neben dem 1. Molaren zur Ausschaltung des N. lingualis, 4. Vorderseite des aufsteigenden Unterkieferastes zur Ausschaltung des N. buccalis und 5. Foramen mandibulae, das etwa gleich weit vom vorderen und hinteren Rand der Mandibula entfernt, $^{1}/_{2}$ cm oberhalb der Kaufläche des letzten Molaren, lokalisiert ist. An dieser Stelle erfolgt die Ausschaltung des N. alveolaris inferior.

Die Infiltrationsanästhesie ist am Unterkiefer schwieriger, da die kortikale Knochenschicht dicker ist und der Penetration der Flüssigkeit einen größeren Widerstand entgegensetzt. Besonders gilt dies für den Bereich der Linea obliqua.

5. Nasenhöhle und Sinus paranasales

In der **Nasenhöhle** unterscheidet man einen knorpeligen (Vestibulum) und einen knöchernen Abschnitt (Cavum nasi). Das Dach ist schmal. Hier steht die Nasenhöhle durch die Lamina cribrosa mit der vorderen Schädelgrube in Verbindung. Der Boden wird von den Gaumenfortsätzen des Oberkiefers und Gaumenbeins gebildet und schließt vorne das kleine, dreiseitige Os incisivum mit dem Canalis incisivus ein. Das Septum nasi, das der Vomer und die Lamina perpendicularis des Siebbeins aufbauen, zeigt häufig Deviationen durch eine vorspringende Crista septi, welche die Entfaltung der rechten mittleren Muschel beeinträchtigt und dadurch klinische Symptome hervorrufen kann. Die Septumschleimhaut ist reich vaskularisiert. Besonders im vorderen Bereich bilden sich ausgedehnte Venenplexus, von denen häufig ein Nasenbluten ausgeht (Locus Kiesselbachii). Die laterale Wand wird durch die Ausbildung der Nasenmuscheln kompliziert. Die Concha nasalis inf. ist ein selbständiger Knochen, der von einer schwellkörperreichen, meist polypösen Schleimhaut überzogen wird. Schon geringe Reize genügen, die Schleimhaut zur Schwellung zu bringen und den unteren Nasengang zu verlegen. Die Conchae nasales med. und sup. sind Teile des Siebbeins. Sie sind wesentlich kleiner und kürzer als die untere Muschel und meist nur in ihrem hinteren Abschnitt kavernös verdickt. Gelegentlich sind zusätzlich noch Nebenmuscheln (Conchae intermediae) und akzessorische Muscheln über der Concha sup. (sog. Conchae supremae) vorhanden. Die 3 Hauptmuscheln grenzen die 3 Nasengänge (Meatus nasi inf., med. und sup.) vom gemeinsamen Nasengang (Meatus nasi comm.) ab. In diesen Gängen liegen die *Zugänge zu den* **Nebenhöhlen der Nase** (Sinus paranasales, Abb. 41).

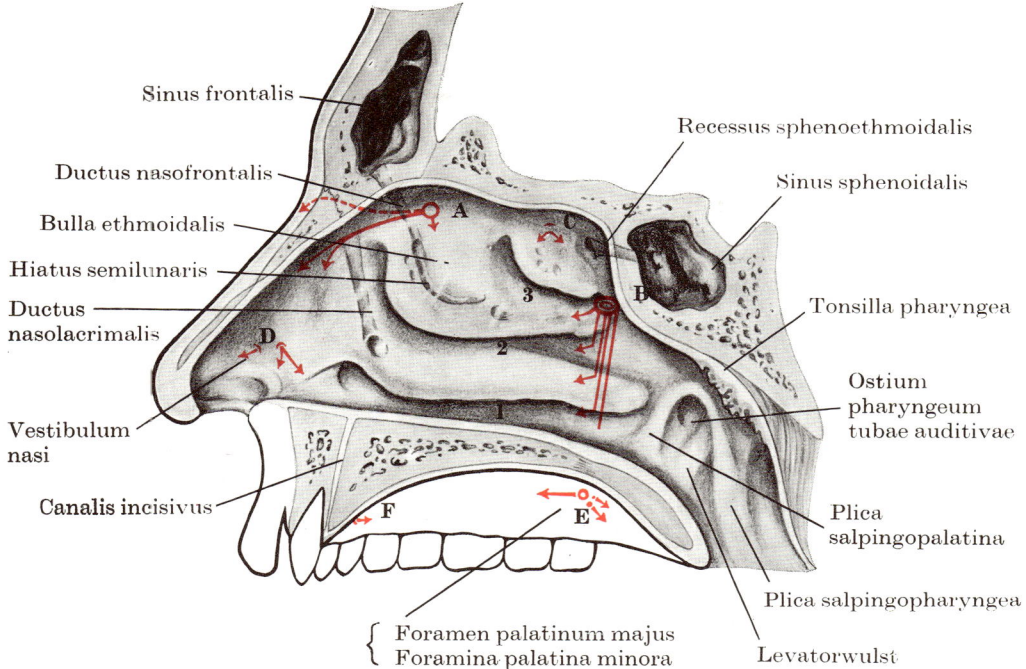

Abb. 41. Schema über den Aufbau der Nasenhöhle mit den Zugängen zu den Sinus paranasales (durchscheinend gezeichnet). Die Eintrittsstellen und Verlaufsrichtungen der wichtigsten Leitungsbahnen sind durch rote Pfeile markiert (K).

1 = Meatus nasi inf.	A = Vasa ethmoidalia ant.	D = Vasa infraorbitalia
2 = Meatus nasi med.	B = Vasa sphenopalatina	E = Vasa palatina major et minora
3 = Meatus nasi sup.	C = Vasa ethmoidalia post.	F = Vasa nasopalatina

Nasengänge und Nebenhöhlen

1. Meatus nasi inf.	– Ductus nasolacrimalis
2. Meatus nasi med.	– Sinus frontalis (Ductus nasofrontalis)
	Sinus maxillaris (Hiatus semilunaris)
	Cellulae ethmoidales ant.
3. Meatus nasi sup.	– Cellulae ethmoidales post.

Unter der mittleren Muschel entsteht zwischen Bulla ethmoidalis und Processus uncinatus ein halbmondförmiger Spalt, der Hiatus semilunaris, dessen Schleimhautüberzug sich trichterförmig gegen die Kieferhöhle verengt (Infundibulum ethmoidale). In diesen Spalt münden die vorderen Siebbeinzellen sowie die Stirn- und Kieferhöhle ein. Akzessorische, rundliche Öffnungen für die Kieferhöhle können am hinteren Ende des Hiatus semilunaris oder weiter unten im mittleren Nasengang vorhanden sein. Die Abflußverhältnisse für Stirnhöhlenprozesse sind daher wesentlich günstiger als für solche der Kieferhöhle, andererseits kann aber über das Infundibulum auch Stirnhöhleneiter in die Kieferhöhle fließen und so zu einer Infektionsausbreitung Veranlassung geben. Eine Spülung der Kieferhöhle kann von den natürlichen Öffnungen im mittleren Nasengang aus vorgenommen werden (meist wird mit einem gebogenen, abgestumpften Instrument durch die Foramina maxillaria accessoria eingegangen); sie ist auch vom unteren Nasengang aus möglich. Hierbei wird mit einem spitzen Instrument die dünne, laterale Knochenlamelle perforiert und so ein direkter Zugang zur Kieferhöhle geschaffen. Man darf nicht zu weit vorne ein-

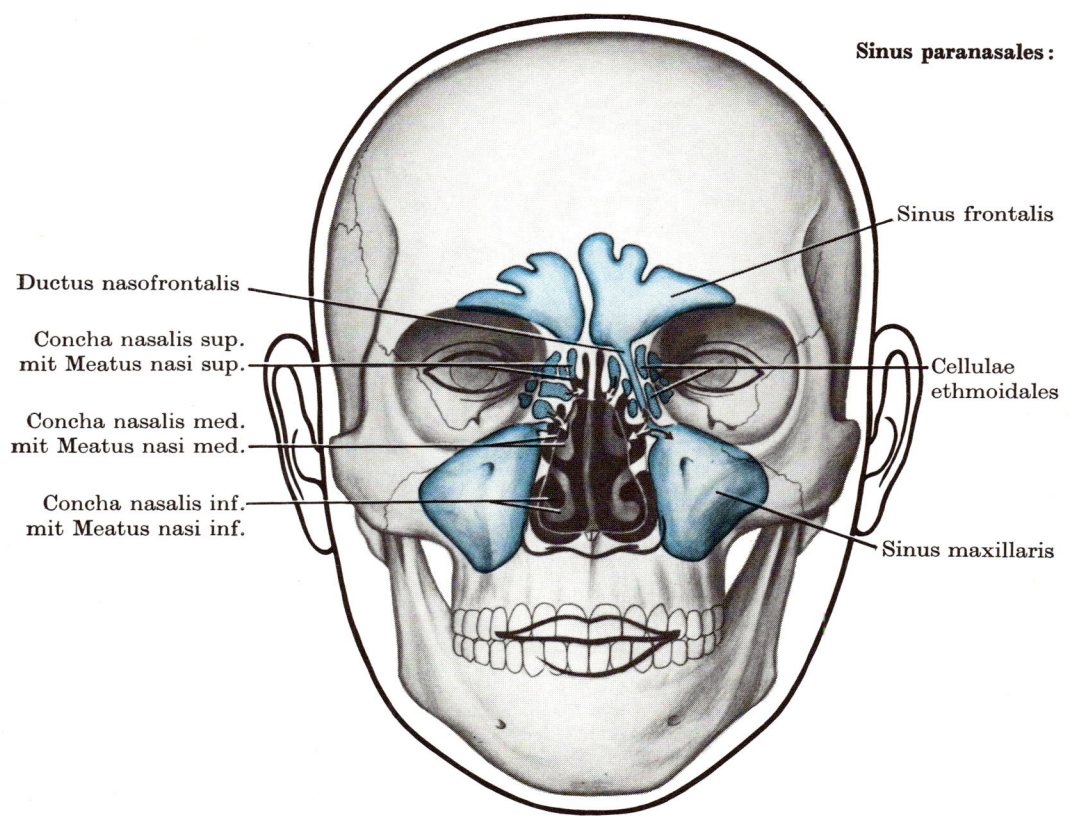

Sinus paranasales:

Ductus nasofrontalis

Concha nasalis sup.
mit Meatus nasi sup.

Concha nasalis med.
mit Meatus nasi med.

Concha nasalis inf.
mit Meatus nasi inf.

Sinus frontalis

Cellulae
ethmoidales

Sinus maxillaris

Abb. 42. Lage der Nasennebenhöhlen (blau) und ihre Verbindungen zu den Nasengängen (Pfeile). Rechts ist der Ductus nasofrontalis nicht dargestellt [modif. nach PERNKOPF und FERNER (B)].

stechen, da sonst der Ductus nasolacrimalis, der im vorderen Drittel des unteren Nasenganges ausmündet, verletzt werden kann.

Der Sinus sphenoidalis öffnet sich gegen den Meatus nasi comm. hinter der obersten Muschel, wo meist eine kleine laterale Vertiefung existiert (Recessus sphenoethmoidalis).

Die *Entwicklung der Nasennebenhöhlen* vollzieht sich im wesentlichen nach der Geburt. Beim Neugeborenen sind zwar alle Muscheln und Nasengänge vorhanden, aber die sehr beengten Verhältnisse führen dazu, daß praktisch nur der mittlere Nasengang für die Atmung benutzt wird. Alle Nebenhöhlen der Nase *(Sinus paranasales)* sind beim Säugling angelegt, entwickeln sich aber im wesentlichen erst nach der Geburt, und zwar dadurch, daß die Nasenschleimhaut schubweise in die Markräume der benachbarten Gesichtsknochen bzw. in die Diploë vordringt und diese aushöhlt (Pneumatisation). Dabei zeigen die einzelnen Nebenhöhlen zeitlich einen unterschiedlichen Entwicklungsrhythmus. Stirn- und Keilbeinhöhle erreichen ihre definitive Ausformung am spätesten. Die Keilbeinhöhle beginnt erst im 3. Lebensjahr in den Keilbeinkörper vorzuwachsen und kann sich noch bis zum 20.–24. Lebensjahr vergrößern. Die Kieferhöhle weitet sich vor allem in der Zeit der 2. Dentition zwischen dem 6. und 18. Lebensjahr aus, wenn durch den Durchbruch der Zähne und das Streckungswachstum der Oberkiefer mehr Raum entsteht.

Die *Kieferhöhle* (Sinus maxillaris) ist die größte Nasennebenhöhle. Sie besitzt eine pyramidenförmige Gestalt (die Spitze der Pyramide zeigt zum Jochbein) und höhlt den Körper des Oberkiefers fast vollständig aus. Ihre obere Wand ist sehr dünn und bildet zugleich den Boden der Augenhöhle, in dem der Canalis infraorbitalis verläuft. Die mediale Wand liegt in Höhe des unteren und mittleren Nasenganges und steht durch das Infundibulum ethmoidale mit dem mittleren Nasengang in Verbindung. Der Boden hat die Form einer Rinne, die dem Alveolarfortsatz folgt und nach hinten zu ansteigt. In Höhe des 1. Molaren ist der Boden am tiefsten, so daß die Wurzeln dieses Zahnes nicht selten – nur von einer dünnen Knochenlamelle überzogen – in die Kieferhöhle vorragen. Entzündungen können daher hier leicht vom Zahn auf die Kieferhöhle überspringen. Die sehr häufigen Form- und Größenvariationen der Kieferhöhle sind das Ergebnis unterschiedlich intensiver Pneumatisation. Durch eine ausgedehnte Pneumatisation werden die Knochenwände stark verdünnt, und der Hohlraum weitet sich bis in die Fortsätze des Oberkiefers aus: nach oben in den Proc. frontalis, nach unten in den Bereich des Proc. alveolaris, so daß mehrere Zahnwurzeln freigelegt werden können, nach lateral in den Proc. zygomaticus und nach medial schließlich in den Proc. palatinus, d. h. in den harten Gaumen, wodurch sich dann ein schleimhautausgekleideter Spaltraum zwischen Mund- und Nasenhöhle ausbildet, in den die Alveolen der Eck- und Schneidezähne hineinragen können. Bei geringer Pneumatisation erscheinen die Oberkiefer kompakt, ihre Wände verdickt und wenig gegliedert. Meist wird dann die laterale Nasenhöhlenwandung kompensatorisch nach der Seite verlagert. Ausdruck der schubweisen Pneumatisation sind auch die häufig vorhandenen Buchten oder Recessus der Kieferhöhle, die in der Regel von Knochenleisten begrenzt sind. Je nach ihrer Lage bezeichnet man sie als Infraorbital-, Alveolar-, Jochbein- oder Gaumenbucht.

Die paarigen *Stirnhöhlen* (Sinus frontales) sind in Größe und Form ebenfalls sehr variabel. Sie dehnen sich in den Bereich des Stirnbeins einerseits nach oben, andererseits aber auch nach hinten-unten im Dach der Orbita aus. Das beide Stirnhöhlen trennende Septum zeigt häufig Deviationen nach der einen oder anderen Seite, so daß die beiden Höhlen in der Regel ungleich groß sind. Ihr Boden geht unten kontinuierlich in den Ductus nasofrontalis über, der unter der mittleren Muschel ausmündet.

Die *Keilbeinhöhlen* (Sinus sphenoidales) sind ebenfalls paarig ausgebildet und werden durch ein unregelmäßig verlaufendes Septum getrennt. Sie füllen den Keilbeinkörper weitgehend aus, können aber bei ausgedehnter Pneumatisation auch schleimhautausgekleidete Taschen in die angrenzenden Knochenabschnitte des Keilbeins vortreiben, wodurch sich topographische Beziehungen zum Canalis opticus, zur A. carotis int., eventuell auch zu den hinteren Siebbeinzellen und zur Kieferhöhle ergeben, die für operative Eingriffe oder die Ausbreitung von Infektionen wichtig werden können.

Die *Siebbeinzellen* (Cellulae ethmoidales) liegen in den zahlreichen Knochenkapseln des Siebbeins, d.h. in der lateralen Wand der Nasenhöhle (Siebbeinlabyrinth) und lassen sich in mehrere Gruppen einteilen. Die hinteren Siebbeinzellen (Cellulae ethmoidales post.) schließen sich an die Keilbeinhöhle an und münden – häufig mit mehreren kleinen Öffnungen – in den oberen Nasengang; die vorderen (Cellulae ethmoidales ant.) liegen daran anschließend zwischen Nasenwurzel, Stirnbein und Oberkiefer und münden in der Umgebung des Infundibulum ethmoidale in den mittleren Nasengang aus. Manche Autoren unterscheiden auch eine mittlere Gruppe zwischen den vorderen und hinteren Siebbeinzellen. Klinisch wichtig ist besonders die Tatsache, daß die Siebbeinzellen an die Augenhöhle, die vordere Schädelgrube, die Kiefer- und Keilbeinhöhlen angrenzen. Nur durch dünne Knochenplatten getrennt, liegt hier die Nasenschleimhaut diesen Räumen dicht an, wodurch das Übergreifen von Infektionen begünstigt wird.

Entzündliche Prozesse können auch von den Alveolen der Zähne, besonders der vorderen Molaren, auf die Kieferhöhle übergreifen. Eine Kieferhöhlenentzündung (Sinusitis) kann andererseits zu Reizungen der infraorbitalen oder hinteren alveolären Nerven führen. Durch die Lage der Keilbeinhöhle ergibt sich ein operativer Zugangsweg zur Hypophysenregion. Bei der Beurteilung von Röntgenbildern ist die große Variabilität der Sinus paranasales, die sich aus der Pneumatisation ergibt, zu berücksichtigen.

Gefäße und Nerven der Nasenhöhle (vgl. Pfeile und Beschriftung in Abb. 41)

A: Aa. nasales ant. (aus A. ethmoidalis ant. und post. – Äste der A. ophthalmica, die durch die Foramina ethmoidalia in die Nasenhöhle gelangt sind).

B: Aa. nasales post. lat. et septi (aus A. sphenopalatina – Äste der A. maxillaris, die durch das Foramen sphenopalatinum in die Nasenhöhle gelangt sind).

C: Endäste der A. ethmoidalis post. (aus der A. ophthalmica).

D: Kleinere, unwesentliche Äste aus der A. facialis und A. infraorbitalis.

Beachte die Tatsache, daß im Bereich der Nasenschleimhaut die A. carotis ext. und int. miteinander anastomosieren (vgl. S. 15).

Nerven der Nasenschleimhaut

I. Regio respiratoria

1. Nn. nasales med. und lat. [aus dem N. ethmoidalis ant. des N. nasociliaris (N.V$_1$)].

2. a) Nn. nasales post. sup. lat. [aus dem Ggl. pterygopalatinum (N.V$_2$) durch das Foramen sphenopalatinum zur hinteren Nasenhöhle, zur oberen und mittleren Muschel].

   b) Nn. nasales post. inf. lat. (von den Nn. pterygopalatini innerhalb des Canalis pterygopalatinus zur mittleren und unteren Muschel).

3. N. nasopalatinus (aus dem Ggl. pterygopalatinum und den Nn. nasales post. sup. zum Nasenseptum – schräg abwärts zum Canalis incisivus).

II. Regio olfactoria (Riechschleimhaut oberhalb der oberen Muschel und angrenzende Teile des Septums). Fila olfactoria (durch Lamina cibrosa).

6. Der Pharynx und seine Beziehungen zu Mundhöhle, Nasenhöhle und Hals; Regio tonsillaris

Der **Schlund** ist das gemeinsame Verbindungsstück für Luft- und Speisewege, das sich an die Nasen- und Mundhöhle anschließt. Topographisch kann man einen oberen, mittleren und unteren Abschnitt unterscheiden (Pars nasalis, oralis und laryngea). Anatomisch hat die Pharynxmuskulatur noch keinen Schichtenaufbau wie der Magendarmkanal. Die Muscularis mucosae ist durch eine elastische Lamelle ersetzt, die Längsmuskelzüge verlaufen innen, die Konstriktoren außen, was am Darmrohr umgekehrt ist. Infolgedessen vollzieht sich am Übergang zum Ösophagus ein konstruktiver Umbau der Muskelschichten, indem sich die schräg aufwärts ziehenden Fasern des unteren Schlundschnürers in Längsmuskelfasern umgruppieren. Dadurch kommt es nicht selten am Ösophagusanfang zur Ausbildung eines muskelfreien Feldes (Laimersches Dreieck), das die Entstehung von Divertikeln an dieser Stelle begünstigt.

Die Schleimhaut des Pharynx weist verschiedene Besonderheiten auf, die mit der topographischen Lage ihrer Abschnitte zusammenhängen (Abb. 43). Die Pars nasalis (Epipharynx) steht durch die Choanen mit der Nasenhöhle in Verbindung. Sie enthält die Tubenöffnung (Ostium pharyngeum tubae), die durch zwei Längsfalten [Plica salpingopalatina (vorn) und salpingopharyngea (hinten)] am Schleimhautrelief deutlich hervortritt. Die Tube ist schräg nach vorn gerichtet, so daß eine Sonde vom unteren Nasengang leicht in ihr Lumen vorgeschoben werden kann. Am unteren Tubenumfang wölbt sich der M. levator veli palatini vor (sog. Levatorwulst). Die Gaumensegelmuskulatur, vor allem der M. tensor veli palatini, kann durch Fasern, die am membranösen Teil der Tube entspringen, das Lumen der Ohrtrompete erweitern und damit das Mittelohr ventilieren (wichtiger Druckausgleich bei plötzlichen Luftdruckveränderungen). Die Schleimhaut im Bereich der Tubenöffnung ist allseitig von lymphatischem Gewebe durchsetzt (Tonsilla tubaria), das nach der Pubertät reduziert wird. Anschwellen der Schleimhaut bei infektiösen Prozessen beeinflußt daher auch die Mittelohrventilation.

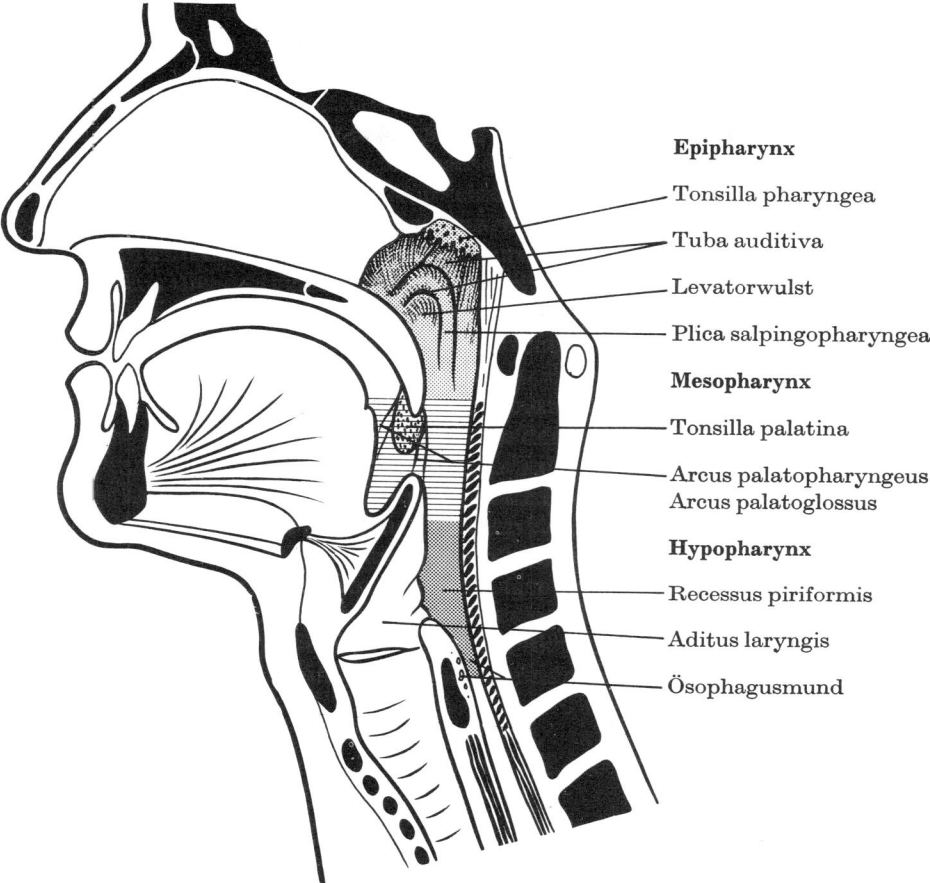

Abb. 43. Gliederung des Pharynx, dargestellt am sagittalen Durchschnitt des Kopfes (K-B).

Im **Epipharynx** liegt median vor dem Keilbeinkörper die Tonsilla pharyngea, die sich ebenfalls mit zunehmendem Lebensalter zurückbildet. Sie kann von der Mundhöhle aus beobachtet werden (Rhinoscopia posterior). Der obere Abschnitt des Pharynx verengt sich gegen die Schädelbasis und wird kranial ganz membranös (Membrana pharyngobasilaris, Abb. 43). Die hier entstehende seitliche Tasche wird als Recessus pharyngeus (Rosenmüllersche Grube) bezeichnet. Der obere Schlundschnürer kann sich vorwölben (sog. Passavantscher Wulst) und mit der Uvula zusammen den nasalen Pharynxabschnitt von der Mundhöhle vollständig abschließen, was für den Schluckakt von Bedeutung ist. Bei Gaumensegelparesen wird dieser Abschluß defekt, und Nahrungsteile dringen in die Nasenhöhle vor.

Mesopharynx: Die zwischen Epiglottis und Uvula gelegene Pars oralis steht durch den Isthmus faucium mit der Mundhöhle in Verbindung. Der Isthmus wird durch die beiden Gaumenbögen (Arcus palatoglossus und palatopharyngeus) gebildet. Zwischen ihnen liegt die *Tonsilla palatina*. Diese verändert sich in Form und Größe – im Gegensatz zu den übrigen Gliedern des lymphatischen Rachenringes – während des Lebens wenig. Sie wird durch eine Kapsel gegen die unterlagernde Pharynxwand abgegrenzt. Im parapharyngealen Bindegewebe verlaufen zwar in Höhe der Tonsille zahlreiche lebenswichtige Gebilde (A. carotis int., V. jugularis int., die Hirnnerven

V_3, IX, X, XI, XII) (vgl. S. 52). Ihr Abstand von der Fossa tonsillaris ist jedoch so groß, daß sie bei Tonsillarabszessen in der Regel nicht gefährdet sind. Die A. carotis int. und facialis können aber so ausgedehnte Schlingen bilden, daß sie in die Nähe der Gaumenmandel zu liegen kommen.

Der **Hypopharynx** (Pars laryngea) schließt kaudal an die Pars oralis an. Die Epiglottis steht mit dem Zungengrund durch die Plicae glossoepiglotticae lat. und die Plica glossoepiglottica med., zwischen denen sich kleine Gruben befinden (Valleculae), in Verbindung. Die Speiseteile gleiten nicht über die Epiglottis und den Kehlkopfeingang hinweg, sondern seitlich an ihnen vorbei durch den Recessus piriformis zum Ösophagusmund. Innerhalb des Recessus wirft der N. laryngeus sup. des Vagus eine Schleimhautfalte auf. In den Hypopharynx ragt der Kehlkopf hinein, dessen Aditus schräg gestellt und vom unteren Pharynx aus zugänglich ist. In der Schleimhaut befinden sich ausgedehnte submuköse Venengeflechte, die besonders am Ösophagusmund verdichtet sind und beim sog. »Glottisödem« so stark anschwellen können, daß eine akute Erstickungsgefahr auftritt (vgl. S. 75).

Leitungsbahnen des Pharynx

Arterien:	1. A. pharyngea ascendens (aus der A. carotis ext.)
	2. A. palatina ascendens (aus der A. facialis, versorgt mehr die oberen Pharynxabschnitte sowie Tube, Tonsillen usw.)
Lymphgefäße:	hauptsächlicher Abfluß zu den tiefen zervikalen Lymphknoten
Nerven:	obere Abschnitte – aus Ästen des N. glossopharyngeus
	untere Abschnitte – aus Ästen des N. vagus
	Beide bilden zusammen mit dem Sympathikus den Plexus pharyngeus.

Topographische Anatomie des Halses

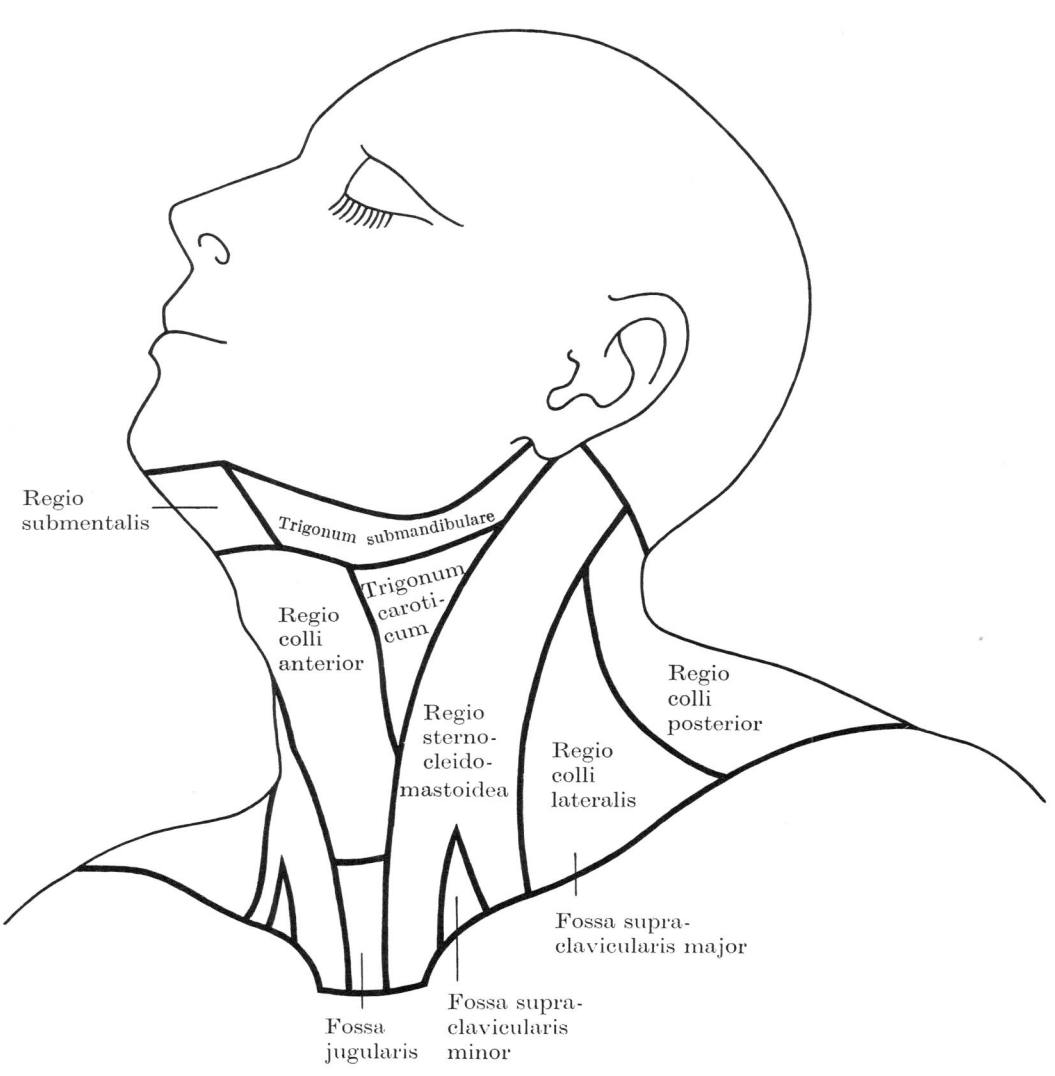

Regio
submentalis

Trigonum submandibulare

Trigonum
caroti-
cum

Regio
colli
anterior

Regio
colli
posterior

Regio
sterno-
cleido-
mastoidea

Regio
colli
lateralis

Fossa supra-
clavicularis major

Fossa
jugularis

Fossa supra-
clavicularis
minor

I. Allgemeine Gliederung

Der Hals ist die Brücke zwischen Kopf und Rumpf, demzufolge eine wichtige Durchgangsstraße für Gefäße und Nerven. Die großen Leitungsbahnen (A. carotis, V. jugularis int. und N. vagus) verlaufen gebündelt in der Rinne zwischen dem Eingeweidestrang und der Wirbelsäule (sog. Gefäßnervenstrang des Halses). Sie sind von einer abgrenzbaren Bindegewebsscheide umgeben. Diese steht mit den Halsfaszien konstruktiv derart in Verbindung, daß der Gefäßnervenstrang bei den Halsbewegungen weitgehend fixiert wird. Die Bindegewebsscheide kann durch den M. omohyoideus aktiv verspannt werden, wodurch das Venenlumen offengehalten und der Rückfluß des Gehirnvenenblutes gesichert wird. Eine Venenverletzung birgt daher die Gefahr einer Luftaspiration in sich. Umgekehrt ist der Eingeweidestrang gegenüber der Muskelhülle durch lockeres Bindegewebe gut verschieblich (etwa 4 cm), was besonders beim Schluckakt in Erscheinung tritt. Das lockere Bindegewebe fördert die Ausbreitung von Entzündungen, die sich kaudal bis ins Mediastinum fortsetzen können.

Im vorderen Halsbereich ist die Subkutis fettarm und durch die Hautmuskelplatte des Platysmas in 2 Schichten unterteilt. Nur in der Medianlinie fehlt diese Gliederung. Das Platysma er-

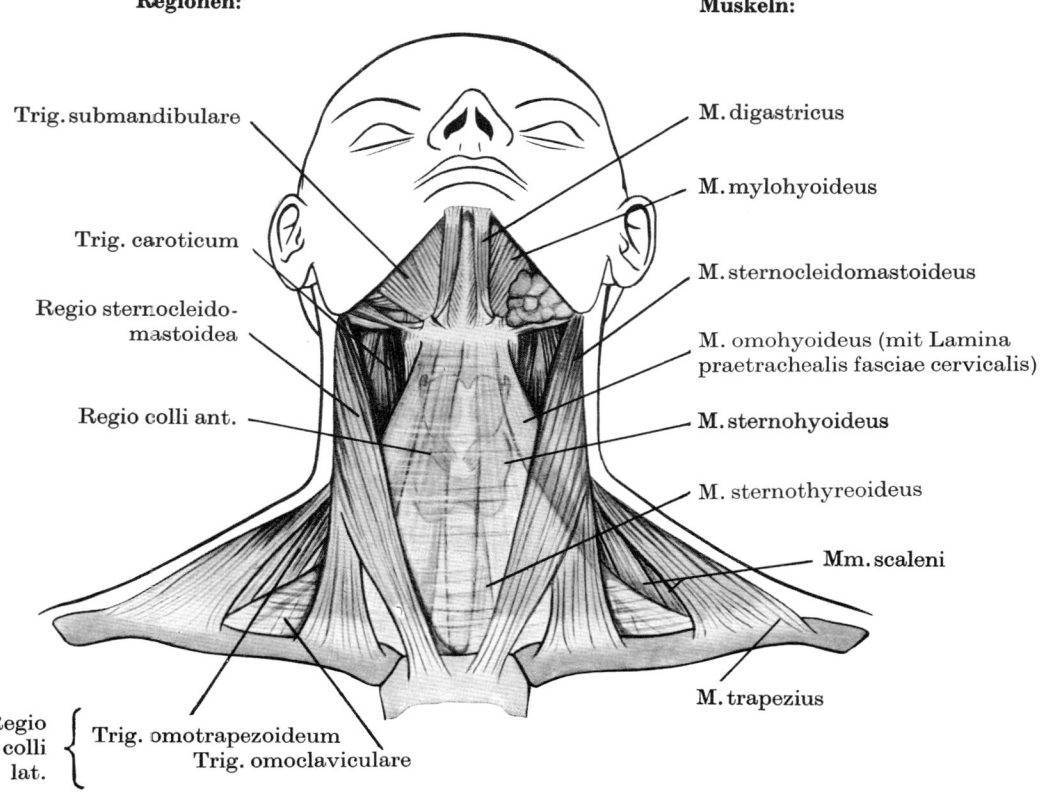

Regionen:

Trig. submandibulare

Trig. caroticum

Regio sternocleido-
mastoidea

Regio colli ant.

Regio
colli
lat. { Trig. omotrapezoideum
Trig. omoclaviculare

Muskeln:

M. digastricus

M. mylohyoideus

M. sternocleidomastoideus

M. omohyoideus (mit Lamina
praetrachealis fasciae cervicalis)

M. sternohyoideus

M. sternothyreoideus

Mm. scaleni

M. trapezius

Abb. 44. Übersicht über die Muskeln und topographischen Regionen am Hals (K).

Leitungsbahnen:

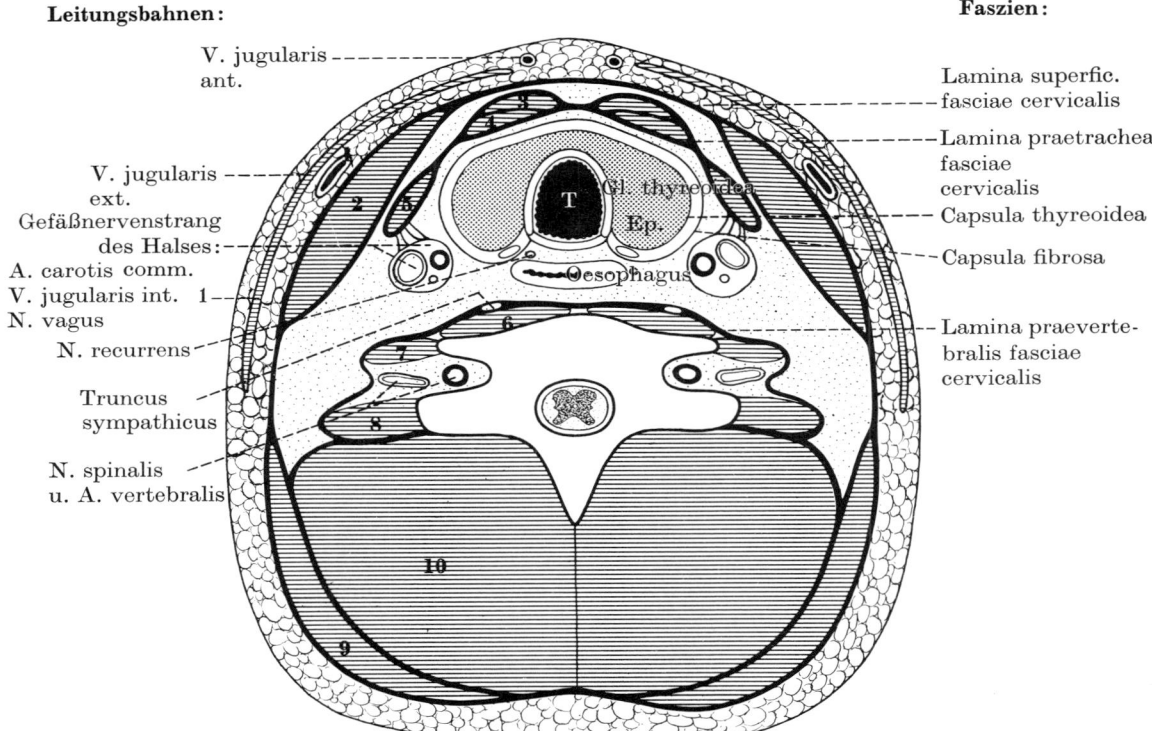

V. jugularis ant.

Lamina superfic. fasciae cervicalis

V. jugularis ext.
Gefäßnervenstrang des Halses:
A. carotis comm.
V. jugularis int. 1
N. vagus
N. recurrens

Lamina praetracheal fasciae cervicalis
Capsula thyreoidea
Capsula fibrosa

Truncus sympathicus

Lamina praevertebralis fasciae cervicalis

N. spinalis u. A. vertebralis

Abb. 45. Übersicht über die Halsfaszien und die Lage des Eingeweidestranges am horizontalen Querschnitt (R).

Muskeln: 1 = Platysma   6 = M. longus colli
             2 = M. sternocleidomastoideus   7 = M. scalenus ant.
             3 = M. sternohyoideus   8 = M. scalenus med. et post.
             4 = M. sternothyreoideus   9 = M. trapezius
             5 = M. omohyoideus   10 = Nackenmuskulatur

Organe: Ep. = Epithel-Körperchen; Gl. thyreoidea = Glandula thyreoidea; T = Trachea

Halsfaszien (Abb. 45)

1. *Oberflächliche Halsfaszie = Lamina superfic. fasciae cervicalis;* Fortsetzung der Körperfaszie; bildet Logen für M. sternocleidomastoideus und trapezius; überspannt das Trigonum colli laterale.
2. *Mittlere Halsfaszie = Lamina praetrachealis fasciae cervicalis;* überzieht die infrahyalen Muskeln (M. sternohyoideus, M. sternothyreoideus, M. thyreohyoideus und M. omohyoideus), endet am lateralen Rand des M. omohyoideus; bildet dadurch ein dreiseitiges Zelt zwischen Clavicula und Zungenbein als Abschluß der oberen Thoraxapertur. Da die Zwischensehne des M. omohyoideus mit der Bindegewebsscheide des Gefäßnervenbündels und der Adventitia der V. jugularis int. verwachsen ist, kann der Muskel das Venenlumen offenhalten. Er spannt die mittlere Halsfaszie.
3. *Tiefe Halsfaszie = Lamina praevertebralis fasciae cervicalis;* überzieht die tiefe Halsmuskulatur (M. longus colli, M. longus capitis) und die seitlichen Halsmuskeln (Mm. scaleni, M. levator scapulae usw.).

Operative Zugangswege zum Eingeweidestrang des Halses (Abb. 46)

1. *Tracheotomia superior* – mediane Durchtrennung des 2.–4. Trachealknorpels, oberhalb des Isthmus der Schilddrüse.
2. *Tracheotomia inferior* – mediane Durchtrennung des 6.–7. Trachealknorpels, unterhalb des Isthmus der Schilddrüse. Topographisch wichtig sind der größere Hautabstand der Trachea sowie die Lage des Arcus venosus juguli. Die untere Tracheotomie kommt vorwiegend bei Säuglingen und Kleinstkindern zur Anwendung.
3. *Coniotomia* – quere Durchtrennung des Lig. cricothyreoideum med. (früher: Lig. conicum) zwischen Ring- und Schildknorpel. – Zugang zum Cavum infraglotticum (Cavum laryngis). – Bei Erstickungsanfällen kann das Durchstechen des Ligaments ein lebensrettender Eingriff sein.
4. *Laryngotomia mediana* – Spaltung des Schildknorpels (Thyreotomie) oder Ringknorpels bis zum oberen Trachealring (Laryngotomie). – Zugang zum Ventriculus und Cavum laryngis.
5. *Pharyngotomia subhyoidea* – mediane Durchtrennung der Membrana thyreohyoidea – Zugang zum Recessus piriformis und Vestibulum laryngis.

möglicht eine »Nachspannung« der Körperfaszie bei den Kopfbewegungen, wodurch die Mimik ihr freies Spiel bekommt. Die genannten Besonderheiten der Haut des Halses erklären die klinische Beobachtung, daß sich subkutane Prozesse gern diffus ausbreiten, während subfasziale mehr regional begrenzt bleiben.

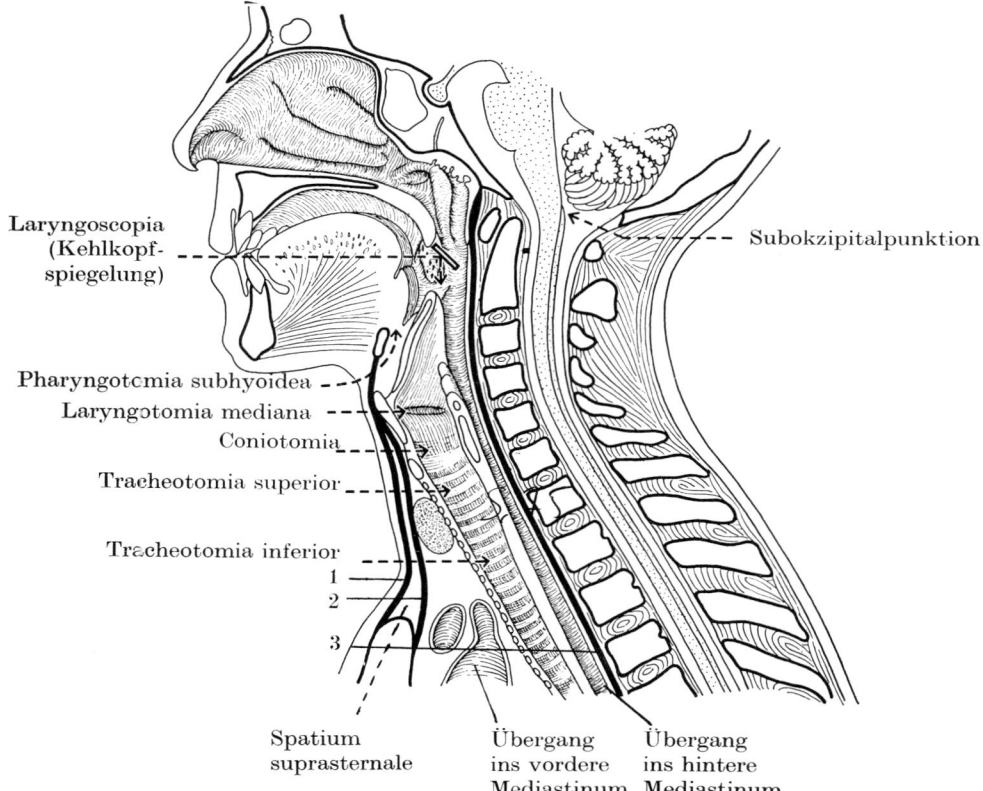

Abb. 46. Übersicht über die topographische Gliederung der Halsorgane und Faszien im medianen Durchschnitt (R).

1 = Lamina superficialis
2 = Lamina praetrachealis ⎫ fasciae cervicalis
3 = Lamina praevertebralis ⎭

Die oberflächlichen Halsvenen liegen in der Regel epifaszial und oberhalb der Platysmaplatte. Sie sind konstruktiv so in die Haut eingebaut, daß sie bei den Bewegungen mitgeführt werden können und ihr Lumen offen bleibt (Gefahr der Luftaspiration).

Während die Nackenmuskulatur massiv ist, bildet die Halsmuskulatur mit platten, schichtweise angeordneten Muskeln eine schalenartige Hülle um Eingeweidestrang und Leitungsbahnen. Die Anordnung der Muskeln ist die Grundlage für die Gliederung in Regionen (aus Abb. 44 zu entnehmen). Die Muskeln werden von den *3 Halsfaszien* in ihrer Lage erhalten (Abb. 45). Die oberflächliche Halsfaszie entspricht der allgemeinen Körperfaszie; die mittlere schließt die infrahyale und die tiefe die prävertebrale Muskulatur ein. Die tiefe Faszie enthält den Halsgrenzstrang und geht mit dem Plexus brachialis auf die Achselhöhle über. Wirbelsäulenprozesse (Tbc) können daher den Halsgrenzstrang schädigen. Senkungsabszesse der Halswirbelsäule folgen den Faszien und dringen entweder in das hintere Mediastinum oder in die Regio axillaris und damit in den Arm vor (Abb. 46).

Der Eingeweidestrang entfernt sich kaudalwärts mehr und mehr von der Hautoberfläche. Unterhalb des Ringknorpels (Höhe der Tracheotomia sup.) ist die Trachea nur 1,5–2 cm, oberhalb des Sternums (Tracheotomia inf.) dagegen 4–5 cm von der Hautoberfläche entfernt (Abb. 46). Dadurch löst sich die mittlere Halsfaszie von der oberflächlichen zunehmend ab. Es entsteht das Spatium suprasternale. Das unter den beiden Faszien gelegene lockere Bindegewebe setzt sich in das vordere Mediastinum fort (Spatium praeviscerale). Dieser Bindegewebsraum ist ein wichtiger Ausbreitungsweg für absteigende Phlegmonen, retrosternale Strumen, Tauchkropf, Kehlkopftumoren u. a. Der Eingeweidestrang gleitet vor der Wirbelsäue in einem lockeren Verschiebespalt (Spatium retroviscerale), der mit dem Spatium para- und retropharyngeum in kontinuierlicher Verbindung steht und in das hintere Mediastinum übergeht, hin und her.

II. Regio colli anterior

1. Trigonum submandibulare

Die Region stellt ein dreiseitiges Feld dar, dessen Umrahmung vom M. digastricus und vom Unterkiefer, dessen Boden vom M. mylohyoideus gebildet wird (Abb. 47). Der M. mylohyoideus füllt das Dreieck nicht ganz aus, so daß hinten eine Lücke als Verbindung zur Mundhöhle bestehen bleibt. Die Lücke wird medial durch den M. hyoglossus abgeschlossen und vom Ausführungsgang der Gl. submandibularis benützt, um zur Mundhöhle zu gelangen. Auf seinem Weg ist er von Drüsengewebe umgeben, das teilweise der Gl. submandibularis, teilweise der Gl. sublingualis zuzurechnen ist. Die Drüsenausführungsstraße liegt also zwischen M. hyoglossus und mylohyoideus. Sie wird vom N. hypoglossus und von der V. lingualis als Weg benützt. Ebenfalls auf dem M. hyoglossus verläuft bogenförmig, etwas weiter kranial, der N. lingualis (N.V$_3$), der in Höhe der erwähnten Muskellücke das Ggl. submandibulare bildet. *Unter* dem M. hyoglossus, dicht oberhalb des Zungenbeins, betritt die A. lingualis die Mundbodenregion. Sie kann hier unterbunden werden (Trigonum linguale), wobei der M. hyoglossus stumpf gespalten werden muß. Die anatomischen Verhältnisse dieser Region erklären, warum Infektionen von der Mundhöhle leicht um den Hinterrand des M. mylohyoideus herum in das Halsbindegewebe vordringen können.

Die trichterförmige Region wird fast ganz von der Gl. submandibularis ausgefüllt. Die Drüse ist außen von einer derben Kapsel umgeben. Sie enthält zahlreiche Lymphknötchen (Nodd. lymph. submandibulares) und einen Kanal für die A. facialis. Die stark geschlängelte Gesichtsarterie gibt hier außer kleinen Ästen zur Drüse auch die A. submentalis ab, die – vom N. mylohyoideus (N.V$_3$) begleitet – dicht am Kiefer entlang nach vorn zieht und das Diaphragma oris von unten versorgt. Die aus der A. lingualis stammende A. sublingualis versorgt das Diaphragma

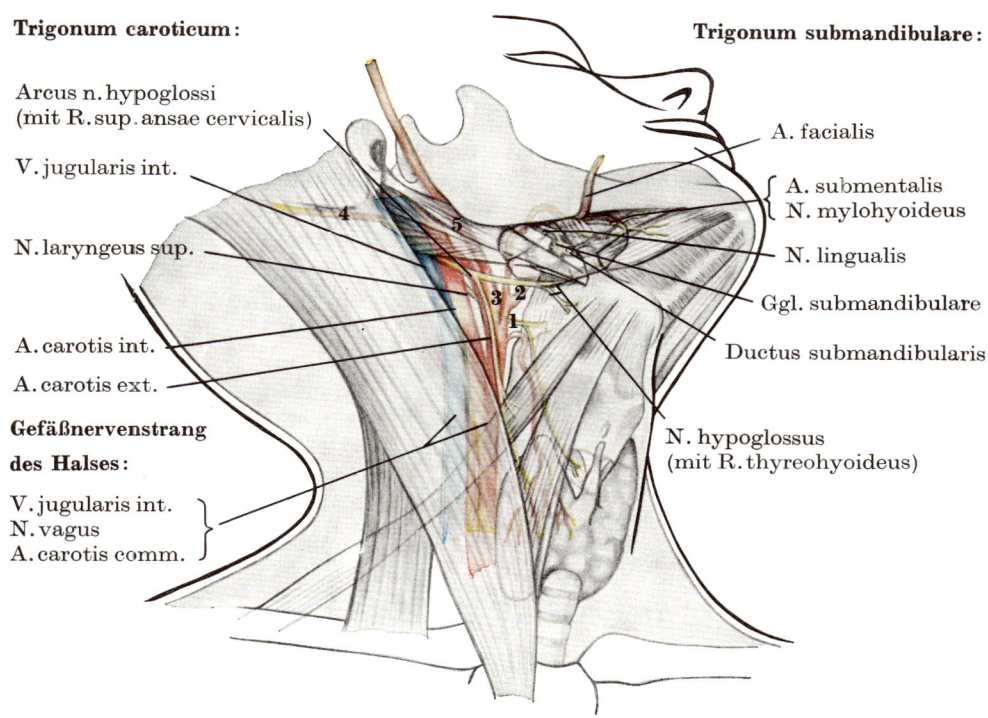

Trigonum caroticum:

Arcus n.hypoglossi
(mit R.sup.ansae cervicalis)

V.jugularis int.

N.laryngeus sup.

A.carotis int.

A.carotis ext.

**Gefäßnervenstrang
des Halses:**

V.jugularis int.
N.vagus
A.carotis comm.

Trigonum submandibulare:

A. facialis

A. submentalis
N. mylohyoideus

N. lingualis

Ggl. submandibulare

Ductus submandibularis

N. hypoglossus
(mit R.thyreohyoideus)

Abb. 47. Halbschematische Darstellung der Topographie des Trigonum caroticum (K).
Dargestellte Äste der A. carotis ext.: 1 = A. thyreoidea sup.; 2 = A. lingualis; 3 = A. facialis; 4 = A. occipitalis;
5 = Endast der A. carotis ext., der anschließend in die A. temporalis superfic. und A. maxillaris übergeht

von oben. Zwischen beiden Gefäßgebieten bestehen reiche Anastomosen, so daß jede dieser Arterien unterbunden werden kann.

2. Trigonum caroticum

Begrenzung: M. sternocleidomastoideus
M. omohyoideus (Venter sup.)
M. digastricus (Venter post.) und M. stylohyoideus

Das Dreieck verkleinert sich beim Kopfwenden nach der Gegenseite durch die Verlagerung des M. sternocleidomastoideus. Es enthält die Teilungsstelle der A. carotis comm. (etwa in Höhe von C_4) (Abb. 47). Die A. carotis ext. lagert sich in der Regel (50%) ventromedial vor die A. carotis int., die deshalb meist etwas hinter der A. carotis ext. versteckt ist. Die Lagevariabilität der Karotiden ist jedoch relativ groß. Während die A. carotis int., ohne irgendwelche Äste abzugeben, schräg aufwärts zum Karotiskanal des Felsenbeins zieht, zweigen von der A. carotis ext. sofort zahlreiche Äste ab (A. thyreoidea sup., A. lingualis, A. facialis, A. sternocleidomastoidea, A. occipitalis, A. pharyngea ascendens). Der Hauptstamm der A. carotis ext. behält einen engen Kontakt zur Pharynxwand, unterkreuzt den M. digastricus und spaltet sich kranial von ihm in die A. temporalis superfic. und A. maxillaris (Abb. 37, 47).

Der Gefäßnervenstrang des Halses konstituiert sich praktisch erst im Karotisdreieck, indem sich die von dorsolateral kommende V. jugularis int. und der N. vagus hier an die A. carotis int. anlagern. Der Vagus schiebt sich dann im Karotisdreieck zwischen Arterie und Vene kaudalwärts allmählich nach vorn und liegt dann weiter unten vor der A. subclavia bzw. links vor dem

Aortenbogen. Der Arterienfächer der A. carotis ext. wird außen bogenförmig vom N. hypoglossus (Arcus n. XII) überkreuzt, innen vom N. laryngeus sup., der bereits unter der Schädelbasis vom N. vagus bzw. vom Ggl. inferius (früher nodosum) abgezweigt ist, unterkreuzt. Der N. hypoglossus verschwindet am hinteren Zungenbeinschenkel unter der Digastrikusschlinge. Auf der Höhe des Nervenbogens, auf dem die kleine A. sternocleidomastoidea reitet, zweigt der R. sup. der Ansa cervicalis (früher Ansa hypoglossi) ab. Dieser Ast enthält keine Fasern aus dem Hypoglossuskern der Medulla, sondern lediglich die motorischen Fasern der oberen Zervikalnerven (C_1–C_3), die für die Innervation der infrahyalen Muskulatur bestimmt sind. Der N. laryngeus sup. durchbohrt mit seinem R. int. die Membrana thyreohyoidea (sensible Innervation der oberen Kehlkopfschleimhaut) und erreicht mit seinem R. ext. den M. cricothyreoideus, den er motorisch versorgt. In der oberen Ecke des Karotisdreiecks erscheint – eben noch sichtbar – der N. accessorius auf seinem Wege zum M. sternocleidomastoideus.

Von besonderer Bedeutung ist das linsengroße *Paraganglion caroticum* (Glomus caroticum, Karotisdrüse), das sich an der medialen Seite der Karotidengabelung findet und seine vegetative Versorgung von kleinen Ästen des Vagus und des Halsgrenzstranges, seine sensorische Innervation jedoch von Ästchen des N. glossopharyngeus erhält (Karotissinusnerv). Der über den Glossopharyngeus laufende Karotissinusreflex steht im Dienste der Blutdruckregulation. Ein Schlag auf das Karotisdreieck kann daher eine plötzliche Blutdrucksenkung und damit Bewußtlosigkeit zur Folge haben.

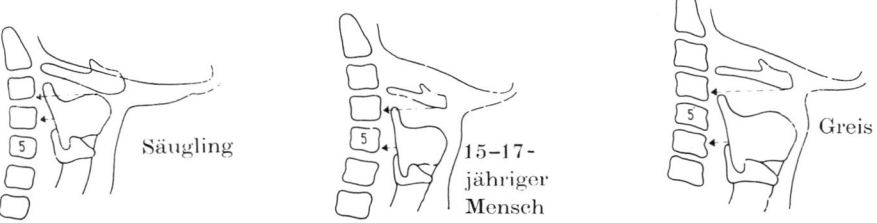

Abb. 48. Topographische Lage der Halseingeweide in verschiedenen Lebensaltern. Der physiologische Descensus des Kehlkopfes im Alter wird deutlich [nach v. Lanz u. Wachsmuth (R)].
5 = 5. Halswirbelkörper

3. Trigonum infrahyoideum (auch mediales Halsdreieck)

Begrenzung: Zungenbein
                   Mediale Ränder beider Mm. sternocleidomastoidei

Die Halseingeweide (Kehlkopf, Schilddrüse, Zungenbein) können in dieser Region getastet werden und sind reliefbestimmend für den Hals. Die Incisura thyreoidea sup. springt beim Mann besonders deutlich nach außen vor (Prominentia laryngea, Pomum Adami). Der Kehlkopf senkt sich im Laufe des Lebens um nahezu 1 1/2 Wirbelhöhen (Descensus laryngis) und steht normalerweise beim Mann um 1/2 Wirbelhöhe tiefer als bei der Frau. Im Durchschnitt projiziert sich die Mitte des Schildknorpels auf den 5. Halswirbelkörper (Abb. 48). Die hohe Lage des Säuglingskehlkopfes führt zu einem Epiglottishochstand, der das gleichzeitige Schlucken und Atmen ermöglicht. Bei der Intubationsnarkose beim Kind muß die kranialere Lage des Kehlkopfs berücksichtigt werden. Der Abstand zwischen Stimmbändern und Bifurkation beträgt beim Neugeborenen etwa 2,5–3,5 cm. Als Faustregel gilt, daß die Länge eines Intubationskatheters etwa der Entfernung Nasenspitze–Ohrläppchen entspricht.

a) Kehlkopf

Der Kehlkopf wird durch die Muskelschlingen der oberen und unteren Zungenbeinmuskulatur, die Membrana thyreohyoidea und durch die elastische Spannung von Trachea und Pharynx in seiner Lage beweglich fixiert (Bewegungsspielraum am Hals etwa 4–5 cm). Der hinten offene Schildknorpel überdeckt nicht nur die Ringknorpelplatte und die in die Muskulatur eingebetteten Aryknorpel, sondern auch den unteren Pharynxabschnitt (Abb. 46, 49). So entsteht der Recessus piriformis, eine rinnenartige Tasche des Pharynx neben dem Kehlkopfeingang, die zum Ösophagusmund führt und eine schräge Schleimhautfalte (Plica nervi laryngei) enthält, die vom inneren Ast des N. laryngeus sup. und von seinen Begleitgefäßen hervorgerufen wird. Steckengebliebene Fremdkörper lösen starke Hustenanfälle aus. Der Ösophagus beginnt an der Ringknorpelplatte (Lamina cartilaginis cricoideae), wo die Schleimhaut einen auffallend mächtigen submukösen Venenplexus besitzt, der bei Schwellung das sog. »Glottisödem« hervorruft. Das »Glottisödem« hat also mit der Glottis eigentlich nichts zu tun. Ein seröses Ödem der Kehlkopfschleimhaut kann aber an der Epiglottis, im Bereich der aryepiglottischen Falten und der Taschenfalten entstehen, wodurch der Aditus laryngis lebensbedrohlich verlegt wird (allergische Reaktionen, direkte Schleimhautschädigung durch Gase oder ätzende Dämpfe, fortgeleitete Phlegmonen). Auch bei langdauernden Intubationen kommt es zu Glottisödemen, weshalb man in Fällen, bei denen eine Beatmung über mehrere Tage notwendig ist, den Tubus immer über ein

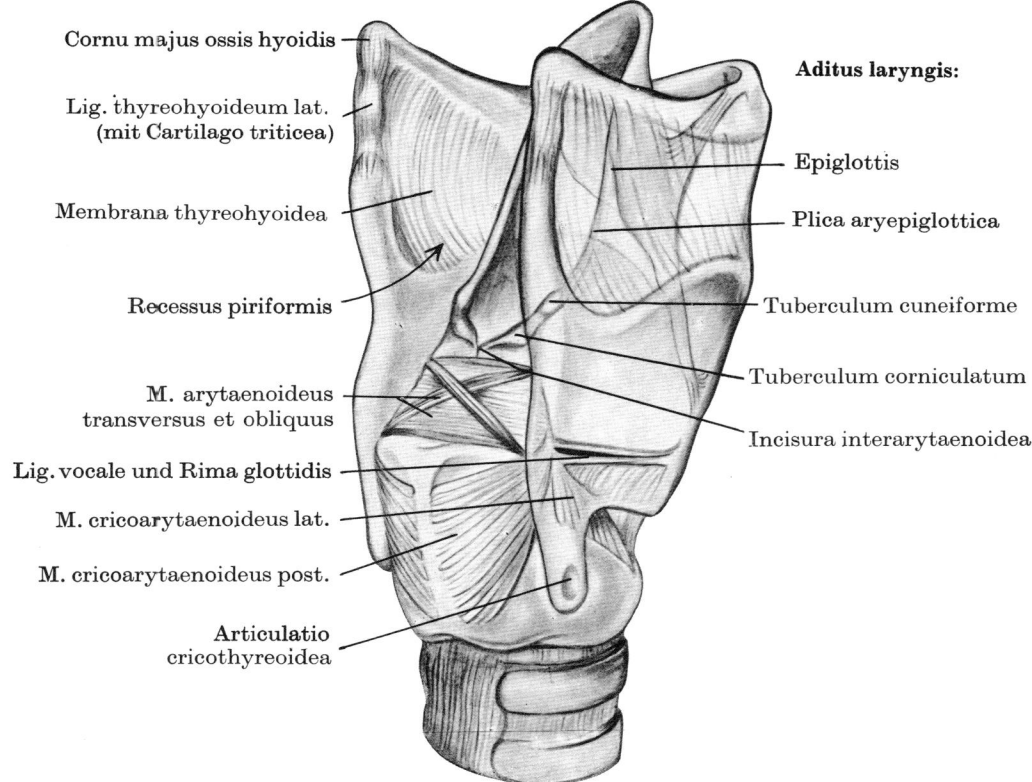

Abb. 49. Kehlkopfskelett und Muskulatur, schräg von hinten gesehen (K-B).

Tracheostoma einführt. Der Ösophagusmund zeigt am Lebenden eine eigene, selbständige Motorik. Hier liegen die obere Ösophagusenge sowie die kraniale Fixation der Speiseröhre.

Der schräg gestellte *Kehlkopfeingang* (Aditus laryngis) wird von der Epiglottis, den beiden Plicae aryepiglotticae und den Spitzen der Aryknorpel, die zwischen sich die Incisura intercartilaginea frei lassen, begrenzt. In die aryepiglottischen Falten sind beiderseits zwei kleine, elastische Knorpelchen eingelagert, die entsprechende Schleimhautvorwölbungen aufwerfen [Tuberculum cuneiforme (Wrisbergi) lateral, Tuberculum corniculatum (Santorini) medial]. Die Schleimhautverhältnisse des Aditus können im Kehlkopfspiegel sichtbar gemacht werden (Laryngoskopie). Dabei wird das Bild in der Dimension vorn-hinten vertauscht, rechts-links dagegen nicht. Im Kehlkopfspiegelbild erscheinen die Stimmbänder (Plicae vocales) wegen des Plattenepithelüberzuges weißlich-grau und die mehr lateral lokalisierten Taschenfalten (Plicae vestibulares) rötlich. Am Ansatz der Epiglottis wölbt sich eine kleine Schleimhautfalte (Petiolus), die ebenfalls im Kehlkopfspiegelbild erkennbar ist, vor.

Durch die Taschen- und Stimmfalten wird das Cavum laryngis in *3 Etagen* gegliedert (Abb. 50). Die obere Etage (Vestibulum laryngis) reicht vom Aditus bis zu den Taschenfalten, die mittlere (Ventriculus laryngis) von der Taschenfalte zum Stimmband, an das sich kaudalwärts die untere Etage (Cavum infraglotticum) anschließt. Der Ventrikel besitzt nicht selten Schleimhautaussackungen (Recessus laryngis oder Morgagnische Taschen).

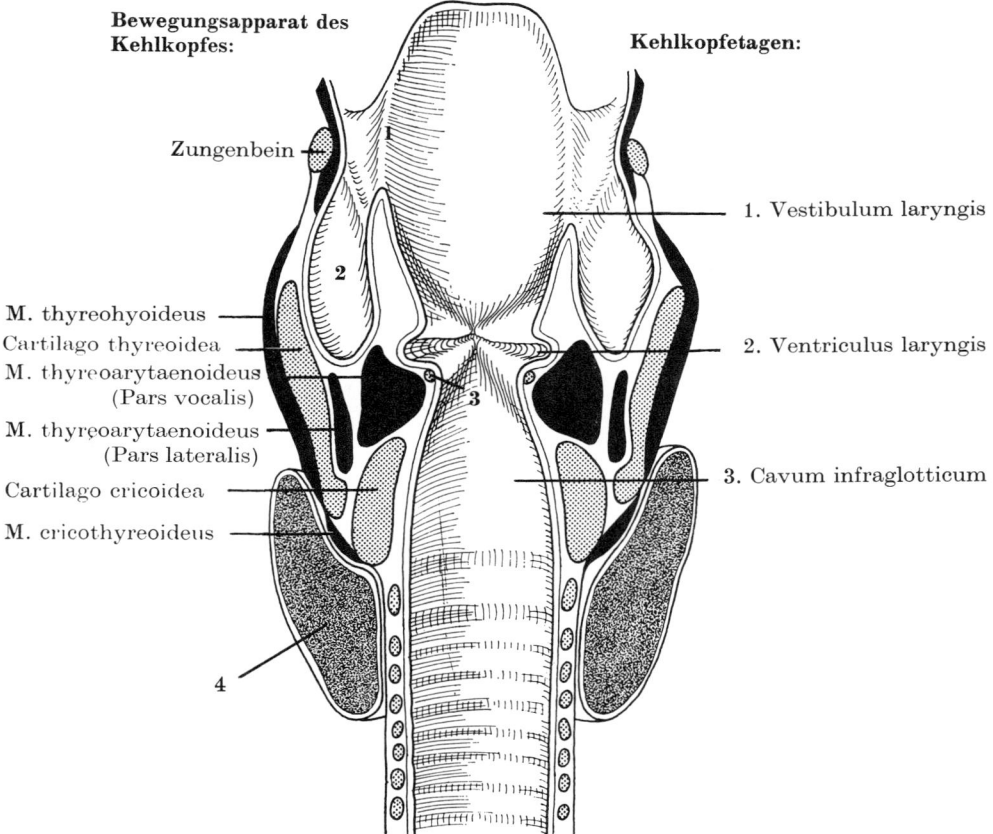

Abb. 50. Etagengliederung des Kehlkopfes im Frontalschnitt [umgez. nach WOLF-HEIDEGGER (R)].

1 = Plica aryepiglottica; 2 = Recessus piriformis; 3 = Lig. vocale; 4 = Gl. thyreoidea

Durch die breite Basis der Aryknorpel wird die Stimmritze (Rima glottidis) in 2 Teile untergliedert: die Pars intermembranacea zwischen den Stimmbändern (vorn) und die Pars intercartilaginea zwischen den Aryknorpeln (hinten). Die Stimmritze, deren Projektion außen etwa 6–9 mm unter der Incisura thyreoidea sup. liegt, bildet eine grobe Grenze für die Versorgungsgebiete der sensiblen Nerven, der Blut- und Lymphgefäße. Sie ist auch beim Erwachsenen die engste Stelle des Atemweges; beim Kleinstkind liegt diese dagegen etwas tiefer – in Höhe des meist leicht gekanteten Ringknorpels, was bei der Intubationsnarkose zu beachten ist. Auch muß hierbei der wesentlich höhere Stand des kindlichen Kehlkopfes berücksichtigt werden. Der Kehlkopfeingang projiziert sich beim Kind auf den 3., beim Erwachsenen auf den 4. und 5. Halswirbelkörper (Abb. 48).

Innervation und Gefäße des Kehlkopfes (Abb. 51)

Motorische Innervation
1. R. ext. des N. laryngeus sup. aus dem N. vagus (versorgt nur den M. cricothyreoideus).
2. N. laryngeus inf. aus dem N. recurrens. Der N. recurrens biegt – vom Vagus abzweigend – rechts um die A. subclavia, links um den Aortenbogen herum und zieht dann im Sulcus oesophageotrachealis aufwärts. Er versorgt alle inneren Kehlkopfmuskeln und wird dadurch zum »motorischen Stimmbandnerv«.

Sensible Innervation
1. R. int. des N. laryngeus sup. – perforiert die Membrana thyreohyoidea – versorgt die Schleimhaut der oberen Abschnitte – absteigend etwa bis zur Stimmritze.
2. N. laryngeus inf. – versorgt die Schleimhaut der unteren Abschnitte – aufsteigend etwa bis zur Stimmritze. Beide Innervationsfelder überschneiden sich weitgehend.

Gefäßversorgung
1. Vasa laryngea sup. (aus den Vasa thyreoidea sup.) – für obere Hälfte des Kehlkopfes.
2. Vasa laryngea inf. (aus den Vasa thyreoidea inf.) – für untere Hälfte des Kehlkopfes.

Lymphgefäße
1. Regionäre Lymphknoten der oberen Larynxhälfte = obere und mittlere Gruppe der Nodd. lymph. cervicales prof.
2. Regionäre Lymphknoten der unteren Larynxhälfte = Nodd. lymph. para- und retrotracheales sowie parapharyngei.

b) Schilddrüse (Gl. thyreoidea)

Die H-förmige Schilddrüse liegt nicht auf dem Schildknorpel, sondern tiefer. Der Isthmus, der gelegentlich fehlt, umgreift den 2. und 3. Trachealknorpel, die beiden Seitenlappen lagern sich dem Kehlkopf, Ösophagus und Pharynx lateral an. Sie reichen bis zum 5. und 6. Trachealring abwärts. Die Drüse, die am Hals normalerweise nicht konturbildend ist, wird von den infrahyalen Muskeln (M. sternohyoideus und sternothyreoideus) und der mittleren Halsfaszie bedeckt. Diese Muskeln bilden eine Art Gurtung für den Drüsenkörper. Sie können sich beim Kropf zu hauchdünnen Bändern verschmälern. Die Drüse kann bei raumfordernden Prozessen, besonders wenn die Halsmuskulatur kräftig entwickelt ist, in das vordere (retrosternale Struma) oder hintere Mediastinum (intrathorakale Struma) vorwachsen. Vom Isthmus geht häufig ein Lobus pyramidalis ab, der sich kranial in den Ductus oder Tractus thyreoglossus fortsetzt, ein Relikt aus der Embryonalzeit. Durch ihre topographische Lage kann die Schilddrüse die Trachea bei kropfiger Entartung verlagern, einengen (Säbelscheidentrachea) oder schädigen (Tracheomalazie).

Die Schilddrüse wird von 2 Kapseln, zwischen denen sich der mächtige Venenplexus und die zuführenden Arterien ausbreiten, eingehüllt. Die Organkapsel (Capsula interna) ist zart, die äußere Kapsel (Capsula fibrosa oder externa) derb. Die fibröse Kapsel verdichtet sich vor allem hinten und wird durch das perivaskuläre Bindegewebe der 4 Gefäßstiele verstärkt. Sie schließt dorsal die Epithelkörperchen ein und fixiert die Schilddrüse an der Trachea durch besondere Bandzüge (sog. Lig. laterale und medianum). Durch diese Fixation wird die Drüse beim Schluckakt mitbewegt. Diese Tatsache wird zur Differentialdiagnose zwischen Schilddrüsen- und Halstumoren herangezogen (sog. Schluckphänomen). Innerhalb der Capsula fibrosa liegen die Epithelkörperchen, außerhalb der N. recurrens (wichtig bei der Strumektomie sowie beim Aufsuchen von Epithelkörperchenadenomen). Dorsal lagert sich der Gefäßnervenstrang so dicht an, daß im Drüsengewebe eine Furche für die Karotis entsteht. Dorsal liegt auch der Grenzstrang, der allerdings innerhalb der derben, tiefen Halsfaszie ziemlich geschützt ist. Dennoch bergen maligne Schilddrüsenvergrößerungen auch die Gefahr einer Sympathikusschädigung (Hornerscher Symptomenkomplex) sowie einer Rekurrenslähmung in sich. Verlagerung der Halsgefäße, des Ösophagus, Einengung der Trachea sowie venöse Einflußstauungen erklären sich aus den geschilderten topographischen Verhältnissen.

Nebenschilddrüsen (Gll. thyreoideae accessoriae) kommen in der Mitte des Halses vor und sind häufig entwicklungsgeschichtliche Reste des Ductus thyreoglossus. Sie zeigen histologisch einen rudimentären Schilddrüsenbau. Die funktionslosen Gewebsinseln können Ausgangspunkt für Tumoren, Strumen oder Zysten werden.

Gefäßversorgung der Schilddrüse (Abb. 51). Die Schilddrüse gehört zu den bestvaskularisierten Organen. Es existieren 4 (selten auch 5) Arterien, die reichlich untereinander und auch mit

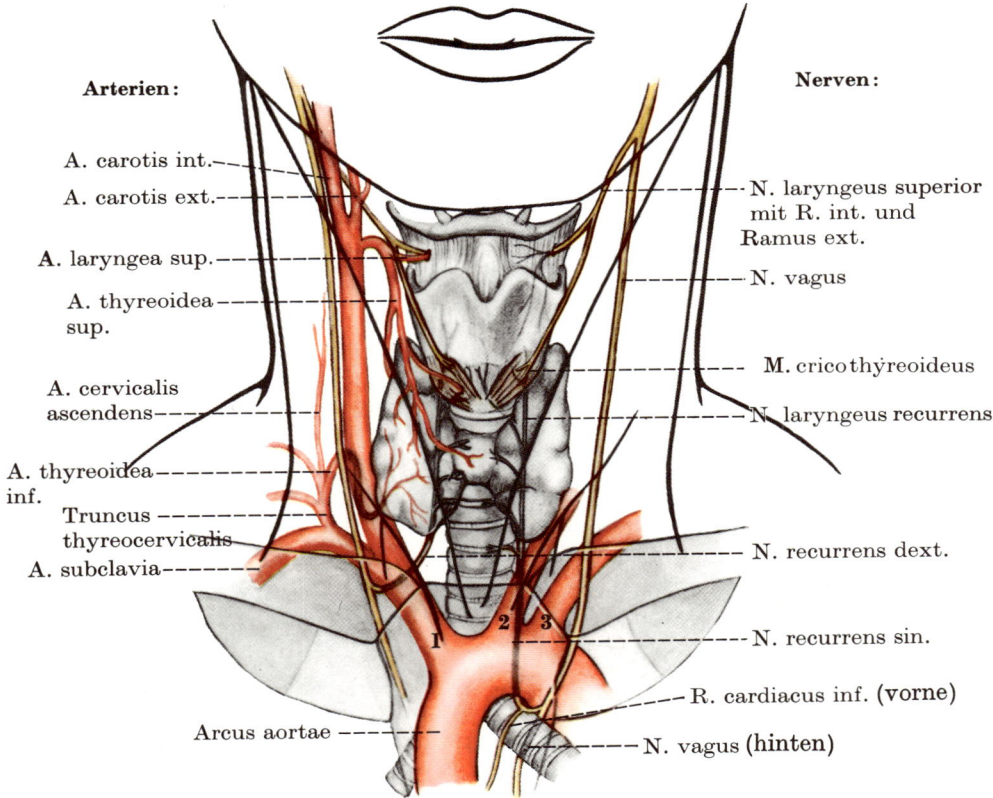

Abb. 51. Schema über die Innervation des Kehlkopfes und die Gefäßversorgung der Schilddrüse (K). Äste des Arcus aortae: 1 = Truncus brachiocephalicus; 2 = A. carotis comm. sin.; 3 = A. subclavia sin.

Arterien der Nachbarorgane (Oesophagus, Larynx) anastomosieren, so daß eine Unterbindung der Schilddrüsengefäße komplikationslos vertragen wird. Das Versorgungsgebiet der oberen Schilddrüsenarterie liegt hauptsächlich vorn-oben und lateral, das der unteren Arterie dagegen hinten-unten und medial. Die A. thyreoidea inf. ist meist größer und mehrfach geschlängelt (die Bogenbildungen variieren individuell sehr). Sie tritt zwischen A. vertebralis und A. carotis comm. hindurch (in Höhe von C_6) und wird schlingenartig vom Grenzstrang umgeben (Ansa thyreoidea). In ihrer Nähe findet sich das unscheinbare Ggl. cervicale med. (Verletzungsgefahr des Sympathikus bei der operativen Freilegung der Arterie!). Auch der Rekurrens hat wichtige topographische Beziehungen zur unteren Schilddrüsenarterie.

Gefäße der Schilddrüse

Arterien

1. *A. thyreoidea sup.* – in der Regel aus der A. carotis ext. – in $^1/_5$ der Fälle auch aus der A. carotis comm., seltener aus der A. lingualis oder facialis – verläuft bogenförmig zusammen mit dem N. laryngeus sup. zum oberen Schilddrüsenpol.
2. *A. thyreoidea inf.* – aus dem Truncus thyreocervicalis, seltener auch direkt aus der A. subclavia – verläuft schleifenförmig geschlängelt zum hinteren-unteren Pol der Schilddrüse, meist in der Nachbarschaft des N. recurrens. Die Länge der hinteren Gefäßschleife variiert individuell.
3. *A. thyreoidea ima,* unpaare, fünfte Schilddrüsenarterie aus dem Aortenbogen bzw. Truncus brachiocephalicus – ist nur in 8–10% vorhanden – versorgt den Isthmus und Lobus pyramidalis.

Venen

1. *V. thyreoidea sup.* – verläuft parallel mit der gleichnamigen Arterie – Abfluß zur V. facialis oder V. jugularis int.
2. *V. thyreoidea inf.* (meist mehrere Stämme vorhanden) – verläuft durch das Spatium praetracheale zu den Vv. brachiocephalicae.
3. *V. thyreoidea ima* (unpaare Schilddrüsenvene) – ist im Gegensatz zur gleichnamigen Arterie fast immer ausgebildet – liegt direkt vor der Trachea und fließt in die V. brachiocephalica ab.

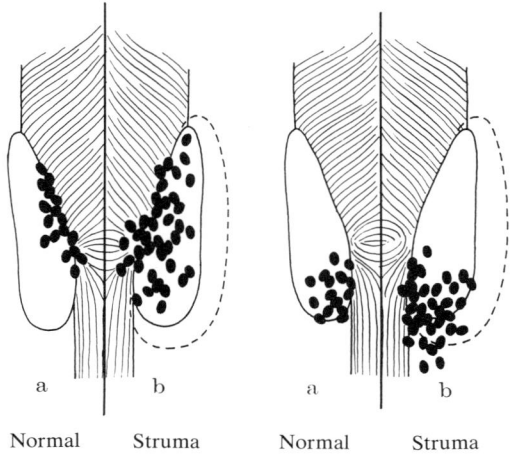

Normal Struma Normal Struma

Obere Epithelkörperchen Untere Epithelkörperchen

Abb. 52. Schema zur Verdeutlichung der Lagevariabilität der Epithelkörperchen bei Normalen und bei Patienten mit Struma [nach den Ergebnissen von HINTZSCHE (R)]. Die gestrichelte Linie (jeweils rechts) deutet die vergrößerte Schilddrüse an.

Lymphgefäße

    Die oberen Teile der Drüse sowie der Isthmus haben ihre regionären Lymphknoten in den Nodd. lymph. praelaryngei und Nodd. lymph. cervicales prof. (mittlere Gruppe).

    Die unteren Teile der Drüse haben ihre regionären Lymphknoten in den Nodd. lymph. prae- und paratracheales sowie Nodd. lymph. cervicales prof. (untere Gruppe).

c) Epithelkörperchen (Beischilddrüsen, Gll. parathyreoideae)

    An der Hinterfläche der 4 Schilddrüsenpole liegt je ein etwa weizenkorngroßes, etwas gelblich gefärbtes Epithelkörperchen (3×6×2 mm). Ihre Entwicklungsgeschichte (Abschnürung aus der 3. und 4. Schlundtasche) erklärt ihre große topographische Variabilität (Abb. 52). Verlagerte Epithelkörperchen können überall im Halsbindegewebe in der Umgebung von Schilddrüse und Trachea angetroffen werden. Im allgemeinen ist die Lagevariabilität des unteren Paares größer. Bei Strumen wird eine größere Streuung der Epithelkörperchenlokalisation beobachtet (Abb. 52b). Als Regel gilt, daß die oberen Epithelkörperchen in Höhe des Ringknorpels am Übergang des Pharynx in den Ösophagus, die unteren an der Eintrittsstelle der unteren

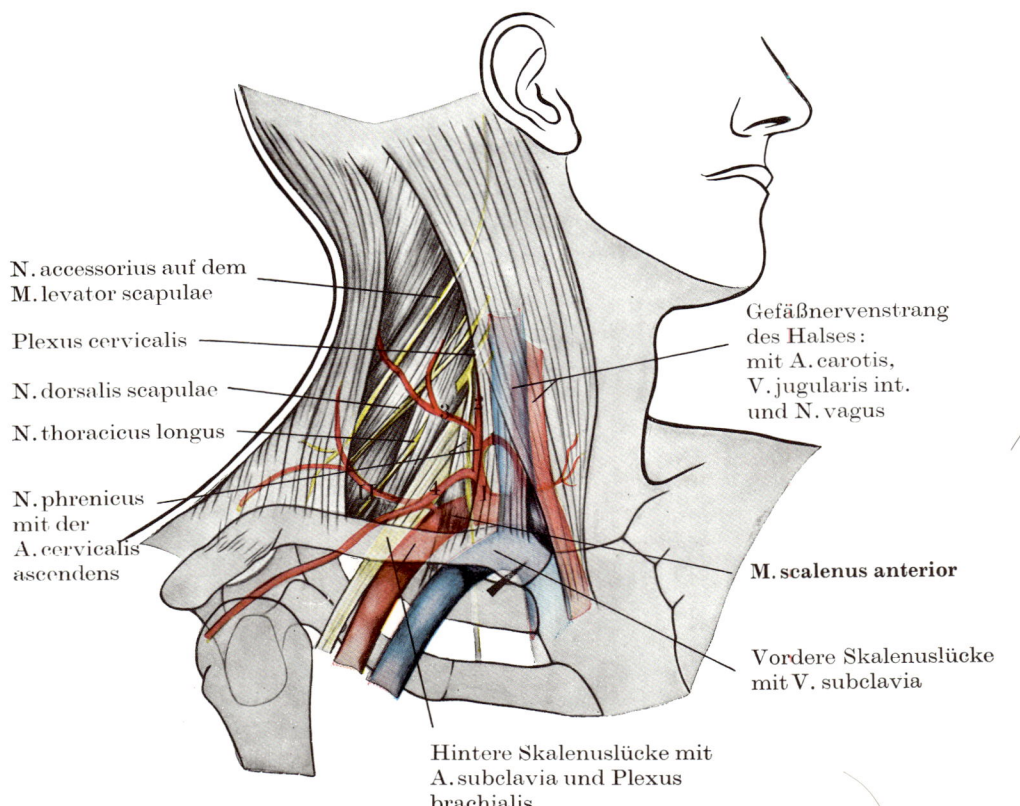

N. accessorius auf dem
M. levator scapulae

Plexus cervicalis

N. dorsalis scapulae

N. thoracicus longus

N. phrenicus
mit der
A. cervicalis
ascendens

Gefäßnervenstrang
des Halses:
mit A. carotis,
V. jugularis int.
und N. vagus

M. scalenus anterior

Vordere Skalenuslücke
mit V. subclavia

Hintere Skalenuslücke mit
A. subclavia und Plexus
brachialis

Abb. 53. Topographie der tiefen Schicht des lateralen Halsdreiecks und der Skalenuslücken. Der Pfeil gibt die Lage der Injektionsnadel bei intravenösen Injektionen in die V. brachiocephalica dextra an (K).

I = *Truncus thyreocervicalis:* 1 = A. thyreoidea inf.; 2 = A. cervicalis ascendens; 3 = A. transversa colli; 4 = A. suprascapularis; II = A. scapularis descendens

Schilddrüsenarterie zu finden sind (Abb. 52a). Das für den Kalzium-Phosphor-Stoffwechsel wichtige inkretorische Organ ist topographisch zwischen der inneren und äußeren Schilddrüsenkapsel eingeschlossen. Bei der Strumektomie müssen die Epithelkörperchen sorgfältig geschont werden. Ihre Entfernung führt zur Tetanie. Die Größe der Epithelkörperchen variiert. Bei Epithelkörperchenadenomen findet man häufig, daß die übrigen Drüsen kleiner sind als normal (etwa reiskorngroß). Die im hinteren Mediastinum gelegenen Adenome nehmen gewöhnlich ihren Ausgang von den oberen Epithelkörperchen, während die im vorderen Mediastinum gelegenen Geschwülste nicht selten von den unteren Drüsenpaaren ausgehen.

Der Ösophagus beginnt in Höhe des Ringknorpels und folgt kaudal der Trachea, der er eng anliegt. Im Halsbereich ist sein Lumen meist spaltförmig. Bei der Ansicht von vorn überragt er die Luftröhre an der linken Seite ein wenig, so daß er hier operativ von ventral erreichbar ist. In der ösophageotrachealen Rinne verläuft der N.laryngeus recurrens nach kranial.

III. Regio colli lateralis (Laterales Halsdreieck)

Begrenzung: M. sternocleidomastoideus
M. trapezius
Clavicula

Am Lebenden fällt die Haut im Bereich des lateralen Halsdreiecks etwas ein (Fossa supraclavicularis major). In der Tiefe kann hier über der Clavicula der Puls der A. subclavia gefühlt werden. Der M. omohyoideus teilt die Region in ein größeres Trigonum omotrapezoideum und ein kleineres Trigonum omoclaviculare, das im Gegensatz zu dem ersteren von der mittleren Halsfaszie überspannt wird. Das laterale Halsdreieck ist tief und wird von einem ausgedehnten Fettkörper ausgefüllt, in dem die wichtigsten Gefäße für den Hals, der N. accessorius und Äste des Plexus cervicalis und brachialis eingebettet sind. Nach Ausräumung des Fettkörpers wird der tiefere Teil der Region sichtbar, dessen Boden von den drei Mm. scaleni, vom M. levator scapulae und vom M. splenius gebildet wird. Durch die Skalenuslücken eröffnet sich der Zugang zur Achselhöhle und zum Arm.

1. Oberflächliche Region

Das laterale Halsdreieck wird von der relativ derben, oberflächlichen Halsfaszie überspannt, auf der die Hautvenen (V. jugularis ext.) und das Platysma liegen. Die Faszie wird in wechselnder Höhe von den Hautästen des Plexus cervicalis (C_1–C_4) durchbohrt. Diese Äste bilden 4 Hauptstämme, die vom sog. Erbschen Punkt ausstrahlen (Punctum nervosum, Einzelheiten s. Abb. 54). Dieser Punkt liegt etwa in der Mitte des Hinterrandes vom M. sternocleidomastoideus. Die enge topographische Nachbarschaft der 4 sensiblen Nervenstämmchen an dieser Stelle ist zufällig, ermöglicht aber eine ausgedehnte Lokalanästhesie der Haut bis zu den Schultern (Abb. 54). Wegen der oberflächlichen Lage der Nerven braucht das Anästhetikum nicht sehr tief injiziert zu werden (etwa $1/2$ cm). Bei zu tiefer Nadelführung kann der N. phrenicus, der Sympathikus oder auch der unter dem M. sternocleidomastoideus verborgene Gefäßnervenstrang des Halses erreicht und gegebenenfalls geschädigt werden. Die Nn. supraclaviculares, die meist in 3 Gruppen auftreten (med., intermedii und lat.) und die Faszie erst kaudal vom Erbschen Punkt durchbohren, erreichen die Haut der oberen Brustregion und der Schulter. Bei Prozessen der oberen Halswirbelsäule (C_1–C_4) können daher ausstrahlende Schmerzen bis in die Schulter auftreten. Der N. transversus colli geht eine Anastomose mit dem N. facialis ein, die früher als Ansa cervicalis superfic. bezeichnet wurde (Innervation der unteren Anteile vom Platysma).

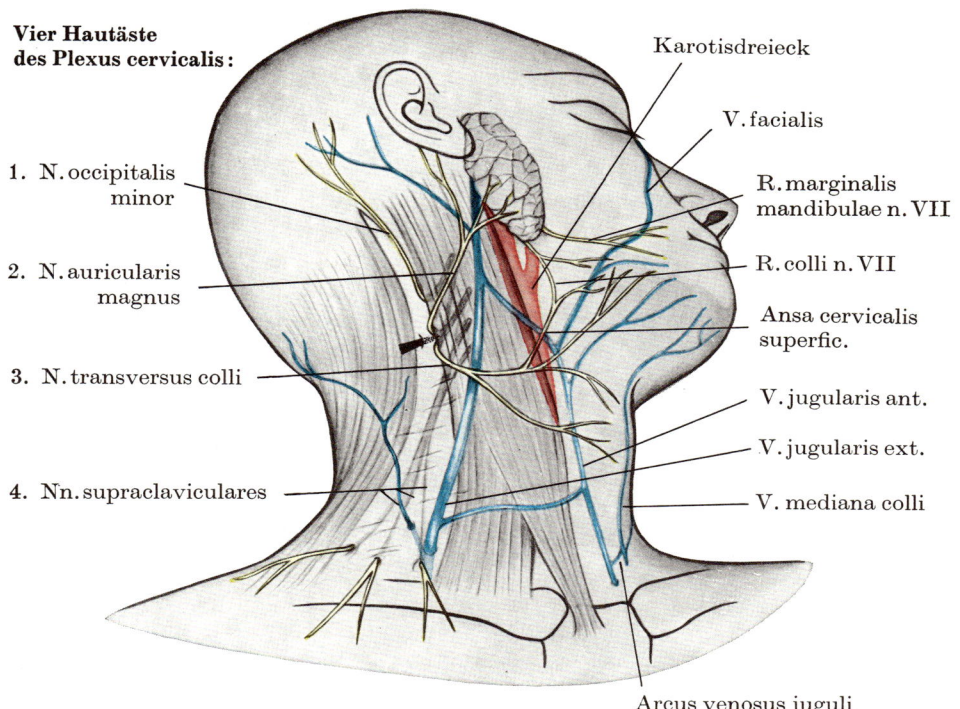

Vier Hautäste des Plexus cervicalis:

1. N. occipitalis minor
2. N. auricularis magnus
3. N. transversus colli
4. Nn. supraclaviculares

Karotisdreieck

V. facialis

R. marginalis mandibulae n. VII

R. colli n. VII

Ansa cervicalis superfic.

V. jugularis ant.

V. jugularis ext.

V. mediana colli

Arcus venosus juguli

Abb. 54. Hautäste des Plexus cervicalis im lateralen Halsdreieck. Der Pfeil deutet die Lage der Injektionsnadel bei einer Plexusanästhesie am Erbschen Punkt an [nach v. LANZ u. WACHSMUTH (K)].

2. Tiefe Region

Der relativ tief gelegene Boden des lateralen Halsdreiecks wird von einer derben Faszie überzogen, die sich von der Lamina praevertebralis der tiefen Halsfaszie bis auf die seitlichen Halsmuskeln (Mm. scaleni, M. levator scapulae usw.) fortsetzt. In dieser Faszie sind die Muskeläste des Plexus cervicalis und brachialis eingeschlossen (Rr. musculares, N. thoracicus longus, N. dorsalis scapulae, N. suprascapularis). Der N. accessorius, der etwas oberflächlicher im Fettgewebe verläuft, wird fast immer auf dem M. levator scapulae gefunden, der daher als sein »Leitmuskel« gilt. Der Nerv innerviert den M. sternocleidomastoideus und M. trapezius, wobei er häufig noch zusätzliche Äste aus dem Plexus cervicalis (C_2–C_3) erhält. Bei einer Biopsie der am Hinterrand des M. sternocleidomastoideus gelegenen zervikalen Lymphknoten kann der Nerv geschädigt werden, was eine manchmal lange Zeit unbemerkte *Akzessoriusparese* mit einer rein motorischen Lähmung des oberen Trapeziusanteils zur Folge hat.

Der wichtigste Muskelast des Plexus cervicalis ist der *N. phrenicus*. In der Regel entspringt er aus C_4 und C_5 und läuft ventral auf dem M. scalenus ant. (»Leitmuskel«) neben der A. cervicalis ascendens abwärts, um hinter der V. subclavia die obere Brustapertur und das vordere Mediastinum zu erreichen. Er führt motorische Fasern für das Zwerchfell und sensible für Peritoneum, Pleura mediastinalis und diaphragmatica sowie das angrenzende Perikard. Eine Phrenikotomie oder Phrenikusexhairese kann in Fällen, in denen ein Nebenphrenikus vorliegt (etwa 20 %), ohne Erfolg sein. Man unterscheidet einen medialen und einen lateralen Nebenphrenikus. Der mediale stammt meist aus Ästen der Ansa cervicalis (aus C_3 oder C_2) und zieht an der medialen

Seite des Hauptphrenikus abwärts; der laterale Nebenphrenikus spaltet sich dagegen von tieferen Segmenten ab (C_5–C_8) und benützt meist den N. subclavius als Weg zum Hauptstamm des Phrenikus.

3. Skalenuslücken

Die 3 Mm. scaleni, die von den Querfortsätzen der Halswirbel entspringen, bilden eine Muskelpyramide, in die die Pleurakuppel vorgewölbt ist (Abb. 55). M. scalenus ant. und med. setzen an der 1. Rippe, der M. scalenus post. an der 2. Rippe an. *Vor* dem M. scalenus ant. befindet sich die »vordere«, *hinter* dem Scalenus ant. die »hintere« Skalenuslücke. Durch die vordere tritt die V. subclavia, durch die hintere die A. subclavia und der Plexus brachialis in die Achselhöhle ein (Abb. 55). Die A. subclavia gelangt damit zwischen Clavicula und 1. Rippe, gegen die sie durch Abwärtsziehen des Armes abgeklemmt werden kann, zum Arm. Die V. subclavia ist in der Höhe der 1. Rippe durch den M. subclavius, die mittlere Halsfaszie und die Ligamente der Pleurakuppel konstruktiv so verspannt, daß ihr Lumen bei den Arm- und Halsbewegungen nicht eingeengt und der Blutrückfluß aus Arm und Kopf nicht behindert wird. Die enge Fixation der rechten V. subclavia an der 1. Rippe beim Übergang in die V. brachiocephalica ermöglicht in Notfallsituationen, in denen die übrigen Körpervenen kollabiert sind, eine intravenöse Injektion an dieser Stelle. Die Nadel wird dabei zwischen Clavicula und 1. Rippe dicht am Sternum in die V. brachiocephalica geführt (Pfeil in Abb. 53).

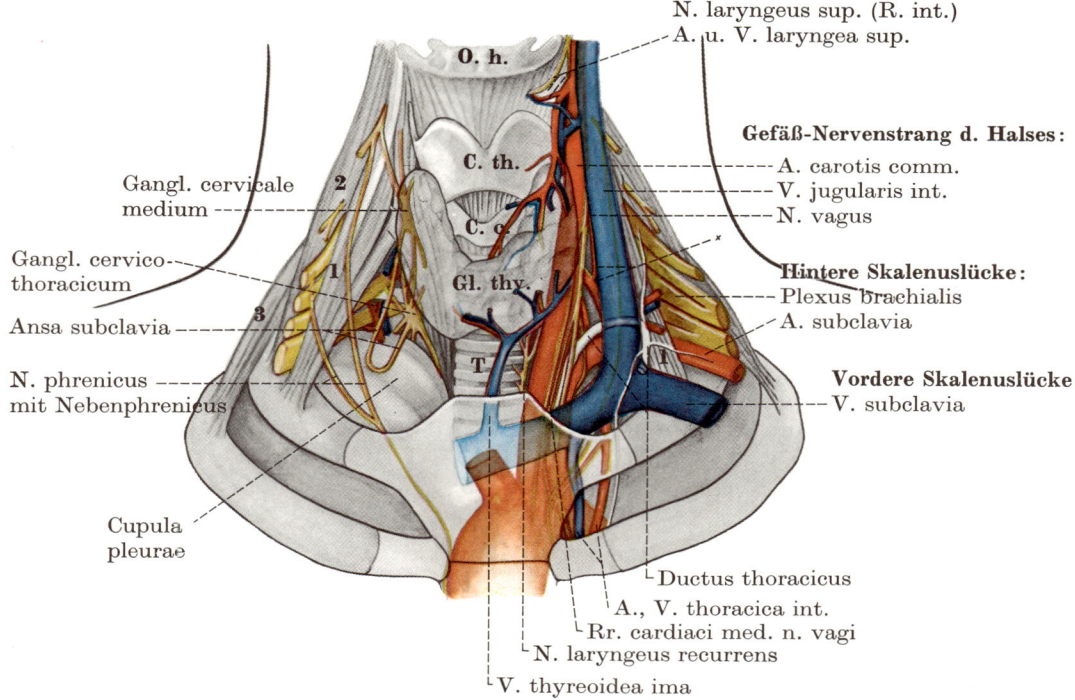

Abb. 55. Topographie der oberen Thoraxapertur, Skalenuslücken und Pleurakuppel (modif. nach PERNKOPF). (C.c. = Cartilago cricoidea; C.th. = Cartilago thyreoidea; Gl.thy. = Glandula thyreoidea; O.h. = Os hyoideum; T = Trachea.) x = A. thyreoidea inf. mit A. cervicalis ascendens.

Muskulatur: 1 = M. scalenus ant.
                2 = M. scalenus med.
                3 = M. scalenus post.

Die *A. subclavia* gibt vor ihrem Durchtritt durch die hintere Skalenuslücke ihre wichtigsten Äste zum Hals ab, den Truncus thyreocervicalis mit 3 Ästen, die A. vertebralis, die A. thoracica int. und den Truncus costocervicalis mit 2 Ästen. Innerhalb der Skalenuslücke gibt sie keine Äste ab. Die A. transversa colli kann direkt aus der A. subclavia entspringen (Abb. 53) und wird dann A. scapularis descendens genannt. Diese durchbohrt dann den Plexus brachialis, und verläuft am medialen Rand des Schulterblattes entlang bis zu den Mm. rhomboidei und dem M. latissimus. Nach der neuen Nomenklatur entspringt die A. transversa colli in der Regel aus dem Truncus thyreocervicalis, was aber nur in 33% der Fälle wirklich so ist. Sie teilt sich dann in einen R. superficialis (für den Hals) und einen R. profundus (für die Schulter). Die A. suprascapularis, die vom gleichnamigen Nerven begleitet wird, zieht über das Lig. transversum scapulae zur Schulter, während der Nerv unter dem Band hindurchläuft. Die Arterie anastomosiert mit Ästen der A. subscapularis (sog. Kollateralkreislauf der Schulter, s. S. 217, Abb. 139). Die topographischen Verhältnisse dieser Region können durch Skelettanomalien kompliziert werden. *Halsrippen* werden in 1%, und zwar meist doppelseitig, beobachtet. Sie stellen überzählige Rippen oder Rippenstummel am 7. Halswirbel dar, die knorpelig oder bandartig mit der 1. Rippe verbunden sind. Je nach Länge können derartige Halsrippen Anomalien in der Segmentgliederung des Plexus brachialis, der topographischen Lage der A. subclavia bzw. ihrer Äste nach sich ziehen. Der M. scalenus ant. setzt an der Halsrippe meist vorne an, während der M. scalenus med. zweigeteilt sein kann, indem sich ein Teil an der Halsrippe und ein Teil an der Brustrippe befestigt. Nur ein kleiner Prozentsatz von Halsrippenträgern (etwa 10%) zeigt klinische Symptome, vor allem Durchblutungsstörungen des Armes durch Kompression der benachbarten A. subclavia, Parästhesien oder Neuralgien durch Druck auf den Plexus brachialis, besonders bei extremen Armbewegungen oder bei Belastungen. Kompression des Plexus brachialis durch Halsrippen, Tumoren, aber auch durch Druck von außen (Tornisterriemen usw.) kann dann eine untere *Amplexuslähmung* (C_8–Th_1) zur Folge haben. Dabei stellt sich vor allem eine Lähmung der Hand- und Fingerbeuger, der kleinen Handmuskeln und meist auch eine Sensibilitätsstörung an der ulnaren Vorderarm- und Handkante ein. Die häufigste Ursache der unteren Plexusparese ist ein Schultertrauma oder eine Schultergelenkluxation.

Armplexuslähmungen sind wegen der besonderen topographischen Situation des Plexus brachialis sehr viel häufiger als Plexusparesen am Bein.

IV. Regio sternocleidomastoidea

Diese Region wird neuerdings wieder besonders bezeichnet und entspricht praktisch der Ausdehnung des gleichnamigen Muskels, ist aber ihrer Natur nach nicht einheitlich. Der M. sternocleidomastoideus verläuft nämlich so schräg, daß er den größten Teil des Gefäßnervenstranges am Hals überdeckt. Innerhalb dieses Gefäßbündels liegt die Vene lateral und wird unten mehr und mehr oberflächlich, während sich die Arterie in die Tiefe verlagert. Die mehr medial-hinten liegende A. carotis lagert sich in den Winkel zwischen Wirbelsäule und Halseingeweiden und kann gegen den Querfortsatz des 6. Halswirbels abgedrückt werden (Tuberculum caroticum). Der dorsal gelegene Vagus verschwindet hinter der V. jugularis, betritt aber vor der Arterie das Mediastinum, wo er sich dann steil nach dorsal, hinter der Lungenwurzel zum hinteren Mediastinum wendet.

Auf der V. jugularis int., die dicht von Lymphknoten und Lymphgefäßen umgeben ist, liegt in wechselnder Höhe die *Ansa cervicalis*, eine Nervenanastomose zwischen einem Hypoglossusast (R. sup. ansae cervicalis) und einem Ast des Plexus cervicalis (R. descendens cervicalis). In diesem Nervenring vereinigen sich motorische Zervikalfasern der oberen (C_1 und C_2) und unteren Halssegmente (C_3–C_5), die den N. hypoglossus nur als Leitbahn benützen. Von der Ansa gehen mehrere Äste zur Versorgung der infrahyalen Muskeln ab. Lage und Form der Ansa variieren

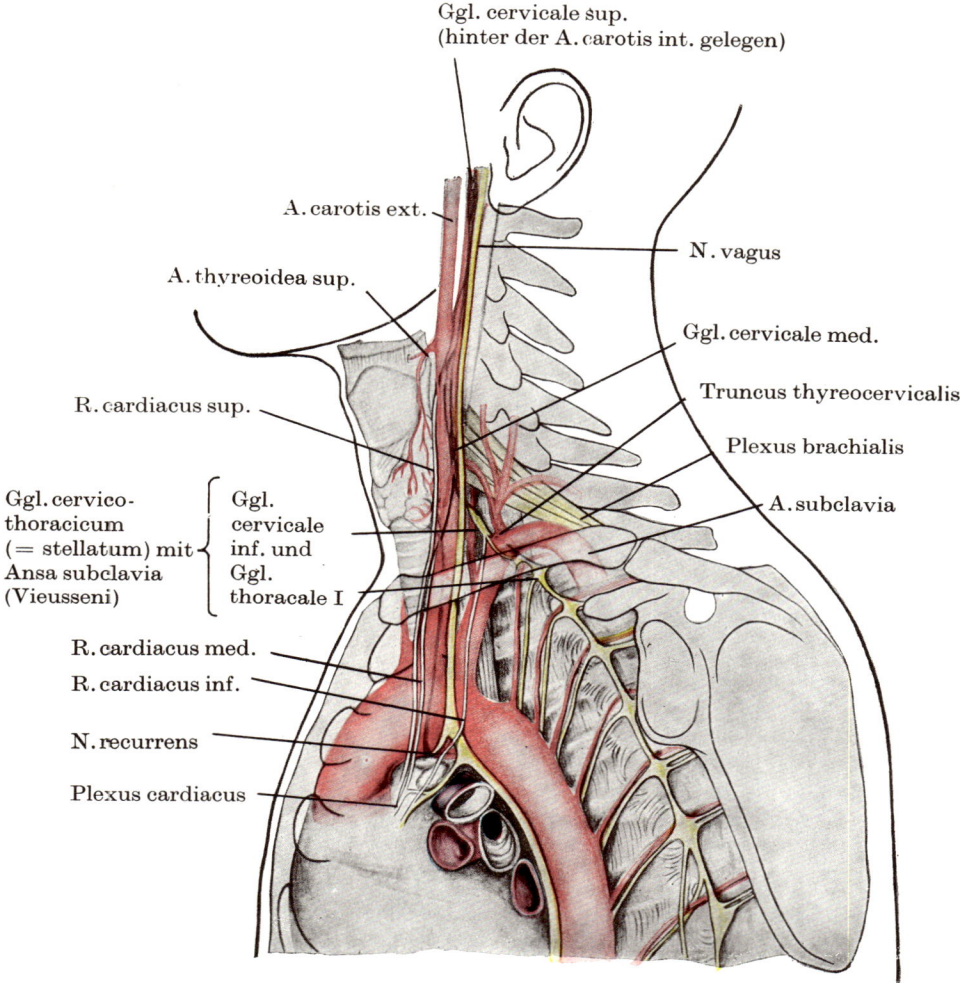

Abb. 56. Halbschematische Darstellung über die Beziehungen des Gefäßnervenstranges zum Mediastinum und die Lage des Ggl. cervicothoracicum oder stellatum (K).

stark. Die infrahyalen Muskeln zeigen vielfach noch Zwischensehnen und ein segmentartiges Innervationsmuster, so daß die operative Durchtrennung einzelner innervierender Stämmchen ohne Bedeutung ist.

Ganz in der Tiefe der Region, unmittelbar vor den tiefen Halsmuskeln, in der tiefen Halsfaszie eingeschlossen, befindet sich der *Halsgrenzstrang* (Abb. 56). Obwohl 8 Spinalnervenpaare vorhanden sind, existieren nur 3 Grenzstrangganglien; das oberste (Ggl. cervicale sup.) liegt in Höhe von C_2 und C_3, das mittlere (Ggl. cervicale med.) bei C_6, das untere (Ggl. cervicale inf.), das meist mit dem obersten Brustganglion (Th_1) zum Ggl. cervicothoracicum (früher stellatum) verschmolzen ist, auf dem 1. Rippenköpfchen. Die verbindenden Rr. interganglionares sind in der Regel mehrfach ausgebildet und umgeben die Arterien, die den Grenzstrang kreuzen, mit ringförmigen Geflechten (Ansae). Unterhalb des Ggl. cervicale med. (C_6) entsteht die Ansa thyreoidea um die A. thyreoidea inf. herum und weiter kaudal die sog. Ansa subclavia (Vieusseni) um die A. subclavia. Da vom *Ggl. cervicothoracicum (stellatum)* die sympathische Innervation für Arm, Herz, Lunge und die unteren Halseingeweide ausgeht, hat dieses Ganglion erhöhtes praktisches Interesse (z. B. Ausschaltung bei Kausalgien des Armes, peripheren Durchblutungsstörungen, Sudeck-Syndrom u. a.). Es liegt in einer Tiefe von etwa 3–4 cm zwischen der A. vertebralis und A. thyreoidea inf. auf dem 1. Rippenköpfchen, dorsal von der Pleurakuppel. Operativ läßt sich das Ganglion von der Regio colli lat. aus oder von dorsal nach Resektion der 2. Rippe erreichen.

Der Halsgrenzstrang führt die sympathischen Fasern für Kopf, Hals, Arm und Brustorgane, deren Ursprungszellen in der Seitensäule der oberen Rückenmarksegmente (C_8–Th_3) liegen. Zuflüsse aus dem Halsmark (Rr. communicantes albi) existieren nicht. Eine Unterbrechung des Halsgrenzstranges bedeutet also praktisch eine Unterbrechung der sympathischen Innervation des Kopfes (z. B. beim Hornerschen Symptomenkomplex). Im Ggl. cervicale sup. werden die präganglionären Fasern für den Kopf, im Ggl. cervicale med. für die Halsorgane, im Ggl. cervicale inf. diejenigen für Arm, Herz und Lungen umgeschaltet. Im Plexus vertebralis, der die A. vertebralis umgibt, laufen die Fasern für die Halswirbelsäule, Hirnhäute und Hirngefäße. Jedes der 3 Ganglien gibt einen R. cardiacus zu den Herzgeflechten ab (R. cardiacus sup., med. und inf.). Diese vereinigen sich mit den gleichnamigen Ästen des Vagus im Plexus cardiacus superfic. und prof.

Lymphabflüsse aus Kopf und Hals (Abb. 57): Die Zahl der Lymphknoten am Kopf und Hals ist besonders groß. Ein Drittel aller Lymphknoten des Körpers soll hier lokalisiert sein. Die regionären *Lymphknoten der Kopfschwarte und des Schädels* liegen am Kieferwinkel um den Gehörgang und den Ansatz des M. sternocleidomastoideus. Die zugehörigen Regionen sind sektorenartig gegliedert (Abb. 57). Die Lymphe von der Stirn- und Schläfenregion sammelt sich in den Knoten *vor* dem Ohr (Nodd. lymph. praeauriculares, Nodd. lymph. parotidei superfic.), diejenige von der Scheitelregion und vom Hinterhaupt *hinter* dem Ohr (Nodd. lymph. occipitales und Nodd. lymph. retroauriculares). Aus der temporalen Region fließt die Lymphe hauptsächlich in die tiefen Parotisknoten ab (Nodd. lymph. parotidei prof.). Da die Parotisfaszie sehr derb ist, setzt eine entzündliche Vergrößerung der Parotislymphknoten die Drüsenloge unter Spannung und ruft dadurch heftige Schmerzen hervor.

Am *Hals* gruppieren sich die regionären Lymphknoten vor allem um die V. jugularis int. herum (Nodd. lymph. cervicales profundi), wobei 3 Gruppen unterschieden werden (Nodd. lymph. cervicales prof. sup., med. und inf.). Diese bilden eine mediale und eine laterale Kette, die größtenteils vom M. sternocleidomastoideus überdeckt werden. Im Bereich des Trigonum caroticum häufen sich die Lymphknötchen an und bilden einen Komplex, der auch als *Nodus lymph. jugulodigastricus* bezeichnet wird und am Vorderrand des Muskels zu tasten ist. Die obere Gruppe der tiefen Halslymphknoten nimmt die Lymphe aus dem oberen Pharynx, der hinteren Nasenhöhle, den Tonsillen und dem Zungengrund auf. Sie schwellen bei einer Tonsillitis oder Pharyngitis frühzeitig an. Die vorgeschalteten Lymphknotengruppen sind die Nodd. lymph. para- und retropharyngei, Nodd. lymph. submandibulares und parotidei prof.

Die Lymphe des Mundbodens, der Zunge, der Lippen und des Unterkiefers sammelt sich in den Nodd. lymph. submentales bzw. submandibulares und fließt ebenfalls in die tiefen zervikalen Lymphknoten ab. Die Lymphgefäße der Zunge anastomosieren mit denen der Gegenseite durch das Septum linguae hindurch. Zungenspitzen- und Lippenkarzinome metastasieren zuerst in die Nodd. lymph. submentales, diejenigen des Zungenkörpers und der Zungenränder jedoch zu den submandibulären Knoten, von wo aus sich der Weg zu den tiefen zervikalen Lymphknotengruppen eröffnet. Die enge Nachbarschaft zur V. jugularis int. begünstigt den Einbruch von Tumormetastasen in die Jugularvene mit all ihren Folgen (Thrombosierung, Stauung usw.).

Die laterale Kette der tiefen Halslymphknoten konzentriert sich im unteren Bereich des lateralen Halsdreiecks in Höhe der Fossa supraclavicularis major ebenfalls zu einem eigenen Komplex, der neuerdings als *Nodus lymph. juguloomohyoideus* bezeichnet wird. Diese Knotengruppe kann bei entzündlichen Schwellungen vor allem am *hinteren* Rand des M. sternocleido-

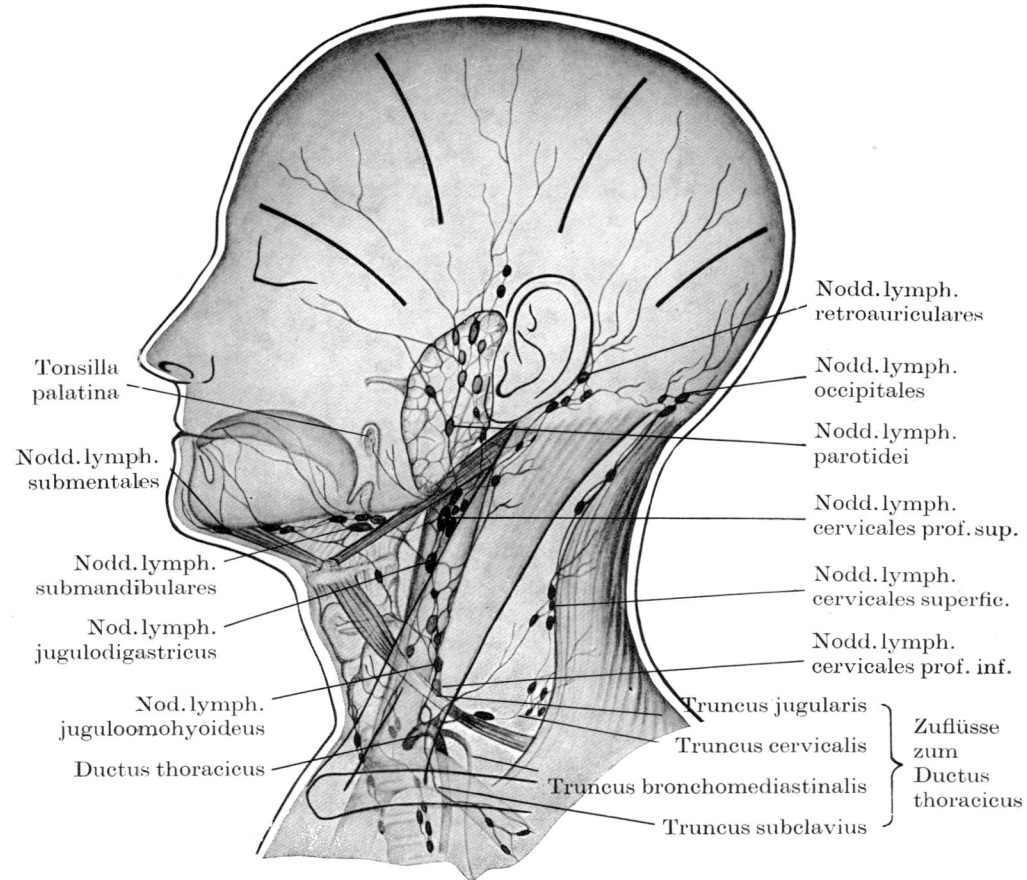

Nodd. lymph. retroauriculares

Nodd. lymph. occipitales

Nodd. lymph. parotidei

Nodd. lymph. cervicales prof. sup.

Nodd. lymph. cervicales superfic.

Nodd. lymph. cervicales prof. inf.

Tonsilla palatina

Nodd. lymph. submentales

Nodd. lymph. submandibulares

Nod. lymph. jugulodigastricus

Nod. lymph. juguloomohyoideus

Ductus thoracicus

Truncus jugularis
Truncus cervicalis
Truncus bronchomediastinalis
Truncus subclavius

Zuflüsse zum Ductus thoracicus

Abb. 57. Übersicht über die Lymphwege am Kopf und Hals [umgez. nach v. LANZ u. WACHSMUTH (K)].

mastoideus getastet werden. Die etwas oberflächlicher gelegene Gruppe erhält außer Zuflüssen von den oberen, vorhin geschilderten Lymphgefäßen noch einen Zustrom von den oberflächlichen zervikalen Lymphgefäßen des lateralen Halsdreiecks, des Nackens und des Hinterhauptes (Nodd. lymph. cervicales superfic.). Sie begleiten den N. accessorius und die tiefen Halsvenen (V. transversa colli, V. cervicalis prof.). Sie stehen auch mit den Lymphgefäßen der Achselhöhle in Verbindung (Nodd. lymph. axillares prof.). Die Lymphe der Halseingeweide (Larynx, Schilddrüse, Trachea, oberer Ösophagus) strömt hauptsächlich in die mediale Lymphknotengruppe neben der Jugularvene. Die mediale und die laterale Kette der zervikalen Lymphknoten bilden kaudal einen gemeinsamen Lymphgefäßstrang (Truncus lymphaceus jugularis), der den Truncus lymphaceus subclavius (vom Arm) und den Truncus lymphaceus cervicalis (aus dem lateralen Halsdreieck und dem Nackengebiet) aufnimmt und auf der rechten Seite in den rechten Venenwinkel, der durch den Zusammenfluß von V. jugularis int. und V. subclavia entsteht, einmündet. Links vereinigt sich der Truncus lymphaceus jugularis zunächst mit dem Ductus thoracicus. Der Venenwinkel nimmt außerdem noch den Truncus bronchomediastinalis auf, der die Lymphe der oberen Thoraxwandung und des Herzens ableitet.

Die Übersicht zeigt, daß nicht nur am Kopf, sondern auch am Hals eine sektorenartige Gruppierung der regionären Lymphknoten besteht. Entzündliche oder tumoröse Prozesse der mehr vorn gelegenen Regionen (Lippen, Zungenspitze, Frontzähne) werden bevorzugt in die kaudalen Lymphknotengruppen, Prozesse der hinteren Nasenhöhlen-, Rachen- oder Zungenregionen zu den kranialen zervikalen Lymphknoten weitergeleitet.

Die *regionären Lymphknoten der Zähne* sind in der Hauptsache die Nodd. lymph. submandibulares und cervicales prof. Die Verteilung ordnet sich aber gut in das eben gegebene Sektorenschema. Die Lymphgefäße der Oberkieferzähne folgen den Venen des Infraorbitalkanals und erreichen entweder mit der V. facialis oder über das Spatium parapharyngeum die submandibuläre Gruppe. Die Gingivalymphe der oralen Seite des Oberkiefers und des harten Gaumens erreicht meist über das Spatium parapharyngeum direkt die Nodd. lymph. cervicales prof., während die Gingivalymphe der Wangenseite zuerst in die submandibulären Lymphknoten abfließt.

Die regionären Lymphknoten der Unterkieferzähne und der Gingiva stellen die submandibulären bzw. submentalen Knoten dar.

Topographische Anatomie des Brustraumes

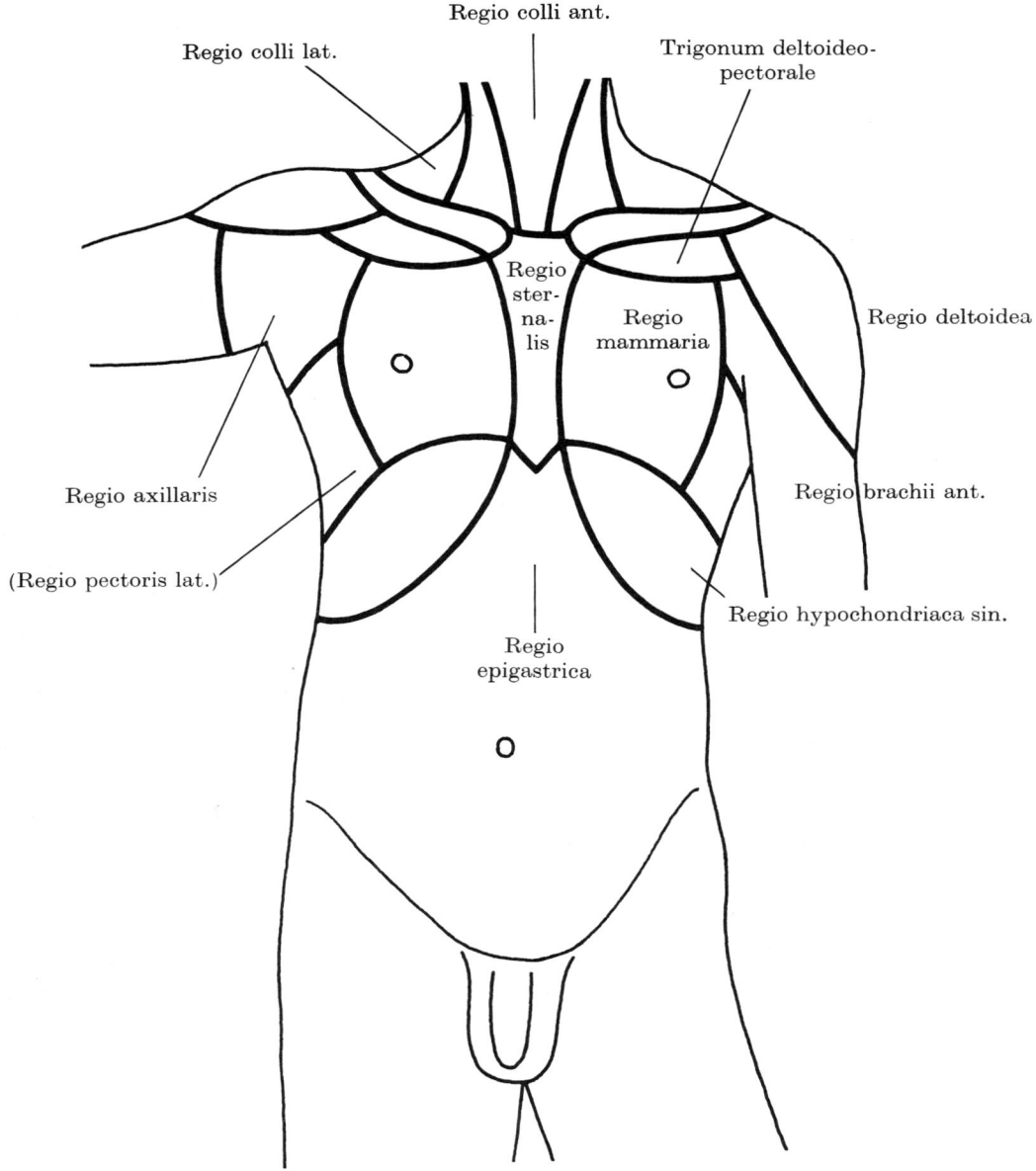

Regio colli ant.

Regio colli lat.

Trigonum deltoideo-
pectorale

Regio
ster-
na-
lis

Regio
mammaria

Regio deltoidea

Regio axillaris

Regio brachii ant.

(Regio pectoris lat.)

Regio hypochondriaca sin.

Regio
epigastrica

A. Brustwand

1. Thorax und Sternum

In der Gestaltung des Thorax prägen sich Geschlechts-, Konstitutions- und Altersunterschiede deutlich ab. Die Form des Thorax entspricht einem Konus mit kleiner oberer und großer unterer Schnittfläche. Die transversale Achse ist etwas größer als die sagittale. Pykniker zeigen einen kurzen und breiten, Astheniker einen langen und schmalen Thorax. Mit der Gestalt des Brustkorbes wechselt auch der Modus der Atmung. Der faßförmige Thorax mit ausladenden, horizontal stehenden Rippen ist für den Säugling und den Greis charakteristisch. Bei ihm dominiert die kostodiaphragmale Atmung. Im mittleren Lebensalter herrscht mehr die sternokostale Atmung vor. Der Thorax hat eine Längsform. Die Unterschiede in Form und Funktion des Thorax spiegeln sich bis zu einem gewissen Grade auch in der Klinik der Lungenerkrankungen wider. Die Elastizität des Thorax ist bis zum 16. Lebensjahr so groß, daß Frakturen kaum beobachtet werden. Im Alter nimmt die Elastizität des Brustkorbes, vor allem auch wegen der zunehmenden Verkalkung der Rippenknorpel, stark ab, wodurch sich die Bruchneigung erhöht.

Der Thorax wird innen von einer stellenweise festeren Bindegewebslamelle ausgekleidet, die zu Unrecht den Namen Faszie trägt (Fascia endothoracica). Sie verdichtet sich nur im Bereich der Pleurakuppel und läßt sich im übrigen stumpf von der Brustwand ablösen. Die Fascia endothoracica fixiert die Pleura an der Brustwand.

Der Thorax enthält nicht nur Brustorgane. Das untere Drittel umschließt auch die Organe des Oberbauches (Leber, Milz, Magen usw.). Die obere Thoraxapertur (Apertura thoracis sup.) ist nierenförmig und wird durch die Pleurakuppel abgeschlossen. Die untere Thoraxapertur (Apertura thoracis inf.) wird durch den Rippenbogen (Arcus costalis), die unteren Rippen und das Zwerchfell begrenzt. Die ersten 7 Rippen setzen am Sternum an (Costae verae), die 8.–10. Rippe bilden den Arcus costalis mit dem epigastrischen Winkel (Angulus infrasternalis). Die beiden letzten Rippen enden frei in der dorsalen Bauchwand. Durch die flächenhafte Torsion der Rippen, die sich überall dem Thoraxinhalt glatt anschmiegen, wie auch durch die Senkung der Rippen nach vorn entstehen dorsal schmälere Interkostalräume als ventral und oben. Der sternale Knorpelansatz verlängert sich von Rippe zu Rippe und beträgt bei der 7. Rippe schließlich rund 12 cm. Die Rippen sind am besten vorn in der Mamillarlinie zu tasten. Wegen der überlagernden Clavicula ist die 1. Rippe nicht palpabel.

Die Interkostalräume werden durch die Zwischenrippenmuskeln verschlossen. Die *Mm. intercostales ext.* verlaufen schräg von hinten-oben nach vorn-unten und füllen den Interkostalraum von der Wirbelsäule bis zur Knorpelknochengrenze der Rippen aus; die gegenläufigen *Mm. intercostales int.* beginnen erst an den Rippenwinkeln, reichen dafür weiter nach vorn bis ans Sternum. Eine weitere Gruppe (Mm. intercostales intimi) ist funktionell ohne Belang und variabel ausgebildet.

Wegen des charakteristischen Ansatzes der Zwischenrippenmuskeln wird bei Rippenresektionen das längsgespaltene Periost am oberen Rippenrand (Externusansatz) von hinten nach vorn, am unteren Rippenrand (Internusansatz) jedoch von vorn nach hinten abgeschabt. Die Zwischenrippenmuskeln umschließen jeweils am Unterrand der Rippe einen Kanal, in dem das Gefäßnervenbündel untergebracht ist. Topographisch liegt die V. intercostalis am weitesten kranial (periostnahe), dann folgt die Arterie und schließlich der Nerv (Merkwort: »VAN«)

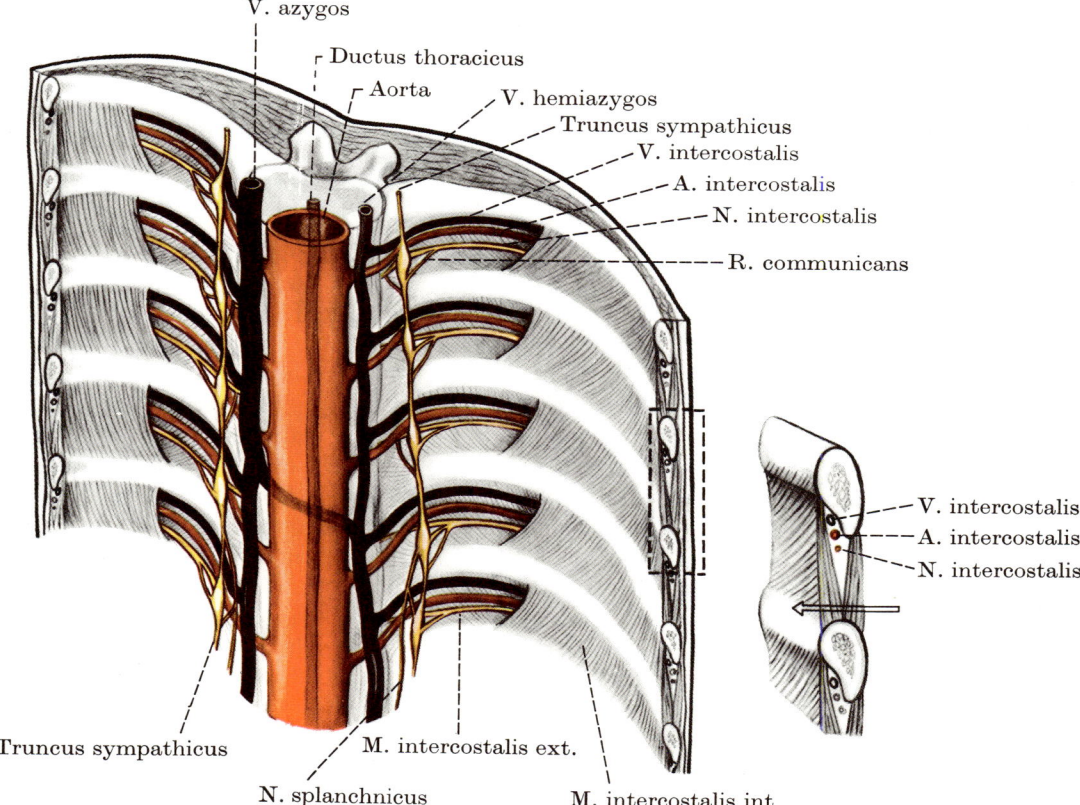

Abb. 58. Schematische Darstellung von der Lage der Leitungsbahnen im dorsalen Mediastinum und im Bereich der Interkostalmuskulatur. Pfeil = Einstichweg bei Pleurapunktionen (B).

(Abb. 58). Etwa in der mittleren Axillarlinie teilen sich die Interkostalgefäße jeweils in einen supra- und einen infrakostalen Ast und anastomosieren vorn mit den entsprechenden Zweigen der Vasa thoracica int. Bei ventralen Pleurapunktionen wird die Nadel daher zweckmäßigerweise in der Mitte der Interkostalräume, im dorsalen Bereich des Thorax dagegen am Oberrand der Rippe eingestochen. Verletzungen der Interkostalgefäße können einen Hämatothorax bewirken.

Die Interkostalarterien entspringen größtenteils aus der Aorta, diejenigen der beiden oberen Zwischenrippenräume aus der A. intercostalis suprema (aus dem Truncus costocervicalis der A. subclavia). An der dorsalen Brustwand unterkreuzen sie den Grenzstrang des Sympathikus, den Ösophagus und die Vv. azygos bzw. hemiazygos. Diejenigen der rechten Seite überqueren die Wirbelsäule. Die ersten 4 Interkostalarterien ziehen von der Aorta aus zunächst kranialwärts, wobei sie den Rippenköpfchengelenken dicht benachbart sind, was bei Rippenresektionen beachtet werden muß. Da die Mm. intercostales int. erst an den Rippenwinkeln beginnen, liegen die Interkostalgefäße der Fascia endothoracica und der Pleura dorsal eng an. Die Interkostalgefäße anastomosieren vorn mit der A. thoracica int., die etwa 12 mm neben dem Sternum auf der Fascia endothoracica abwärts zieht und sich kaudal in die A. musculophrenica (parallel zum Rippenbogen verlaufend) und die A. epigastrica sup. (durch die Larreysche bzw. Morgagnische Spalte zur Bauchwand verlaufend) aufteilt. Durch diese Anastomosen kommt ein *Kollateralkreislauf* für die Aorta *über die Brustwand* (z. B. bei der Aortenisthmusstenose) zustande. Die kongenitale Aortenstenose liegt häufig im Bereich des Lig. arteriosum (Botalli) und führt zu einer Spaltung des Kreislaufes in ein Überdruckgebiet (prästenotisch im Bereich von Kopf, Hals und oberer Extremität) und ein Unterdruckgebiet (poststenotisch im Bereich von Brust, Bauch und unterer Extremität) (vgl. S. 105). Über die A. subclavia via A. thoracica int. und Aa. intercostales kann das Blut jedoch die Aorta erreichen. Es kommt dabei zu einer Strömungsumkehr in den Interkostalgefäßen, die geschlängelt und vergrößert erscheinen (pulsierende Interkostalräume). Es entstehen gegebenenfalls Druckusuren an den Rippen. Röntgenologisch werden solche Veränderungen besonders im Bereich der Interkostalarterien erkennbar.

Die Rippen werden vorne durch das Brustbein zusammengehalten, das sich durch die Verschmelzung paariger Sternalleisten während der Embryonalzeit entwickelt. Daraus erklären sich gelegentlich auftretende Spaltbildungen (Fissurae sterni congenitae). Die Verknöcherung des Brustbeins wird im 3.–6. Embryonalmonat durch größtenteils paarig angelegte Knochenkerne eingeleitet und kommt erst Jahre nach der Geburt zum Abschluß. Die Knochenkerne treten in der Regel zwischen den Rippenansätzen auf. Hier bleiben daher postnatal noch längere Zeit feine horizontale Knorpelleisten erhalten. Die Tatsache, daß die äußere Kompakta des Sternums relativ dünn ist und die Spongiosa zeitlebens rotes Knochenmark enthält, ermöglicht eine Gewebsentnahme an dieser Stelle (Sternalpunktion). Meist wird die Punktion in Höhe des 2. oder 3. Interkostalraumes, etwas lateral von der Mittellinie und wegen der horizontalen Knorpelleisten nicht in Höhe der Rippenknorpel ausgeführt. Der Markraum wird schon 3–5 mm unter dem Periost erreicht. Die hintere Knochenkompakta des Sternums ist manchmal besonders dünn (z. B. bei Osteoporosen). Dann besteht bei der Sternalpunktion die Gefahr eines Einbruches ins vordere Mediastinum und damit einer Verletzung der großen Gefäße, besonders der Aorta. Eine Knochenmarkspunktion kann auch am Beckenkamm ausgeführt werden.

Manubrium und Corpus sterni bilden einen Winkel [Angulus sterni (Ludovici)]. Erst im späteren Lebensalter verschmelzen beide vollständig. Bei Extensionsfrakturen tritt die Bruchlinie meist zwischen Manubrium und Corpus auf. Bau und Verknöcherungsmodus des Sternums erklären auch zwanglos, warum bei direkter Gewalteinwirkung meist Querbrüche entstehen.

2. Brustdrüse (Mamma)

Topographisch entfaltet sich die Brustdrüse in der Subkutis im Bereich der 2.–6. Rippe vom Sternalrand bis zur mittleren Axillarlinie. Die Mamille projiziert sich bei den Jugendlichen auf den 4. Interkostalraum. Sie ist auf der Pektoralisfaszie nur durch einige Retinacula locker fixiert und daher gut verschieblich. Die Haut über dem Drüsenkörper ist im Gegensatz zur Haut anderer Körperstellen nicht abhebbar und nicht verschieblich.

Der Drüsenkörper setzt sich aus 12–15 Läppchen zusammen, deren Ausführungsgänge sinusartige Erweiterungen (Sinus lactiferi) bilden und auf der Papille ausmünden. Die Areola ist umsäumt von kleinen apokrinen Knäueldrüsen (Montgomeryschen Drüsen), von denen atypische Tumoren oder Zysten ausgehen können. Der Drüsenkörper entfaltet sich innerhalb des Bindegewebskörpers der Subkutis in horizontal und vertikal orientierten Septen. Er kann mehrere Ausläufer besitzen, von denen der Achselfortsatz (Proc. axillaris) am kräftigsten ist. Dieser überragt den freien Rand des M. pectoralis major und dringt in die Achselhöhle vor. Zarte, parenchymarme Mammae zeigen oft einen kräftig ausgebildeten Processus axillaris, während er bei parenchymreichen Drüsenkörpern fehlt. Der Achselfortsatz kann sich durch übermäßige Beanspruchung der Brustmuskulatur entzünden und ausstrahlende Schmerzen über die Nn. intercostobrachiales an der Innenseite des Oberarmes erzeugen.

Die *arterielle Versorgung* stammt in der Hauptsache aus Ästen der A. thoracica lat. und der A. thoracica int. (Rr. mammarii med. und lat.). Daneben beteiligen sich in geringerem Ausmaß auch perforierende Äste der 3.–6. Interkostalarterie. Die Mamille wird vornehmlich von oberflächlichen Gefäßen versorgt, was bei kosmetischen Operationen von Bedeutung ist.

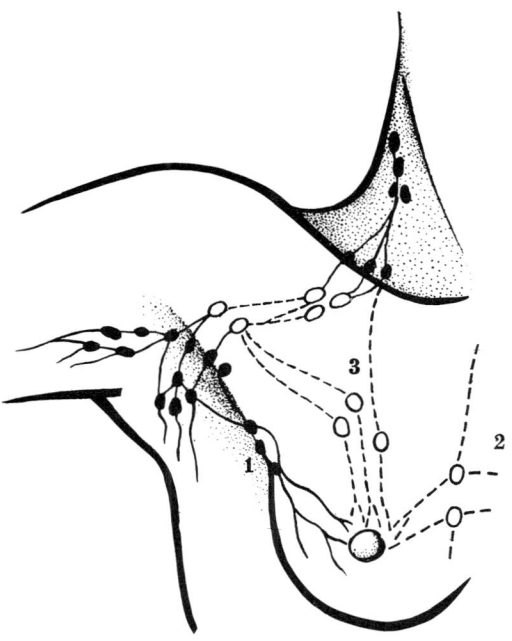

Abb. 59. Schema über die
wichtigsten ableitenden
Lymphbahnen der weiblichen
Brustdrüse (K).
1 = Axilläre Abflußbahn
2 = Parasternale Abflußbahn
3 = Interpektorale Abflußbahn

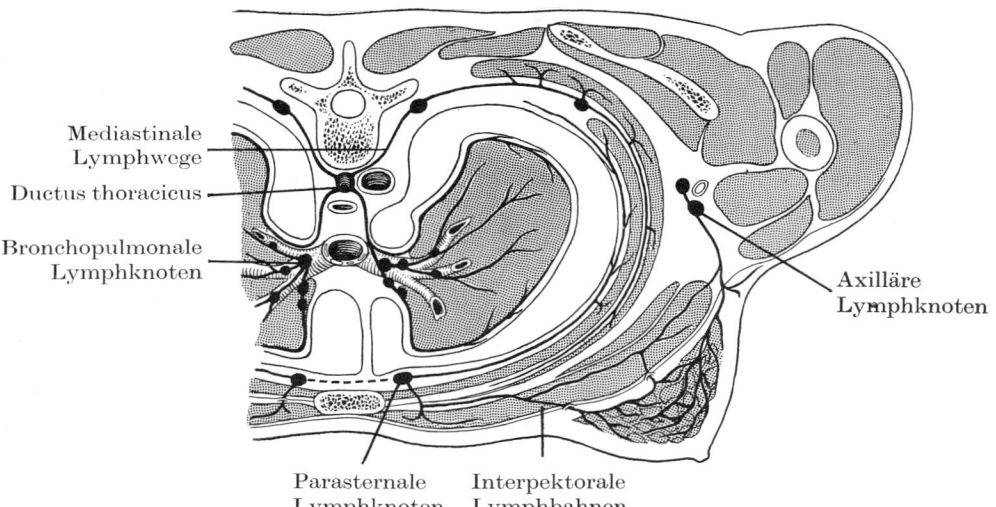

Abb. 60. Schema der Lymphabflußbahnen der Mamma am Horizontalschnitt [umgez. nach CORNING (J)].

Lymphabflüsse aus der Mamma: Bei der Häufigkeit des Mammakarzinoms ist die Kenntnis der Lymphdrainagewege für den Arzt von großer Wichtigkeit. Man unterscheidet einen Plexus areolaris in der Mamille und einen Plexus subareolaris im Drüsenkörper. Diese Geflechte entleeren sich über 3 Hauptabflußwege (Abb. 59, 60).

1. Axilläre Abflußbahn, über Lymphknoten am Unterrand des M. pectoralis major (Sorgiusscher Lymphknoten, etwa in Höhe der 1. Serratuszacke auf der 3. Rippe) zu den Nodd. lymph. axillares superfic. und prof. der Achselhöhle. Die tiefen Achselhöhlenlymphknoten nehmen übrigens auch die subskapulären und brachialen Lymphbahnen auf. Die axillären Lymphknoten scheiden vielfach die quer durch die Achselhöhle verlaufenden Nn. intercostobrachiales so ein, daß Metastasen von Mammatumoren Hypersensibilitätserscheinungen im ulnaren Gebiet des Unterarms hervorrufen können.

2. Parasternale Abflußbahn, sog. »Mammarialymphstrang« der Kliniker, der im Gegensatz zur axillären Bahn nur wenig eingeschaltete Lymphknoten besitzt. Die parasternalen Lymphgefäße liegen neben dem Sternum, meist in Begleitung der V. thoracica int., und münden in die Nodd. lymph. supraclaviculares oder direkt in den Truncus jugularis am Venenwinkel ein. Die sternalen Lymphgefäße anastomosieren auch nach innen mit den interkostalen und mediastinalen Lymphbahnen. Hieraus erklären sich die gar nicht so selten vorkommenden, »inneren« Metastasen der Mammakarzinome (mediastinale, bronchopulmonale oder pleurale Metastasen). Über die parasternalen Lymphbahnen können Metastasen auch auf die andere Körperseite übergreifen (sog. paradoxe Metastasen).

3. Die interpektorale Abflußbahn geht zwischen den beiden Mm. pectorales direkt zu den tiefen axillären oder infraklavikulären Lymphknoten.

Die axillären Lymphknoten stehen ihrerseits über die infra- und supraklavikulären Gruppen schließlich mit dem Truncus jugularis bzw. dem Ductus thoracicus in Verbindung.

3. Pleurakuppel

Die Lungenspitzen bilden einen breiten, abgerundeten Kegel, der die 1. Rippe überragt und zeltartig von den 3 Mm. scaleni überdacht wird. Pleura und Fascia endothoracica sind hier membranös verstärkt (Cupula pleurae) und im Rahmen der 1. Rippe verspannt (Abb. 55). Flächenhafte Bandzüge, die von der tiefen Halsfaszie (Lig. pleurovertebrale) sowie auch der 1. Rippe (Lig. pleurocostale) ausgehen, fixieren die großen Gefäße (Vasa subclavia) und verstärken die konstruktive Verspannung der Pleurakuppel im Rippenbogen. Muskelfasern, die vom M. scalenus ant. in Höhe des 7. Halswirbels abzweigen und gelegentlich einen abgrenzbaren, besonderen Muskel bilden (M. scalenus minimus) ermöglichen auch eine aktive Verspannung der Pleurakuppel. Da die 1. Rippe vorn tiefer steht als hinten, überragt die Lungenspitze die obere Thoraxapertur vorne um etwa 3–4 cm. Der Pleurakuppel lagern sich die A. und V. subclavia, die A. und V. thoracica int. und der N. phrenicus sowie auch die A. vertebralis direkt an, so daß an der gehärteten Lunge entsprechende Abdrücke zu erkennen sind. Dorsal kommen das Ggl. cervicothoracicum (stellatum) und die Ansa subclavia, ventral der Plexus brachialis in unmittelbare Berührung mit der Pleurakuppel. Infiltrativ wachsende Tumoren der Lungenspitze (z.B. Pancoast-Tumor) können den Armplexus schädigen und sich durch heftige Armschmerzen bemerkbar machen. Das kuppelartige Vorragen des Pleuraraumes in den Halsbereich kann auch zu Verletzungen führen, die einen Pneumothorax zur Folge haben. Die Ventilation der Lungenspitzen ist durch die relativ starre Konstruktion der Pleurakuppeln gering, weshalb die Lungen hier bevorzugt affiziert werden (z. B. bei der Lungentuberkulose).

B. Brustorgane

I. Pleura- und Lungengrenzen

Die Projektion der im Thorax untergebrachten Organe auf die Brustwand wird zweckmäßigerweise auf bestimmte Orientierungslinien bezogen:

1. Linea mediana ant. (vordere Medianlinie)
2. Linea sternalis (senkrechte Parallele zum Sternalrand)
3. Linea medioclavicularis (Senkrechte durch die Mitte der Clavicula)
4. Linea parasternalis (zwischen Sternal- und Medioklavikularlinie)
5. Linea mamillaris (durch die Brustwarze)
6.–8. Linea axillaris ant., med. und post. (durch die vordere oder hintere Begrenzung der Achselhöhle bzw. durch deren Mitte)
9. Linea scapularis (durch den unteren Winkel der Scapula)
10. Linea paravertebralis (Senkrechte neben der Wirbelsäule)
11. Linea mediana post. (hintere Mittellinie)

Die *Grenzen des Pleurasackes,* die zugleich die tiefsten Punkte der Komplementärräume (Recessus pleurales) darstellen, liegen so, daß hinter dem Manubrium sterni und vor dem Herzen jeweils ein pleurafreies, dreiseitiges Feld übrigbleibt (Trigonum thymicum und Trigonum pericardiacum). Das Thymusdreieck ist bei Kindern größer, da der Thymus die Pleura zurückdrängt. Vorn laufen die Pleuragrenzen bei Erwachsenen vom Sternoklavikulargelenk auf den Ansatz der 2. Rippe zu. Hinter dem Sternum nähern sich die beiden Pleurasäcke oft weitgehend. Das Trigonum pericardiacum ist bei tiefer Herzlage kleiner als beim oberflächennahen, breitbasig aufliegenden Herzen. Da die linke Lungen- und Pleuragrenze am Ansatz der 4.–6. Rippe bogenförmig zurückspringt (Incisura cardiaca), ergibt sich hier ein operativer Zugang zum Herzen sowie die

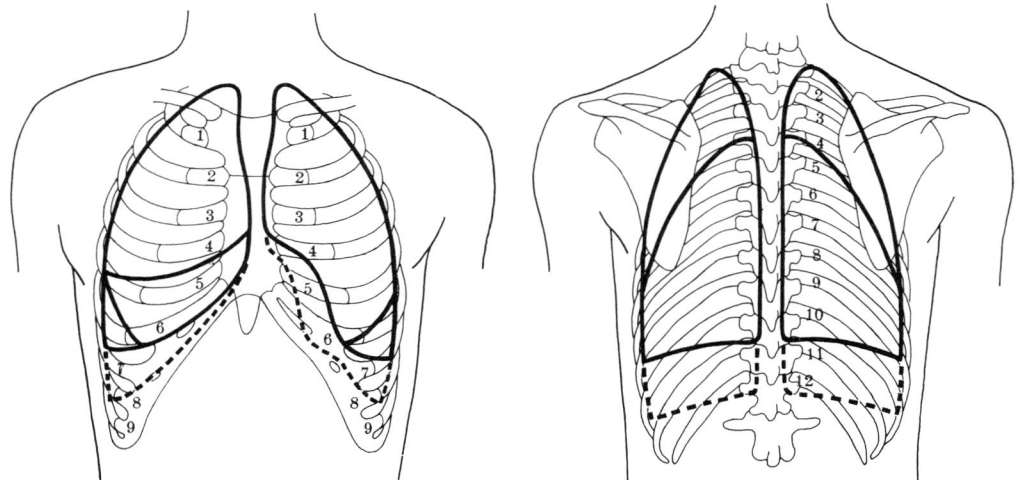

Abb. 61. Schemata über die Lage der Lungen- und Pleuragrenzen in ihrer Projektion auf den Thorax (R). Ausgezogene Linie = Lungengrenzen; gestrichelte Linie = Pleuragrenzen

Möglichkeit einer Herzpunktion, ohne Gefahr, den Pleuraraum zu eröffnen. Der *Recessus costodiaphragmaticus* ist in Höhe der Axillarlinie am tiefsten (6–8 cm), vorn und hinten verkleinert er sich auf 2–3 cm. Entsprechend ist die Ausdehnung der Lungen seitlich am größten. Die übrigen Recessus sind funktionell von geringerer Bedeutung *(Recessus costomediastinalis* ant. und post., *Recessus phrenicomediastinalis)*. Dorsal greift die rechte Pleura stets weiter auf die Wirbelkörper über als die linke. Im unteren Teil des Ösophagus schiebt sich der Pleuraspalt häufig etwas hinter den Ösophagus vor (sog. *Recessus retrooesophageus)*. Diese Taschen sind aber am Lebenden weitgehend ausgeglichen und bilden sich meist erst postmortal aus. Immerhin hat das untere Ösophagusdrittel Beziehungen zur Pleura, so daß pathologische Prozesse hier von einem Organ auf das andere übergreifen können. Links lagert sich die Pleura mediastinalis der Brustaorta an.

	Sternallinie	Medioklaviku-larlinie	Mittlere Axillar-linie	Skapularlinie	Paravertebral-linie
Pleuragrenze	*6. Rippe*	*7. Rippe*	*9. Rippe*	*11. Rippe*	*12. Rippe*
Lungengrenze	*6. Rippe*	*6. Rippe*	*8. Rippe*	*10. Rippe*	*11. Rippe*

Als Faustregel kann man sich merken, daß die Pleuragrenzen in der Regel um eine Rippe tiefer stehen als die Lungengrenzen und im groben den ungeraden Zahlen, während die Lungengrenzen den geraden Zahlen folgen.

Im allgemeinen stehen Lungen- und Pleuragrenzen rechts etwas tiefer als links (Brack). Die Lungengrenzen verschieben sich bei der Atmung um 3–6 cm, was etwa 2–3 Querfingerbreiten entspricht.

Die *Lungenlappengrenzen* (Fissurae interlobares) verlaufen schräg von hinten-oben nach vorn-unten. Die Oberlappen-Unterlappen-Grenze (Fissura obliqua) beginnt hinten etwa in Höhe der Spina scapulae (3.–4. Brustwirbel) und trifft vorn auf die Knorpel-Knochen-Grenze der 6. Rippe. Die Oberlappen-Mittellappen-Grenze (Fissura horizontalis) folgt rechts etwa der 4. Rippe. Die Ausbildung des Mittellappens ist aber individuell sehr variabel, was sich auch auf den Verlauf dieser Grenze auswirkt.

Der Recessus costodiaphragmaticus reicht dorsal so tief herunter, daß er in topographische Beziehung zu den hier gelegenen Oberbauchorganen kommt (Leber, Milz, Nieren usw.). Diese Nachbarschaft zum Pleuraraum, der praktisch nur durch das dünne Zwerchfell vom Peritonealraum getrennt ist, erklärt das gelegentliche Übergreifen z. B. perinephritischer Abszesse auf die Pleura oder die Gleichzeitigkeit von Milz- und Pleuraverletzungen. Die Komplementärräume entfalten sich auch bei maximaler Atmung nie vollständig. Kaudalwärts laufen die Pleurablätter schließlich in einen bindegewebigen Streifen aus, der an der Körperwandung fixiert ist und den pleurafreien Spaltraum zwischen unterer Thoraxapertur und Zwerchfellansatz umfaßt (Spatium phrenicofibrosum). Die Haftung zwischen der parietalen Pleura und der Fascia endothoracica ist im allgemeinen nicht sehr groß. Eine operative Ablösung der Pleura von der endothorakalen Faszie ist daher leicht möglich (Pneumolyse, extrapleuraler Pneumothorax). Die Pleura visceralis oder Pleura pulmonalis haftet der Lungenoberfläche dagegen fest an. Beide Pleurablätter gehen am Lungenhilus ineinander über. Die Umschlagfalte läuft nicht zirkulär um den Hilus herum, sondern verlängert sich mesoartig nach kaudal (Lig. pulmonale). Zwischen den beiden Ligg. pulmonalia spannt sich eine frontal gestellte Membran aus, die von der Bifurcatio tracheae abwärts bis zum Zwerchfell zieht (Gomez Oliveros).

II. Lungen

Die Lungen füllen den Thorax bis auf das Mediastinum voll aus. Medial überlagern sie das Herz, das an der linken Lunge die Incisura cardiaca hervorruft; kaudal stehen sie mit Leber, Milz und Magen – nur durch das dünne Zwerchfell getrennt – in Kontakt. An jeder Lunge kann eine Facies diaphragmatica, costalis und medialis unterschieden werden. Links wird die Zwerchfellfläche in der Hauptsache vom Unterlappen und ein wenig auch vom Oberlappen gebildet, rechts beteiligt sich auch der Mittellappen etwas an der Facies diaphragmatica. Durch die schräg gestellte Ober- und Unterlappengrenze läßt sich die Form der Lungenlappen mit zwei umgekehrt aufeinanderliegenden stumpfen Kegeln vergleichen. Der Unterlappen ragt immer bis in Hilushöhe hinauf. Der Mittellappen wird rechts mehr oder weniger aus dem Oberlappen herausgeschnitten. In Hilusnähe verschmelzen die Lappen miteinander. Verwachsungen der Fissuren können durch Gefäße (meist Lungenvenen) zustande kommen. Beim Eindringen größerer, exogener Gefäße ins Lungenparenchym entstehen zusätzliche Lappen, wie der Lobus cardiacus, der an der herznahen Fläche der rechten Lunge in Höhe der V. cava inf. auftreten kann, oder der Lobus v. azygos, der sich durch eine atypisch verlaufende Azygosvene ausbildet. Akzessorische Lappen und Fissuren, unvollständige oder überzählige Spalten sind an der menschlichen Lunge nicht selten und können bei der Beurteilung von Röntgenbildern Schwierigkeiten machen. Die Fissuren sind funktionelle Verschiebe- oder Gleitspalten, die in den Ebenen maximaler Scherungskräfte gebildet werden (BLECHSCHMIDT).

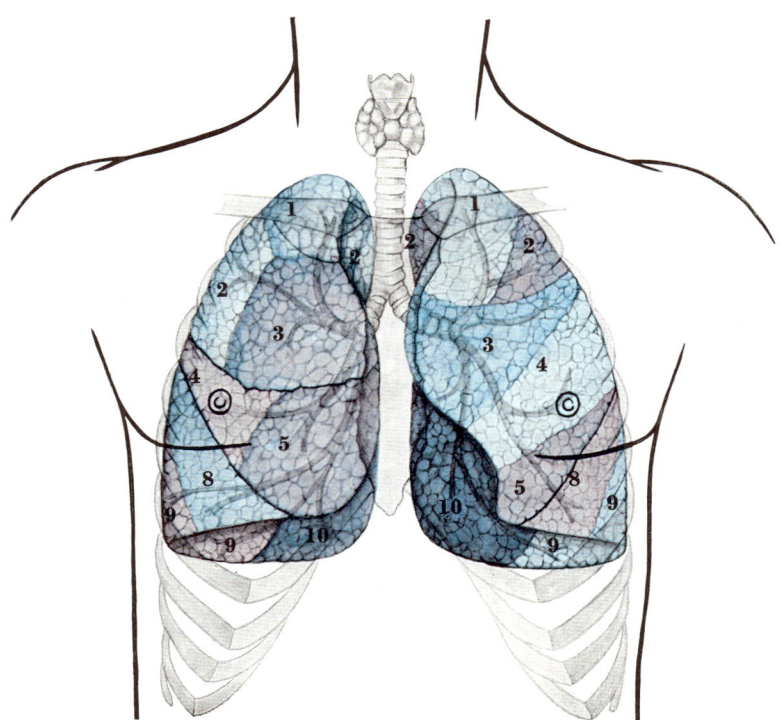

Abb. 62. Halbschematische Darstellung über die Lage der Lungenlappen und Lungensegmente im Brustraum. Die Zahlen entsprechen den Lungensegmenten (s. Tab. S. 99) (K).

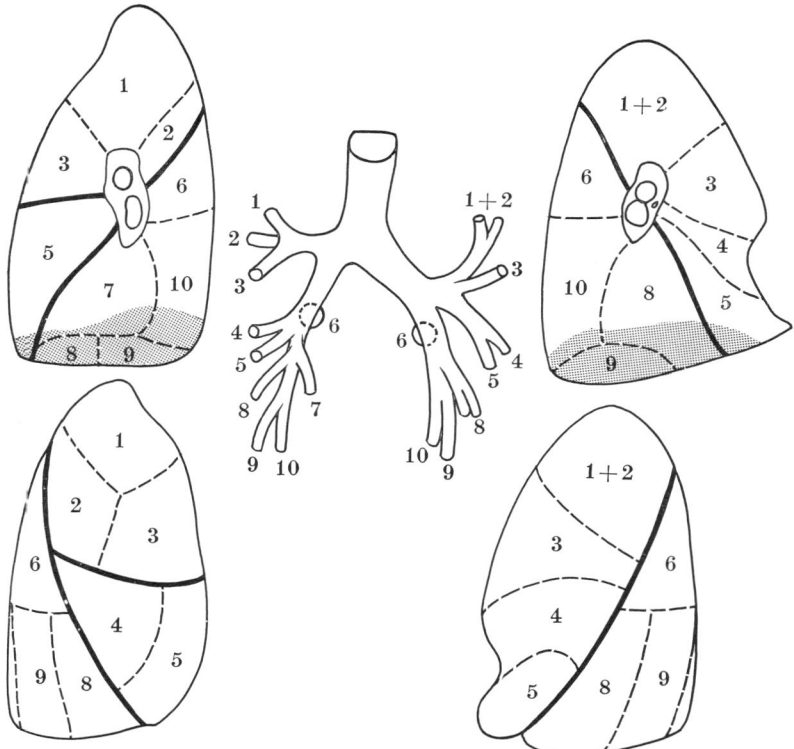

Abb. 63. Die bronchopulmonalen Segmente (nach J. F. HUBER).

Segmente der rechten Lunge

Oberlappen
1 = Apikales Segment
2 = Posteriores Segment
3 = Anteriores Segment

Mittellappen
4 = Laterales Segment
5 = Mediales Segment

Unterlappen
6 = Apikales Segment
7 = Mediobasales Segment
8 = Anterobasales Segment
9 = Laterobasales Segment
10 = Posterobasales Segment

Segmente der linken Lunge

Oberlappen
Pars superior
  1 = Apikales Segment
  2 = Posteriores Segment
  3 = Anteriores Segment
Pars inferior (lingularis)
  4 = Superiores Segment
  5 = Inferiores Segment

Unterlappen
  6 = Apikales Segment
  7 = –
  8 = Anterobasales Segment
  9 = Laterobasales Segment
10 = Posterobasales Segment

Die rechte Lunge kann in 10, die linke in 9 Segmente gegliedert werden (Abb. 62, 63). Jedes Lungensegment ist eine für sich voll funktionstüchtige Atmungseinheit, deren operative Entfernung ohne größere Blutungsgefahr und ohne Eröffnung der Bronchialwege möglich ist. Jedes Segment wird von einem Segmentbronchus versorgt, der vom Lappenbronchus abzweigt und regelmäßig mit einem entsprechenden Ast der A. pulmonalis im zentral liegenden Gewebsstrang der Segmente verläuft. Die Äste der Pulmonalvenen befinden sich dagegen in den intersegmentalen Septen. Die Segmente entstehen also durch eine besondere, konstruktiv-topographische Anordnung der Gefäße und Bronchien.

Die Entdeckung der Lungensegmente hat der Chirurgie neue Wege für sparsame Teilresektionen der Lunge ermöglicht. Dadurch ist ein erneutes Interesse an der Gefäß- und Bronchustopographie entstanden.

Die Segmentgliederung der Lunge zeigt, daß zwischen rechter und linker Lunge kein struktureller Unterschied besteht, obwohl die linke Lunge 2, die rechte Lunge 3 Lappen besitzt. Der Mittellappen rechts wird vom 4. und 5. Segment gebildet. Ein entsprechender Lungenabschnitt ist auch links vorhanden, ohne allerdings als Lappen sichtbar zu werden. Da das 7. Segment links fehlt, besitzt die linke Lunge nur 9 Segmente. Der Lobus cardiacus (Segmentum cardiacum) ist bedingt durch eine zusätzliche Fissur zwischen dem 7. Segment und dem Rest des Lappens. Er wurde rechts relativ häufig, links wegen des normalerweise fehlenden 7. Segments dagegen sehr selten beobachtet. Der Lobus venae azygos, der gelegentlich durch das Einschneiden der Azygosvene in das Lungengewebe hervorgerufen werden kann, hat mit der Segmentgliederung nichts zu tun.

Der Lungenhilus projiziert sich etwa auf den 5., die Bifurcatio tracheae auf den 4. Brustwirbel. Die gesetzmäßige Lage der Lungengefäße und Bronchien im Lungenparenchym, durch die die Segmentgliederung entsteht, spiegelt sich auch in der *Hilustopographie* wider. Auch hier sind Lungenarterien und Bronchien eng benachbart, während die Venen allein liegen. Die Hauptbronchien sind in der Regel im Hilusfeld dorsokranial, die Arterien ventrokranial lokalisiert. Der rechte Oberlappenbronchus liegt häufig kranial von der Lungenarterie (eparteriell), während die anderen Bronchien hyparteriell verlaufen. Die Venen sind im ventrokaudalen Hilusfeld meist in der Zweizahl zu finden. Die Lungengefäße stellen Vasa publica dar. Die Vasa privata der Lunge sind die Bronchialgefäße. Die Bronchialarterien entspringen aus der Aorta oder der 4. Interkostalarterie. Ihre Äste schließen sich dem Bronchialbaum an. Die Bronchialvenen stammen

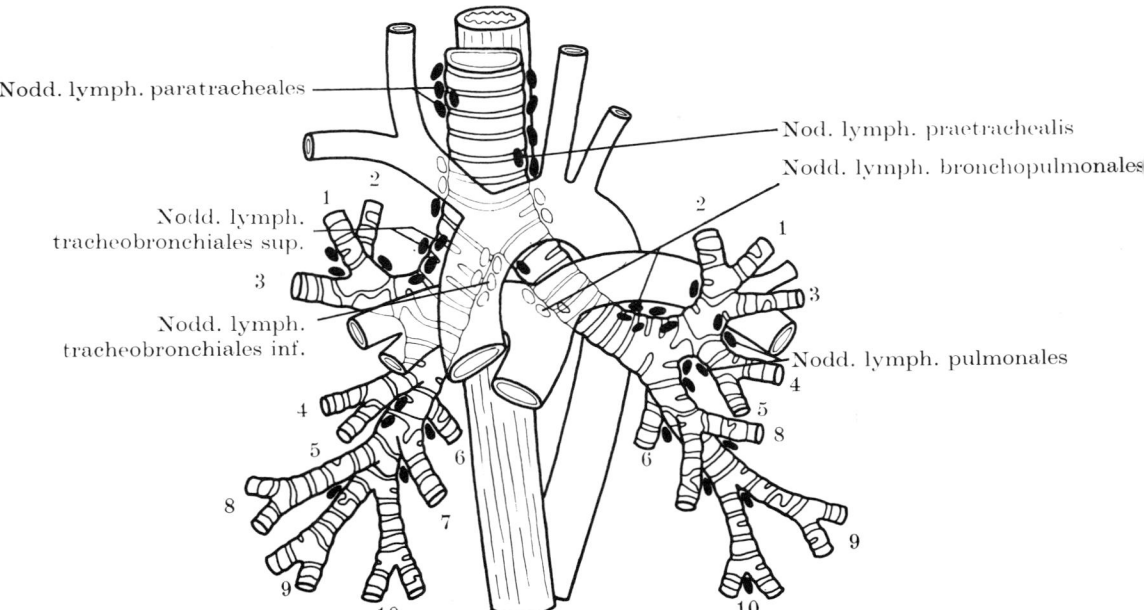

Abb. 64. Übersicht über die wichtigsten Lymphknotengruppen am Lungenhilus und an der Trachea (R). Die Zahlen kennzeichnen die gleichnamigen Segmentbronchien.

Organe: Leitungsbahnen:

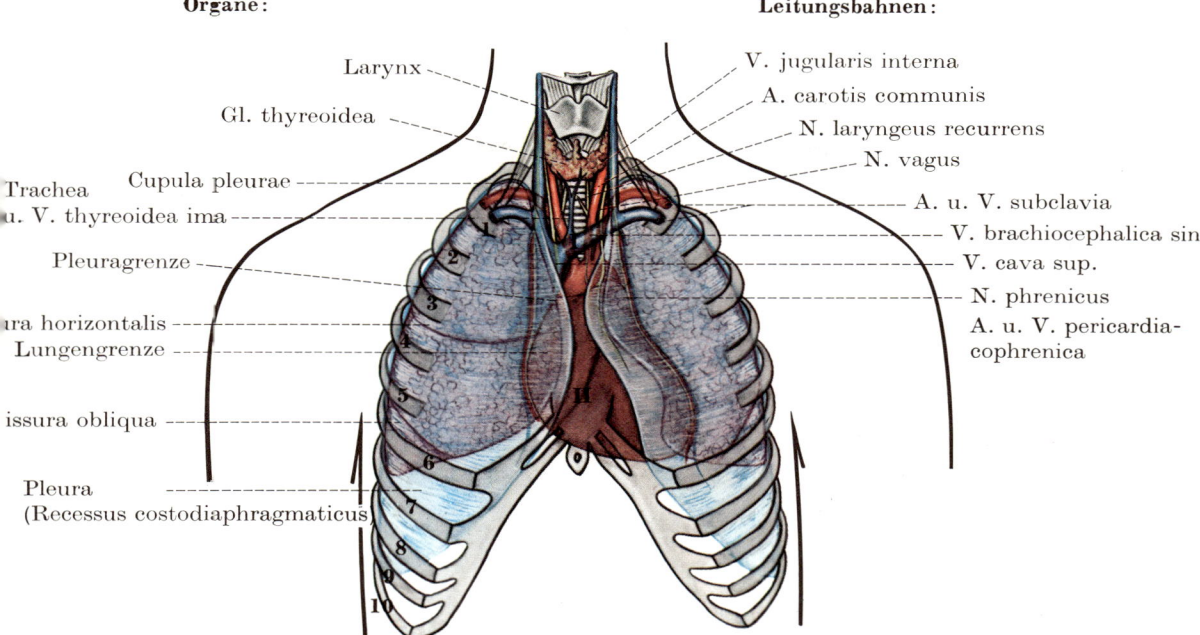

Abb. 65. Brustsitus, vorderes und mittleres Mediastinum am durchsichtig gedachten Präparat (Sch). Der N. vagus zieht *hinter,* der N. phrenicus *vor* der Lungenwurzel entlang.
1–10 = Rippen; I = Trigonum thymicum; II = Trigonum pericardiacum

aus den peribronchialen Plexus, die ziemlich viel Blut fassen können, wodurch die Lunge zu einem Blutspeicherorgan wird. Die Vv. bronchiales fließen in die V. azygos bzw. hemiazygos ab. Die Bronchialarterien sind streckenweise Sperrgefäße mit Längsmuskelpolstern in der Intima. Arteriovenöse Anastomosen kommen reichlich vor. Anastomosen zwischen A. und V. pulmonalis sollen ebenfalls vorhanden sein. Die Lungenarterien werden funktionell als Endarterien angesehen.

Besonders wichtig ist der Hilus als Sammelpunkt für die *regionären Lymphknoten der Lunge* (Abb. 64). Man unterscheidet ein oberflächliches (subpleurales) und ein tiefes (zentrales) Lymphgefäßnetz in der Lunge. Beide münden in die Hiluslymphknoten ein (sog. Hilusdrüsen). Die zentralen pulmonalen Lymphstränge begleiten die Bronchien und fließen über die bronchopulmonalen zu den tracheobronchialen Lymphknoten, von denen es eine superiore und inferiore Gruppe gibt, ab. Der Truncus bronchomediastinalis sammelt schließlich die Lymphe und führt sie der V. subclavia entweder unmittelbar oder über den Ductus thoracicus zu. Die Lymphe der oberen Lungenabschnitte erreicht über die Hilusdrüsen mehr direkt die para- und retrotrachealen Lymphknoten, während die Lymphe der unteren Lungenabschnitte zuerst in die Nodd. lymph. tracheobronchiales inf., die in der Bifurcatio tracheae gelegen sind, gelangt.

III. Mediastinum

Als Mediastinum wird derjenige Bindegewebsraum bezeichnet, der nach Entfernung beider Lungen noch im Brustraum zurückbleibt (medium stat = was in der Mitte steht). Es handelt sich also um einen von den beiden Pleurae mediastinales begrenzten, sagittal gestellten Raum. Man pflegt das Mediastinum durch eine gedachte, frontal gestellte Ebene, die die Bifurcatio tracheae schneidet, in einen vorderen Abschnitt (Mediastinum ant. und medium) und einen hinteren Ab-

Inhalt des Mediastinalraumes (Abb. 65, 66)

1. Mediastinum anterius
Lockeres Bindegewebe zwischen Sternum und Perikard, Lymphgefäße und kleinere Gefäße

2. Mediastinum medium
Herz und Herzbeutel
Aorta ascendens
Endabschnitt von V. cava sup. und V. azygos
Tr. pulmonalis mit seinen Aufzweigungen
Vv. pulmonales
Nn. phrenici mit Vasa pericardiacophrenica

3. Mediastinum posterius
Oesophagus mit Nn. vagi (Trunci vagales)
Aorta descendens mit ihren Ästen
Ductus thoracicus
Vv. azygos und hemiazygos
Tr. sympathicus und Nn. splanchnici majores et minores

4. Mediastinum superius
Arcus aortae, A. brachiocephalica, Anfangsteil der A. carotis comm. sin. und A. subclavia sin.
V. cava sup. (oberer Teil), Vv. brachiocephalicae
Thymus (beim Erwachsenen: retrosternaler Fettkörper)
Nn. vagi, N. recurrens sin., Nn. cardiaci
Nn. phrenici (obere Abschnitte)
Trachea, Oesophagus und Ductus thoracicus (oberer Abschnitt)

schnitt (Mediastinum post.) zu unterteilen. In der neueren Nomenklatur unterscheidet man ein *Mediastinum ant.* zwischen Perikard und Sternumrückfläche, ein *Mediastinum medium,* das in der Hauptsache vom Herzen ausgefüllt wird, und ein *Mediastinum post.* zwischen hinterem Perikard und Wirbelsäule. Der Mediastinalabschnitt oberhalb des Herzens wird dann als *Mediastinum superius* bezeichnet. Vom klinischen Standpunkt aus ist der mediastinale Bindegewebsraum

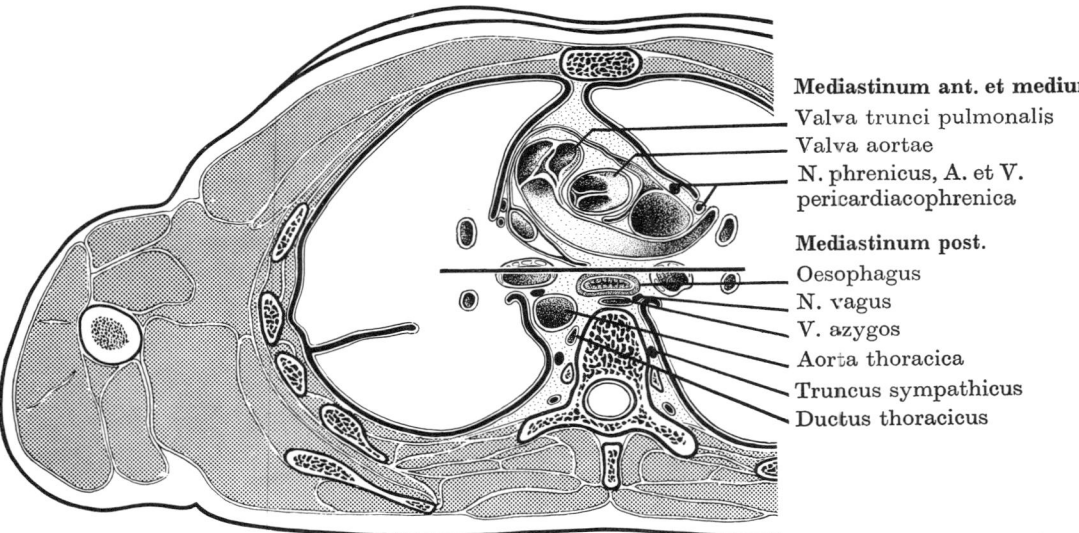

Mediastinum ant. et medium
Valva trunci pulmonalis
Valva aortae
N. phrenicus, A. et V. pericardiacophrenica

Mediastinum post.
Oesophagus
N. vagus
V. azygos
Aorta thoracica
Truncus sympathicus
Ductus thoracicus

Abb. 66. Schema über die Lage der Mediastinalorgane am Horizontalschnitt. Der Schnitt wurde in Höhe des 6. Brustwirbels geführt [nach BRAUNE (J)].

eine Einheit. Er besteht aus lockerem, teilweise sehr saftreichem Bindegewebe. Bei der Leichenfixation, vor allem im Liegen, schrumpft dieses Bindegewebe so stark, daß die natürlichen topographischen Verhältnisse präparativ oder am Schnitt nicht mehr korrekt darzustellen sind.

1. Die Gebilde des vorderen Mediastinums (Mediastinum anterius)

a) Herz

Lage des Herzens: Das menschliche Herz ist so weit nach links verlagert, daß etwa ⅔ der Herzmasse links von der Medianebene gelegen sind. Der Herzspitzenstoß ist beim gesunden Erwachsenen im 5. ICR lokalisiert. Die linke Grenzlinie verläuft schräg vom Ansatz der 2. Rippe bis zum 5. ICR, fingerbreit medial von der Mamillarlinie entfernt. Sie wird nacheinander vom Aortenbogen (sog. Aortenknopf), dem Truncus pulmonalis, dem linken Herzohr und schließlich dem linken Ventrikel geformt (Abb. 67). Die rechte Grenzlinie zieht parasternal fast senkrecht abwärts und wird von der V. cava sup. und dem rechten Vorhof gebildet (Abb. 67). Die Herzachse ist normal durchschnittlich um 45° gegen die Körperachse geneigt. Bei asthenischem Thorax ist das Herz mehr steil gestellt, bei Pyknikern liegt es breitbasig dem Zwerchfell auf (Schwankungsbreite der Herzachse: 27°–55°). Bei Kindern bis zum 4. Lebensjahr liegt der Spitzenstoß noch lateral von der Mamillarlinie meist im 4. ICR. Mit der zunehmenden Streckung des Thorax verlagert sich das kindliche Herz, so daß der Spitzenstoß etwa vom 13. Lebensjahr an medial von der Medioklavikularlinie zu finden ist.

Das Herz grenzt an Zwerchfell, Lungen und Mediastinum an, wodurch sich 3 Flächen ergeben: Facies sternocostalis, diaphragmatica und posterior. Als Faustregel kann man sich merken, daß die Vorderfläche in der Hauptsache vom rechten Ventrikel, die Hinterfläche vom linken Vorhof und die Zwerchfellfläche vom linken und rechten Ventrikel gebildet wird. Im einzelnen ergeben sich folgende Verhältnisse:

1. Facies sternocostalis	Rechter Ventrikel
	Linker Ventrikel (der auch die Herzspitze bildet)
	Sulcus interventricularis ant. [mit R. interventricularis ant. (aus der A. coronaria sin.) und V. cordis magna]
	Rechter Vorhof
	Rechtes und linkes Herzohr
	Aorta ascendens, V. cava sup. und Truncus pulmonalis
2. Facies posterior	Linker Vorhof (mit den Vv. pulmonales)
	Rechter Vorhof (nur wenig beteiligt)
	Linker Ventrikel
3. Facies diaphragmatica	Linker Ventrikel
	Rechter Ventrikel
	Rechter Vorhof (mit der V. cava inf.)
	Sulcus interventricularis post. [mit R. interventricularis post. (aus der A. coronaria dext.) und V. cordis media]

Die Pleura überlagert das Herz in Höhe des sternalen Ansatzes der 2. und 3. Rippe nahezu vollständig. Im Bereich des Trigonum pericardiacum bleibt jedoch ein pleurafreies Feld, wo das Herz dem Sternum und den knorpeligen Abschnitten der 4.–7. Rippe direkt anliegt (Abb. 68). Hier kann der rechte Ventrikel am besten im 5. ICR, 1–2 Querfinger breit links neben dem Sternum, punktiert werden, ohne daß die Gefahr einer Pleuraverletzung besteht. Auch bei der Herzmassage, etwa bei Narkosezwischenfällen, kann der Operateur vom 4. oder 5. ICR aus das Herz freilegen (Thorakotomie). Das pleurafreie Feld entspricht nur annähernd der absoluten

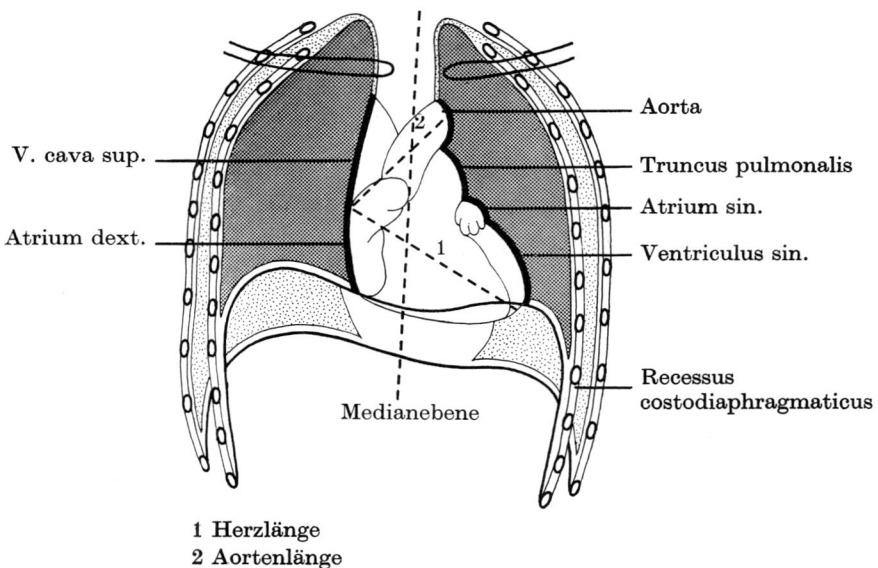

V. cava sup.

Atrium dext.

Aorta

Truncus pulmonalis

Atrium sin.

Ventriculus sin.

Recessus
costodiaphragmaticus

Medianebene

1 Herzlänge
2 Aortenlänge

Abb. 67. Schema über die Begrenzung des Herzmittelschattens sowie über die Herzmaße. Schematisierter Frontalschnitt nach Röntgenaufnahmen von HASSELWANDER bei Ein- und Ausatmung gezeichnet [nach WOLF-HEIDEGGER (R)].

Herzdämpfung, die im Bereich der Lungengrenzen in die relative Dämpfung übergeht. Die Größe des pleurafreien Feldes variiert individuell. Bei oberflächlich gelagerten Herzen (Situs cordis superficialis) ist es größer als bei tiefer gelegenen Herzen (Situs cordis profundus). Die Basis des Herzens ist stärker fixiert als die Spitze, die innerhalb des Herzbeutels über eine gewisse Beweglichkeit verfügt, so daß bei Ergüssen oder Pneumothorax Verlagerungen der Herzspitze möglich sind. Die dünne Wandung des linken Vorhofs grenzt dorsal an den Ösophagus (Abb. 71). Mitralstenosen mit einer Einflußstauung im linken Vorhof können daher zu einer Einengung oder Verlagerung des Ösophagus führen (Schluckbeschwerden!).

Das menschliche Herz liegt dem Zwerchfell in der Regel breit auf und macht daher die Atemexkursionen des Diaphragmas mit. Es kann durch Volumenänderungen der angrenzenden Organe (Magen, Milz, Leber) in Mitleidenschaft gezogen werden. Die Herzbasis ist in der Hauptsache an den zuführenden großen Gefäßen, vor allem am sog. Venenkreuz, das von den beiden Hohlvenen und den Pulmonalvenen gebildet wird, fixiert. Eine Querverlagerung des Herzens ist durch eine übermäßige Magenfüllung (z. B. beim Roemheldschen Symptomenkomplex der Luftschlucker), durch Leber- oder Milzschwellung möglich.

Die beiden Vorhöfe greifen mit ihren Herzohren auf die Vorderfläche des Herzens über, der rechte mehr als der linke. Auf diese Weise sind die atrioventrikulären Ostien wie auch das Ventrikelseptum operativ von ventral erreichbar.

Projektion der Herzostien auf die Brustwand: Die Ventilebene, in der alle 4 Herzostien liegen, steht annähernd senkrecht zur Herzachse und ist äußerlich durch den Sulcus coronarius markiert. Die Klappen gruppieren sich nicht genau in eine Ebene, vielmehr ist die Trikuspidalis etwas mehr vertikal, die Mitralis etwas mehr horizontal geneigt. Die Auskultationspunkte entsprechen nicht der anatomischen Lage der Klappen, sondern beziehen sich auf die Orte der besten Schallübertragung in Richtung des Blutstromes (vgl. Abb. 68 und Tabelle).

Topographie der großen Gefäße der Herzbasis: Durch die entwicklungsgeschichtlichen Verlagerungen der Porta arteriosa und Porta venosa des Herzschlauches sind die großen zu- und abführenden Gefäße an der Herzbasis zusammengedrängt worden (Corona cordis). Am weitesten hinten und rechts kommt die obere Hohlvene, anschließend die Aorta und am weitesten links-

	Anatomische Lage	Auskultationspunkte
Trikuspidalklappe (Valva tricuspidalis)	Hinter dem Sternum in Verlängerung 5. Rippe rechts	4. ICR rechts
Mitralklappe (Valva mitralis)	Ansatz 4. Rippe links	Herzspitze, 5. ICR links
Aortenklappe (Valva aortae)	Hinter dem Sternum in Verlängerung des 3. ICR	2. ICR rechts und 3. ICR links
Pulmonalklappe (Valva trunci pulmonalis)	Ansatz 3. Rippe links	2. ICR links

vorne die Pulmonalarterie zu liegen. Zum größten Teil liegen diese Gefäße hinter dem Sternum.

Die beiden *Brachiozephalvenen* vereinigen sich hinter dem Manubrium sterni, etwa in Höhe des Sternalansatzes der 1. Rippe, zur oberen Hohlvene. Von da zieht die V. cava sup. senkrecht nach unten und mündet in Höhe des 4. ICR in den Vorhof ein. Sie nimmt von dorsal die V. azygos auf und überragt den Sternalrand seitlich um etwa 1–2 cm. Die obere Hohlvene wird rechts von der mediastinalen Pleura, links vom Arcus aortae begrenzt. Vorn ist sie vom Perikard überzogen, rechts lagert sich der N. phrenicus ihrer Wand dicht an.

Die *Aorta* bildet hinter dem Sternum einen sagittal gestellten spiraligen Bogen. Man unterscheidet daran 3 Abschnitte: die Aorta ascendens, den Arcus aortae und die Aorta descendens. Die Aorta ascendens steigt hinter der Pulmonalarterie zuerst gegen den Ansatz der 2. Rippe nach rechts auf und wendet sich dann aber steil nach links-hinten (Arcus). Der Aortenbogen liegt annähernd sagittal im Brustraum und projiziert sich etwa auf den Angulus sterni. Die 3 großen

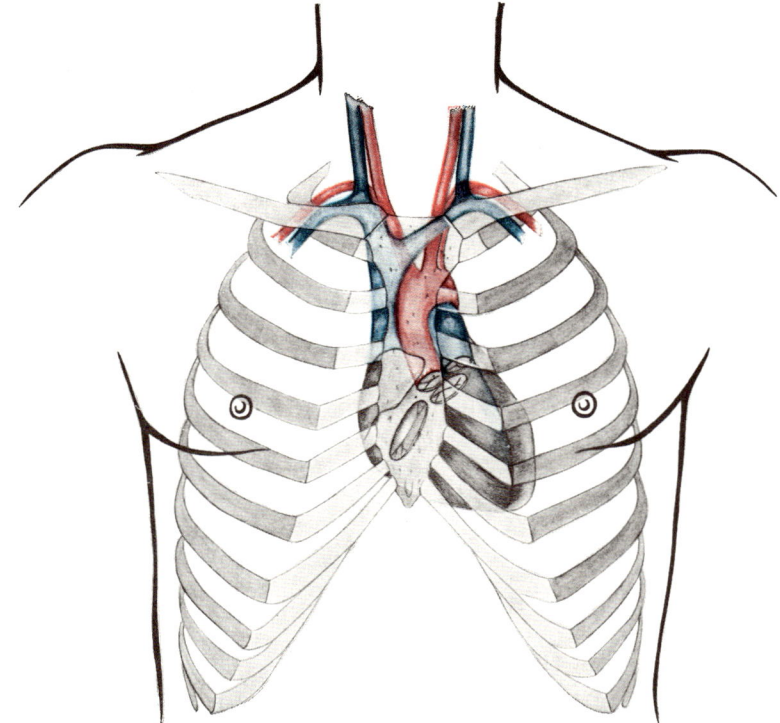

Abb. 68. Halbschematische Darstellung der Herzklappen in ihrer Projektion auf die Brustwand (K).

von ihm abzweigenden Gefäße liegen daher eher hintereinander als nebeneinander und werden von der V. brachiocephalica, der V. thyreoidea ima und dem Thymus überlagert. Der Truncus brachiocephalicus liegt am weitesten ventral, dann folgt die A. carotis comm. sin. und zuletzt die A. subclavia sin. Der Aortenbogen geht in Höhe des 4. Brustwirbels in die Aorta descendens über. Er reitet auf dem linken Stammbronchus und lagert sich der Trachea und dem Ösophagus unmittelbar an. Der links am Aortenbogen vorbeiziehende Vagus gibt hier den N. recurrens ab, der zwischen Ösophagus und Trachea wieder nach aufwärts zieht. Die charakterisierte topographische Lage der Aorta erklärt, warum Aortenaneurysmen (z. B. bei Mesaortitis luica) eine Bronchusschädigung und Wirbelkörper- oder Rippenusuren hervorrufen können. Auch Rekurrenslähmungen (Heiserkeit) oder Trachealverengerungen mit Atembeschwerden werden hierbei beobachtet. Ein Aneurysma der aufsteigenden Aorta kann die benachbarte obere Hohlvene einengen und auf diese Weise eine Einflußstauung bewirken. Das Lig. arteriosum ist ein Rudiment des embryonalen Ductus arteriosus (Botalli), der postnatal (spätestens im 1. Lebensjahr) obliteriert. In 1–2% bleibt er allerdings offen. Das Ligament verläuft von der Pulmonalarterie zur Aorta und liegt meist unmittelbar hinter dem Abgang der 3 großen Aortenäste. Im Bereich des Ligamentum arteriosum kommt es am häufigsten zur Entwicklung einer Aortenisthmusstenose (s. S. 93).

Die *Pulmonalarterie* liegt von den Gebilden der Herzbasis am oberflächlichsten. Sie beginnt in Höhe des Ansatzes der 3. Rippe und umgreift bogenförmig die aufsteigende Aorta. Sie teilt sich frühzeitig in ihre beiden Hauptstämme, wobei der rechte Ast den Aortenbogen unterkreuzt und dann zwischen Aorta und Stammbronchus zum oberen Abschnitt des Lungenhilus verläuft, wäh-

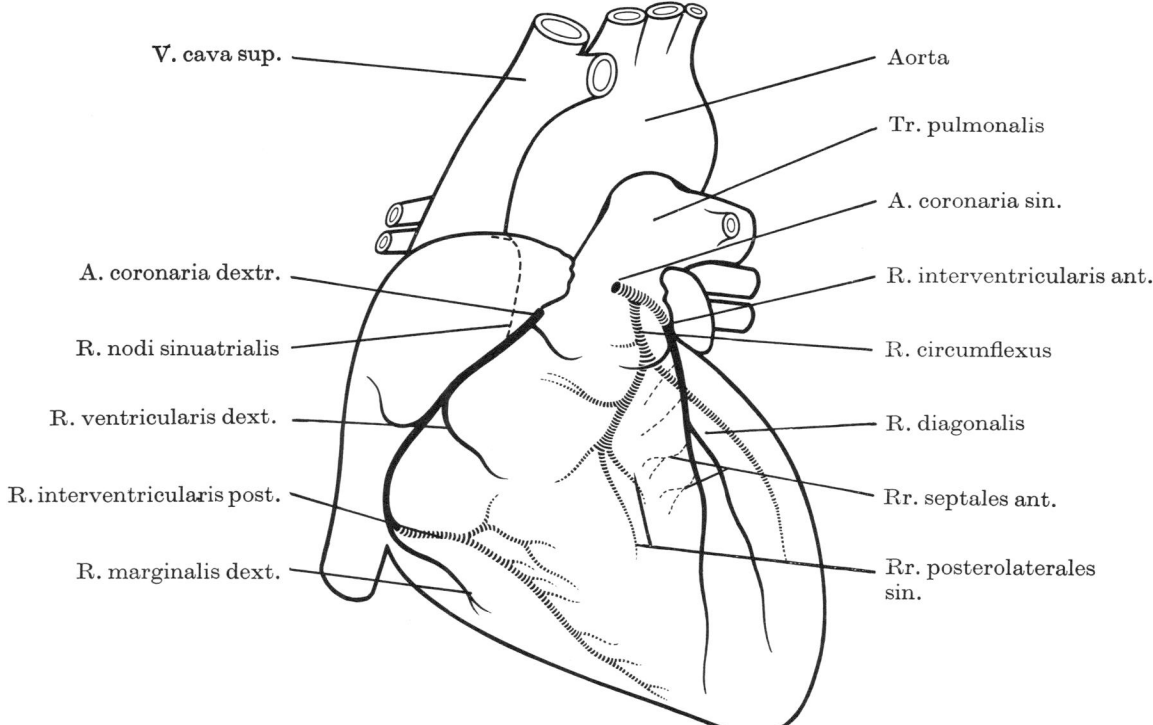

Abb. 69. Schematische Darstellung über Lage und Astfolge der Herzkranzgefäße. Die Bezeichnungen entsprechen der in Leningrad 1970 getroffenen Vereinbarung (nach H. J. KRETSCHMANN u. M. KALTENBACH) (F).

rend sich der linke noch vor der Aorta descendens zum linken Lungenhilus wendet. Die beiden Herzohren lagern sich an die Wurzel der Pulmonalarterie an. Das kurze Anfangsstück der Pulmonalarterie projiziert sich parasternal auf den 2. ICR.

Koronargefäße und Herzinnervation: Aorta und Pulmonalgefäße sind als Vasa publica, die Kranzgefäße als Vasa privata des Herzens zu betrachten. Die *Kranzgefäße* entspringen unmittelbar oberhalb der Aortenklappen im Sinus aortae (Valsalvae), die rechte über der Valvula semilunaris dext., die linke über der Valvula semilunaris sin. (Abb. 69). Die etwas dünnere, rechte Kranzarterie tritt zwischen Truncus pulmonalis, Aorta und rechtem Herzohr in den Sulcus coronarius ein und erreicht unverzweigt den Sulcus interventricularis post. Die stärkere, linke Kranzarterie unterkreuzt die Pulmonalarterie und erscheint zwischen linkem Herzohr und Truncus pulmonalis im Sulcus coronarius, wo sie sich bald in ihre beiden Hauptäste, den R. circumflexus und den R. interventricularis ant., aufteilt.

Die Koronarien werden als funktionelle Endarterien betrachtet. Thrombosierung eines Astes ruft einen Infarkt hervor. Funktionsfähige interarterielle Anastomosen sind nur in 6–10% vorhanden. Die rechte Kranzarterie versorgt in der Regel den rechten Ventrikel, die dorsalen Abschnitte des Ventrikelseptums sowie der linken Kammerwand einschließlich des M. papillaris post., außerdem den Sinusknoten und das Hissche Bündel. Die stärkere, linke Kranzarterie versorgt die übrigen Abschnitte der linken Ventrikelwandung, den Hauptteil des Kammerseptums, die Vorderwand des rechten Ventrikels und die angrenzenden Abschnitte der Vorhöfe. Die Grenzen dieser Versorgungsgebiete schwanken individuell sehr, wobei es jeweils zum Überwiegen einer Arterie kommen kann (sog. Rechts- oder Linkstyp). Infarkte betreffen überwiegend die Muskulatur des linken Ventrikels und das Septum. Vorhofinfarkte oder solche der rechten Kammer sind außerordentlich selten. Bei Verschluß des R. interventricularis ant. (früher R. descendens) entsteht ein Vorderwand-Spitzen-Infarkt. Thrombosierung des R. circumflexus bewirkt einen »hinteren Lateralinfarkt«, Verschluß der rechten Koronararterie den sog. großen »Hinterwandinfarkt«, bei dem häufig auch das Septum mitbetroffen ist.

Die **Venen des Herzmuskels** laufen nicht mit den Kranzarterien parallel. In der rechten Kranzfurche liegt die V. cordis parva, in der linken die V. cordis magna. Die V. cordis parva ist ein kleines, variables Gefäß, das mehrere kleine Venen von der Vorder- und Seitenwand des rechten Ventrikels (Vv. cordis ant.) aufnimmt und hinten in den Sinus coronarius oder in die V. cordis media, die im Sulcus interventricularis post. verläuft, einmündet. Die V. cordis magna entsteht aus den Zusammenflüssen kleinerer Venen im Sulcus interventricularis ant., sie wendet sich im linken Sulcus coronarius nach dorsal, wobei sie weitere kleine Venen aus der linken Ventrikel- und Vorhofwandung aufnimmt (V. post. ventriculi sin., V. obliqua atrii sin.), und geht dann unter Erweiterung ihres Lumens in den Sinus coronarius über. Der Sinus tritt unterhalb der Kavamündung in den rechten Vorhof ein, nachdem er zuvor noch die V. cordis media und die V. cordis parva aufgenommen hat. Die sog. Thebesischen Gefäße (Vv. cordis minimae) perforieren das Myokard direkt und münden unmittelbar in die Herzhöhlen ein. Sie sollen bei Verlegung des Sinus coronarius bis zu 50% des Venenblutes in den Kreislauf zurückführen können.

Die **Herzlymphe** fließt über Gefäße ab, die im Sulcus coronarius die Herzvenen begleiten. Die regionären Lymphknoten des Herzens sind die Nodd. lymph. mediastinales ant. sowie die Nodd. lymph. tracheobronchiales inf., in die vor allem die Lymphe der dorsalen Herzabschnitte abfließt. Die Herzlymphe soll in der Hauptsache über den rechten Truncus bronchomediastinalis in den rechten Venenwinkel abgeleitet werden.

Das **Erregungsleitungssystem** des Herzens besitzt 2 Reizbildungszentren. Der Sinusknoten (Keith-Flackscher Knoten) liegt in der Crista terminalis an der Einmündungsstelle der oberen Hohlvene; der Atrioventrikularknoten (Aschoff-Tawara) am Boden des rechten Vorhofs, in der Nähe des Kammerseptums. Vom AV-Knoten geht das Hissche Bündel aus, das über die Pars membranacea septi mit 2 Schenkeln jederseits am Kammerseptum entlangzieht und unter zunehmender Aufsplitterung dicht unter dem Endokard schließlich mit den sog. Purkinjeschen Fa-

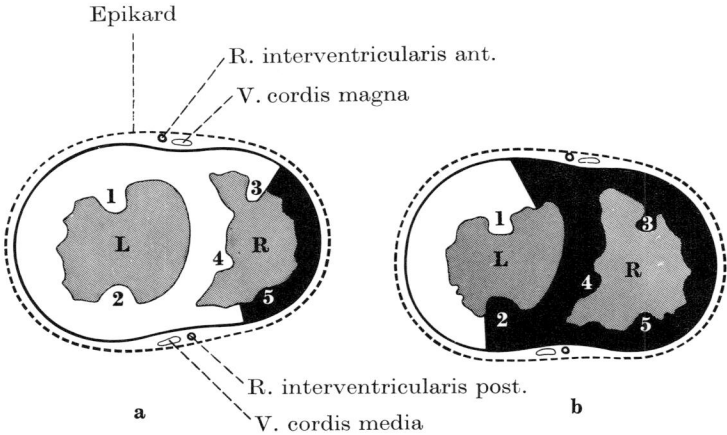

Abb. 70. Versorgungsgebiete der beiden Kranzarterien am horizontalen Durchschnitt durch das Herz (Sch).
L = Linke Kammer; R = Rechte Kammer

In a) dominiert die linke, in b) die rechte Kranzarterie (zusammen etwa 30 %). In der Mehrzahl der Fälle (70 %) liegen die Versorgungszonen zwischen diesen beiden Extremen.

1 = M. papillaris ant. (li. Ventrikel)
2 = M. papillaris post. (li. Ventrikel)
3 = M. papillaris ant. (re. Ventrikel)
4 = M. papillaris post. (re. Ventrikel)
5 = M. papillaris septalis (re. Ventrikel)

sern in die Kammerwand und die Papillarmuskeln übergeht. Das Erregungsleitungssystem arbeitet autonom und kann nur indirekt durch die vegetativen Herznerven beeinflußt werden.

Die **vegetativen Herznerven** stammen aus dem Halsteil des Sympathikus und Vagus. Aus den 3 Grenzstrangganglien des Halses entspringt jeweils ein R. cardiacus (sup., med. und inf.); aus dem Ggl. inf. des N. vagus und aus dem N. recurrens stammen die parasympathischen Rr. cardiaci. Diese bilden gemeinsam an der Herzbasis die vegetativen Herzgeflechte (Plexus cardiacus superfic. und prof.), die sich zwischen Aorta ascendens und Truncus pulmonalis ausbreiten und von da über die periarteriellen Geflechte der Kranzgefäße in die Muskulatur übergehen. Der Plexus cardiacus prof. ist das wichtigste Herzgeflecht, das durch den Sinus transversus pericardii in 2 Abschnitte untergliedert wird. Der eine liegt ventrokranial zwischen Aorta und Truncus pulmonalis. Er breitet sich in der vorderen Kranzfurche aus und versorgt hauptsächlich die Ventrikel. Der andere liegt dorsokaudal zwischen V. cava sup. und V. pulmonalis dext. sup. und versorgt vornehmlich die Rückwand der Vorhöfe. In die Herzgeflechte sind paraganglionäre Zellgruppen eingelagert (Paraganglion supracardiale), deren Bedeutung noch unklar ist. Die aufsteigenden, afferenten Fasern verlaufen ebenfalls im Vagus bzw. Sympathikus. Dazu gehören z. B. die Blutdruckzügler (N. depressor). Die Reizbildung im Sinus- und Atrioventrikularknoten wird über die efferenten vegetativen Herznerven modifiziert. Dabei besteht eine interessante Asymmetrie der Innervation. Der rechte Vagus innerviert bevorzugt den Sinusknoten, der linke dominiert in der Innervation des AV-Knotens. Vermutlich beteiligt sich der Vagus nicht an der Innervation der Ventrikelmuskulatur, die in der Hauptsache vom Sympathikus übernommen wird.

Die Lage der Herzgeflechte zwischen Aorta und Pulmonalarterie kompliziert größere Eingriffe an der Herzbasis, da eine unvorsichtige Präparation der reflexogenen Zonen die Gefahr eines akuten Herzstillstandes in sich schließt. Wenn bei der Pneumonektomie, der operativen Korrektur einer Aortenisthmusstenose oder beim Anlegen einer Blalockschen Anastomose die großen Gefäße vorübergehend unterbunden werden müssen, ist wegen der anatomischen Gegebenheiten in diesem Bereich eine gewebeschonende Präparation der Aorten- und Pulmonalwurzel besonders angezeigt.

Herzbeutel (Abb. 71): Der Herzbeutel besteht aus einem viszeralen (Epikard) und einem parietalen Blatt (Perikard). Am Perikard, das sich an den großen Gefäßen der Herzbasis auf das Epikard umschlägt, unterscheidet man eine Pars mediastinalis, sternocostalis, diaphragmatica und posterior. Der derbe sternokostale und diaphragmale Teil des Perikards ist mit der Umgebung relativ fest verwachsen, der mediastinale Abschnitt jedoch weitgehend verschieblich. Ergüsse sammeln sich daher im Herzbeutel bevorzugt links und rechts von der sternalen Anlagerungsfläche an.

Da sich das Herz aus einem Schlauch mit einer Ein- und Ausstrombahn (Porta venosa, Porta arteriosa) entwickelt hat, sind die perikardialen Umschlagfalten an den großen Herzgefäßen und Venen von vornherein getrennt. Zwischen beiden bleibt der Sinus transversus pericardii zeitlebens bestehen. An der Porta venosa bilden die Umschlagränder des Herzbeutels eine rechtwinklige Figur mit zahlreichen Recessus und Sinus (Abb. 71). Die Pulmonalvenen vereinigen sich rechts wie auch links in der Regel zu je 2 größeren Stämmen, die mit einem wechselnd langen, von Perikard überzogenen Stiel in den linken Vorhof einmünden. Vorn überzieht das Perikard die Aorta etwa bis zum Abgang des Truncus brachiocephalicus und des Lig. arteriosum. Die Wurzeln der großen Gefäße liegen also noch innerhalb des Herzbeutels. Die intraperikardiale Lage der dünnwandigen Venen erklärt das Zustandekommen von Einflußstauungen bei der sog. Herzbeuteltamponade oder nach voluminösen Perikardergüssen.

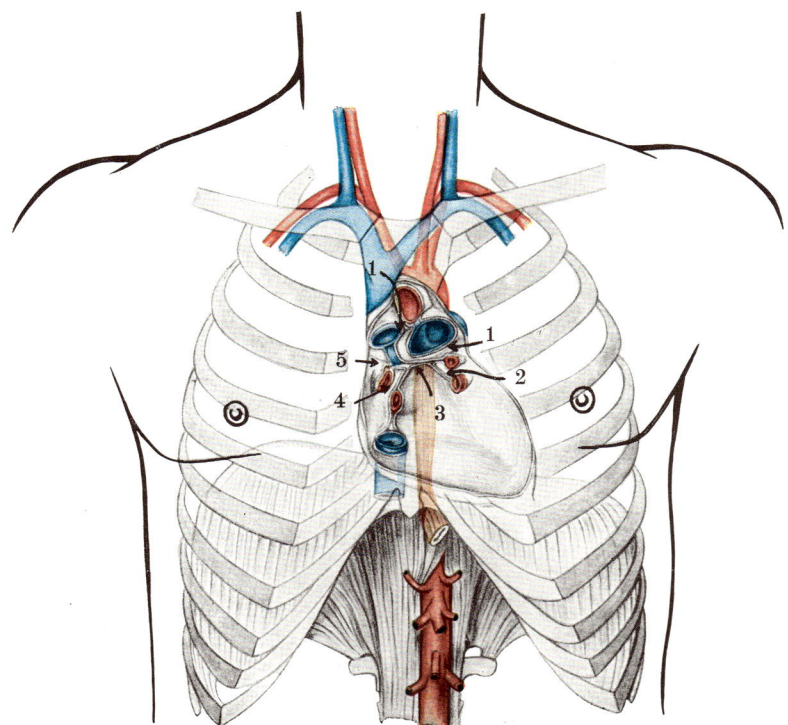

Abb. 71. Topographie des Herzbeutels (K).

1 = Sinus transverus pericardii; 2 = Recessus pulmonalis sin.; 3 = Sinus obliquus pericardii; 4 = Recessus pulmonalis dext.; 5 = Recessus postcavalis

b) Thymus

Der Thymus liegt zwischen Sternum, Trachea und den Vv. brachiocephalicae. Er reicht bei Kindern mit 2 langgestreckten Lappen kaudal bis an den Herzbeutel. Die Rückbildung des Organs beginnt im 2. Lebensjahrzehnt und führt zur Entwicklung des sog. retrosternalen Fettkörpers (Corpus adiposum retrosternale). Dieser nimmt dann nur noch den oberen Teil des vorderen Mediastinums (sog. Mediastinum sup.) ein. Der Thymus kann auch eine retrovenöse Lage haben d.h. *hinter* den Vv. brachiocephalicae gelegen sein, was die Gefahr einer Venenstauung mit sich bringt. Versprengte Thymusteile können im Hals oder im Mediastinum angetroffen werden. Die äußerst seltenen Thymustumoren machen sich meist durch Verdrängungserscheinungen (venöse Einflußstauung, Herzbeschwerden, Hustenreiz, Atemstörungen durch die Beengung der Trachea, sog. Asthma thymicum usw.) bemerkbar.

Gefäßversorgung: Arterielle Äste aus der A. thoracica int.
Venöse Abflüsse direkt in die Vv. brachiocephalicae

c) Nn. phrenici

Die Nerven sind mit dem entwicklungsgeschichtlichen Descensus von Herz und Zwerchfell nach kaudal gerückt und dadurch in die Länge gezogen worden. Ihr Ursprung aus dem Plexus cervicalis (C_3–C_5) weist noch auf diese Entstehungsgeschichte hin und erklärt die gelegentlich auftretenden Atembeschwerden bzw. Störungen der Zwerchfellmotorik bei Erkrankungen der Halswirbelsäule. Da die Nn. phrenici nicht nur motorische Fasern für das Zwerchfell, sondern auch sensible für Perikard, Pleura mediastinalis und das Peritonaeum der Zwerchfellunterfläche enthalten, können bei Pleuritis, Peritonitis, Gallenblasenaffektionen »ausstrahlende« Schmerzen bis in die Schulter hinein auftreten (Dermatome der Halssegmente). Auch vegetative Fasern verlaufen im N. phrenicus, die in Zwerchfellnähe mehrere Ganglien bilden (Ggl. und Plexus phrenicus).

Am Hals liegt der Phrenikus auf dem M. scalenus ant. (Leitmuskel) und ist hier operativ von ventral erreichbar. Die Phrenikotomie oder Exhairese wird jedoch heute nur noch selten angewandt. Der Nerv verläuft hinter der V. subclavia durch die obere Thoraxapertur ins vordere Mediastinum. An der rechten Seite folgt er der oberen Hohlvene, der er eng anliegt, und zieht dann vor der Lungenwurzel zwischen Pleura und Perikard abwärts zum Zwerchfell, in das er in der Nähe der V. cava inf. eintritt. Einige Äste gehen auch durch das Foramen v. cavae hindurch (Rr. abdominales). Der linke Phrenikus biegt um das Herz herum, ist dadurch etwas länger als der rechte und liegt im ganzen etwas oberflächlicher. Mit den begleitenden Gefäßen (Vasa pericardiacophrenica) durchbohren die Nn. phrenici das Zwerchfell und erreichen so auch das unten anlagernde Peritoneum. Die enge Nachbarschaft zum Lungenhilus kann bei hilusnahen Bronchialkarzinomen eine Phrenikuslähmung bewirken. Über die sog. Nebenphrenici siehe Seite 82.

d) Trachea

Die Trachea setzt sich aus 16–20 halbmondförmigen, nach dorsal geöffneten Knorpelspangen zusammen und hat eine durchschnittliche Länge von 12 cm. Die elastische Längsspannung der Luftröhre wird durch die infra- und suprahyalen Muskelschlingen des Zungenbein-Kehlkopf-Apparates einerseits und die frontal gestellte, elastisch-muskulöse Membran zwischen Lungenhilus und Zwerchfell andererseits aufrechterhalten. Bei tiefer Einatmung kann sich die Trachea um 1–2 cm verlängern. Topographisch unterscheidet man eine Pars cervicalis (C_6–Th_1) und eine Pars thoracalis (Th_1–Th_4). Die Bifurkation projiziert sich hinten auf den 4. Brustwirbel und vorn auf den Sternalansatz der 3. Rippe. Beim Neugeborenen liegt die Bifurkation wesentlich höher als beim Erwachsenen, was bei der Intubationsnarkose berücksichtigt werden muß. Als Faustregel gilt: Die Länge des Intubationskatheters entspricht etwa der Entfernung Ohrläppchen-Nasenspitze. Oben legen sich auf die Trachea die beiden Vv. brachiocephalicae und die V. thyreoidea ima. An die Bifurkation und den linken Hauptbronchus legt sich der Aortenbogen an. Der rechte Hauptbronchus verläuft mehr senkrecht, der linke, um 4–5 cm längere Hauptbronchus mehr bogenförmig-horizontal. Die aus dem Arcus aortae entspringenden 3 großen Gefäßstämme liegen der Trachea dicht an. Der linke Vagus kreuzt den Aortenbogen links-vorn, an welcher Stelle der N. recurrens nach medial abzweigt. Der Vagus zieht dann *hinter* dem linken Hauptbronchus vorbei, steil nach dorsal zum Ösophagus, wo er sich in mehrere Äste aufsplittert und den Plexus oesophageus bildet. Der rechte Vagus kreuzt die A. subclavia vorn und gelangt dann *hinter* dem rechten Hauptbronchus hindurch zum Ösophagus. In der Ösophaguswand läuft der rechte Truncus vagalis mehr dorsal, der linke mehr ventral. An der Trachea finden sich zahlreiche Lymphknoten, besonders im Bereich der Bifurcatio tracheae (Abb. 64). Die tracheobronchialen, retro- und paratrachealen Lymphknoten sind als die regionären Knoten für Lunge, Herz und Mediastinalorgane zu betrachten. Sie stehen mit den bronchomediastinalen Gruppen in Verbindung (»Hilusdrüsen«). Eine Vergrößerung dieser Lymphknoten kann durch die enge Nachbarschaft zum Ösophagus Schluckbeschwerden verursachen. Beim Bronchialkarzinom gilt das Auftreten von Rekurrens- oder Phrenikusparesen als Zeichen einer breiteren Metastasierung (Inoperabilität).

2. Die Gebilde des hinteren Mediastinums (Mediastinum posterius)

a) Oesophagus

Der Ösophagus beginnt am Ringknorpel (in Höhe von C_6) und endet an der Kardia (in Höhe von Th_{10-11}). Von der Zahnreihe ist der Ösophagusmund 15 cm (1. Enge), die Bifurcatio tracheae 25 cm (2. Enge) und die Kardia 40 cm (3. Enge) entfernt. Divertikel entstehen am häufigsten im Bereich der 1. und 2. Enge. Epiphrenale Divertikel (Pulsionsdivertikel) können sich oberhalb des Zwerchfells im Bereich der epiphrenischen Ampulle (Abb. 72) häufig bei Kardiospasmus entwickeln. Man unterscheidet am Ösophagus eine Pars cervicalis, thoracalis und abdominalis. Der abdominale Abschnitt ist am kürzesten (3–4 cm) und innerhalb des Hiatus oesophageus des Zwerchfells geringgradig verschieblich. Seine Vorderwand wird vom Peritoneum überzogen. Die oberen Abschnitte des Ösophagus liegen bis Th_{7-8} direkt vor der Wirbelsäule. Kaudal davon schiebt sich die Aorta zwischen Speiseröhre und Wirbelsäule ein. Dadurch entfernt sich der Ösophagus zunehmend von der Wirbelsäule und lagert sich dem Perikard an (Bereich des linken Vorhofes, Abb. 71). Der untere thorakale Abschnitt wird teilweise von der rechten Pleura bedeckt, so daß ösophageale Erkrankungen auf Pleura und Lunge übergreifen können. Bei Rupturen im unteren Ösophagusgebiet wird meist die Pleurahöhle eröffnet, was rasch zur Entwicklung eines Hydropneumothorax führen kann. Ein Ösophaguskarzinom kann daher auch in den Herzbeutel durchbrechen. Mit einer Schlucksonde lassen sich in Höhe des Herzens Pulsationen registrieren. Im Kardiabereich fand man bei intraösophagealen Druckmessungen eine Zone erhöhten Druckes, was auf eine Sphinkterfunktion des kardialen Ösophagusabschnittes bezogen wird. Anatomisch konnte jedoch bisher noch kein echter Sphinkter nachgewiesen werden.

Hinter dem Ösophagus sind der Ductus thoracicus und die Azygosvenen zu finden. Der untere Ösophagusabschnitt ist sowohl von einer linksseitigen als auch rechtsseitigen, die übrigen Abschnitte nur von einer rechtsseitigen Thorakotomie aus operativ zu erreichen. Das untere Ende der Speiseröhre geht mit den Trunci vagales und den abdominellen Ästen des linken

N. phrenicus durch den Zwerchfellschlitz (Hiatus oesophageus). Hier ist der Ösophagus durch zeltartige Faszienzüge konstruktiv so eingebaut, daß der unter einer Längsspannung stehende Schlauch zugleich fixiert und verschieblich ist. In Höhe des Hiatus liegt die 3. Ösophagusenge. An dieser Stelle beobachtet man röntgenologisch den sog. epikardialen Stopp des Kontrastbreies. Eine Lockerung des konstruktiven Einbaues kann zur Entwicklung von Brüchen, meist des Magens, in den Brustraum führen (Hiatushernien). Das abdominale Ösophagusende (auch Antrum cardiae genannt) läuft im Vergleich zum epiphrenischen Teil schräg und mündet spitzwinklig in den Magen ein. Dadurch entsteht die Incisura cardiaca oder der Hissche Winkel (Abb. 72), der beim Erwachsenen im Liegen und bei mittlerer Zwerchfellstellung etwa 50–60° beträgt. Die schräge Einmündung wird durch die Ausbildung der Magenkuppel (Fornixhöhe etwa 5 cm) unterstützt und führt zur Entwicklung einer Schleimhautfalte am oberen Kardiarand (sog. Gubaroffsche Falte). Hier verdichten sich die schrägen Muskelfasern des Magens (Fibrae obliquae). Da ein Kardiasphinkter fehlt, kommt der Kardiaverschluß wahrscheinlich durch eine Ventilwirkung dieser Klappe am Mageneingang zustande.

Bei *Säuglingen* ist die Magenkuppel flacher. Die Längsachse des Magens steht noch horizontal. Der Übergang des Ösophagus in den Magen ist stumpfwinkliger als beim Erwachsenen. Der Hissche Winkel beträgt bei Neugeborenen durchschnittlich 85° und verkleinert sich bis zum Schulkindalter auf 60°. Das funktionelle Zusammenspiel zwischen Kardia und Ösophagusmotorik, das für den ventilartigen Verschluß des Mageneinganges so wichtig ist, bildet sich allmählich in den ersten Lebenswochen aus. Bestehen die sonst nur in der Neugeborenenperiode herrschenden Verhältnisse fort und erreicht der Hissche Winkel Werte über 90°, so entwickelt sich das Bild der Kardiainsuffizienz mit chronischem Erbrechen und anderen Erscheinungen.

Das abdominale Ösophagusende wird fast ausschließlich von den Magengefäßen (A. gastrica sin.) versorgt. Bei Totalresektionen des Magens pflegt der Chirurg daher das untere Ösophagusstück mit zu resezieren, da die Nahtstelle sonst wegen mangelnder Vaskularisation nicht verheilt.

Arterien: Die arterielle Versorgung stammt jeweils aus den benachbarten regionalen Gefäßen: Die *Pars cervicalis* wird von Zweigen der A. thyreoidea inf. und A. subclavia, die *Pars thoracica* von Zweigen der Aa. oesophageae propriae aus der Aorta und die *Pars abdominalis* von Ästen der A. gastrica sin. und A. phrenica inf. versorgt.

Venen: Das venöse Blut der submukösen und adventitiellen Plexus fließt zu den Vv. azygos und hemiazygos bzw. zur V. thyreoidea inf. ab. Im unteren Ösophagusabschnitt bestehen breite Anastomosen zu den Magenvenen und damit zum Pfortaderkreislauf! (vgl. S. 151 ff.).

Die *Lymphe* fließt jeweils zu den benachbarten Lymphknoten: Nodd. lymph. cervicales profundi inf., Nodd. lymph. tracheales, tracheobronchiales, bronchopulmonales dext., mediastinales post. und gastrici sin. Karzinommetastasen der mittleren und unteren Ösophagusabschnitte breiten sich bevorzugt abdominalwärts, die der oberen Abschnitte jugularwärts aus.

b) Ductus thoracicus

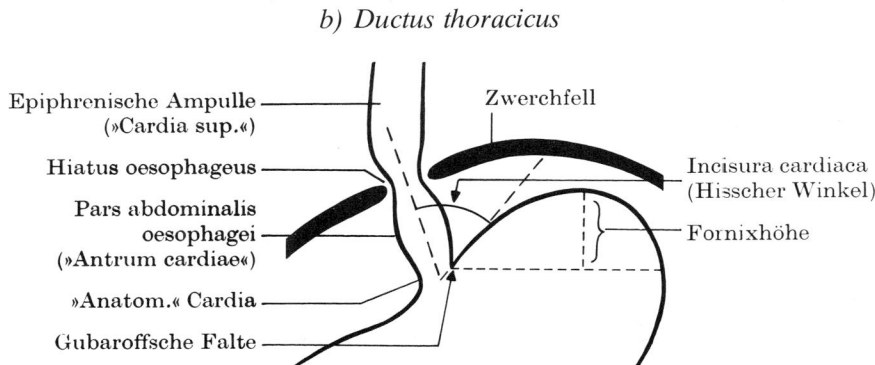

Epiphrenische Ampulle (»Cardia sup.«)

Hiatus oesophageus

Pars abdominalis oesophagei (»Antrum cardiae«)

»Anatom.« Cardia

Gubaroffsche Falte

Zwerchfell

Incisura cardiaca (Hisscher Winkel)

Fornixhöhe

Abb. 72. Schema über die Gliederung der Kardiaregion und die Lage des Hisschen Winkels [modif. nach J. K. DITTRICH (B)].

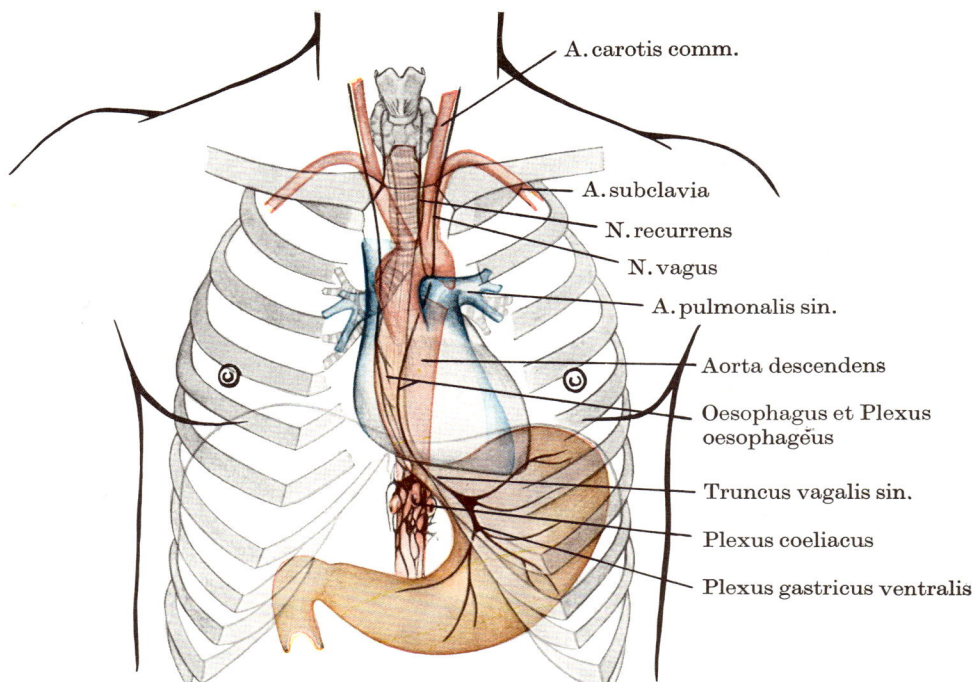

Abb. 73. Schema über die hinteren Mediastinalorgane. Das Herz ist durchscheinend gedacht (K).

Der Brustmilchgang sammelt die Lymphe der ganzen unteren Körperhälfte, der Brustorgane und des linken Armes. Er beginnt an der Cisterna chyli, die im Aortenschlitz des Zwerchfells direkt auf der Wirbelsäule in Höhe des 1. Lendenwirbels gelegen ist (Abb. 74). In die Zisterne münden die beiden Ductus lumbales mit der Lymphe von Becken und Bein sowie der Ductus intestinalis mit der Lymphe des Darmes ein. Der Ductus thoracicus zieht durch den Hiatus aorticus hinter der Aorta vor der Wirbelsäule aufwärts etwa bis in Höhe von Th$_5$, von wo er dann mehr und mehr nach links abbiegt und dicht vor der A. vertebralis bogenförmig in den linken Venenwinkel einmündet. Hier nimmt er noch den Truncus jugularis mit der Lymphe des Kopfes, den Truncus subclavius mit der Lymphe des linken Armes und den Truncus bronchomediastinalis sin. mit der Lymphe von Brustwand und Teilen der Brustorgane auf.

Die Lymphe aus den unteren 6–7 Interkostalräumen fließt in den Trunci descendentes zunächst neben der Aorta abwärts zur Cisterna chyli und dann erst im Ductus thoracicus wieder nach kranial.

c) Die Venen der dorsalen Brustwand

Die Interkostalvenen (Abb. 74) münden rechts und links von der Wirbelsäule jeweils in ein großes, längsverlaufendes Sammelgefäß, die V. azygos (rechts) bzw. hemiazygos (links) ein. Diese stellen die Fortsetzung der dorsalen Bauchwandvenen (Vv. lumbales ascendentes) dar. Die V. hemiazygos überquert die Wirbelsäule meist in Höhe des 8. Brustwirbelkörpers und geht dann hinter der Aorta zur anderen Seite über, wo sie in die V. azygos einmündet. Das venöse

Blut der linken oberen Interkostalräume (Th$_{1-9}$) sammelt sich zunächst in der V. hemiazygos accessoria, die sowohl nach kaudal mit der V. hemiazygos, als auch nach kranial mit der V. brachiocephalica in Verbindung steht. Die V. azygos biegt in Höhe des 3. Brustwirbels senkrecht nach vorn ab und »reitet« gleichsam auf dem rechten Hauptbronchus, ehe sie in die obere Hohlvene einmündet (auf dem linken Hauptbronchus »reitet« der Aortenbogen). Da die Vv. lumbales einerseits mit der unteren Hohlvene, andererseits mit der V. azygos in Verbindung stehen, ergibt sich an der dorsalen Rumpfwand ein venöser Kollateralkreislauf zur Umgehung der unteren Hohlvene. Die V. azygos hat enge topographische Beziehungen zum Ösophagus (Abb. 66). Bei operativer Korrektur einer Ösophagusatresie muß die Vene unterbunden werden, da nur so ein ausreichender Zugang zu den beiden Ösophagusstümpfen erreicht werden kann.

Das System der Brustwandvenen anastomosiert nach dorsal auch mit den venösen Geflechten der Wirbelkörper und des Wirbelkanals (Plexus venosus vertebralis int. und ext.). Die Wirbelgeflechte entleeren sich größtenteils über das Azygossystem in die obere Hohlvene, andererseits aber auch über die Vv. vertebrales und Vv. lumbales in das Kavasystem.

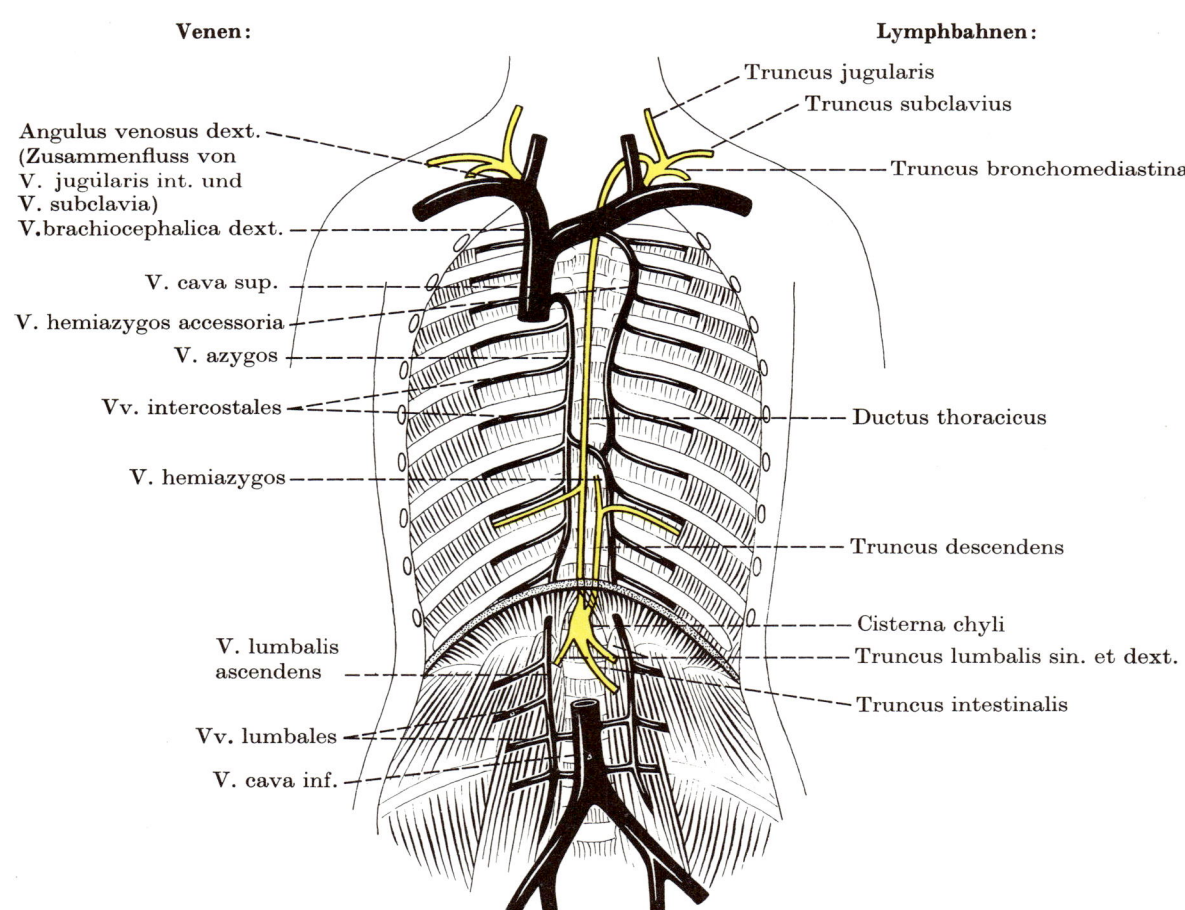

Venen:

Angulus venosus dext.
(Zusammenfluss von
V. jugularis int. und
V. subclavia)

V. brachiocephalica dext.

V. cava sup.

V. hemiazygos accessoria

V. azygos

Vv. intercostales

V. hemiazygos

V. lumbalis
ascendens

Vv. lumbales

V. cava inf.

Lymphbahnen:

Truncus jugularis

Truncus subclavius

Truncus bronchomediastina

Ductus thoracicus

Truncus descendens

Cisterna chyli

Truncus lumbalis sin. et dext.

Truncus intestinalis

Abb. 74. Schema über die dorsalen Brustwandvenen und den Verlauf des Ductus thoracicus (R).

d) Truncus sympathicus

Auf den Rippenköpfchen zieht der Grenzstrang beiderseits der Wirbelsäule senkrecht abwärts und bildet in jedem Segment ein Ganglion. Die Grenzstrangganglien sind untereinander durch die Rr. interganglionares verbunden. Zu den Interkostalnerven werden jeweils 2–3 Rami communicantes abgegeben (Abb. 58). Medial zweigen die Nn. splanchnici ab. Der N. splanchnicus major kommt aus den Grenzstrangganglien der Segmente Th_{6-9}, der N. splanchnicus minor entsprechend aus Th_{10-12}. Beide durchsetzen die Pars lumbalis des Zwerchfells und enden im Plexus solaris. Sie führen die präganglionären Fasern für den Bauchsympathikus. Wenn Metastasen eines Bronchialkarzinoms den Grenzstrang im dorsalen Mediastinum erreicht haben, ist der Tumor in der Regel inoperabel. Ganglioneurome des Grenzstranges sind im Gegensatz zu den meisten anderen Mediastinaltumoren paravertebral und vorwiegend im unteren oder mittleren Bereich des Mittelfells lokalisiert.

c) Aorta thoracica

Der Aortenbogen geht am 4. Brustwirbelkörper in die Aorta descendens über, die zunächst etwas links von der Wirbelsäule verläuft und kaudal mehr in die Medianebene gelangt. Im Hiatus aorticus ist die Aorta genau vor der Wirbelsäule gelegen. Eine Aortenpunktion wird meist im abdominalen Abschnitt vorgenommen. Die Aorta gibt während ihres mediastinalen Verlaufes 10 Paare von Interkostalarterien ab, außerdem Rr. oesophagei, bronchiales, pericardiaci, mediastinales sowie die Aa. phrenicae superiores.

Topographische Anatomie des Bauchraumes und des Beckens

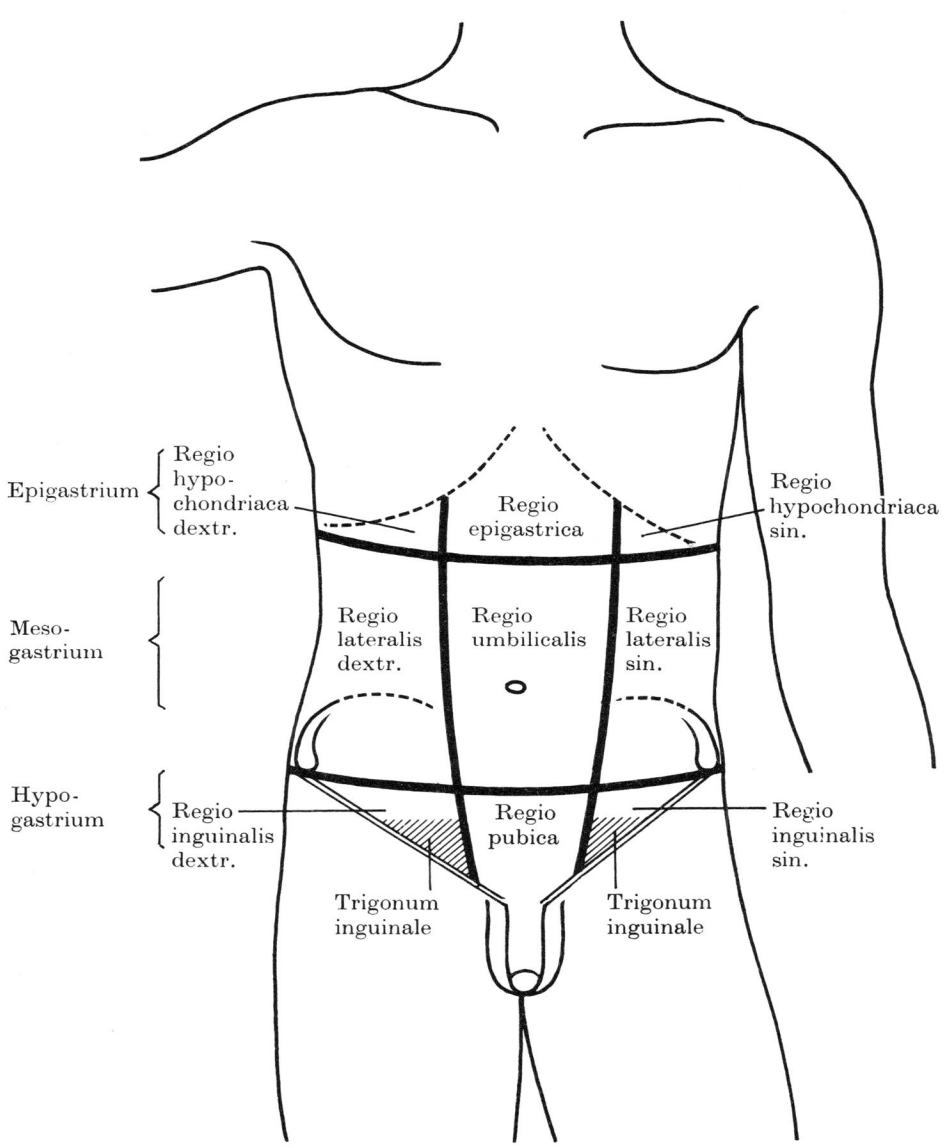

Epigastrium $\left\{\begin{array}{c} \text{Regio} \\ \text{hypo-} \\ \text{chondriaca} \\ \text{dextr.} \end{array}\right.$

Regio epigastrica

Regio hypochondriaca sin.

Meso-gastrium

Regio lateralis dextr.

Regio umbilicalis

Regio lateralis sin.

Hypo-gastrium $\left\{\begin{array}{c} \text{Regio} \\ \text{inguinalis} \\ \text{dextr.} \end{array}\right.$

Regio pubica

Regio inguinalis sin.

Trigonum inguinale

Trigonum inguinale

A. Zwerchfell

   Anatomisch werden am Diaphragma 3 Teile unterschieden: eine Pars lumbalis, costalis und sternalis. Die lumbale Portion besteht wiederum aus 2 Teilen, einem Crus mediale und laterale (Abb. 75). Das Crus mediale entspringt zipfelförmig von den Lendenwirbelkörpern bzw. dessen Längsband (Lig. longitudinale ant.), das rechte meist etwas tiefer (L_3–L_4) als das linke (L_2–L_3). Das Crus laterale entspringt mit den 2 Hallerschen Sehnenbögen vom Querfortsatz des 1. Lendenwirbels und der 12. Rippe, wobei M. quadratus und M. psoas bogenförmig über-spannt werden (sog. Psoas- und Quadratusarkade, Lig. arcuatum med. und lat. oder Arcus lum-bocostalis med. und lat.). Die Pars lumbalis des Zwerchfells wird von den großen Leitungsbah-nen des hinteren Mediastinums durchsetzt und dadurch weiter untergliedert (Abb. 75). Die bei-den Crura medialia bilden kranial ein spitzbogenartiges Tor über der Aorta (Hiatus aorticus). Die Muskelbündel durchflechten sich dann und umschließen den Hiatus oesophageus. Nach

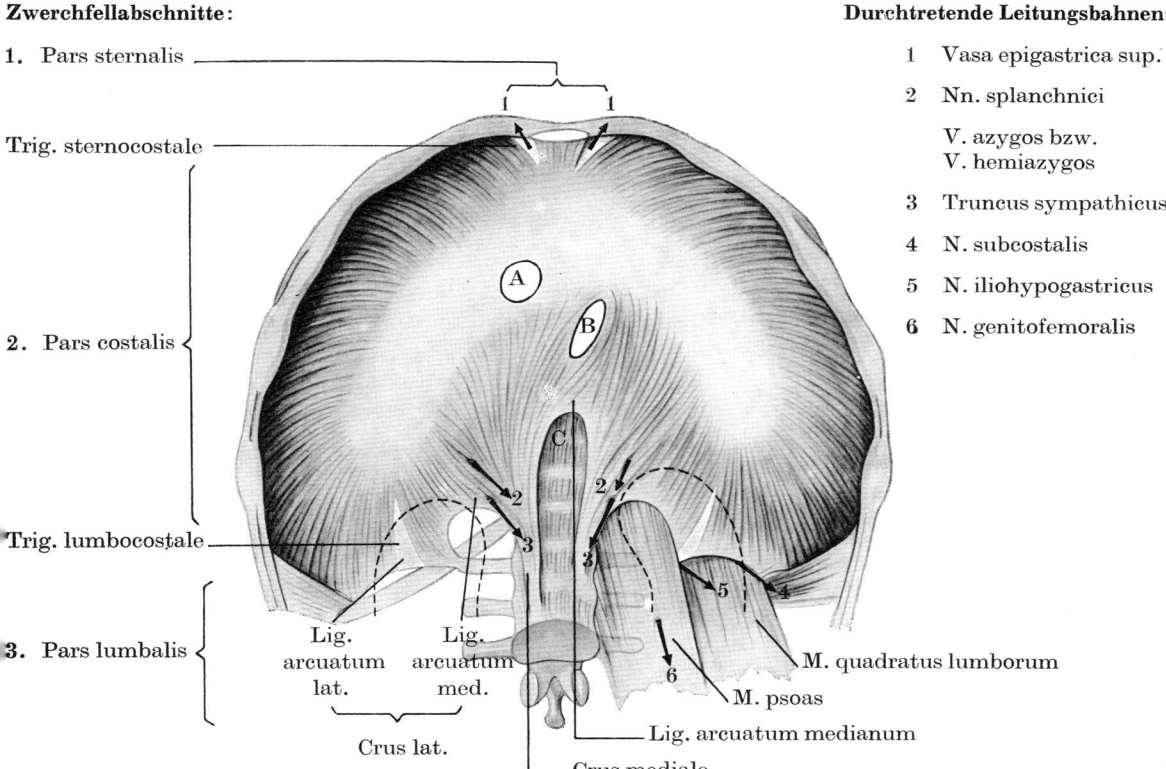

Zwerchfellabschnitte:	Durchtretende Leitungsbahnen:
1. Pars sternalis	1 Vasa epigastrica sup.
Trig. sternocostale	2 Nn. splanchnici
	V. azygos bzw. V. hemiazygos
	3 Truncus sympathicus
2. Pars costalis	4 N. subcostalis
	5 N. iliohypogastricus
	6 N. genitofemoralis
Trig. lumbocostale	
3. Pars lumbalis	

Lig. arcuatum lat. Lig. arcuatum med. M. quadratus lumborum M. psoas Lig. arcuatum medianum Crus lat. Crus mediale

Abb. 75. Zwerchfell mit Öffnungen und Kanälen von der Unterseite gesehen [Projektion der Nieren punktiert (R)].

A = Foramen v. cavae inf. (V. cava inf. mit N. phrenicus); B = Hiatus oesophageus (Oesophagus mit N. vagus); C = Hiatus aorticus (Aorta mit Ductus thoracicus)

Zwerchfell und durchtretende Gebilde (vgl. Abb. 75)

	Ort	Durchtretende Gebilde	Projektion auf das Skelett
Foramen v. cavae inf.	Im Centrum tendineum (fest verspannt)	V. cava inf. R. phrenicoabdominalis des rechten N. phrenicus	8. Brustwirbelkörper
Hiatus oesophageus	In der Pars lumbalis (wird nur vom Crus mediale dext. gebildet)	Ösophagus, Nn. vagi (als Plexus oesophageus)	12. Brustwirbelkörper
Hiatus aorticus	Zwischen den beiden Crura medialia	Aorta, Cisterna chyli, Ductus thoracicus	1. Lendenwirbelkörper
Unbenannter Spalt	Zwischen Crus mediale und Crus intermedium	N. splanchnicus major und minor, V. azygos (rechts), V. hemiazygos (links)	1. Lendenwirbelkörper
Unbenannter Spalt	Zwischen Crus intermedium und Crus laterale	Truncus sympathicus	2. Lendenwirbelkörper
Larreysche bzw. Morgagnische Spalte	Zwischen Pars sternalis und costalis	Vasa epigastrica sup.	8.–9. Brustwirbelkörper

neueren Untersuchungen soll eine achterförmige Durchflechtung hier nicht existieren, sondern nur das Crus mediale der rechten Seite den Ösophagusschlitz umgrenzen. Durch die Nn. splanchnici und die Azygosvenen wird vom Crus mediale noch ein Crus intermedium abgetrennt. Der Grenzstrang perforiert das Zwerchfell zwischen Crus mediale und laterale, dicht neben den Wirbelkörpern. Er bewahrt auch im Retroperitonealraum die enge Nachbarschaft zur Wirbelsäule.

Die kostale Portion des Zwerchfells befestigt sich ringsum an der unteren Thoraxapertur und alterniert dabei mit den Ursprungszacken des M. transversus abdominis. Zwischen der lumbalen und der kostalen Portion bleibt häufig eine muskelfreie Stelle bestehen, das sog. Bochdaleksche Dreieck (Trigonum lumbocostale, Abb. 75), ein Prädilektionsort für Zwerchfellhernien. Paranephritische Abszesse greifen hier leicht auf die Pleurahöhle, die vom Nierenlager nur durch eine dünne Bindegewebsplatte getrennt wird, über.

Die sternale Portion entspringt vom Sternum und ist durch das schmale, bindegewebige Trigonum sternocostale von der Pars costalis getrennt. Die an dieser Stelle gebildete Spalte heißt in der chirurgischen Literatur rechts Foramen Morgagni und links Larreysche Spalte. Durch sie treten die Vasa thoracica int. hindurch und gehen als Vasa epigastrica sup. auf die hintere Rektusscheide über. Brüche im Bereich dieser Spalten sind selten (3% aller Zwerchfellbrüche) und heißen Parasternalhernien (rechts Morgagni, links Larrey). Die häufigsten erworbenen Zwerchfellhernien entstehen im Hiatus oesophageus (sog. Hiatushernien). Am Hiatus aorticus kommen Brüche nicht vor. Kongenitale Hernien sind links häufiger als rechts und bevorzugen die Stellen, an denen die embryonalen Anlagen des Diaphragmas miteinander verschmolzen sind, wie z. B. das Trigonum lumbocostale.

Das Zwerchfell bildet 2 Kuppeln, die hoch in den Thorax aufsteigen (Projektion s. Abb. 67, 73). Die verschiedenen Muskelabschnitte sind in der Sehnenplatte des Centrum tendineum, auf dem das Herz lagert (Herzsattel), verankert. Röntgenologisch kann das Zwerchfell nach Luftfüllung des oberen Bauchraums speziell dargestellt werden (Pneumoperitoneum nach BANYAI). Im Alter tritt das Zwerchfell etwas tiefer, was mit einer Zunahme der Rippenneigung und einer allgemeinen ptotischen Senkung der Brustorgane korreliert ist.

Gefäßversorgung des Zwerchfells

Von kranial: A. musculophrenica (aus der A. thoracica int.) – folgt dem Rippenbogen
                  A. pericardiacophrenica (aus der A.thoracica int.) – begleitet den N. phrenicus und die
                  Aa. phrenicae sup. (aus der Aorta descendens)
Von kaudal: A. phrenica inf. (aus der Aorta abdominalis) – Abgang im Hiatus aorticus

Lymphgefäße des Zwerchfells

Das Zwerchfell ist reich an Lymphgefäßen. Man unterscheidet ein subperitoneales und ein subpleurales Gefäßnetz. Durch den intrathorakalen Sog ist der Lymphstrom gegen den Brustraum begünstigt, »so daß eine sympathische Pleuritis bei entzündlichen Vorgängen im subphrenikalen Raum weit häufiger angetroffen wird als eine sekundäre Beteiligung des subdiaphragmalen Peritoneums bei pleuralen, pulmonalen oder mediastinalen Eiterungen« (NISSEN). Die regionären Lymphknoten des Zwerchfells liegen im vorderen und im hinteren Mediastinum (Nodd. lymph. mediastinales ant. und post.).

Projektion des Zwerchfells auf Thorax und Skelett

		Ventrale Projektion	Dorsale Projektion
Am Lebenden	Exspiration	Rechts 4. Rippe Links 4./5. Rippe	8. Brustwirbelkörper 8./9. Brustwirbelkörper
	Inspiration	Rechts: 7. Rippe Links: 7./8. Rippe	11. Brustwirbelkörper 11./12. Brustwirbelkörper
An der Leiche	Rechts	4. ICR	9. Rippe
	Links	5. ICR	10. Rippe

B. Bauchwand

1. Allgemeiner Aufbau der Bauchwand

Die vordere Bauchwand, die unten am Leistenband und oben am Rippenbogen endet, wird herkömmlicherweise durch 2 horizontale und 2 vertikale Linien in 9 *Regionen* geteilt: die obere Horizontale geht durch den unteren Rand des Rippenbogens, die untere Horizontale durch die beiden vorderen Darmbeinstacheln und die vertikalen Linien folgen dem lateralen Rand des M. rectus (vgl. Abb. 118). Die auf diese Weise abgegrenzten Etagen werden als Epi-, Meso- und Hypogastrium bezeichnet. Im epigastrischen Raum liegt rechts das Leber-, links das Magenfeld (vgl. Abb. 94), im Hypogastrium sind der Leistenkanal und in der Regio lateralis dextra des Mesogastriums das Caecum mit der Appendix lokalisiert. Manche Autoren grenzen innerhalb der Regio inguinalis noch ein kleineres Trigonum inguinale ab, indem sie von einem Punkt zwischen dem lateralen und mittleren Drittel des Leistenbandes eine horizontale Linie zum lateralen Rektusrand ziehen. Die untere Begrenzung dieses Dreiecks, in dem der Leistenkanal in schrägem Verlauf die Schichten der Bauchwand durchsetzt, stellt das Leistenband dar. Medial schließt sich die Regio pubica an.

Allgemeine Schichtengliederung. Die Bauchwand besteht aus schalenartig übereinandergelagerten Gewebsplatten, die sich in 3 Gruppen gliedern lassen: 1. Haut und subkutanes Bindegewebe, 2. muskuloaponeurotische Schichten, 3. Peritoneum und subperitoneales Gewebe. Die Subkutis zeichnet sich durch eine lamelläre Struktur aus, in der Fett in großer Menge gespeichert werden kann. Die oberflächliche Körperfaszie ist zart und dehnbar – eine wichtige Voraussetzung für die Verschieblichkeit der Bauchdecken. Die muskuloaponeurotische Schicht besteht aus den 3 seitlichen Bauchmuskeln mit ihren Aponeurosen und dem Rektussystem mit seiner Rektusscheide sowie der Linea alba als mechanisches Verspannungselement. Durch die muskuloaponeurotischen Schichten wird der Bauchinhalt gewissermaßen wie durch ein Mieder elastisch gegürtet und unter Druck gesetzt. Sie sind daher auch für die Regulation des intraabdominalen Druckes von größter Bedeutung. Nicht nur bei der Atmung, sondern auch beim Husten, Niesen, Erbrechen, bei der Stuhl- und Harnentleerung wie auch bei der Geburt spielt die Spannungserhöhung innerhalb der muskuloaponeurotischen Schichten (Bauchpresse) eine Rolle. Das Peritoneum (Serosa) bedeckt die Muskelschichten der Bauchwand zusammen mit einer dünnen Lamelle lockermaschigen Binde- und Fettgewebes (Subserosa) von innen und läßt sich mit Ausnahme der Nabelgegend überall leicht von der Fascia transversalis, der inneren Faszie der Bauchdeckenmuskulatur, ablösen.

Die **muskuläre Verspannung** wird durch die 3 seitlichen Muskelplatten und den M. rectus abdominis gewährleistet. Die schrägen *Bauchmuskeln* bilden vorn und hinten jeweils flächenhafte Sehnen (Aponeurosen), die dorsal mit der Fascia thoracolumbalis den Erector spinae und ventral mit der Rektusscheide den M. rectus abdominalis logenartig einhüllen (Abb. 76). Das vordere Blatt der Rektusscheide wird von der Aponeurose des M. obliquus ext. und dem Vorderblatt der Internusaponeurose, das hintere Blatt von der Transversusaponeurose und dem hinteren Blatt der Internusaponeurose gebildet. Handbreit unterhalb des Nabels, an der sog. Douglasschen Linie (Linea arcuata), ändern sich diese Verhältnisse insofern, als die Aponeurosen aller 3 Bauchmuskeln in das vordere Blatt der Rektusscheide übergehen und der Rektus an der Dorsalseite nur noch von der Fascia transversalis begrenzt wird. Bei chirurgischen Eingriffen in diesem Bereich muß also beachtet werden, daß nach Durchtrennung des Rektus dorsal keine derbere Bindegewebsschicht mehr zu erwarten ist.

Schichten der Bauchwand

Lateral	*Paramedian*
1. Cutis	1. Cutis
2. Subcutis (subkutanes Fettlager)	2. Subkutis
3. M. obliquus abdominis ext.	3. Vorderes Blatt der Rektusscheide
4. M. obliquus abdominis int.	4. M. rectus abdominis
5. M. transversus abdominis	5. Hinteres Blatt der Rektusscheide
6. Fascia transversalis	6. Fascia transversalis
7. Peritonaeum	7. Peritonaeum

Aponeurosen und Faszien: **Muskeln:**

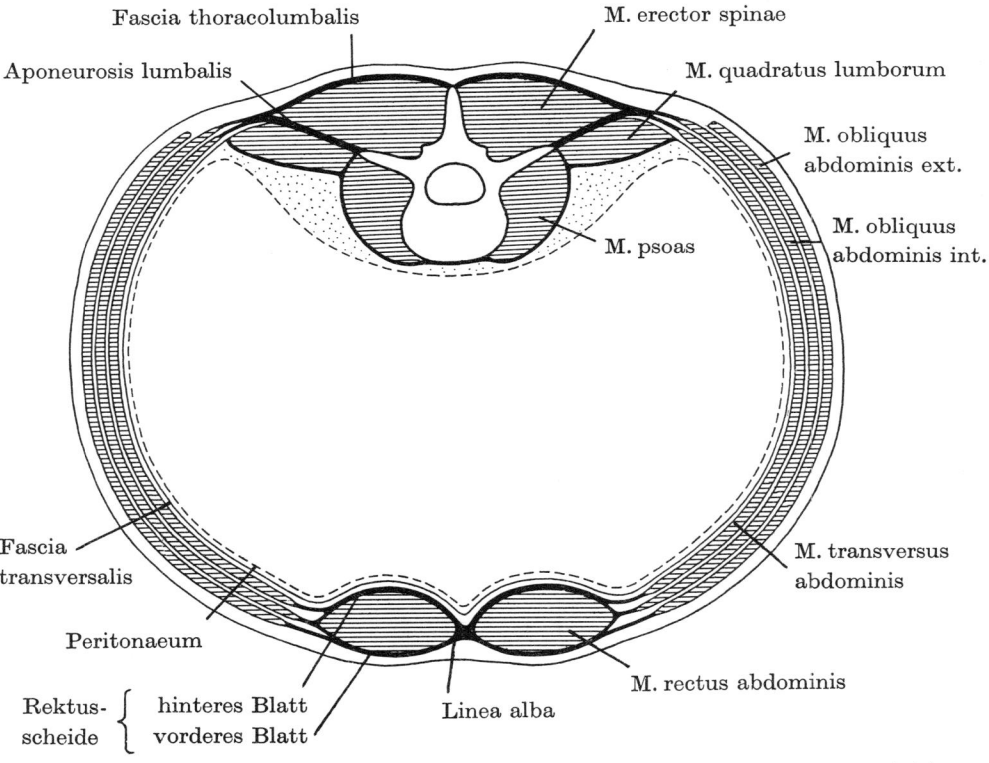

Abb. 76. Schema des konstruktiven Aufbaus der Bauchwand (oberhalb der Linea arcuata) (R).

Die Faserzüge der Rektusscheide sind schichtweise gekreuzt und bilden eine mehrfache Gurtung für den Bauchinhalt (Abb. 77). Sie kreuzen in der Medianebene in die jeweils tiefere Schicht, wodurch die Linea alba besonders fest wird. Diese kann überdies durch den kleinen M. pyramidalis aktiv gespannt werden. Infolge der aufrechten Körperhaltung steht der Bauchhöhleninhalt beim Menschen in besonderer Weise unter der Einwirkung der Schwerkraft. Es ergibt sich ein »hydrostatischer Schichtungsdruck« (V. LANZ), der sich auch auf die Konstruktion der Bauchwand auswirkt. Die Faserkreuzungen in der Rektusscheide sind im epigastrischen Bereich nahezu rechtwinklig. Unterhalb des Nabels werden die Winkel größer (bis zu 120°, Abb. 77). Der hydrostatische Schichtungsdruck belastet bei aufrechter Haltung besonders die Wand des Unterbauches. Die Aponeurosen der schrägen Bauchmuskeln gehen daher unterhalb

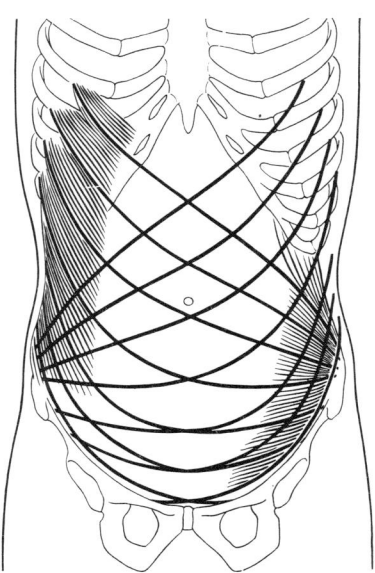

Abb. 77. Schema der konstruktiven Bauweise der ventrolateralen Bauchwand. Die Faserzüge des M. obliquus abdominis ext. rechts gehen über die Schrägsysteme der Aponeurosen und Rektusscheide in diejenigen des M. obliquus abdominis int. der anderen Seite über. Die Winkel der beiden sich überkreuzenden Schrägsysteme werden kaudalwärts größer [nach v. Lanz (K-B.)].

des Nabels gemeinsam in das vordere Blatt der Rektusscheide über, während die hintere Rektusscheide ausläuft. Die Linea arcuata (besser Zona arcuata, denn es handelt sich nicht um eine scharfbegrenzte Linie), ist damit Ausdruck dieses Konstruktionsprinzips. Auch die Umgruppierung der unteren Internusfasern, deren Sehnen in das geschilderte hypogastrische Verspannungssystem fast horizontal einstrahlen, ist daraus abzuleiten. Die Mm. obliqui externi sind über die Schrägfaserzüge der Rektusscheiden hinweg mit den Mm. obliqui int. der gegenüberliegenden Seiten verknüpft. Dadurch ergeben sich schräge Verspannungsgurte über die gesamte Bauchwand hinweg, die durch die Zwischensehnen der Mm. recti funktionell noch unterteilt werden können. Beim Leptosomen und Athletiker ist diese Verspannung in der Regel straff und elastisch; beim Pykniker dagegen wölbt sich nicht selten der hypogastrische Unterbauch vor, der hydrostatische Schichtungsdruck wirkt sich ungünstig aus. Bauchwandbrüche (Hernien) kommen daher besonders bei fettleibigen Pyknikern vor, aber auch bei Zuständen, die mit einer Auflockerung der Bauchwand einhergehen (Aszites, Schwangerschaft, intraabdominelle Tumoren usw.). Eine natürliche Bruchpforte stellt der Leistenkanal dar. Oberhalb des Leistenkanals dringt nicht selten Bauchinhalt durch die Bauchdecken nach außen vor (Leistenbrüche oder *Herniae inguinales*). Eine schwache Stelle in der Konstruktion der Bauchwand befindet sich auch dort, wo die tieferen, seitlichen Bauchmuskeln in ihre Aponeurosen übergehen, um die Rektusscheide zu bilden, d. h. im Bereich der Linea semilunaris (Spigeli). Diese halbmondförmig gebogene Linie entsteht am Übergang der Muskelfasern des M. transversus in seine Aponeurose. Brüche, die im Bereich der Linea semilunaris zwischen lateralem Rektusrand, Linea arcuata und den epigastrischen Gefäßen auftreten, bezeichnet man als *Spigelsche Hernien.*

Oberhalb des Nabels weichen die beiden Mm. recti etwas auseinander (physiologische Diastase). Die »Linea alba« bildet hier eine Platte, die erst unterhalb des Nabels den Charakter eines Septums annimmt. Weichen die beiden Recti im epigastrischen Raum stärker auseinander, so kann sich die Bauchwand flächenhaft vorwölben. Diese Rektusdiastase stellt jedoch keinen

Bruch im eigentlichen Sinne dar, da weder ein Bruchsack noch eine Bruchpforte gebildet werden. Kommt es dagegen zu regelrechten Brüchen, so spricht man von *Herniae epigastricae.* Diese sind bei Männern besonders im mittleren Lebensalter häufiger als bei Frauen und entwickeln sich wahrscheinlich durch Ausweitung kleinerer Gefäßnervenkanälchen. Auch im Bereich der Linea semilunaris (Spigeli) sind ähnliche Brüche beobachtet worden.

Die schräg kreuzenden Fasersysteme der Rektusscheide weichen am *Nabel* auseinander und gruppieren sich ringartig um (Anulus umbilicalis). Die Fascia transversalis ist hier verstärkt und wird zur Fascia umbilicalis, einer aponeurotischen Faserplatte. Da die Subcutis im Bereich des Nabels fehlt, ist die Haut eingezogen. Bei den Nabelhernien *(Herniae umbilicales),* die angeboren oder erworben sein können, weitet sich der Nabelring so aus, daß Bauchhöhleninhalt austreten kann. Kleinere Nabelbrüche sind bei Säuglingen häufig und als Nebenbefund in jedem Lebensalter zu beobachten. Der scharfrandige Nabelring ist selbst bei größeren Nabelbrüchen noch gut tastbar. Nabelschnurbrüche *(Herniae funiculi umbilicalis)* sind selten und entwickeln sich durch unvollständige Reposition der Baucheingeweide während der Fetalzeit. Sie entstehen also durch Persistenz des physiologischen Nabelbruches, der sich normalerweise bis zur Geburt vollständig zurückgebildet hat. Im Gegensatz zum Nabelbruch ist der Nabelschnurbruch nicht von der Epidermis, sondern von dem dünnen, durchscheinenden Amnion und dem sulzigen Gewebe des Nabelstranges überzogen. An der Innenseite der Bauchwand sieht man verschiedene Peritonealfalten, die vom Nabel ausgehen und in der Hauptsache Rudimente des Embryonalkreislaufes darstellen. Nach kranial zieht das Lig. falciforme, das die obliterierte Nabelvene (Lig. teres hepatis) enthält. Nach kaudal geht jederseits die Plica umbilicalis medialis mit den obliterierten Nabelarterien sowie in der Medianebene die Plica umbilicalis mediana mit dem obliterierten

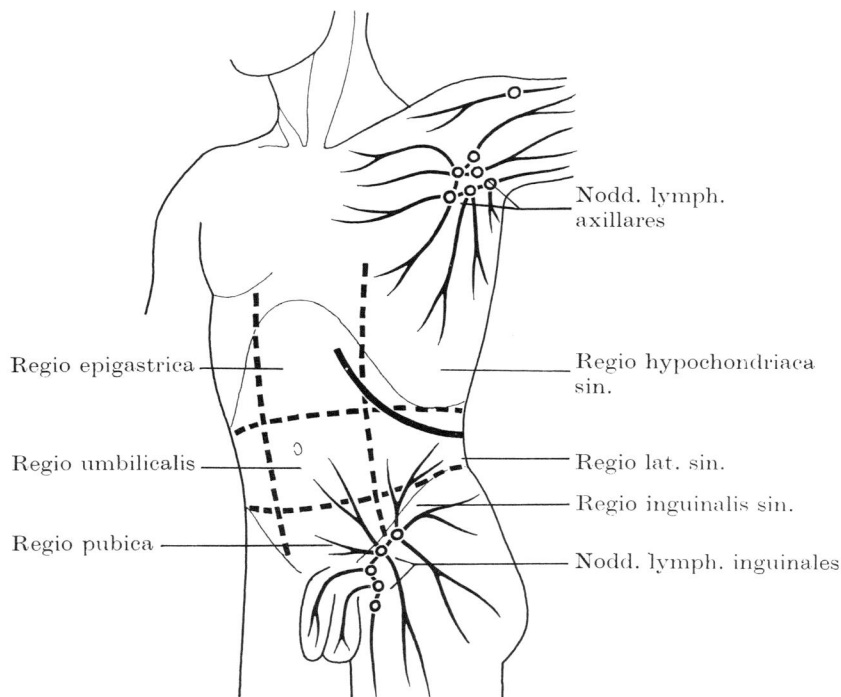

Abb. 78. Regionen der Bauchwand. Die bogenförmige Linie gibt die Grenze der Lymphabflüsse zur Inguinal- und Axillarregion an [umgez. nach CORNING (R)].

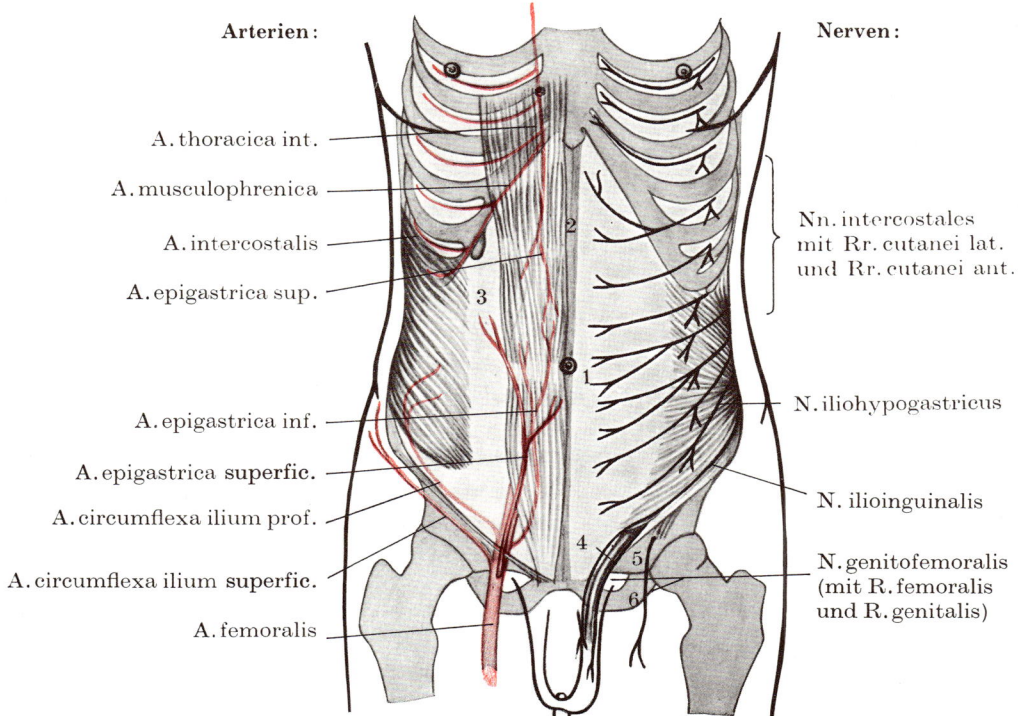

Abb. 79. Schema über die Anordnung der Leitungsbahnen in der Bauchwand (K).

Bevorzugte Bruchstellen:
1 = Herniae umbilicales	4 = Herniae inguinales (lat. und med.)
2 = Rektusdiastasen	5 = Herniae femorales
3 = Laterale Bauchwandhernien	6 = Herniae obturatoriae

Urachus ab. Die Plicae umbilicales lat., die die Vasa epigastrica inf. enthalten, haben keine Verbindung mit dem Nabel, sondern verlaufen paramedian in der hinteren Rektusscheide (vgl. Abb. 83).

Die 3–5 Zwischensehnen des M. rectus (Intersectiones tendineae) sind vorn mit der Rektusscheide verwachsen, hinten dagegen nicht. Abszesse oder Hämatome können sich daher dorsal ungehindert ausbreiten, während sie vorn auf das zugehörige Muskelsegment beschränkt bleiben. Die Intersectiones dürfen palpatorisch nicht mit intraabdominalen Organabschnitten (Leberrand u.a.) verwechselt werden. Punktionen der Bauchhöhle (Aszites) werden zweckmäßigerweise lateral vom M. rectus vorgenommen. Der Trokar wird in der Regel links zwischen Nabel und vorderem Darmbeinstachel eingestochen, da hier keine größeren Gefäße liegen.

Die **motorische** und **sensible Innervation** der Bauchwand stammt aus den ventralen Ästen der Spinalnerven (Th$_{7-12}$, L$_{1-2}$) und zeigt eine unverfälschte segmentale Anordnung (Abb. 79). Die Nerven verlaufen schräg von hinten-oben nach vorn-unten, weitgehend zwischen dem M. transversus und M. obliquus int. Ventral liegen sie in der hinteren Rektusscheide. Die Äste des Plexus lumbalis (N. iliohypogastricus, N. ilioinguinalis und N. genitofemoralis) verlaufen in der Nähe des Leistenbandes zum Teil in Begleitung des Samenstranges (N. ilioinguinalis und R. genitalis n. genitofemoralis).

Gefäßversorgung der Bauchwand (vgl. Abb. 79)

Arterien

A. epigastrica sup. (Fortsetzung der A. thoracica int. – absteigend durch die Larreysche bzw. Morgagnische Spalte auf die Hinterwand der Rektusscheide),

A. epigastrica inf. (Ast der A. iliaca ext. – aufsteigend in der Hinterwand der Rektusscheide),

A. epigastrica superfic. (aus der A. femoralis – aufsteigend in der vorderen Rektusscheide),

A. circumflexa ilium superfic. und prof. (Äste der A. femoralis bzw. A. iliaca ext. – bilden, indem sie mit Ästen der A. iliolumbalis (aus der A. iliaca int.) kommunizieren, einen Anastomosenkranz in Höhe des Beckenrandes).

Venen

Die klinische Bedeutung der venösen Abflüsse der Bauchwand liegt darin, daß diese bei Stauungen im Pfortadersystem einen kollateralen Kreislauf zum Kavasystem vermitteln können (Caput medusae).

Die venösen Abflüsse kranial vom Nabel

V. epigastrica sup. (als V. thoracica int. zur V. subclavia)

V. thoracoepigastrica (an der seitlichen Brustwand gelegen – zur V. axillaris)

Vv. thoracicae lat. (auf dem M. serratus ant. gelegen – zur V. axillaris)

Die venösen Abflüsse kaudal vom Nabel

V. epigastrica inf. (im hinteren Blatt der Rektusscheide – zur V. iliaca ext.)

V. epigastrica superfic. (selbständig oder mit der V. circumflexa ilium superfic. zusammen in die V. saphena magna zur V. femoralis).

Die Lymphabflüsse

Die regionären Lymphknoten der Bauchwand liegen oberhalb einer bogenförmigen Linie (Abb. 78), kranial davon strömt die Lymphe in die Achselhöhle (Nodd. lymph. axillares superfic. und prof.), kaudal zur Leistenregion [Nodd. lymph. inguinales superfic. (Tractus horizontalis)] ab.

2. Regio inguinalis

Begrenzung unten: Lig. inguinale
medial: lateraler Rand des M. rectus abdominis
oben: Verbindungslinie beider Spinae iliacae ant. sup.

Im lateralen Feld der Leistenregion durchsetzt der Leistenkanal, der beim Mann den Funiculus spermaticus, bei der Frau das Lig. teres uteri enthält, die vordere Bauchwand. Erst kurz vor der Geburt dringt der Hoden im Zuge des Descensus testis entlang des Urnierenleistenbandes in den Leistenkanal und anschließend in den Hodensack ein, wobei er das Peritonaeum als Processus und Tunica vaginalis bis in das Scrotum mitzieht. Die Lage der Keimdrüsen im Scrotum gilt bei männlichen Neugeborenen als Reifezeichen. Normalerweise obliteriert der Processus vaginalis. Nur das Epi- und das Periorchium bleiben erhalten. Eine grübchenartige Vertiefung (Infundibulum) am inneren Leistenring zeigt häufig noch die Stelle des Abganges des ehemaligen Peritonealfortsatzes an. Bleibt der Processus vaginalis offen, so können sich indirekte Hernien ausbilden (Herniae inguinales indirectae congenitae). Diese erreichen das Cavum serosum testis. Der Bruchinhalt befindet sich also zwischen Epi- und Periorchium (anatomische Unterscheidung gegenüber den erworbenen, indirekten Leistenhernien!). Klinisch ist dieses Merkmal jedoch wenig brauchbar, da die Serosaverhältnisse am Lebenden nicht zu tasten sind. Der Kliniker spricht also nur dann von einer kongenitalen Hernie, wenn diese schon bei der Geburt oder zumindest in den ersten Lebenswochen vorhanden ist.

Mit dem Descensus des Hodens in der Fetalzeit verlängern sich auch die Schichten der vorderen Bauchwand bis in den Hoden, wodurch die *Hodenhüllen* entstehen. Von den Bauchmuskeln gehen nur Fasern vom M. obliquus int., manchmal auch vom M. transversus, auf den Samenstrang und Hodensack über (M. cremaster). Die Fascia transversalis verstärkt sich im Skrotum und bildet hier die derbe Fascia spermatica int., an der die Faserbündel des M. cremaster angreifen. Auf diese Weise kann der Hoden gehoben werden (Kremasterreflex). Die Kremasterfasern

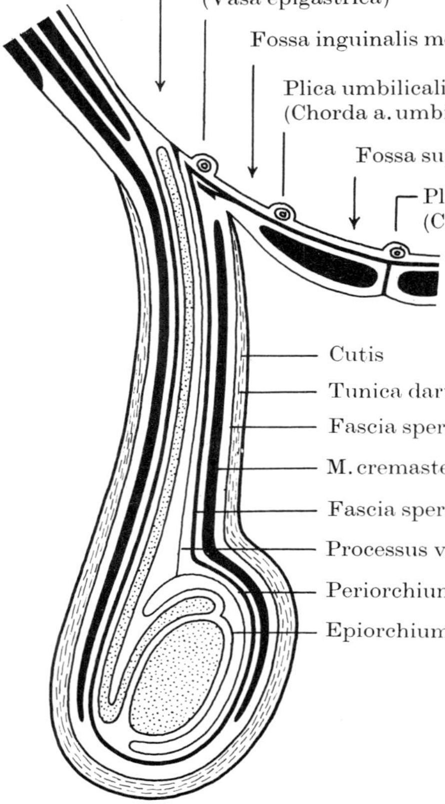

Fossa inguinalis lat.

Plica umbilicalis lat.
(Vasa epigastrica)

Fossa inguinalis med.

Plica umbilicalis med.
(Chorda a. umbilicalis)

Fossa supravesicalis

Plica umbilicalis mediana
(Chorda urachi)

Cutis

Tunica dartos

Fascia spermatica ext.

M. cremaster

Fascia spermatica int.

Processus vaginalis

Periorchium

Epiorchium

Abb. 80. Schematische Darstellung der Hodenhüllen im Vergleich zu den Schichten der Bauchwand [modif. nach HAFFERL (R)].

Vergleich der Hodenhüllen mit den entsprechenden Schichten der Bauchwand (Abb. 80)

Bauchwand	Hodenhüllen
1. Cutis	1. Cutis
2. Subkutis	2. Tunica dartos (anstelle einer Subkutis, die fehlt)
3. Fascia abdominalis superfic.	3. } Fascia spermatica ext.
4. Faszie des M. obliquus abdominis ext.	4. }
5. M. obliquus abdominis ext.	5. —
6. M. obliquus abdominis int.	6. } M. cremaster mit Fascia cremasterica
7. M. transversus abdominis	7. }
8. Fascia transversalis	8. Fascia spermatica int.
9. Peritoneum	9. Tunica vaginalis testis
	a) Lamina visceralis (Epiorchium)
	b) Lamina parietalis (Periorchium)

sind meist durch bindegewebige Platten unterbrochen, die neuerdings als Fascia cremasterica bezeichnet werden. Diese entspricht aber nicht der Cooperschen Faszie der Kliniker (COOPER hatte 1830 die heute als Fascia spermatica ext. bezeichnete Hodenhülle beschrieben). M. cremaster und Fascia cremasterica bilden eine zusammenhängende Schicht. Die außen anschließende Fascia spermatica ext. stellt eine Fortsetzung der Faszie des M. obliquus ext. und der oberflächlichen Bauchwandfaszie dar. Die Raffung der Skrotalhaut bei den reflektorischen Hodenbewegungen bewirkt die Tunica dartos.

Der 4–6 cm lange **Leistenkanal** beginnt am Anulus inguinalis prof. in der Fossa inguinalis lat. Er liegt lateral von der Plica umbilicalis lat., in der die Vasa epigastrica inf. verlaufen. Er durchsetzt schräg von hinten-oben nach vorn-unten die Schichten der Bauchwand und endet am Anulus inguinalis superfic. Der äußere Leistenring befindet sich in Höhe der Fossa inguinalis med., die zwischen den Plicae umbilicales lat. und med. als grübchenförmige Peritonealvertiefung vorhanden ist.

Die Fasern des M. obliquus ext. haben keine Beziehung zum Leistenkanal, da sie bereits in Höhe der sog. Muskelecke in die sehnige Aponeurose übergehen. Am äußeren Leistenring spaltet sich aber die Aponeurose in zwei Schenkel, das Crus mediale und laterale, die durch die Fibrae intercrurales zusammengehalten werden (Abb. 81). Die Muskelbündel des Internus und Transversus erreichen zwar den Leistenkanal, bedecken aber nur das laterale Drittel des Samenstranges (Abb. 82). Der Transversus bleibt dabei immer ablösbar und verläuft mehr am oberen Rand des Kanals, indem er diesen bogenförmig umgreift. Der Internus ist für den Chirurgen besonders wichtig, da er der einzige Muskel ist, der den Leistenkanal von vorn muskulös bedeckt und daher zur Deckung eines Herniendefektes herangezogen werden kann (Abb. 83). Wenn der Internus zu weit kranial liegt, so daß er nicht mehr die Vorderwand des Leistenkanals zudecken

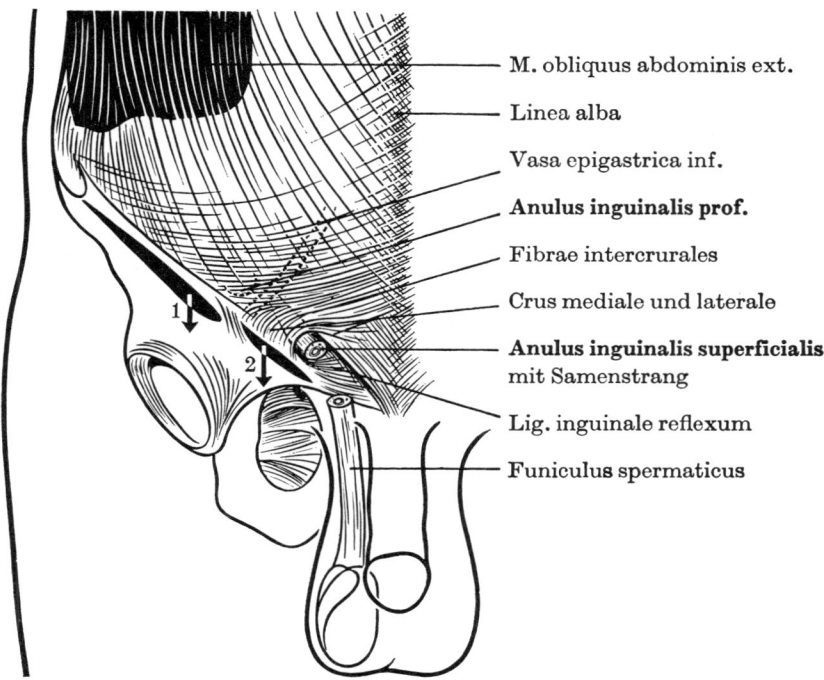

Abb. 81. Bandapparat im Bereich des Leistenkanals (K-B). Der Samenstrang ist teilweise durchtrennt.
1 = Lacuna musculorum; 2 = Lacuna vasorum

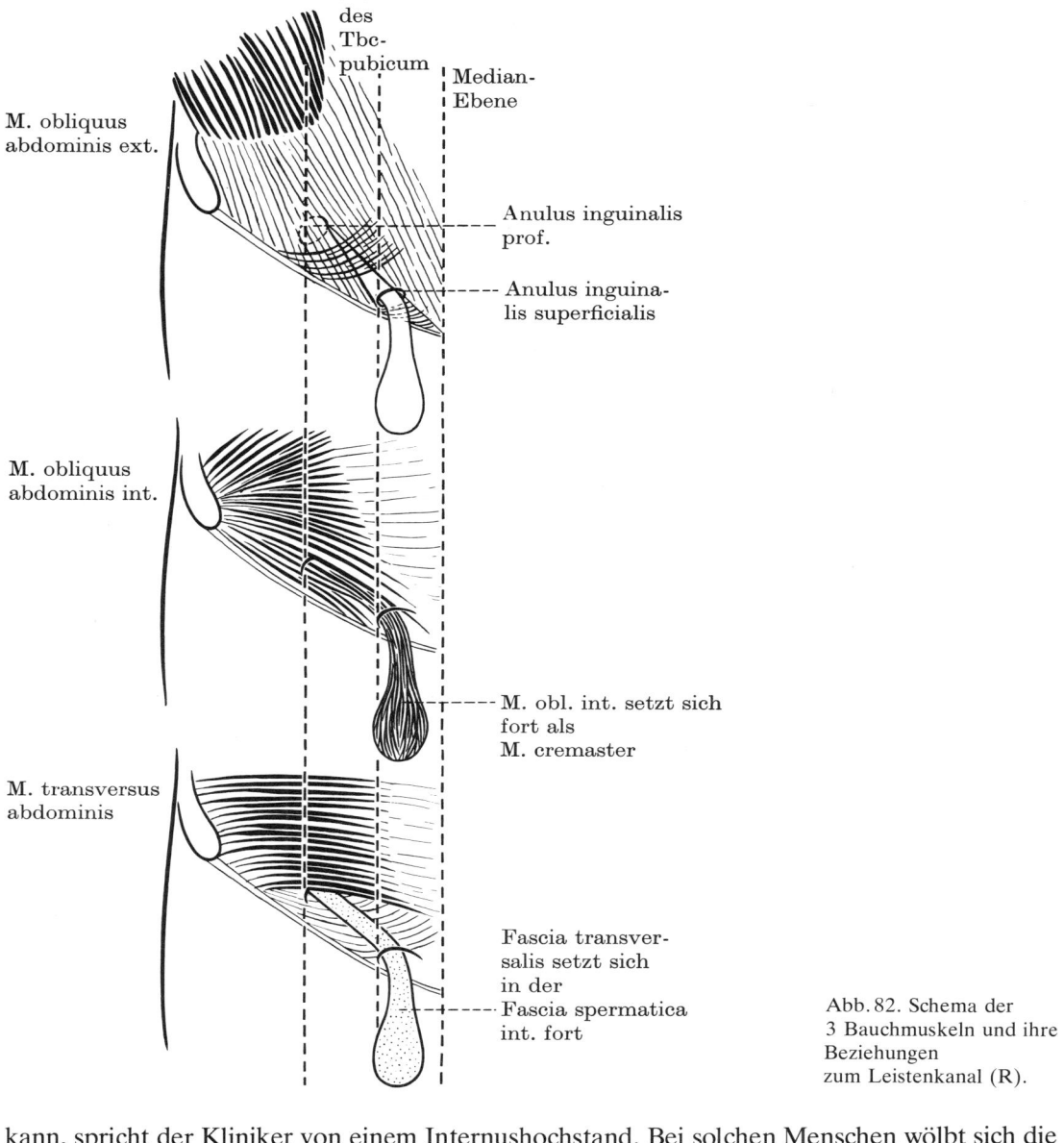

Mitte des Lig. inguinale

Höhe des Tbc. pubicum

Median-Ebene

M. obliquus abdominis ext.

Anulus inguinalis prof.

Anulus inguinalis superficialis

M. obliquus abdominis int.

M. obl. int. setzt sich fort als M. cremaster

M. transversus abdominis

Fascia transversalis setzt sich in der Fascia spermatica int. fort

Abb. 82. Schema der 3 Bauchmuskeln und ihre Beziehungen zum Leistenkanal (R).

kann, spricht der Kliniker von einem Internushochstand. Bei solchen Menschen wölbt sich die Bauchwand beim Pressen leicht vor (sog. »weiche Leiste«), was eine erhöhte Bruchdisposition darstellt.

Das *Leistenband* [Lig. inguinale (Pouparti)] ist eigentlich kein abgrenzbares Gebilde, sondern die untere Begrenzung der Externusaponeurose, deren Fasern hier nach innen umbiegen und durch bogenförmige Faserzüge, die man als Lig. inguinale reflexum bezeichnet, eine taschenartige Vertiefung für den Samenstrang bilden. Da diese Züge nach innen zu aufhören, ist die Hinterwand des Kanals dünn und nur durch die Fascia transversalis verstärkt. Medial wird der innere

	Begrenzung des Leistenkanals (vgl. Abb. 81–83)
Untere Wand	Lig. inguinale (Pouparti) Lig. inguinale reflexum (Collesi)
Obere Wand	M. transversus abdominis M. obliquus abdominis int. Rektusscheide
Hintere Wand	Fascia transversalis Lig. inguinale reflexum (Collesi)
Vordere Wand	Aponeurose der M. obliquus abdominis ext. mit Crus med. und Crus. lat. Fibrae intercrurales der Externusaponeurose Fascia abdominalis superfic.

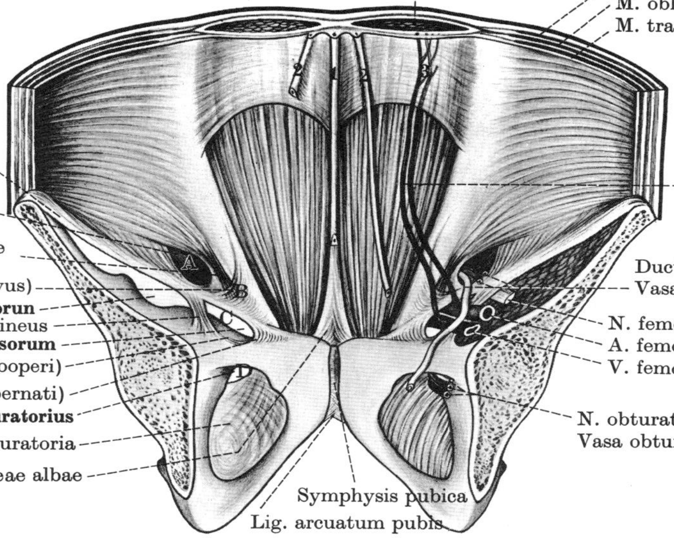

Abb. 83. Schematische Darstellung über die Strukturverhältnisse der vorderen Bauchwand im Inguinalbereich mit Kanälen und Bruchpforten (B).

Falten der hinteren Bauchwand: 1 = Plica umbilicalis mediana (mit Chorda urachi); 2 = Plica umbilicalis medialis (mit Chorda art. umbilicalis); 3 = Plica umbilicalis lat. (mit Vasa epigastrica).

Bruchpforten: A = Eingang zum Leistenkanal (Herniae inguinales lat.). Man beachte die Internusfasern, die den Eingang von vorn bedecken. B = Fossa inguinalis med. (Herniae inguinales med.). C = Lacuna vasorum (Herniae femorales). D = Canalis obturatorius (Herniae obturatoriae).

Inhalt des Leistenkanals

Beim Mann	Bei der Frau
Funiculus spermaticus (Samenstrang)	Lig. teres uteri
Proc. vaginalis (obliterierter Peritonealfortsatz)	A. ligamenti teretis uteri (aus der A. epigastrica inf.)
Ductus deferens	N. ilioinguinalis (L$_1$)
A. ductus deferentis (aus der A. vesicalis inf.)	R. genitalis nervi genitofemoralis (L$_2$)
A. testicularis (aus der Bauchaorta)	
V. testicularis (als Fortsetzung des Plexus pampiniformis – Abfluß rechts in die V. cava inf. und links in die V. renalis)	
Fascia spermatica int. (Übergang in die Fascia transversalis)	
M. cremaster (Übergang in M. obliquus abdominis int.)	
A. cremasterica (aus der A. epigastrica inf.)	
N. ilioinguinalis (L$_1$)	
R. genitalis nervi genitofemoralis (L$_2$)	

Leistenring durch das Lig. interfoveolare (HESSELBACH), das häufig auch Muskelfasern enthält (m. interfoveolaris), begrenzt. Über dem Lig. interfoveolare verlaufen die Vasa epigastrica inf. und werfen dadurch an der hinteren Bauchwand die Plica umbilicalis lateralis auf (Abb. 80, 83).

Der *innere Leistenring* wird daher medial vom Lig. interfoveolare sowie der Plica umbilicalis lat. und kaudal vom Leistenband begrenzt. Medial schließt sich die *Fossa inguinalis med.*, die in Höhe des äußeren Leistenringes liegt, an. Hier ist in der Regel die Fascia transversalis verstärkt und bildet senkrecht vom Leistenband aufwärtsziehende Faserzüge (Falx inguinalis). Da jedoch in diesem Bereich keine Muskelfasern mehr vorhanden sind (sog. muskelfreies Leistenfeld) und die Bauchwand hier nur in individuell variabler Weise von bandartigen Faszienverstärkungen (Falx inguinalis, Lig. interfoveolare) oder aberrierenden Muskelbündelchen (M. interfoveolaris) gedeckt wird, liegt an dieser Stelle ein Locus minoris resistentiae (Abb. 83). Die aberrierenden Muskelfasern werden vom N. ilioinguinalis versorgt, der etwa 2–3 cm von der Spina iliaca ant. sup. entfernt den M. obliquus int. durchbricht, unter der Externusaponeurose nach vorne und dann mit dem Samenstrang zusammen durch den äußeren Leistenring zieht. Bei der operativen Behandlung der Leistenhernien wird daher peinlichst auf die Erhaltung des N. ilioinguinalis wie auch des N. iliohypogastricus geachtet, da eine Läsion dieser Nerven eine zusätzliche Schwächung der muskulösen Abdichtung der inguinalen Bauchwand mit sich bringt. Im Gegensatz dazu ist die Bauchwand im Bereich der Fossa supravesicalis sehr fest. Hier befestigt sich der M. rectus am Schambein. Medial steigt das Lig. umbilicale medianum, das den Rest der Allantois (Chorda urachi) enthält, zum Nabel auf. Auch die hinteren Faszien verstärken sich medial wieder (Adminiculum lineae albae).

Der **Leistenkanal der Frau** zeigt im Prinzip denselben anatomischen Aufbau wie der des Mannes. Statt des Samenstranges zieht das Lig. teres uteri durch den Kanal bis in die großen Labien. Das Band geht vom Tubenwinkel des Uterus aus und ist reich an Bindegewebe, Lymphgefäßen und glatter Muskulatur, die in der Schwangerschaft zunimmt. Der weibliche Leistenkanal ist enger und fester als der des Mannes, weshalb Leistenhernien bei Frauen wesentlich seltener vorkommen (Herniae labiales). Die Herniae labiales der Frau entsprechen den Herniae scrotales des Mannes.

Der Leistenkanal ist eine häufige Bruchpforte. Klinisch können 2 Hauptformen von **Leistenhernien** unterschieden werden: die direkten und die indirekten (Herniae inguinales directae et indirectae). Die direkten Hernien durchbrechen die Bauchwand medial von den epigastrischen Gefäßen der Plica umbilicalis lat. und heißen daher auch mediale Leistenhernien, die indirekten benützen den Leistenkanal als Bruchpforte und beginnen lateral von den epigastrischen Gefäßen (Herniae inguinales lat.) (Abb. 84). Die lateralen Hernien können angeboren oder erworben

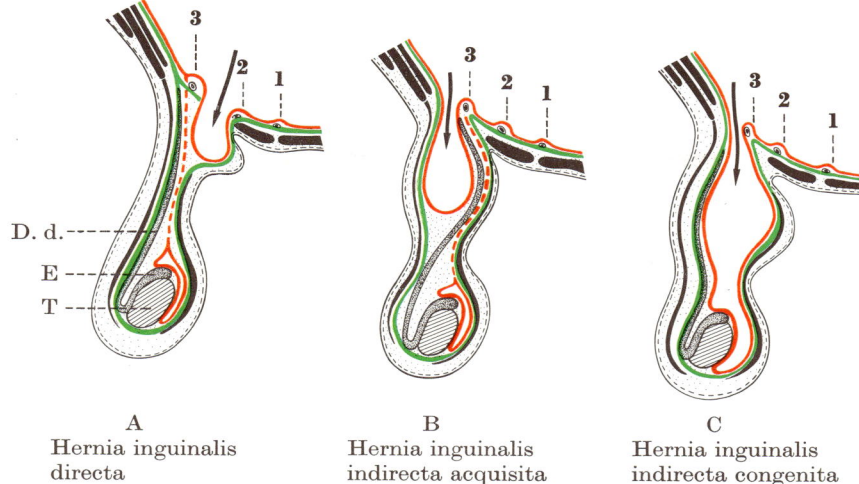

A
**Hernia inguinalis
directa**

B
**Hernia inguinalis
indirecta acquisita**

C
**Hernia inguinalis
indirecta congenita**

Abb. 84. Schematische Darstellung der Leistenbrüche (vgl. mit Abb. 80). Die Pfeile zeigen auf die Bruchpforten
(E = Epididymis; D.d. = Ductus deferens; T = Testis).

Falten der Bauchwand: 1 = Plica umbilicalis mediana; 2 = Plica umbilicalis medialis; 3 = Plica umbilicalis lateralis

Hodenhüllen:	Gestrichelt	= Fascia spermatica ext.
	Schwarz	= M. cremaster
	Grün	= Fascia spermatica int.
	Rot	= Peritoneum, Proc. vaginalis u. Tunica vaginalis testis

sein, die medialen sind immer erworben. 80% aller Leistenhernien sind laterale, 20% mediale
Brüche. Bei den angeborenen Leistenhernien bleibt der Processus vaginalis offen (Abb.84, C).
Der Bruchsack erweitert dann die Tunica vaginalis testis. Bei den erworbenen lateralen Leisten-
brüchen (Abb. 84, B) bleibt der Proc. vaginalis erhalten und die Tunica vaginalis unverändert.
Der Bruchsack liegt dann neben dem Peri- und Epiorchium. Die direkten Hernien durchsetzen
die Bauchwand in senkrechter Richtung, die indirekten schräg. Beide kommen an der gleichen
Stelle, nämlich am äußeren Leistenring, zum Vorschein; doch bleiben die direkten Hernien häufiger an der Wurzel des Hodensackes liegen und sind kleiner. Als *Interparietalhernien* bezeichnet
man indirekte Leistenhernien, die nicht nach außen durchbrechen, sondern im Leistenkanal liegen
bleiben und sich beim Pressen zwischen die Bauchwandschichten vorschieben. Unter *Kryptorchismus* versteht man eine Entwicklungshemmung mit unvollständigem Descensus des Hodens.
Liegt der Hoden postnatal noch im Bauchraum, spricht man von einem abdominalen Kryptorchismus (Bauchhoden, Retentio abdominalis), bleibt er im Leistenkanal stecken vom inguinalen Kryptorchismus (Leistenhoden, Retentio inguinalis). Der vollständig deszendierte Hoden
ist ein Reifezeichen. Bei ausgetragenen Neugeborenen befindet sich der Hoden in 96% der Fälle
im Scrotum, bei Frühgeburten dagegen nur in 68%. Bei der Ectopia testis liegt der Hoden an
atypischer Stelle (z. B. am Oberschenkel). Dystope Keimdrüsen degenerieren in der Regel
rasch, wobei jedoch nur das germinative Epithel, nicht das inkretorisch tätige Gewebe zugrunde
geht. Der dystope Hoden entartet in 10% maligne. Die Hälfte der daraus entstehenden Tumoren
sind Seminome. Eine operative Korrektur der Lageanomalien des Hodens sollte daher möglichst
frühzeitig erfolgen.

C. Bauchorgane

I. Oberbauch

1. Allgemeines

Topographisch läßt sich die Bauchhöhle in zwei große Abschnitte gliedern, den sog. Oberbauch (Pars supracolica) und den eigentlichen Bauchraum oder Unterbauch (Pars infracolica). Kaudal setzt sich der Bauchraum kontinuierlich in das kleine Becken fort. Die Lage der Oberbauchorgane ist konstanter als die der übrigen Bauchorgane. Die komplizierten topographischen Verhältnisse erklären sich aus der *Entwicklungsgeschichte.* Der Magen-Darm-Kanal liegt embryo-

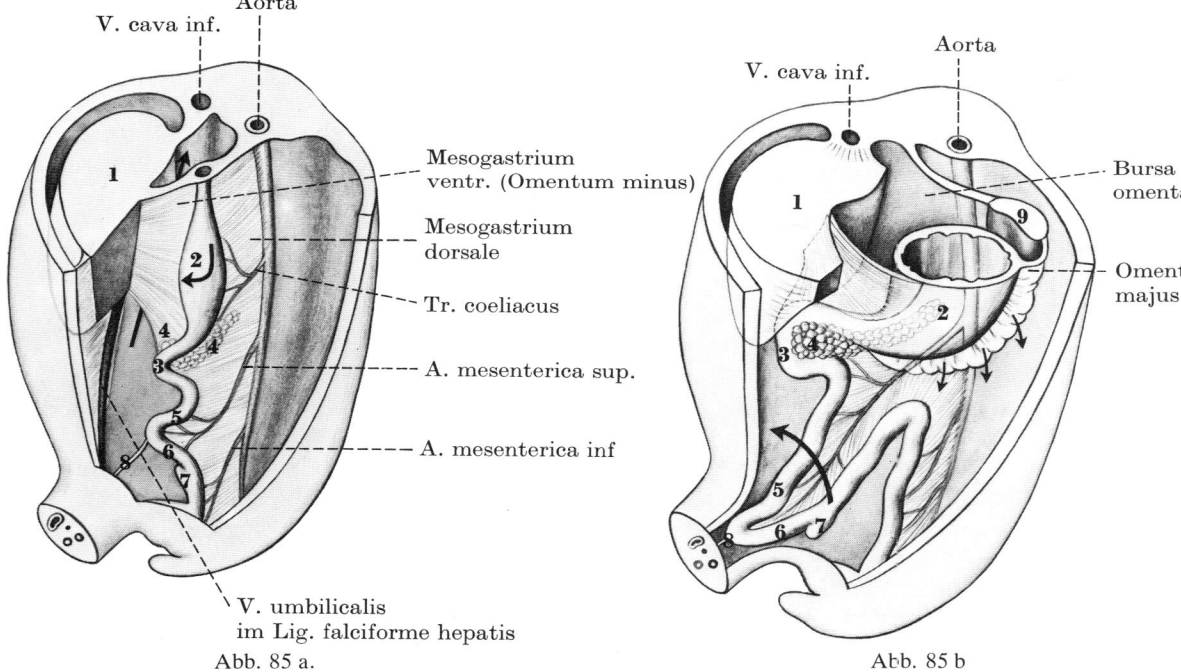

Abb. 85 a.

Abb. 85 b

Abb. 85 a. Schemata zur Verdeutlichung der Entwicklungsbewegungen der Bauchorgane bei jungen (a) und älteren (b) menschlichen Embryonen. Der senkrechte Pfeil in Bild (a) liegt im Recessus hepatoentericus. Die übrigen Pfeile deuten die Bewegungsrichtungen des Magens und der Nabelschleife an. Man erkennt die Ausweitung des Recessus hepatoentericus zur Bursa omentalis sowie die Lageveränderungen des ventralen und dorsalen Mesogastriums [modif. nach GROSSER und ORTMANN (B)].

1 = Leber	5 = Dünndarmschenkel ⎫ der Nabelschleife
2 = Magen	6 = Dickdarmschenkel ⎬
3 = Duodenumanlage	7 = Zäkumknospe
4 = ventrale und dorsale Pankreasanlage	8 = Ductus omphaloentericus
	9 = Milz

nal zunächst in der Medianebene. Im Bereich des Oberbauches wird er durch ein ventrales und dorsales Gekröse (Mesogastrium ventr. und dors.), im Unterbauchbereich nur durch ein dorsales Mesenterium fixiert (Abb. 85 a). Im anfangs voluminösen dorsalen Mesogastrium, in dem die Magenanlage relativ unbeweglich eingebettet liegt, bildet sich frühzeitig an der rechten Seite eine peritoneale Tasche, der Recessus hepatoentericus (Abb. 85 a). Der Magen wird dadurch beweglich und beginnt sich nach links zu verlagern (vgl. Abb. 85 b). Andererseits wird durch den Recessus in Höhe der V. cava inf. ein »Nebenmesenterium« abgegrenzt, das die Leber von der Ventralseite allmählich mehr und mehr an die Dorsalseite fixiert. Die Massenentfaltung der Leber erfolgt nun in zunehmendem Maße nach rechts, wobei die dorsale Anlagerungsfläche verbreitert wird (Area nuda oder Pars affixa), die untere Hohlvene breiten Kontakt zum Lebergewebe bekommt und das »Nebenmesenterium« verschwindet (Abb.85b).

Gleichzeitig verlagert sich der Magen nach links und dreht sich um seine Längsachse (etwa 90°). Unabhängig davon dehnt sich der Recessus hepatoentericus hinter Magen und Pankreas weiter nach links aus und bildet sich dadurch zu einer großen Zölomtasche aus, die durch die Magendrehung und Zwerchfellentwicklung ihre endgültige Form und Gliederung erhält. Wir bezeichnen sie jetzt als *Bursa omentalis* oder Netzbeutel. Durch die Drehung des Magens in der Längsachse wird die kleine Kurvatur nach rechts, die große nach links verlagert. Das ventrale, zur Leber ziehende Magengekröse bekommt eine frontale Stellung und wird zum Omentum minus (Abb. 85 b). Durch die jetzt einsetzende Rückwärtsverlagerung und Drehung des Duodenums, das dadurch mit der dorsalen Bauchwand verlötet, wird der Magen nun aber auch um eine sagittale Achse gedreht, woraus die für den Erwachsenen charakteristische Stierhorn- oder Angelhakenform resultiert.

Schließlich beginnt im 2.–3. Embryonalmonat das dorsale Mesogastrium aktiv kaudalwärts zu wachsen und sich schürzenförmig über Querkolon und Dünndarm auszubreiten (Abb. 101). Es wird damit zum großen Netz (Omentum majus), das anfangs aus 4 peritonealen Blättern besteht. Durch sekundäre Verklebungen dieser Blätter untereinander sowie mit dem Colon transversum kommen die bleibenden Verhältnisse zustande. Ein von der Bursa omentalis ausgehender Recessus inferior, der gelegentlich tief in das Omentum majus vorragt, deutet noch auf die entwicklungsgeschichtlichen Zusammenhänge hin.

Die *Bursa omentalis* ist ein Gleitspalt, der die Exkursion der Oberbauchorgane, vor allem von Leber, Milz und Magen, bei den Atem- und Körperbewegungen wie auch bei wechselnder Ma-

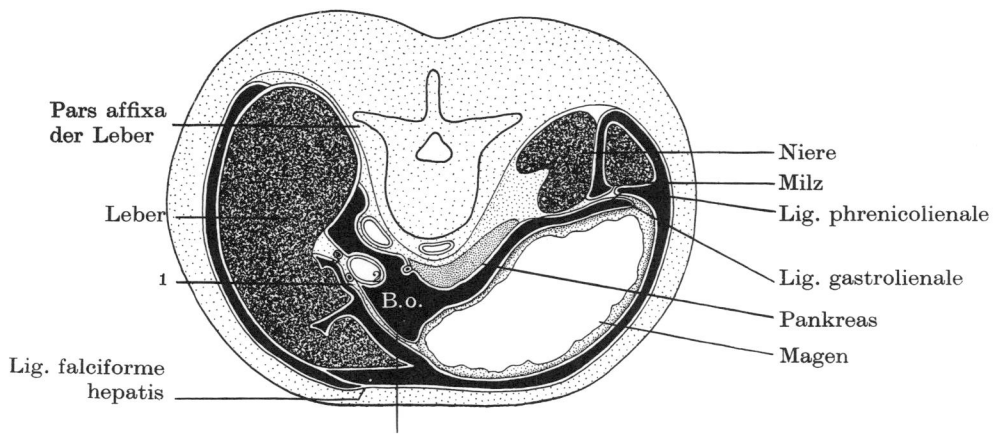

Abb. 86. Querschnitt durch den Oberbauch kurz oberhalb des Foramen epiploicum zur Darstellung der Topographie der Bursa omentalis (B. o.) [aus TÖNDURY (J)].
1 = A. hepatica; 2 = V. portae; 3 = Ductus choledochus

Wände der Bursa omentalis (Abb. 86, 87)

Vorn:	Omentum minus (Lig. hepatoduodenale, Lig. hepatogastricum)
	Magen
	Lig. gastrocolicum
Unten:	Colon transversum
	Recessus inf. bursae omentalis
Dorsal:	Pankreas (mit Tuber omentale, Corpus und Cauda pancreatis)
	Aorta, Truncus coeliacus, A. und V. lienalis
	Plica gastropancreatica (A. und V. gastrica sin.)
	Plica pancreaticoduodenalis (A. hepatica comm., V. gastrica dext.)
	Linke Nebenniere und linker oberer Nierenpol
Oben:	Leber (Lobus caudatus)
Lateral links:	Milz
Lateral rechts:	Leber, Duodenum (Bulbus duodeni)

genfüllung ermöglicht (Abb. 86). Bei penetrierenden Prozessen, z. B. bei Magendarmulzera, Tumoren usw. verkleben die Serosablätter der Bursa omentalis. Die Gleitfunktion des Netzbeutels wird aufgehoben.

Der natürliche *Zugang zur Bursa omentalis* ist das Foramen epiploicum (Winslowi). Es liegt rechts von der Wirbelsäule, unter der Leber, etwa in Höhe des 1. Lendenwirbelkörpers. Die 2–3 cm große Öffnung wird dorsal von der V. cava inf., kranial von der Leber, insbesondere dem Lobus caudatus, kaudal vom Duodenum (Pars superior) und ventral vom Lig. hepatoduodenale, dem Unterrand des Omentum minus, das die »Trias der Leberpforte«, (A. hepatica, V. portae und Ductus choledochus) beherbergt, begrenzt. Im Lig. hepatoduodenale liegt der Ductus choledochus rechts, die A. hepatica links und die V. portae zwischen und hinter beiden (Abb. 91, 96). Das Ligament wird kaudalwärts breiter, so daß sich die Leitungsbahnen kaudal voneinander entfernen. Auch wird der Abstand der Leitungsbahnen von der peritonealen Oberfläche kaudal größer.

In der Nachbarschaft des Foramen epiploicum stoßen Leber, Gallenblase und Duodenum wie auch die rechte Kolonflexur auf engem Raum zusammen. Das ist die »Wetterecke« des Oberbauches. Entzündliche Prozesse des einen Organs greifen leicht auf eines der Nachbarorgane über.

Vom *Foramen epiploicum* gelangt man in das Vestibulum bursae omentalis (Abb. 86, 87). Das Foramen ermöglicht eine Drainage der Bursa nach operativen Eingriffen an den Gallenwegen oder am Magen. Das Vestibulum wird vom Hauptraum des Netzbeutels durch eine schräg gestellte Peritonealfalte, die durch Gefäßstränge aufgeworfen wird, abgegliedert. Die Falte kann so hoch werden, daß ein Isthmus entsteht, der Vestibulum und Hauptraum trennt. Der kraniale Teil der Falte wird durch die A. gastrica sin. hervorgerufen (Plica gastropancreatica), der kaudale durch die A. hepatica comm. (Plica pancreaticoduodenalis) (Abb. 87).

Der Hauptraum der Bursa omentalis wird durch die von der A. lienalis aufgeworfene Peritonealfalte in eine Pars superior und eine Pars inferior gegliedert. Die Pars superior kann durch sekundäre Verklebungen des Magens mit der dorsalen Bauchwand stark eingeengt sein. In die Pars inferior wölbt sich das Pankreas vor (Tuber omentale). Der Recessus inferior stellt eine kaudale Aussackung der Bursa omentalis in das Omentum majus dar; der Recessus lienalis reicht bis an den Milzhilus, und der Recessus superior ist eine kraniale Tasche des Vestibulums, die sich zwischen der Area nuda der Leber, dem Oesophagus und der V. cava inf. einschiebt. Operativ kann die Bursa omentalis von oben durch das Omentum minus (Lig. hepatogastricum), von unten durch das Mesocolon transversum und von vorn durch das Lig. gastrocolicum erreicht werden (Abb. 89).

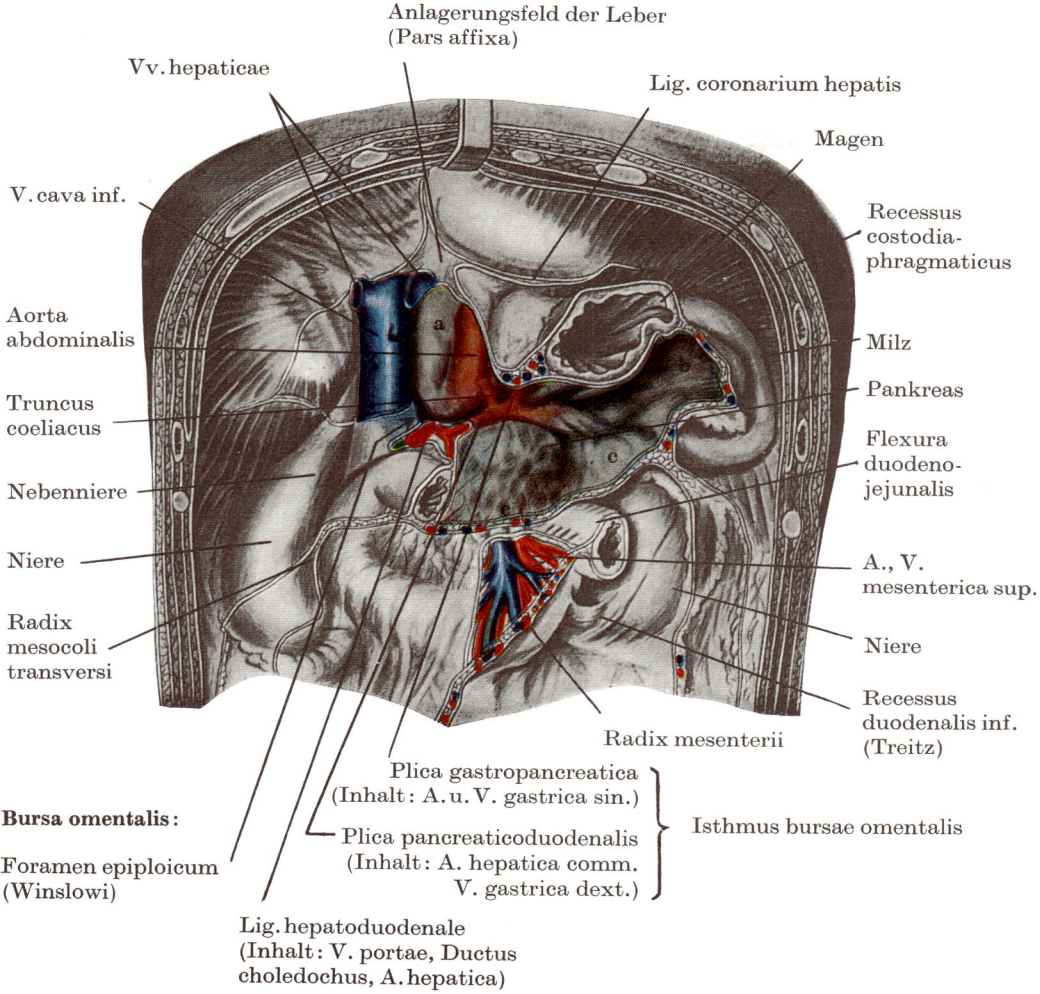

Anlagerungsfeld der Leber
(Pars affixa)

Vv. hepaticae

Lig. coronarium hepatis

Magen

V. cava inf.

Recessus
costodia-
phragmaticus

Aorta
abdominalis

Milz

Pankreas

Truncus
coeliacus

Flexura
duodeno-
jejunalis

Nebenniere

Niere

A., V.
mesenterica sup.

Radix
mesocoli
transversi

Niere

Recessus
duodenalis inf.
(Treitz)

Radix mesenterii

Plica gastropancreatica
(Inhalt: A. u. V. gastrica sin.)

Bursa omentalis:

Isthmus bursae omentalis

Plica pancreaticoduodenalis
(Inhalt: A. hepatica comm.
V. gastrica dext.)

Foramen epiploicum
(Winslowi)

Lig. hepatoduodenale
(Inhalt: V. portae, Ductus
choledochus, A. hepatica)

Abb. 87. Aufsicht auf die Hinterwand der Bursa omentalis (hellblauer Bezirk) nach Entfernung von Magen, Querkolon und Leber [aus Töndury (J)].

a = Recessus sup.
b = Recessus lienalis   } bursae omentalis
c = Recessus inf.

2. Magen

Der Magen liegt in der Hauptsache unter dem linken Rippenbogen in der Regio hypochondriaca sin. Er lagert sich im epigastrischen Winkel teilweise der Bauchwand direkt an (Magenfeld, Abb. 93, 94), wird aber normalerweise vom Zwerchfell durch den linken Leberlappen und die Milz abgedrängt. Nur bei starker Füllung berührt der Fundus in größerem Ausmaß die Unterseite des Zwerchfells. Der Hauptteil des Magens liegt links von der Wirbelsäule in Höhe von L_{2-3}, die Pars pylorica jedoch weitgehend rechts im Bereich des 1. Lendenwirbelkörpers. Dadurch erhält der Magen im ganzen eine Hakenform. Der linke Recessus costodiaphragmaticus

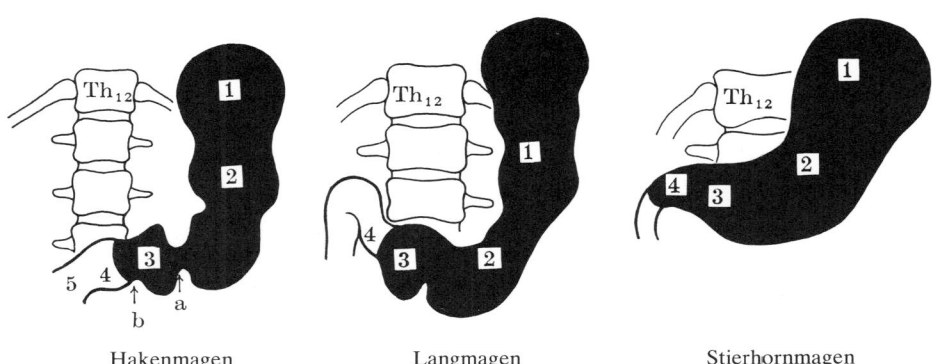

Hakenmagen   Langmagen   Stierhornmagen

Abb. 88. Typische Magenformen nach Röntgenaufnahmen gezeichnet [aus TÖNDURY (D)].

1 = Fundus ventriculi	4 = Pylorus	a = Sphincter antri
2 = Corpus ventriculi	5 = Bulbus duodeni	b = Sphincter pylori
3 = Antrum (Pars pylorica)		

der Pleura projiziert sich auf den Fundus des Magens. Die große Kurvatur grenzt an das Querkolon, die Hinterwand an die Bursa omentalis. Die Vorderwand liegt versteckt unter dem Rippenbogen und wird weitgehend vom linken Leberlappen überdeckt. Die Pars pylorica überlagert das Tuber omentale des Pankreas.

Die Kardia – in Höhe von Th_{11-12} gelegen – ist nur vorn vom Peritonaeum überzogen. Der dorsale Teil ist an der Zwerchfellfaszie fixiert. Die übrigen Teile des Magens liegen intraperitoneal und sind an der kleinen Kurvatur durch das Omentum minus mit der Leber, an der großen Kurvatur durch das Lig. gastrocolicum mit dem Querkolon und durch das Lig. gastrolienale mit dem Milzhilus verbunden. Diese mesenterialen Duplikaturen sind nicht nur Haltebänder, sondern auch Leitstrukturen für die Leitungsbahnen und Lymphgefäße. Die Fixation des Magens ist nicht straff, sondern erlaubt gewisse Lageveränderungen. Der Magen kann sich besonders an der großen Kurvatur ausweiten und verlagern, wodurch seine Form individuell und situationsabhängig wechselt. Die kleine Kurvatur, die durch die Fibrae obliquae und die Längsmuskelzüge dieser Region besser stabilisiert ist als die übrigen Magenabschnitte, ist relativ lagekonstant (»Magenstraße«). Die Fixation ist zweifellos an der Kardia am größten. Kontusionen durch stumpfe Gewalt, Quetschungen oder sog. transdiaphragmale Verletzungen führen daher am häufigsten zu Kardiarissen, weniger zu Einrissen des Magenfundus oder der Pylorusregion, die den Gewalteinwirkungen ausweichen können.

Gelegentlich werden ausgedehnte Drehungen des Magens um seine Längs- oder Querachse beobachtet, deren Ursache unklar ist. Die Gastroptose (hypotonischer Langmagen) ist häufig

Magenformen (Abb. 88)

Hakenmagen (sog. Rieder-Form)	Pylorus steht in Höhe von L_1–L_2, Antrum erreicht L_3–L_4 – Incisura angularis ist rechtwinklig.
Langmagen	Antrum erreicht L_3, Pylorus L_{2-3} – Incisura angularis ist spitzwinkelig. Diese Form ist besonders häufig bei Asthenikern und Ptotikern.
Stierhornmagen	Seltenste Form – Magen steht relativ hoch – Antrum bis L_2, Pylorus in Höhe von L_1.
Kaskadenmagen	Fundus hängt ventral etwas über, besonders bei Pyknikern.

Peritonealverhältnisse: **Organe:**

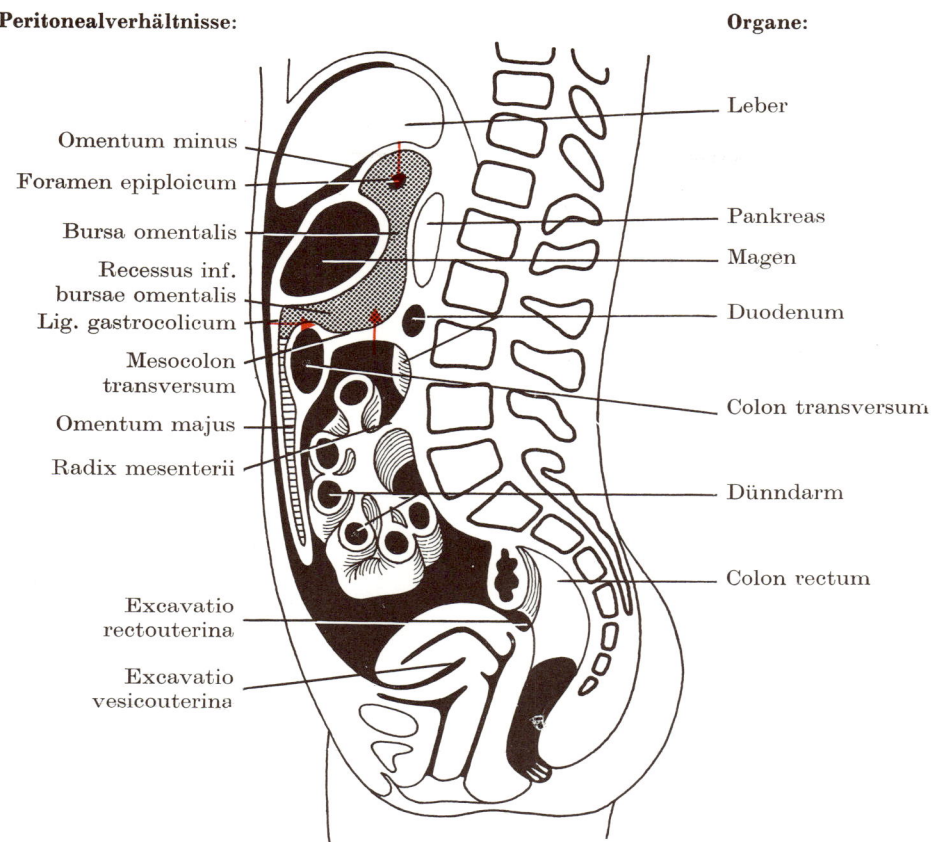

Omentum minus

Foramen epiploicum

Bursa omentalis

Recessus inf.
bursae omentalis

Lig. gastrocolicum

Mesocolon
transversum

Omentum majus

Radix mesenterii

Excavatio
rectouterina

Excavatio
vesicouterina

Leber

Pankreas

Magen

Duodenum

Colon transversum

Dünndarm

Colon rectum

Abb. 89. Gliederung und Peritonealverhältnisse des Bauchraumes am Sagittalschnitt [modif. nach CORNING (R)]. Die Pfeile kennzeichnen die operativen Zugangswege zur Bursa omentalis und zur Hinterwand des Magens.

Zugänge zur Bursa omentalis und Hinterwand des Magens (Abb. 89).

1. Durch das Lig. gastrocolicum – zwischen großer Kurvatur und Querkolon (hauptsächlicher Weg)
2. Durch Ablösen des Omentum majus unter Umgehung des Colon transversum
3. Durch das Mesocolon transversum – kaudaler Zugang zur Bursa omentalis
4. Durch das Omentum minus – zwischen kleiner Kurvatur und Leber
5. Durch das Foramen epiploicum – vornehmlich zu diagnostischen Zwecken

eine Teilerscheinung einer allgemeinen Ptose der Eingeweide (Enteroptose), die keine krankhafte Veränderung darstellt.

Der Magenfundus wird vornehmlich von den Aa. gastricae breves versorgt. Die Gefäße für das Corpus und Antrum liegen im Omentum minus an der kleinen Kurvatur unmittelbar an der Magenwandung, an der großen Kurvatur dagegen in einem Abstand von 1–1½ cm vom Magen entfernt im Lig. gastrocolicum. Die von den Aa. gastroepiploicae abzweigenden Äste zur großen Kurvatur sind zahlreicher als die das Kolon versorgenden Zweige. Die Grenze des Versorgungsgebietes der A. gastroepiploica dext. und sin. stimmt etwa mit der des physiologischen Antrums überein. In dieser Zone wird auch bei den Magenresektionen nach BILLROTH operiert, um den für die Stimulierung der Magensaft- und HCl-Produktion so wichtigen Antrumabschnitt, der das sog. Gastrin (Intrinsic factor) hervorbringt, auszuschalten. Von penetrierenden Prozessen (Ulzera, Tumoren) sind die A. gastrica sin. und die A. gastroduodenalis am häufigsten betroffen. Eine Arrosion dieser kräftigen Gefäße kann eine lebensbedrohliche Blutung in die Bursa omentalis zur Folge haben.

Die Venen des Magens begleiten die gleichnamigen Arterien und fließen in die Pfortader. Die am Pylorus gelegene V. praepylorica zeigt häufig die Lage des Sphinkters an (Mayosche Vene). Pfortader- und Kavasystem anastomosieren an der Kardia über die Ösophagusvenen miteinander. Stauungen im Pfortaderkreislauf bewirken eine übermäßige Füllung des Ösophagusplexus, was zur Entwicklung von Ösophagusvarizen führen kann.

Lymphgefäße des Magens: Die Lymphe der Magenschleimhaut sammelt sich in einem submukösen und subserösen Plexus, der die Hauptlymphstämme bildet. Im ganzen lassen sich 3 Regionen am Magen (Abb. 90) unterscheiden. 1. Die Lymphe aus dem Bereich der kleinen Kurvatur sammelt sich in Gefäßen, die mit der V. gastrica sin. zu den zöliakalen Lymphknoten gelangen (Nodd. lymph. gastrici sup.); 2. die Lymphe aus dem Fundusgebiet fließt in der Hauptsache nach dorsal über die lienalen Lymphknoten ab; 3. die Lymphgefäße aus dem Bereich der großen Kurvatur münden in die Lymphknotengruppe entlang der V. gastroepiploica dext. und der V. mesenterica sup. und anastomosieren mit den retropylorischen und hepatischen Lymphknoten (Nodd. lymph. gastrici inf. – Nodd. lymph. coeliaci). Die zöliakalen Lymphstämme enden kranial im Ductus thoracicus oder gehen über die bronchialen und mediastinalen Lymphknoten direkt in den linken Venenwinkel über. Die retropylorischen Lymphknoten werden von metastasierenden Magenkarzinomen meist zuerst betroffen. Die Metastasen greifen von hier über die Nodd. lymph. hepatici auf den Leberhilus oder auf das Pankreas über. Die enge topographische Nachbarschaft der Pars pylorica mit der Hinterwand der Bursa omentalis begünstigt besonders ein Übergreifen von Metastasen auf das Pankreas. Ein weiterer, allerdings sehr selten beobachteter Metastasenweg geht nach kranial über die paraaortalen und mediastinalen Lymphwege zu den supraklavikulären Lymphknoten (Virchowsche Drüse) oder direkt zum Truncus bronchomediastinalis.

Innervation des Magens: Die postganglionären, sympathischen Fasern für den Magen stammen aus dem Ggl. coeliacum, das seine präganglionären Fasern über die Nn. splanchnici erhält. Die parasympathische Innervation kommt von den Nn. vagi über den Plexus oesophageus. Durch die embryonale Rechtsdrehung des Magens geht der linke Vagus nach Durchtritt durch den Ösophagusschlitz des Zwerchfells auf die Magenvorderwand, der rechte dagegen in das Ggl. coeliacum und von da auf die Magenhinterwand über.

3. Duodenum

Dieser etwa 25–30 cm lange, U-förmig gekrümmte Darmabschnitt liegt weitgehend retroperitoneal rechts von der Wirbelsäule in Höhe von L_1–L_3. Man unterscheidet eine noch intraperitoneale Pars superior, die an den Pylorus anschließt und anfangs etwas erweitert ist (Bulbus duodeni), eine Pars descendens, die sich über den Nierenhilus hinweg um den Pankreaskopf herumlagert, eine quer verlaufende Pars horizontalis (oder auch Pars inferior) und schließlich eine Pars ascendens, die links neben der Wirbelsäule wieder aufsteigt und mit der Flexura duodenojejunalis (Treitzsche Flexur) in das Jejunum übergeht. An den Übergängen dieser Abschnitte entstehen Flexuren, die zugleich den Wechsel von der intra- in die retroperitoneale Lage oder umgekehrt einleiten (Flexura duodeni superior und duodenojejunalis). Chirurgisch ist die Tatsache

Nodd. lymph. coeliaci

Nodd. lymph. hepatici

Nodd. lymph. gastrici sup.

Nodd. lymph. lienales

Nodd. lymph. gastrolienales

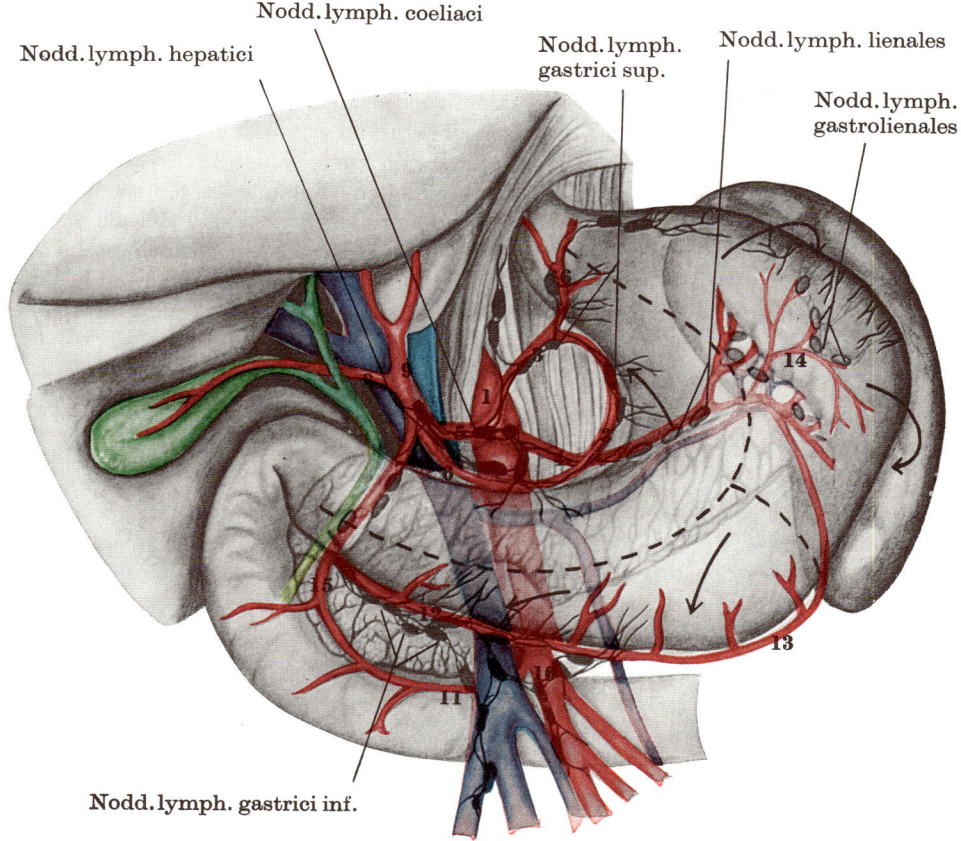

Nodd. lymph. gastrici inf.

Abb. 90. Gefäßversorgung und Lymphabflüsse des Magens. Die punktierte Linie gibt die Grenzen der Lymphabfluß-
regionen an [modif. nach REIFFENSTUHL (K)].

1 = Aorta	7 = A. gastroduodenalis	12 = A. gastroepiploica dext.
2 = Truncus coeliacus	8 = A. cystica	13 = A. gastroepiploica sin.
3 = A. gastrica sin.	9 = A. hepatica propria	14 = Aa. gastricae breves
4 = A. lienalis	10 = A. mesenterica sup.	15 = A. pancreaticoduodenalis sup.
5 = A. hepatica comm.	11 = A. pancreaticoduodenalis inf.	16 = Rr. oesophagei und cardiaci
6 = A. gastrica dext.		

Gefäßversorgung des Magens (Abb. 90)

Arterienbogen an der kleinen Kurvatur (im Omentum minus)
A. gastrica sin. – aus dem Truncus coeliacus
A. gastrica dext. – aus der A. hepatica propria – in 1/3 der Fälle auch aus der A. hepatica comm.

Arterienbogen an der großen Kurvatur (im Lig. gastrocolicum und gastrolienale)
Aa. gastricae breves – aus der A. lienalis
A. gastroepiploica sin. – aus der A. lienalis
A. gastroepiploica dext. – aus der A. gastroduodenalis.

Venenkranz an der kleinen Kurvatur (im Omentum minus)
V. gastrica sin. – parallel zur A. gastrica sin.
V. gastrica dext. – parallel zur A. gastrica dext.
V. praepylorica – an der Pylorusvorderseite – Abfluß zur V. gastrica dext. oder V. portae.

Venenkranz an der großen Kurvatur (im Lig. gastrocolicum und gastrolienale)
Vv. gastricae breves – zur V. lienalis
V. gastroepiploica sin. – zur V. lienalis
V. gastroepiploica dext. – zur V. mesenterica sup.

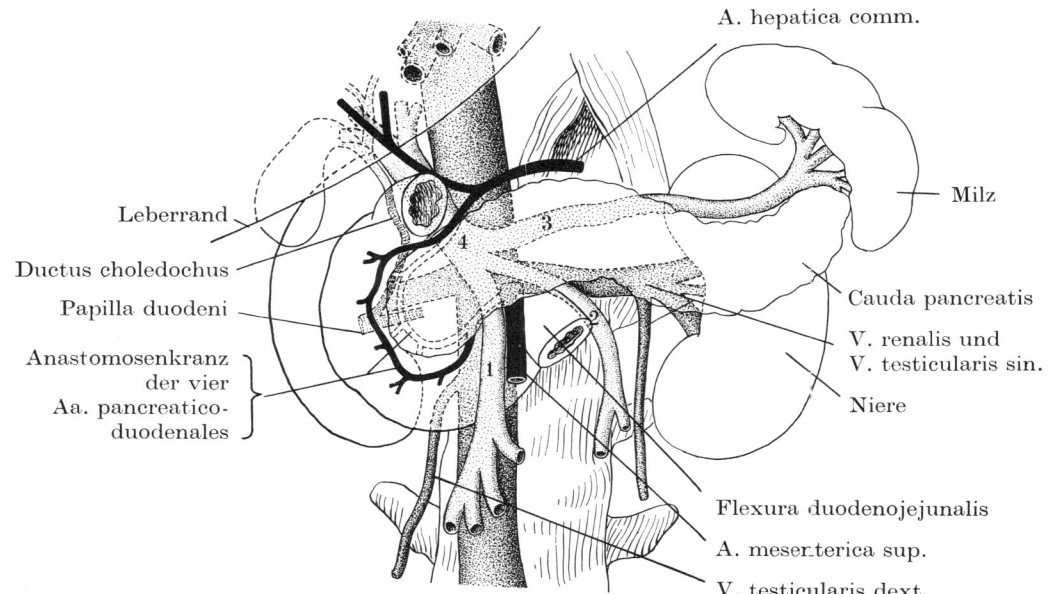

Abb. 91. Schema über die Lage des Duodenums, des Pankreas und der Pfortaderwurzeln [umgez. u. modif. nach CORNING (J)].

1 = V. mesenterica sup.; 2 = V. mesenterica inf.; 3 = V. lienalis; 4 = V. portae

von Bedeutung, daß der Hauptteil des Duodenums vorn von Peritonaeum überzogen wird, die Hinterwand jedoch an das lockere Bindegewebe des Retroperitonealraumes angrenzt. Nähte reißen daher hinten leichter ein als vorn. Im klinischen Sprachgebrauch wird am Duodenum ein supra- und infrapapillärer Abschnitt – oberhalb bzw. unterhalb der Papilla duodeni – unterschieden. Der suprapapilläre Duodenalabschnitt wird aus Ästen des Truncus coeliacus, der infrapapilläre aus solchen der A. mesenterica sup. versorgt (Abb. 91).

Normalerweise hat das Duodenum eine retrovaskuläre Lage, d. h. der mesenteriale Gefäßstiel, der unter dem Pankreaskopf hervortritt und die Vasa mesenterica sup. enthält, überkreuzt den horizontalen Duodenalabschnitt, in der Regel in Höhe des 3. Lendenwirbelkörpers. In seltenen Fällen wird auch eine prävaskuläre Lage des unteren Duodenalabschnittes beobachtet, meist im Zusammenhang mit anderen Mißbildungen der Darmentwicklung (z. B. unvollständige Drehung der Nabelschleife oder Mesenterium commune). Solche Anomalien bergen die Gefahr einer Stieldrehung mit Darmverschluß in sich. Zellproliferationen des Duodenalepithels bewirken im 2. Fetalmonat eine vorübergehende Obliteration des Lumens. Bleibt die Rekanalisierung im späteren Fetalleben aus, so entsteht eine angeborene Duodenumatresie.

Zwischen Pankreaskopf und Duodenum existieren 2 parallel verlaufende Gefäßkränze. Die Aa. pancreaticoduodenales inf. (Äste der A. mesenterica sup.) anastomosieren vorn mit der A. supraduodenalis sup. (früher: A. pancreaticoduodenalis sup., ein Ast der A. gastroduodenalis) und hinten mit der A. retroduodenalis. Diese Anastomosenkränze liegen an der Innenseite des Duodenalringes (Abb. 91). Sie werden von gleichnamigen Venen sowie von Lymphgefäßen begleitet und graben sich teilweise tief in das Pankreasgewebe ein. Dorsal gesellt sich dem Gefäßbündel der Ductus choledochus bei, der hinter der Pars superior zum Leberhilus aufsteigt. Die Pfortader, die sich an der Dorsalseite des Pankreas durch den Zusammenfluß der V. mesenterica sup. und der V. lienalis bildet, unterkreuzt die Pars superior des Duodenums in etwas weiterem Abstand, ehe sie in das Lig. hepatoduodenale eintritt. Die Pfortader wird bei pathologischen Prozessen des oberen Duodenums daher nur selten in Mitleidenschaft gezogen. Die enge Nachbarschaft der Vasa pancreaticoduodenalia zur Duodenalwand kann bei penetrierenden Ulzerationen lebensbedrohliche retroperitoneale Blutungen verursachen. Greift ein solcher Prozeß weiter um sich und erreicht das Lig. hepatoduodenale, so ist auch die A. hepatica gefährdet.

Die Vorderwand des Bulbus duodeni wird von der Leber (Lobus quadratus) und der Gallenblase überlagert. Lateral grenzt die rechte Kolonflexur an. Gallenblasenprozesse können daher zu sekundären Verklebungen mit dem Duodenum oder Kolon, evtl. zur Ausbildung innerer Fisteln führen. Die Duodenalwand ist im Bereich der Pars superior nicht mit dem Pankreaskopf verwachsen. Duodenalgeschwüre oder -tumoren penetrieren hier seltener in das Pankreasgewebe. Beim Pankreaskopfkarzinom bleibt der obere Duodenalabschnitt meist verschont. Dagegen ist die Duodenalwand im Bereich der Pars descendens so eng mit dem Pankreasgewebe verbunden (entwicklungsgeschichtlich entsteht ja das Pankreas auch aus diesem Teil der Duodenalschleimhaut), daß z. B. ein Karzinom rasch vom Pankreas auf die Duodenalwand übergreifen kann. Der Hauptausführungsgang des Pankreas [Ductus pancreaticus (Wirsungianus)] mündet zusammen mit dem Ductus choledochus auf der Papilla duodeni (Vateri) kaudal von einem gelegentlich vorhandenen akzessorischen Ausführungsgang [Ductus pancreaticus accessorius (Santorini)]. Die Einmündung wirft an der Duodenalschleimhaut eine Längsfalte auf (Plica longitudinalis duodeni). Ductus pancreaticus und choledochus können auf der Papilla duodeni getrennt oder gemeinsam in eine Ampulle einmünden (Abb. 92). Sie können auch ein gemeinsames Gangstück ohne ampulläre Erweiterung bilden. In jedem Falle sorgt ein differenziertes Muskelsystem, der sog. Sphincter Oddi, der in der Hauptsache von der Duodenalwand gebildet wird, für die Regelung des Galleneinstromes in das Darmlumen und verhindert den Übertritt von Galle in den Pankreasgang. Im Bereich der Papille sind ausgedehnte submuköse Venengeflechte vorhanden. Pathologische Prozesse im Bereich des Pankreaskopfes (Pankreatitis, Pankreaskopfkarzinom) oder des Duodenums (Ulzera, Divertikel) können zu einer Okklusion des Ductus choledochus führen und damit Gallenstauung und Ikterus bewirken.

Eigenartigerweise werden an der Hinterwand der Pars descendens gelegentlich Divertikel beobachtet. Es handelt sich meist um Pulsionsdivertikel, deren Entstehung unklar ist. Ein dabei auftretender transitorischer Ikterus wird klinisch auf eine Choledochuseinengung zurückgeführt. Da der Ductus choledochus dem Duodenum eng benachbart ist, wäre diese Komplikation anatomisch verständlich. Unklar ist jedoch, ob die Okklusion vaskulär, z. B. durch Schleimhautschwellung, oder mechanisch, durch Ausweitung des Divertikels, zustande kommt. Die Pars descendens wird von der Radix mesocoli transversi überkreuzt und mit einem dreiseitigen Feld (»Pars tecta duodeni«) vom Kolonmesenterium überlagert (Abb. 87, 101–103).

Der horizontale, untere Abschnitt des Duodenums ist zwischen dem mesenterialen Gefäßstiel und der Wirbelsäule eingeklemmt. Dorsal liegen Aorta und V. cava inf., ventral die Vasa mesenterica sup. Bei Bauchkontusionen durch stumpfe Gewalt kann das Duodenum an dieser Stelle gequetscht werden und rupturieren. Die retrovaskuläre Lage kann unter Umständen auch eine Strangulation des Duodenums, z. B. bei arteriosklerotischen Veränderungen der Mesenterialgefäße, nach sich ziehen (sog. arteriomesenterialer Darmverschluß). Bei Kindern sind Strangkompressionen in diesem Bereich häufiger auf eine Strangulation durch die Bindegewebszüge der Flexura duodenojejunalis (Treitzsches Band) als auf den Gefäßstrang selbst zurückzuführen.

Die *Hauptfixation des Duodenums* liegt anatomisch an der duodenojejunalen Flexur, in Höhe von L_2. Der intraperitoneale obere Abschnitt des Duodenums ist relativ beweglich. Auch die retroperitonealen Abschnitte sind gegenüber dem lockeren Bindegewebe der dorsalen Bauchwand relativ verschieblich. Röntgenologisch werden respiratorische Verschiebungen bis zu $1-1^1/_2$ Wirbelhöhen beobachtet. Die Lage der jejunalen Flexur ist dagegen relativ konstant. Kräftige Muskelzüge vom Zwerchfell [sog. M. suspensorius duodeni (Treitz)], die sich vom Crus mediale dext. abspalten, gehen hier auf die Duodenalwand über und fixieren mit entsprechenden Bindegewebszügen die Flexur. Die Radix mesenterii, an der der übrige Dünndarm hängt, be-

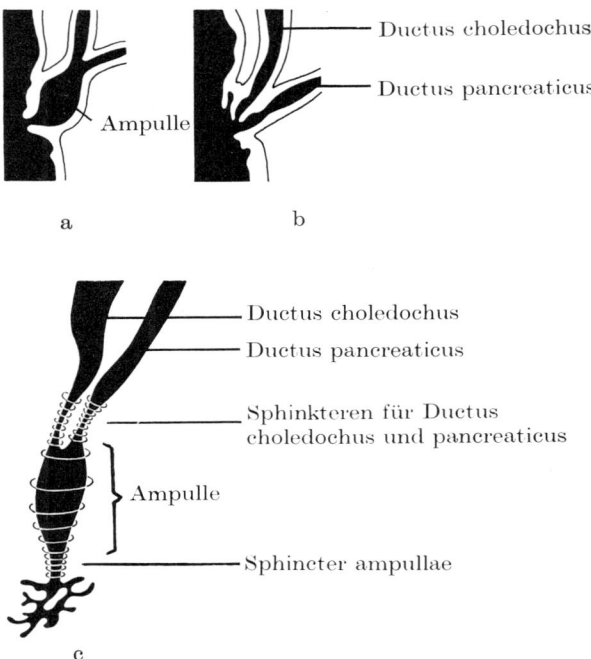

Abb. 92. Typische Varianten der Mündung des Ductus choledochus und pancreaticus ins Duodenum [aus TÖNDURY (R)]. Bild c (nach einer Röntgenaufnahme gezeichnet) gibt nur das Hohlraumsystem der Gänge (operative Cholangiographie) wieder [aus HELLNER u. Mitarb. (R)].

ginnt meist an der medialen Seite der Flexur, in 30–40% aber auch kaudal-lateral von ihr. Lateral von der Flexur bildet das Peritonaeum 2 Falten zur dorsalen Bauchwand (Plicae duodenales sup. und inf.), die häufig eine kleine Bauchfelltasche abgrenzen (Recessus duodeni sup. und inf.). In der Plica duodeni sup. verläuft regelmäßig die V. mesenterica inf. und mündet bald darauf in die V. lienalis und auf diesem Wege in die V. portae ein. Die Recessus können Hernien aufnehmen und einen Ileus hervorrufen (*Herniae retroperitoneales,* Treitzsche Hernien).

4. Milz

Die vollständig intraperitoneal gelegene Milz hat die Form einer Kaffeebohne und ist normalerweise nicht tastbar, da sie ganz unter dem linken Rippenbogen versteckt liegt (Länge normal etwa 12 cm, Breite 6 cm, Dicke 3–4 cm, Gewicht 150–180 g). Die Längsachse der Milz folgt etwa der 10. Rippe, Ober- und Unterrand (Margo superior und inferior) berühren die 9. bzw. 11. Rippe (Abb. 93). Durch das Lig. phrenicolienale wird die Milz an der dorsalen Bauchwand, durch das Lig. gastrolienale an der großen Kurvatur des Magens fixiert. Im Lig. gastrolienale sind häufig versprengte Nebenmilzen vorhanden. Das Lig. phrenicolienale enthält die Milzgefäße, das Lig. gastrolienale die Aa. gastricae breves und gastroepiploicae sin., beides Äste der Milzarterie. Beide Bänder bilden eine Tasche, den Recessus lienalis der Bursa omentalis. Sie sind am Milzhilus befestigt. Verlagerungen der Milz werden nach kaudal durch das derbe Lig. phrenicocolicum, das von der linken Kolonflexur zur lateralen Bauchwand zieht und eine sekundäre Verbindung des Omentum majus mit dem Zwerchfell darstellt, gehemmt (sog. Milznische).

Die Milz verschiebt sich bei der Atmung um mehrere Zentimeter – in der Richtung nach schräg vorne-unten (die Atemexkursionen der Leber erfolgen mehr in senkrechter Richtung). Eine abnorme Beweglichkeit führt zur sog. Wandermilz, die eine besondere Schlaffheit der Aufhängebänder voraussetzt und meist mit einer allgemeinen Enteroptose verknüpft ist. Bei der Pendelmilz ist die Beweglichkeit besonders groß. Sie kann mit einer Milztorsion und Stieldrehung verbunden sein. 10–35% aller Menschen haben Nebenmilzen, die im Bereich des Milzhilus, des Milzstieles oder im retroperitonealen Bindegewebe lokalisiert sind.

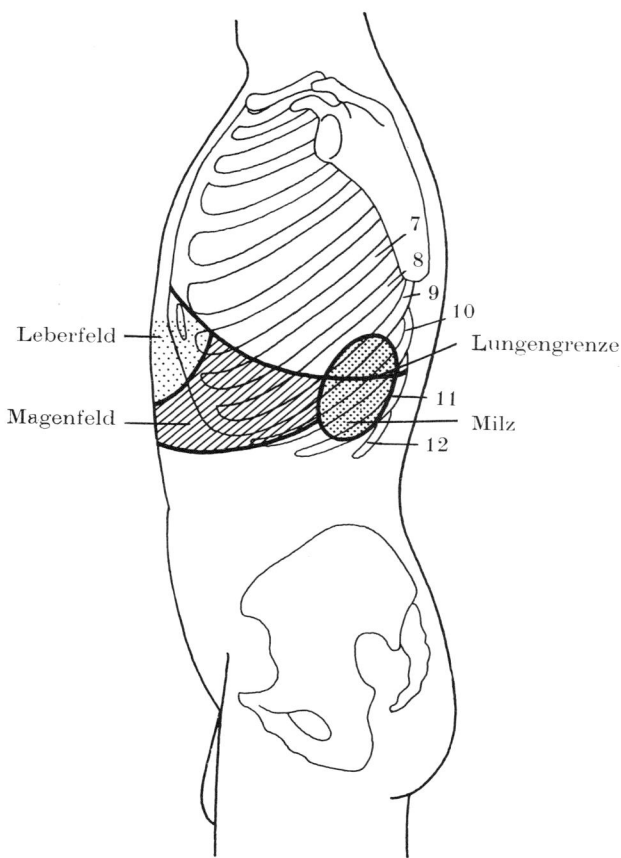

Abb. 93. Topographische Lage der Milz in der Seitenansicht [nach CORNING (R)].

Die Außenfläche der Milz lagert sich an das Zwerchfell an (Facies diaphragmatica), die Innenfläche (Facies visceralis) berührt den Fundus des Magens (Facies gastrica), den linken oberen Nierenpol (Facies renalis) und die Kolonflexur (Facies colica). Praktisch wichtig ist vor allem, daß sich der hintere Komplementärraum der Pleura (Recessus costodiaphragmaticus) und der Rand des linken-unteren Lungenlappens über den hinteren-oberen Pol der Milz hinwegschieben, so daß bei Rippenfrakturen, Stich- oder Schußverletzungen Pleura, Lunge, Zwerchfell, Magen und Milz gleichzeitig geschädigt sein können. Bei Zwerchfellverletzungen kann es zum Prolaps der Milz in die Pleurahöhle kommen. Milzrupturen sind wegen der Verblutungsgefahr lebensbedrohlich.

Gefäßversorgung der Milz

A. lienalis – aus dem Truncus coeliacus der Aorta – verläuft stark geschlängelt am oberen Rand des Pankreas durch das Lig. phrenicolienale zum Milzhilus.
V. lienalis – zur V. portae – verläuft etwas mehr kaudal von der Arterie – hinter dem Pankreaskörper – vereinigt sich mit der V. mesenterica inf. zu einer der großen Pfortaderwurzeln.

Die *Gefäße* bilden einen wechselnd langen Milzstiel im Hilusgebiet. Zweigt die A. gastroepiploica sin. frühzeitig von der Milzarterie ab, so ist der Stiel lang, andernfalls kurz. In der Regel spaltet sich ein größerer Ast vor Eintritt der Arterie in den Hilus zum oberen Milzpol ab. Ist der Milzstiel lang, so kann der Chirurg bei der Milzexstirpation die Gefäße nahe am Hilus abtrennen, bei kurzem Stiel muß zunächst die A. gastroepiploica sin. mobilisiert und unterbunden werden. Die Aufteilung der A. lienalis in segmentartig gegliederte Äste erfolgt meist vor Eintritt in den Hilus.

Probeexzisionen der Milz werden wegen der Blutungsgefahr nur in Ausnahmefällen vorgenommen. In die Milz perkutan injizierte Kontrastmittel werden rasch in die Pfortader abgeleitet. Auf diese Weise lassen sich Phlebogramme der Pfortader gewinnen (Splenoportographie). Gleichzeitig kann über den Weg der zur Kontrastmittelinjektion dienenden Kanüle der Druck im Pfortadersystem gemessen werden.

Die Milz ist gleichsam das »elastische Herz« des Pfortaderkreislaufes, das kompensatorisch Drucksteigerungen im Portasystem abfangen und durch Volumenänderungen ausgleichen kann. Normalerweise soll etwa 40% des Portalvenenblutes aus der Milzvene kommen. Milzschwellungen sind daher bei chronischen Stauungen im Pfortadergebiet fast regelmäßig vorhanden. Dagegen spielt die menschliche Milz als Blutspeicherorgan kaum eine Rolle. Ihr maximales Fassungsvermögen wird auf 150–200 ml geschätzt.

5. Pankreas

Die 65–80 g schwere, retroperitoneal gelegene Bauchspeicheldrüse erstreckt sich vom Duodenum (Caput pancreatis) bis zum Milzhilus (Cauda) und ist für den Chirurgen schwer zugänglich (»operationsfeindliches Organ«). Am Unterrand ist das Organ durch den mesenterialen Gefäßstiel scharf eingeschnitten (Incisura pancreatis). Das Pankreas entsteht aus einer ventralen und einer dorsalen Anlage, die erst sekundär miteinander verschmelzen. Die ventrale Anlage liefert den unteren Teil des Pankreaskopfes und den Endabschnitt des Ausführungsganges [Ductus pancreaticus (Wirsungianus)]. Die wesentlich umfangreichere dorsale Anlage bildet das übrige Drüsengewebe. Der Endabschnitt ihres Ausführungsganges geht meist zugrunde oder bildet den Ductus pancreaticus accessorius (Santorini), der etwas weiter kranial auf der Papilla duodeni minor ausmündet. Die eigenartige Entwicklungsgeschichte des Organs hat insofern eine klinische Bedeutung, als sie die Existenz dystoper Pankreaskeime, die im Magen, Duodenum, Dünndarm oder Kolon als nußgroße Knoten vorkommen können, erklärt (Pancreas aberrans). Solche Gewebsinseln können zum Ausgangspunkt für gutartige Tumoren, Blutungen oder Ulzerationen werden. Aberrierendes Pankreasgewebe kann auch das Duodenum – vor allem die Pars descendens – ringartig umwachsen und bei entsprechender Massenzunahme stenosieren (Pancreas anulare). Der Pankreaskopf ist in der Regel eng mit der Duodenalwand verwachsen. Ein infiltrativ wachsendes Pankreaskopfkarzinom verursacht unter Umständen eine Abklemmung der extrahepatischen Gallenwege mit Ikterus und eine Stauungsgallenblase, die als prallelastischer Tumor tastbar ist (Courvoisiersches Zeichen). Die Abklemmung der Ausführungsgänge durch den wachsenden Tumor führt gegebenenfalls zu Sekretstauungen und Pankreatitis. Eine diabetische Stoffwechselstörung entsteht jedoch bei pathologischen Prozessen am Pankreaskopf nicht, da die Langerhansschen Inseln bevorzugt im Schwanzteil und Pankreaskörper lokalisiert sind.

An der Dorsalseite des Organs gräbt sich die Milzvene in das Drüsengewebe ein. Die V. portae konstituiert sich dorsal hinter dem Pankreaskopf in Höhe der Incisura pancreatis durch den Zusammenfluß von V. lienalis, V. mesenterica sup. und inf. (Abb. 91). Sie liegt in Verlängerung der oberen Mesenterialvene. Das Pankreas überlagert auch die großen Gefäße des Retroperitonealraumes (V. cava inf., Vasa renalia, Aorta abdominalis). Diese topographischen Verhältnisse können bei Pankreaserkrankungen von Bedeutung sein.

Gefäßversorgung des Pankreas

1. Aa. supraduodenales sup. (früher: pancreaticoduodenales sup.) – aus der A. gastroduodenalis – von kranial zum Pankreaskopf.
2. Aa. pancreaticoduodenales inf. – aus der A. mesenterica sup. – von kaudal zum Pankreaskopf.
3. Aa. retroduodenales – aus der A. gastroduodenalis zum Duodenum und Pankreaskopf.
4. A. pancreatica dorsalis – aus der A. lienalis zum Pankreaskörper.
5. A. pancreatica inf. – Ast der A. pancreatica dorsalis – zum Pankreaskörper und Schwanz.
6. A. pancreatica magna – aus der A. lienalis – zum Pankreasschwanz.
7. A. caudae pancreatis und Rami pancreatici aus der A. lienalis – zum Pankreasschwanz.

Alle Gefäße anastomosieren ausgiebig untereinander, so daß Unterbindungen einzelner Äste schadlos vertragen werden.

Innervation des Pankreas

1. Sympathische Innervation über den *linken* N. splanchnicus major und minor.
2. Vegetative Innervation des Pankreaskopfes und der Sphinkterorgane an der Papilla duodeni (Oddi) erfolgt über die *rechten* Nn. splanchnici sowie den rechten N. vagus.

6. Leber

a) Allgemeines

Die Leber füllt das rechte Hypochondrium aus. Sie schmiegt sich eng in die rechte Zwerchfellkuppel ein, die sich bei maximaler Exspiration vorne auf die 4. Rippe, bei maximaler Inspiration auf die Knorpel-Knochen-Grenze der 7. Rippe projiziert. Ein Viertel des Organs liegt links von der Medianebene, im epigastrischen Raum oberhalb des Magenfeldes (Abb. 94). Der untere Leberrand reicht von der 10. Rippe rechts bis zur 7. Rippe links und wandert – im Gegensatz zur Milz – bei der Atmung senkrecht abwärts (wichtig bei der Hepatosplenomegalie). Die Leber lagert sich dem Rippenbogen eng an und kommt teilweise auch mit dem Pleuraraum in Beziehung. Der Recessus costodiaphragmaticus erreicht vorn die 7. und in der mittleren Axillarlinie die 9. Rippe. Im Bereich der 9.–11. Rippe liegt die Leber ventral außerhalb des Pleurafeldes. Rippenresektionen gefährden in diesem Bereich die Brustorgane nicht (Abb. 97). Andererseits erklärt die kranial vorhandene enge Nachbarschaft des Pleurafeldes zur Leber aber auch die klinische Beobachtung, daß Leberabszesse durch das Zwerchfell hindurch in die Pleurahöhle perforieren können.

An der Leberunterseite (Facies visceralis) lagern sich Gallenblase und untere Hohlvene tief in das Lebergewebe ein, wodurch die Fissura sagittalis dext. entsteht. Die peritonealen Umschlagfalten der linken Fissur werden durch den Processus caudatus des Lobus caudatus unterbrochen. Die rechte Leberfissur entspricht der sog. Sérégé-Cantlieschen Linie der Kliniker, der Grenze zwischen dem portalen Versorgungsgebiet des rechten und linken Leberlappens (»Blut-Gallen-Scheide«), wodurch der Lobus caudatus, quadratus und sin. zu einer Einheit zusammenge-

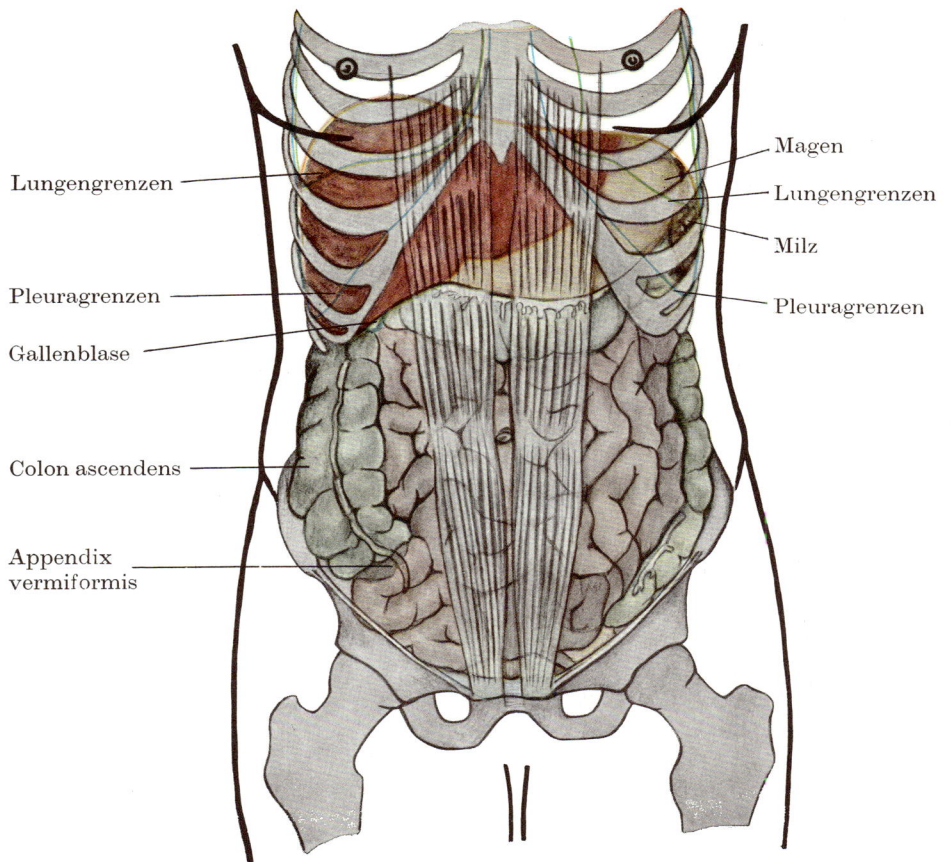

Abb. 94. Übersicht über die topographischen Verhältnisse des Bauchraumes in ihrer Projektion auf die vordere Bauchwand [nach PERNKOPF (K)].

faßt werden. Nach neueren Vorstellungen soll durch die Aufgliederung der Pfortaderäste im Lebergewebe eine Segmentgliederung ähnlich wie an der Lunge zustande kommen. 4 Segmente und 8 Subsegmente werden unterschieden. Diese innere Gliederung ist unabhängig von der makroskopischen Lappeneinteilung, die durch die Peritonealfalten und Leberfissuren hervorgerufen wird.

Die Fissura sagittalis sin. entsteht durch das Lig. falciforme, in dessen Unterrand die obliterierte Nabelvene (Lig. teres) eingebettet ist, das Lig. venosum (Arantii), das Relikt einer während der Embryonalzeit vorhandenen Anastomose zwischen V. portae und V. cava, sowie das Lig. hepatogastricum. Die Bauchfellduplikaturen der linken Leberfissur umgreifen die Leberpforte und stellen die anatomische Lappengrenze dar, die die Unterfläche des Organs in 2 Regionen aufteilt, rechts das Spatium hepatorenale und links das Spatium hepatogastricum. Die Unterfläche wird vollständig vom Peritonaeum überzogen und ist daher gegen die angrenzenden Organe verschieblich (subhepatischer Spaltraum). Sie gleitet links über den Magen, rechts über Duodenum, Kolonflexur und Niere. Die Grenz- und Gleitflächen bilden an der gehärteten Leber entsprechende Impressionen (Abb. 95).

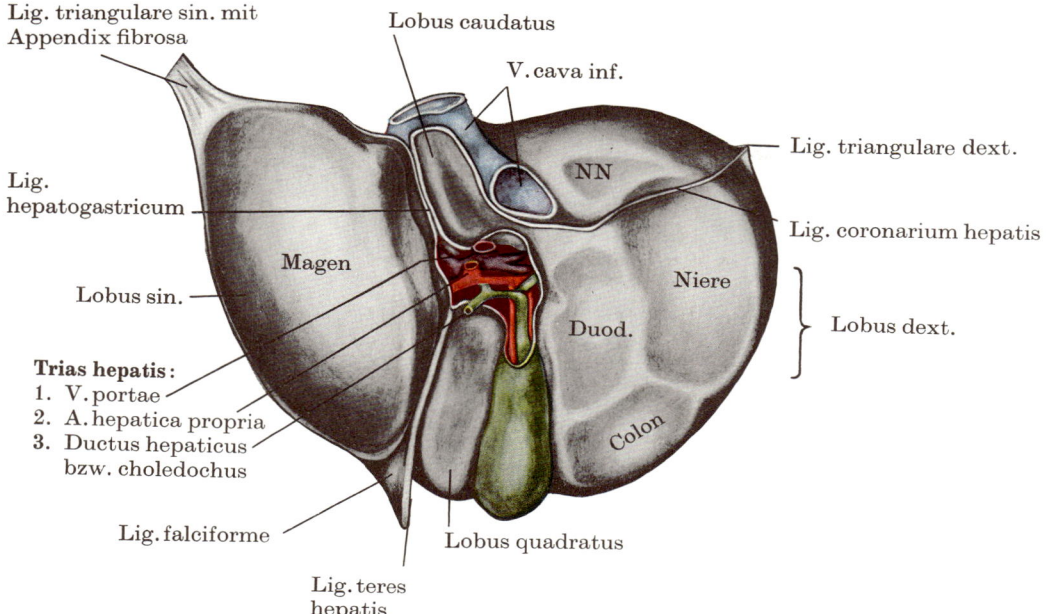

Lig. triangulare sin. mit
Appendix fibrosa

Lobus caudatus

V. cava inf.

Lig. triangulare dext.

NN

Lig.
hepatogastricum

Lig. coronarium hepatis

Magen

Niere

Lobus sin.

Duod.

Lobus dext.

Trias hepatis:
1. V. portae
2. A. hepatica propria
3. Ductus hepaticus
   bzw. choledochus

Colon

Lig. falciforme

Lobus quadratus

Lig. teres
hepatis

Abb. 95. Leberunterfläche mit Leberpforte, Bauchfellschnitträndern und Impressionen der angrenzenden Organe (NN = Nebenniere, Duod. = Duodenum) [aus Töndury (K)].

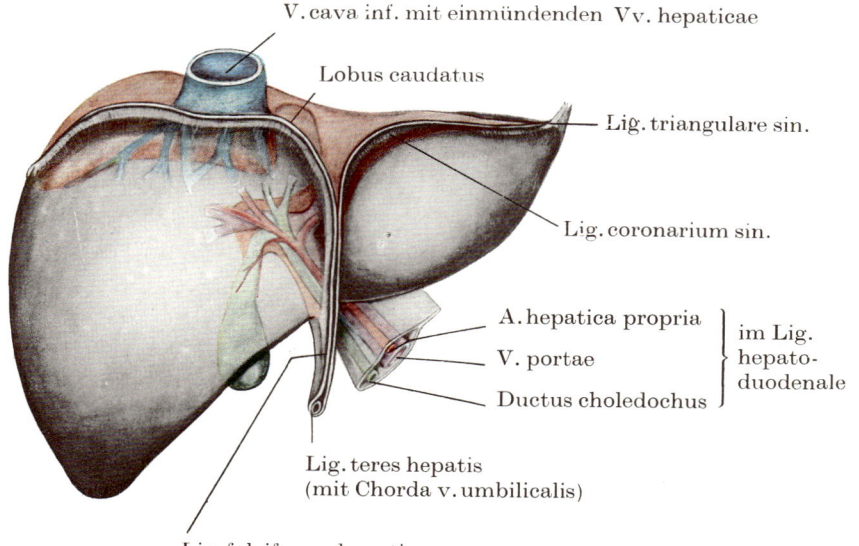

V. cava inf. mit einmündenden Vv. hepaticae

Lobus caudatus

Lig. triangulare sin.

Lig. coronarium sin.

A. hepatica propria
V. portae im Lig.
hepato-
duodenale
Ductus choledochus

Lig. teres hepatis
(mit Chorda v. umbilicalis)

Lig. falciforme hepatis

Abb. 96. Leber in der Ansicht von vorn. Leberpforte und Peritonealränder durchscheinend gezeichnet. Die von den Bauchfellduplikaturen umgrenzte Fläche ist orangefarben dargestellt (K).

An der Oberseite der Leber (Facies diaphragmatica) spaltet sich das Lig. falciforme in 2 Blätter auf (Lig. coronarium hepatis dext. und sin.), die ein rhombisches, extraperitoneales Feld umgrenzen (Area nuda oder Pars affixa). Hier ist die untere Hohlvene tief in das Lebergewebe eingelassen. Außerdem sind die rechte Nebenniere und der obere Nierenpol innerhalb dieses peritoneumfreien Feldes gelegen (Abb. 97). Die Pars affixa liegt nahezu vollständig im Bereich des Centrum tendineum des Zwerchfells und fixiert die Leber in ihrer Lage. Der thorakale Sog und die untere Hohlvene, die an dieser Stelle mehrere Lebervenen aufnimmt, sowie die Appendix fibrosa unterstützen diese recht wirkungsvolle Fixation. Eine »Wanderleber« gibt es daher nicht.

Die Abgrenzung der Pars affixa ist durch die beiden Ligg. coronaria, die nach lateral in die Ligg. triangularia und damit in die Zwerchfellfaszie auslaufen, gegeben. Die peritoneale Umschlagfalte an der Rückfläche der Leber ist meist etwas derber und wird ihrer Lage wegen häufig auch besonders als Lig. hepatorenale und Lig. hepatocavoduodenale gekennzeichnet.

In der *Leberpforte* haben die Leitungsbahnen eine gesetzmäßige Lage. Am weitesten dorsal ist die Pfortader lokalisiert, nach ventral folgen die A. hepatica mit den adventitiellen, vegetativen Nervengeflechten, die extrahepatischen Gallenwege und ihre portalen Lymphgefäße. Die Lebervenen treten nicht in der Leberpforte aus, sondern münden im Bereich der Pars affixa direkt in die untere Hohlvene ein.

Die Arterien der Leber stammen aus Ästen der A. hepatica propria, die von der A. hepatica comm. und damit vom Truncus coeliacus kommt (Abb. 90). Verschluß oder Unterbrechung der A. hepatica comm. ist nicht lebensgefährlich, da der Leber immer noch arterialisiertes Blut über die A. mesenterica sup. via A. pancreaticoduodenalis inf. und supraduodenalis sup. – A. gastro-

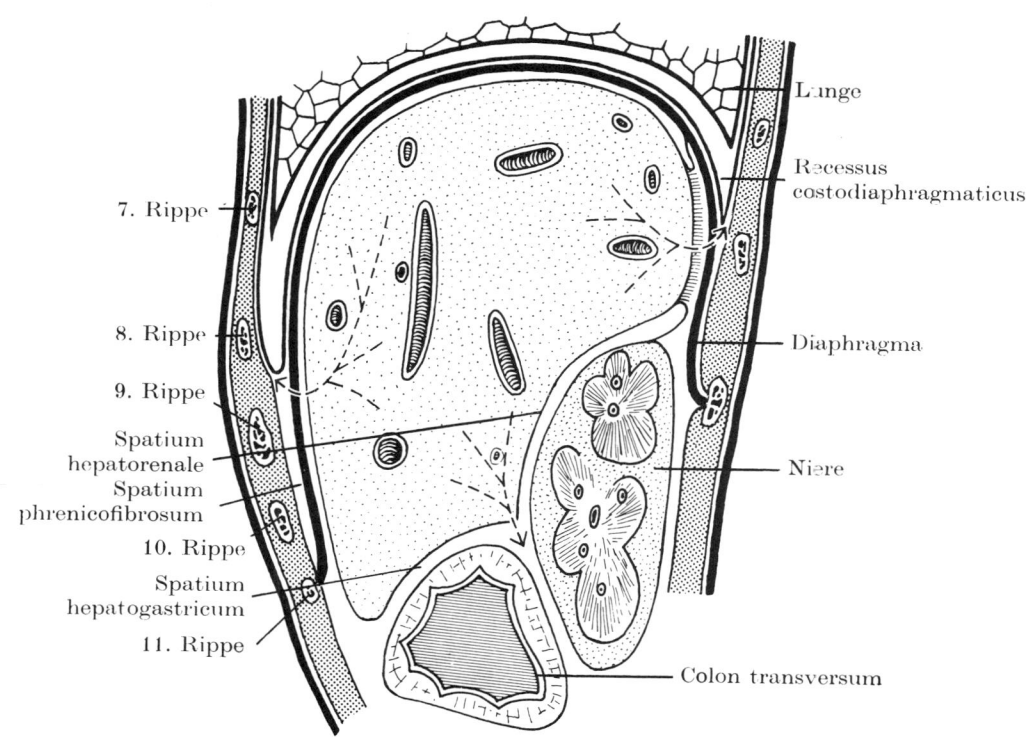

Abb. 97. Parasagittalschnitt durch den Oberbauch in Höhe der vorderen Axillarlinie. Man beachte das pleurafreie Feld im Bereich der Lebervorderfläche zwischen 9. und 11. Rippe [aus TÖNDURY (J)].
Die Pfeile markieren die Hauptabflußwege der Lymphe.

duodenalis und A. hepatica propria zugeführt werden kann *(Kollateralkreislauf der Lebergefä-ße)*. Die Leber erhält auch akzessorische Zuflüsse über Äste der A. phrenica inf. Eine Unterbrechung der A. hepatica propria führt dagegen zum Tode.

Die *Lymphgefäße* der Leber (Abb. 97) sammeln sich in der Hauptsache in der Leberpforte und erreichen über die Nodd. lymph. coeliaci und paraaortales die Cisterna chyli und den Ductus thoracicus (intrahepatisches, tiefes System). Daneben existiert aber noch ein subseröses, oberflächliches Lymphsystem, das einerseits über die retrosternalen und vorderen mediastinalen Lymphbahnen, andererseits nach dorsal über die juxtakavalen und hinteren mediastinalen Lymphgefäße abfließt.

b) Pfortaderkreislauf und dessen Kollateralen

Die Pfortader entsteht hinter dem Pankreaskopf durch den Zusammenfluß der Milzvene mit der oberen Mesenterialvene. Die V. mesenterica inf. kann in die Pfortader einmünden, geht aber meist zuerst in die Milzvene über. Die Pfortader nimmt während ihres Verlaufes hinter dem Duodenum noch die V. gastrica dext., V. praepylorica und die V. gastroepiploica dext. sowie verschiedene Pankreasvenen auf. Sie verläuft dann im dorsalen Teil des Lig. hepatoduodenale bis zur Leberpforte. Die V. portae nimmt damit das Blut aus den *unpaaren* Organen der Bauchhöhle (Milz, Pankreas, Magen, Duodenum, Dünn- und Dickdarm) auf, während die untere Hohlvene das Blut aus den *paarigen* Bauchorganen (Niere, Nebennieren, Keimdrüsen usw.) sammelt. Durch Injektion eines Röntgenkontrastmittels können die Hauptzuflüsse zur Pfortader am Lebenden sichtbar gemacht werden (Portographie, Splenoportographie, Abb. 98). Normalerweise beträgt der Portalvenendruck 8–12 mm Hg; steigt er über 25 mm Hg an, so spricht man von einer portalen Hypertension. Die Ursache dafür kann intra- oder extrahepatisch liegen. Die häufigste Ursache der Pfortaderstauung ist die Leberzirrhose (sog. intrahepatischer Block, 90–95%). Ein prähepatischer Block (5%) kann z. B. durch eine Pfortaderthrombose (bei Neugeborenen durch Nabelinfektion, bei Erwachsenen durch eine verschleppte Appendizitis u. ä.), ein posthepatischer Block (1–2%) durch eine Einflußstauung am Herzen (Perikarditis,

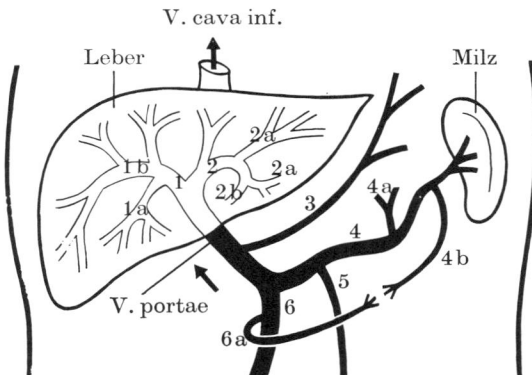

Abb. 98. Schematische Darstellung der portalen Strombahn nach röntgenologischen Befunden (Portographie, Splenoportogramm) [modif. nach Schinz, Baensch u. Mitarb. (B)].

1 = rechter Hauptast der V. portae; 1a = ventraler paramedianer Ast; 1b = dorsaler lateraler Ast; 2 = linker Hauptast der V. portae; 2a = dorsale laterale Äste; 2b = ventraler paramedianer Ast; 3 = V. gastrica sin.; 4 = V. lienalis; 4a = Vv. gastricae breves; 4b = V. gastroepiploica sin.; 5 = V. mesenterica inf.; 6 = V. mesenterica sup.; 6a = V. gastroepiploica dext.

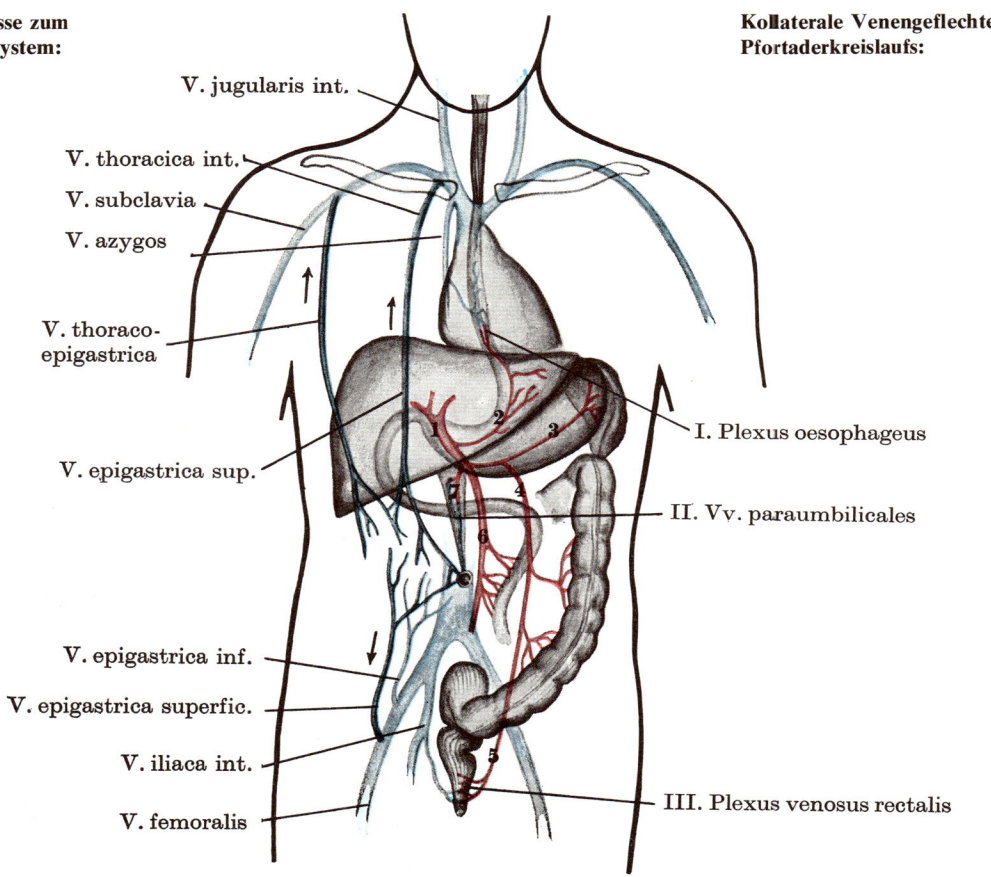

Abb. 99. Schematische Darstellung des Pfortaderkreislaufes und seiner Kollateralen (K).

1 = V. portae	4 = V. mesenterica inf.	6 = V. mesenterica sup.
2 = Vv. gastricae dext. et sin.	5 = V. rectalis sup.	7 = Vv. ad- bzw. paraumbilicales
3 = V. lienalis		

Thrombose der unteren Hohlvene) zustande kommen. In allen Fällen tritt der Kollateralkreislauf der Pfortader in Funktion.

Das Pfortadersystem grenzt im Bereich der Kardia, des Rektums, der vorderen und der dorsalen Bauchwand an die Kapillarnetze des Kavasystems an. Bei Stauungen im Pfortadersystem kann das Blut über Kollateralen zu diesen Gefäßgebieten abgeleitet und damit in den Allgemeinkreislauf zurückgeführt werden. Klinisch besonders wichtig sind dabei die Anastomosen über die Kardia und das untere Drittel des Ösophagus, da sich hier Varizen ausbilden, die die Veranlassung zu lebensbedrohlichen Blutungen abgeben können (Vorsicht bei Magensondierungen!).

Die 4 wichtigsten **Anastomosengebiete** sind folgende (Abb. 99):

1. Die *Venen der Bauchwand:* Das Venennetz der Bauchwand steht in der Nabelregion über die ad- und paraumbilikalen Venen des Lig. falciforme mit der Pfortader in Verbindung, die in der Nachbarschaft der obliterierten Nabelvene erhalten geblieben sind. Vom Nabel gehen kau-

dal die V. epigastrica inf. und superfic. zur V. iliaca ext. und V. cava inf., nach kranial die V. epigastrica sup. via V. thoracica int. zur V. subclavia und V. cava sup. oder über die V. thoracoepigastrica via V. axillaris zur V. subclavia und so zur V. cava sup. Beim intra- und posthepatischen Block können sich die paraumbilikalen Venen und dadurch die Venen der Bauchwand stark ausweiten (Caput medusae). Beim prähepatischen Block bleiben die Nabelvenen jedoch unverändert, wenn die Stauung distal vom Abgang der paraumbilikalen Venen am Lig. falciforme auftritt. Ein Caput medusae entwickelt sich nicht.

2. Die *Venen an der kleinen Kurvatur des Magens* (Vv. gastricae sin. und dext., V. praepylorica) stehen einerseits über die Kardiavenen mit den unteren Ösophagusvenen, andererseits über die Vv. gastricae breves mit der Milzvene in Verbindung. Die Ösophagusvenen münden in die Vv. azygos und hemiazygos und auf diesem Wege in die V. cava sup. ein. Die Anastomosen zur Milzvene können bei isolierten Milzvenenstenosen von Bedeutung sein, da das Milzblut dann über die Vv. gastricae in die Pfortader fließen kann, was gegebenenfalls das Bild eines portalen Hochdrucks mit Ösophagusvarizen erzeugt.

3. Die *rektalen Anastomosen* kommen über venöse Verbindungen der V. rectalis sup. und media zustande. Die V. rectalis sup. leitet das venöse Blut aus dem Plexus rectalis (haemorrhoidalis) der unteren Rektumabschnitte in die V. mesenterica inf. und damit zur Pfortader, die V. rectalis med. und inf. dagegen über die V. iliaca int. zur V. cava inf. ab (Abb. 108). Man nahm früher an, daß ein Teil der Hämorrhoiden durch Pfortaderstauungen zustande käme, eine Annahme, die sich jedoch wegen der besonderen Gefäßverhältnisse im Bereich des Analkanals (vgl. S. 163, 164) nicht bestätigen ließ.

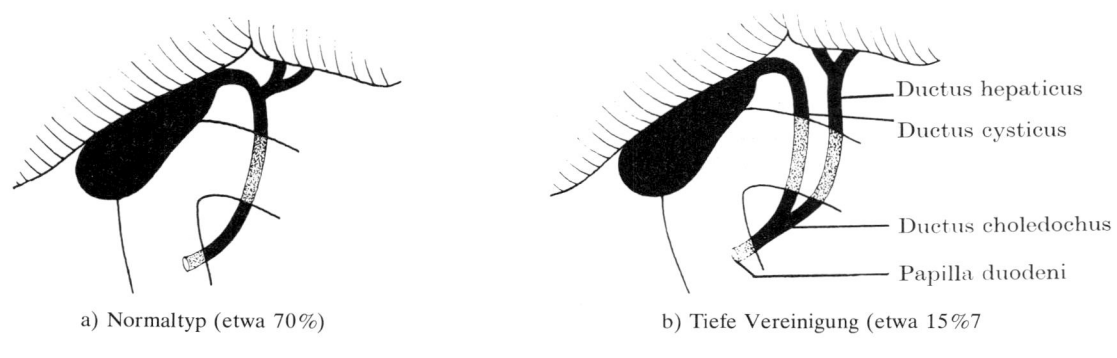

a) Normaltyp (etwa 70%)

b) Tiefe Vereinigung (etwa 15%7

Ductus hepaticus

Ductus cysticus

Ductus choledochus

Papilla duodeni

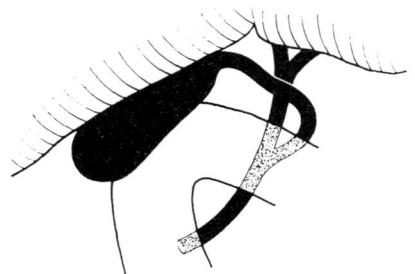

c) Vorderer (entsprechend hinterer) Spiralverlauf (je etwa 1–2%)

Abb. 100. Extrahepatische Gallenwege. Verschiedene Formtypen der Vereinigung von Ductus cysticus und Ductus hepaticus comm. zum Ductus choledochus [umgez. nach WOLF-HEIDEGGER (R)].

4. *Dorsale, portokavale Anastomosen:* Im Bereich des Retroperitonealraumes existieren ferner ausgedehnte Verbindungen zwischen dem Stromgebiet der V. portae und V. cava inf., vornehmlich über die Vv. lumbales, renales und suprarenales sowie die Vv. phrenicae inf.

c) Gallenblase und extrahepatische Gallenwege

Der Fundus der Gallenblase überragt den unteren Leberrand um 1–1½ cm (Abb. 94). Diese Stelle liegt etwa da, wo sich der Leberrand mit der Verlängerungslinie der 9. Rippe schneidet. Röntgenologisch projiziert sich die Gallenblase nach Kontrastfüllung rechts neben den 1. Lendenwirbel bzw. die 12. Rippe. Das Corpus ist fester mit dem Lebergewebe verwachsen als Fundus oder Collum. Der Hals der Gallenblase ist häufig sogar durch eine peritoneale Duplikatur, durch die die Gefäße das Organ erreichen, beweglich (A. und V. cystica aus der A. hepatica propria dext.). In seltenen Fällen ist die Gallenblase durch ein mesoartiges Band ganz intraperitoneal gelegen und isoliert. Die Gallenblasenvenen fließen einerseits zur Pfortader, andererseits direkt zu den Lebersinusoiden ab, was ein Übergreifen von pathologischen Prozessen begünstigt. So kann ein Gallenblasenempyem in die Leber penetrieren oder auch wegen der engen Nachbarschaft zum Duodenum in die Pars superior duodeni durchbrechen (Gallenblasen-Darm-Fistel). Auch Gallenblasen-Kolon-Fisteln kommen vor.

Der Ausführungsgang der Gallenblase (Ductus cysticus) vereinigt sich im Bereich der Leberpforte mit dem Ductus hepaticus der Leber zum Ductus choledochus, der in das Lig. hepatoduodenale eintritt und hinter dem Duodenum entlang zur Papilla duodeni (major) zieht (s. S. 142, Abb. 91). Die Art der Vereinigung beider Äste variiert individuell sehr. In 12% der Fälle liegt die Kommunikation zwischen Ductus cysticus und hepaticus weit kaudal hinter dem Pankreaskopf, in 8% ganz weit kranial direkt am Gallenblasenhals. Ein langer Ductus cysticus kann parallel neben dem Ductus hepaticus herlaufen oder ihn spiralig umwinden und schließlich ganz kaudal von links in ihn einmünden (Abb. 100). Der Ductus choledochus kann also sehr verschieden lang sein. Diese Verhältnisse können ebenso wie die Variationen im Verzweigungsmuster der A. hepatica für die chirurgische Präparation entscheidend sein. Rechter und linker Ductus hepaticus anastomosieren innerhalb der Leber nicht mehr miteinander; eine Tatsache, die bei Verletzungen zu berücksichtigen ist. Der Ductus choledochus wird von Ästen der A. hepatica versorgt, die nicht ausreichend miteinander in Verbindung stehen. Die Ästchen müssen daher bei operativen Eingriffen sorgfältig geschont werden, da ihre Unterbindung narbenartige Stenosen einzelner Gallengangsabschnitte nach sich ziehen kann.

II. Der übrige Bauchraum (Unterbauch)

1. Allgemeines

Klinisch und topographisch muß der Bauchraum als eine Einheit betrachtet werden. Die peritonealen Oberflächen sind relativ groß (ca. 2 qm), so daß eine generalisierte Peritonitis lebensbedrohlich ist. Die biologischen Abwehrkräfte des Peritoneums sind andererseits so stark, daß Infektionen meist lokalisiert bleiben. Die Serosa spielt im übrigen auch für die Gleitfähigkeit der intraperitoneal gelegenen Darmabschnitte eine wichtige Rolle. Die peritonealen Aufhängebänder und Mesenterien sind zugleich Leitstrukturen für die Gefäße und Nerven. Sie enthalten zudem die Lymphbahnen und regionären Lymphknoten, die meist in Gruppen zusammengefaßt sind.

Nach klinischen Erfahrungen sind Mesenterium und parietales Bauchfell äußerst schmerzempfindlich, während die viszerale, den Darm überziehende Serosa sensorisch fast unempfindlich ist. Anatomisch ist über die sensible Versorgung der Bauchorgane wenig Gesichertes bekannt. Die vegetative Versorgung geht von den großen, prävertebralen Gangliengruppen aus, die an der dorsalen Bauchwand um die Wurzeln der großen Aortenäste gelegen sind (Ggl. coeliacum, Ggl. mesentericum sup. und inf., Ggl. aorticorenale). Die Nervenfasern erreichen über die adventitiellen, periarteriellen Geflechte und die Mesenterien ihre Versorgungsgebiete.

Die Leitungsbahnen der Bauchorgane verlaufen in der Regel in der dünnen Bindegewebsschicht unterhalb vom Peritoneum. Dieses Spatium subserosum endet kaudal am Leistenband und dorsal an der Psoasfaszie. Es geht unten in den subserösen Beckenraum über. Subseröse Eiterungen machen daher am Lig. inguinale halt, subfasziale Prozesse (Senkungsabszesse der Wirbelsäule, Psoasabszesse usw.) können am Leistenband vorbei bis zum Oberschenkel oder sogar bis in die Kniekehle vordringen.

Das Kolon bildet eine girlandenartige Kette, die das Dünndarmkonvolut umringt (Abb. 94). Die rechte Kolonflexur liegt in Höhe von Th$_{12}$–L$_3$, die linke etwas höher (Th$_{10}$–L$_2$). Im Alter findet ein Descensus statt. Das Jejunum füllt den linken-oberen, das Ileum mehr den rechten-unteren Teil der Bauchhöhle aus. Beide werden vom Omentum majus, das an der Taenia omentalis des Querkolons befestigt ist, schürzenartig überdeckt.

Die topographischen Verhältnisse des Unterbauches werden in der *Embryonalentwicklung* durch die Drehung der Nabelschleife und die Verklebung bestimmter Peritonealduplikaturen mit der dorsalen Bauchwand geschaffen. Der rasch wachsende Darm führt zur Verlagerung von Darmschlingen in den noch weiten Nabel (physiologische Nabelhernie). Mit der Vergrößerung des Bauchraumes jedoch werden die Darmteile ins Innere verlagert und die Drehung der Nabelschleife eingeleitet. Diese Drehung erfolgt um die Achse der Vasa mesenterica sup. Der untere Schenkel der Nabelschleife (Kolonschenkel) dreht sich um etwa 300° nach rechts über den Dünndarmschenkel hinweg, so daß das Zäkum zunächst rechts-oben unter die Leber zu liegen

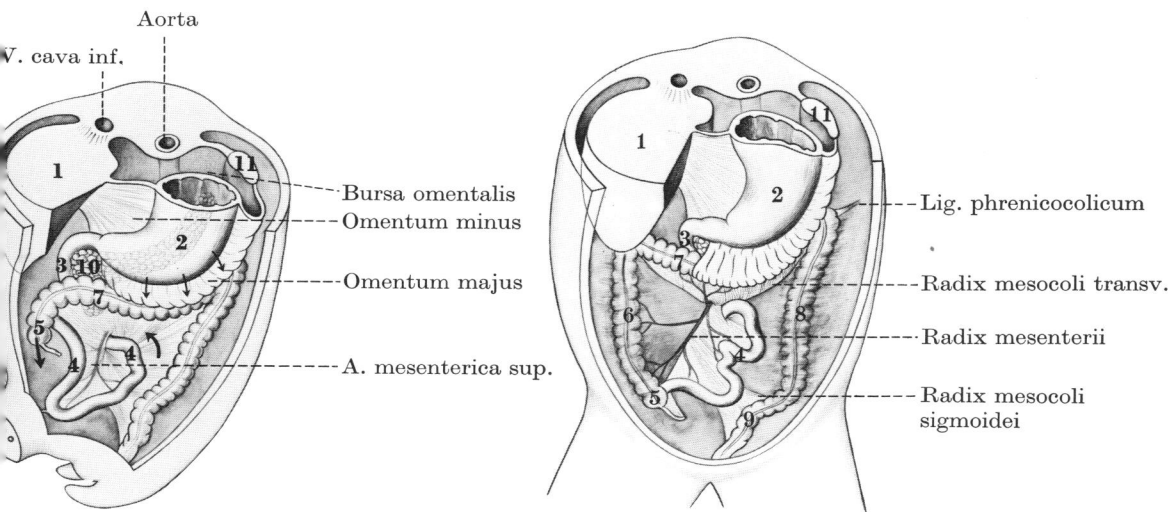

Abb. 101 a u. b. Schema zur Verdeutlichung der Drehung der Nabelschleife und Entwicklung der definitiven Peritoneal-verhältnisse nach Anlagerung von Duodenum, Colon ascendens und descendens an die dorsale Bauchwand. (Vergleiche dazu die Schemata der Abb. 85 a u. b, die die vorhergehenden Entwicklungsstadien darstellen.) [Modif. nach GROSSER und ORTMANN (B)].

1 = Leber	5 = Caecum	9 = Colon sigmoideum
2 = Magen	6 = Colon ascendens	10 = Pankreas
3 = Duodenum	7 = Colon transversum	11 = Milz
4 = Dünndarm	8 = Colon descendens	

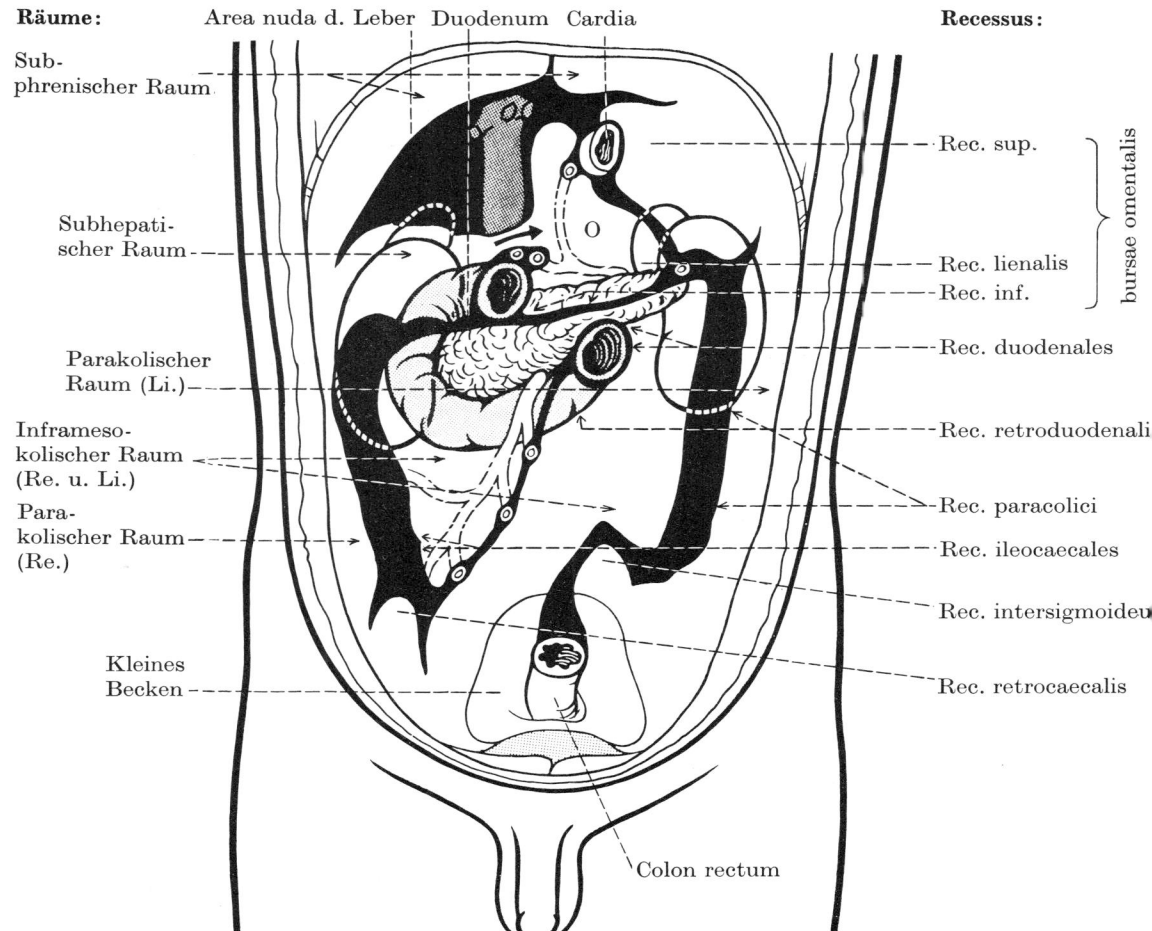

Räume: Area nuda d. Leber Duodenum Cardia **Recessus:**

Sub-
phrenischer Raum

Subhepati-
scher Raum

Parakolischer
Raum (Li.)

Inframeso-
kolischer Raum
(Re. u. Li.)

Para-
kolischer Raum
(Re.)

Kleines
Becken

O

bursae omentalis

Rec. sup.

Rec. lienalis
Rec. inf.

Rec. duodenales

Rec. retroduodenali

Rec. paracolici

Rec. ileocaecales

Rec. intersigmoideu

Rec. retrocaecalis

Colon rectum

Abb. 102. Topographie der mesenterialen Wurzeln und Recessus an der dorsalen Bauchwand (K-B). Magen, Dünn- und Dickdarm, mit Ausnahme des Duodenums, sind entfernt. Pfeil = Foramen epiploicum (Zugang zur Bursa omentalis). Peritoneumfreie Bezirke und mesenteriale Radices = schwarz.

Die wichtigsten Recessus des Bauchraumes (vgl. Abb. 102)

1. *Recessus subphrenici* – Peritonealtaschen zwischen Zwerchfell, Leber und Lig. coronarium hepatis.
2. *Recessus hepatorenalis* – hinterer, an die Niere angrenzender Abschnitt des Spatium subhepaticum.
3. *Recessus duodenalis sup.* – entsteht durch die am Oberrand der Flexura duodenojejunalis gelegene, nach links gerichtete Plica duodenalis sup. – in die Plica verläuft die V. mesenterica inf. – der Recessus kann zum Bruchsack erweitert werden (Herniae retroperitoneales, TREITZ).
4. *Recessus duodenalis inf.* – entsteht durch die vom horizontalen Abschnitt des Duodenums nach links gerichtete Plica duodenalis inf.
5. *Recessus paraduodenalis* – neben dem Duodenum, zur Kolonflexur gerichtete Bauchfelltasche.
6. *Recessus retroduodenalis* – hinter der Pars ascendens des Duodenums gelegene Tasche.
7. *Sulci bzw. Recessus paracolici* – seitlich am Colon descendens gelegen.
8. *Recessus ileocaecalis sup.* – oberhalb des Ileums in der Nische zum Colon ascendens – vorne begrenzt durch die Plica ileocaecalis vascularis (Inhalt: A. caecalis ant.).
9. *Recessus ileocaecalis inf.* – unterhalb des Ileums, im Winkel zwischen Ileum, Appendix und Zäkum – vorne begrenzt durch die Plica ileocaecalis – am Boden verläuft die A. appendicularis.
10. *Recessus retrocaecales* – Bauchfelltaschen neben und hinter dem Zäkum und Colon ascendens.
11. *Recessus intersigmoideus* – von unten zugängliche Tasche an der Wurzel des Mesocolon sigmoideum – am Boden verläuft der linke Ureter.

kommt. Das Duodenum, das sich nach retroperitoneal verlagert, wird dabei vom Colon und seinem zugehörigen Mesenterium überwandert und zugedeckt (Abb. 101a). Erst in der zweiten Hälfte der Schwangerschaft, teilweise erst nach der Geburt, rückt das Zäkum nach kaudal bis zum Becken vor. Colon ascendens und descendens heften sich sekundär an die Bauchwand an, wodurch sich breite Verklebungsflächen des Peritoneums mit der dorsalen Bauchwand entwikkeln. An den Grenzen dieser Flächen entstehen die Anheftungsstellen des Mesenteriums (Radix mesenterii, Radix mesocoli transversi). Es ist wichtig, sich die räumliche Lage dieser Verklebungsflächen klarzumachen, da man sonst den Verlauf der mesenterialen Anheftungslinien nicht versteht (Abb. 101).

Die *Radix mesocoli transversi* beginnt an der Flexura coli dext. unter dem rechten Leberlappen, geht über den rechten unteren Nierenpol hinweg, überkreuzt die Pars descendens duodeni, den Pankreaskopf, den Gefäßstiel des Dünndarms (Vasa mesenterica sup.) und zieht dann am unteren Pankreasrand entlang, schräg ansteigend in Richtung Milz über den linken unteren Nierenpol hinweg zur Flexura coli sin. bis zum Lig. phrenicocolicum (Abb. 103).

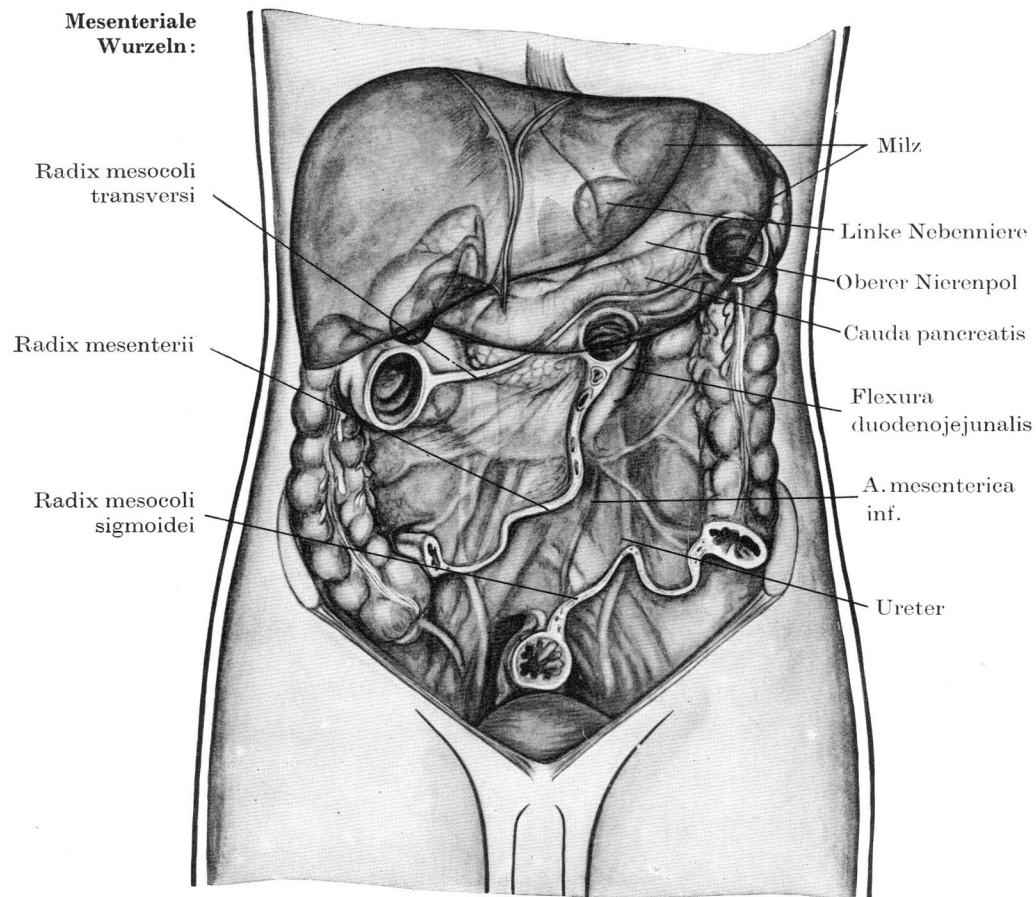

Abb. 103. Topographie der dorsalen Bauchwand und der mesenterialen Wurzeln beim Erwachsenen. Die retroperitonealen Organe und Leitungsbahnen sind durchscheinend gezeichnet (K).

Die *Radix mesenterii* beginnt etwa am 2. Lendenwirbel, in der Regel einige Zentimeter links von der Wirbelsäule an der Flexura duodenojejunalis, läuft dann schräg abwärts auf dem Psoas zwischen Aorta und unterer Hohlvene an der A. iliaca comm. entlang, überkreuzt den rechten Ureter und die Vasa spermatica bzw. ovarica und endet im rechten Ileozäkalwinkel. Bleibt die embryonale Verklebung des Peritoneums im Bereich des Colon ascendens unvollständig, so resultiert ein Colon mobile, d.h. ein teilweise intraperitoneal gelegenes Colon ascendens. In solchen Fällen endet die Radix mesenterii am Colon ascendens oberhalb der Valva ileocaecalis. Findet die Verklebung dagegen in größerem Ausmaß statt, so wird das ganze Zäkum einschließlich des unteren Ileumabschnittes retroperitoneal; es entsteht ein Caecum fixum. Die Radix mesenterii endet dann noch vor Einmündung des Ileums in den Dickdarm. Durch eine unvollständige Drehung der Nabelschleife und Ausbleiben der sekundären peritonealen Verklebungen des Colon ascendens und Duodenums entsteht das sog. *Mesenterium commune.* Das Duodenum erlangt dadurch nicht selten eine prävaskuläre Lage, und das Colon ascendens bleibt intraperitoneal liegen. Beim Mesenterium commune besteht die Gefahr der Darmknickung und -verschlingung (Volvulus). Klinisch wird in solchen Fällen eine operative Fixation des Colon ascendens mit gleichzeitiger Appendektomie empfohlen (sog. Kolopexie, Zäkopexie oder Caecoplicatio = Raffung des Dickdarms). Aus einer unvollständigen Drehung der Nabelschleife *(Malrotation)* resultiert häufig auch eine abnorme Lage vom Zäkum, das dann relativ weit oben stehen bleibt (Zäkumhochstand). Peritoneale Stränge können dabei einen Duodenalverschluß oder einen sog. hohen Ileus bewirken, was besonders bei Kindern in den ersten Lebenstagen vorkommt; während das Caecum mobile gar nicht so selten ist (4%), kommt ein Mesenterium commune glücklicherweise nur äußerst selten vor.

An der Abgangsstelle des Dotterganges vom Ileum bleibt in 2% der Fälle ein Divertikel erhalten *(Meckelsches Divertikel),* das gelegentlich aberrierendes Magen- und Pankreasgewebe enthält. Die übrigen *Dünndarmdivertikel,* die sehr selten sind und meist in der Mehrzahl auftreten, sind im Gegensatz zum Meckelschen Divertikel am Mesenterialansatz lokalisiert. Klinisch bleiben sie in der Regel symptomlos.

Die Entwicklungsgeschichte des Dickdarms erklärt auch, warum die Kolongefäße normalerweise keine Anastomosen mit den Gefäßen der dorsalen Bauchwand besitzen. Die *Gefäße* für den Dünn- und Dickdarm bis zur linken Kolonflexur (sog. Cannon-Böhmscher Punkt) sind Äste der Vasa mesenterica sup., distal von diesem Punkt Äste der Vasa mesenterica inf. (Abb. 102). Die oberen Mesenterialgefäße laufen intraperitoneal, die unteren retroperitoneal. In der Pankreasinzisur liegt die A. mesenterica sup. links von der Vene. Die Arterienäste kreuzen in der Regel die gleichnamigen Venen vorn. In chirurgisch-technischer Hinsicht lassen sich an der A. mesenterica 3 Abschnitte unterscheiden. 1. Abschnitt: Hier zweigen die A. pancreaticoduodenalis inf., die A. colica media und dextra nach rechts sowie einige Aa. pancreaticae und jejunales nach links ab; 2. Abschnitt: Hier gehen die A. ileocolica nach rechts und 2–3 Aa. jejunales nach links ab; 3. Abschnitt: Abgang der übrigen Aa. jejunales. Das Mesocolon transversum enthält die A. colica media (Abb. 102), die an der unteren Duodenalflexur aus der A. mesenterica sup. entspringt und ventral das mesenteriale Gefäßbündel sowie die A. pancreaticoduodenalis inf. überkreuzt. Eine irrtümliche Unterbindung der A. colica media (Verwechslung mit der A. pancreaticoduodenalis inf.) oder Thrombose führt zur Transversumnekrose. Bei Verfettung des Mesokolons liegt die Arterie im unteren Blatt der peritonealen Duplikatur. Bisweilen finden sich mehrere akzessorische Gefäßstämme im Mesokolon (Aa. colicae mediae accessoriae). Die Darmgefäße bilden Arkaden, von denen kleine Arteriolae rectae zur Versorgung des Darms ausgehen. Die Zahl der Arkaden und Arteriolen nimmt distal kontinuierlich ab. Die Vaskularisation wird damit geringer. Die Arteriolae rectae sind am Dickdarm kürzer als am Dünndarm. Die Arkadenreihe zwischen den Ästen der A. colica media und sin. wird auch als Arcus Riolani be-

A = **Truncus coeliacus**
    1 = A. gastrica sin. mit Rami oesophagei (2)
    3 = A. lienalis
    4 = A. gastroepiploica sin.
    5 = A. hepatica comm.
    6 = A. hepatica propria
    7 = A. cystica
    8 = A. gastroduodenalis
    9 = A. supraduodenalis sup. (= pancreatico-
        duodenalis sup.)
  10 = A. gastroepiploica dextra
  11 = A. gastrica dextra

B = **A. mesenterica sup.**
  12 = A. pancreaticoduodenalis inf.
  13 = Aa. jejunales
  14 = Aa. ilei
  15 = A. ileocolica
  16 = A. appendicularis
  17 = A. colica dextra
  18 = A. colica media

C = **A. mesenterica inf.**
  19 = A. colica sin.
  20 = Aa. sigmoideae
  21 = A. rectalis sup.

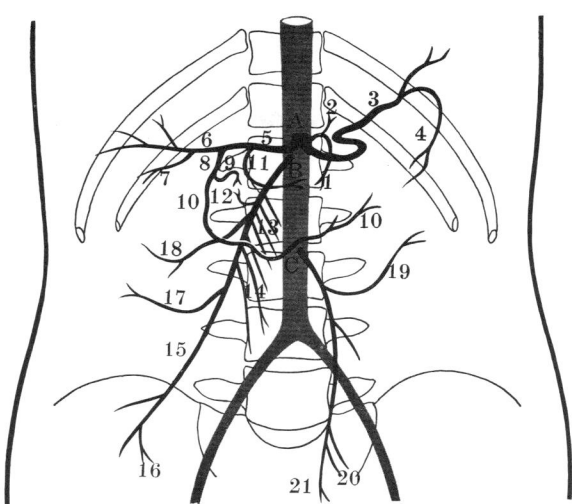

Abb. 104. Schematische Darstellung der abdominalen Gefäßstämme der Aorta im Angiogramm [modif. aus SCHINZ, BAENSCH et al. (B)].

zeichnet. Die abdominalen Gefäßstämme der Aorta lassen sich im Angiogramm gut zur Darstellung bringen (Abb. 104).

Die *Lymphgefäße* des oberen Dünndarms sind zahlreicher als die des Ileums und des Kolons. Die Darmlymphe wird von 3 im Mesenterium gelegenen Lymphknotengruppen filtriert. Die erste Gruppe ist in Darmnähe, die zweite in der Mitte des Mesenteriums, die dritte an der Wurzel der Netzstiele lokalisiert. Die Lymphknoten und -gefäße nehmen an Größe zu, je weiter sie von der Darmwand entfernt sind. Die größeren Lymphgefäße sammeln sich schließlich hinter dem Pankreaskopf in je 1 Hauptstamm (Truncus intestinalis), der in die Cisterna chyli einmündet. Über die Lymphgefäße des Rektums s. S. 165.

Da die vegetativen Nervengeflechte in die Adventitia der Blutgefäße eingelagert sind, ergibt sich für die *vegetative Innervation* des Darmes dieselbe topographische Gliederung wie bei der Gefäßversorgung. Bis zur Flexura coli sin. erhält der Dünn- und Dickdarm sympathische Fasern aus dem Plexus mesentericus sup. und parasympathische aus dem N. vagus. Die kaudal anschließenden Kolonabschnitte werden sympathisch aus dem Ggl. mesentericum inf. und parasympathisch aus den Beckengeflechten (Plexus hypogastricus inf.) versorgt.

2. Appendix vermiformis

Die topographische Lage des Wurmfortsatzes ist weitgehend von der Zäkumlage abhängig. Bei Zäkumhochstand findet man die Appendix in Höhe des Duodenums vor dem unteren Nierenpol; beim Zäkumtiefstand im kleinen Becken. Als normal gilt die Lokalisation in der Fossa iliaca dext., absteigend ins kleine Becken (31%). Am häufigsten dagegen ist die retrozäkale Lage (nach WAKELEY 65%), die in zwei Abarten (medioretrozäkale und lateroretrozäkale Position) auftritt. In seltenen Fällen (2%) gelangt die Appendix kaudal unter das Zäkum (parakolische Lage) oder nach medial in die Nachbarschaft des Ileum (prä- bzw. retroiliakale Lage, 1–2%),

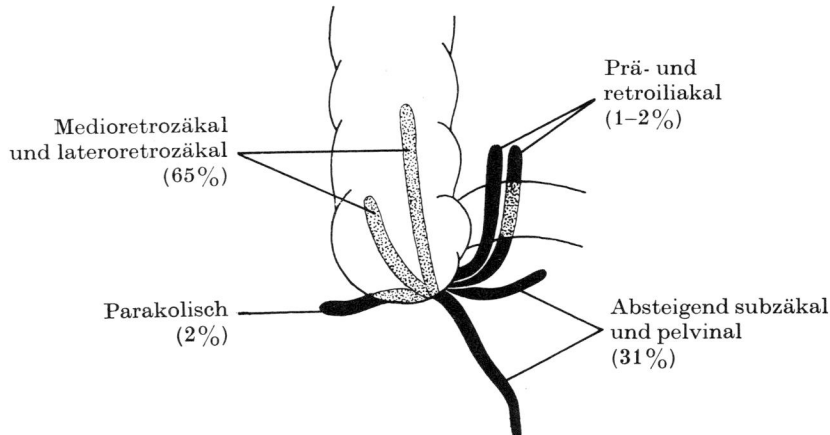

Medioretrozäkal und lateroretrozäkal (65%)

Prä- und retroiliakal (1–2%)

Parakolisch (2%)

Absteigend subzäkal und pelvinal (31%)

Abb. 105. Lagevariabilität der Appendix vermiformis [nach Ellis (R)].

was bei Appendizitiden eine ernsthafte Komplikation bedeuten kann. In der zweiten Hälfte der Schwangerschaft verlagert sich der Wurmfortsatz zunehmend nach kranial.

Die normale Länge der Appendix ist 8–9 cm, kann aber gelegentlich auch bis zu 20 cm betragen. Der Wurmfortsatz liegt intraperitoneal und wird von der A. appendicularis aus der A. ileocolica, die hinter dem Ileum entlangläuft und von dorsal in die Mesoappendix eintritt, versorgt. Zur palpatorischen Lagebestimmung des Wurmfortsatzes dienen 2 Punkte:

1. *MacBurneyscher Punkt* = Halbierungspunkt der Verbindungslinie zwischen Nabel und vorderem Darmbeinstachel (nach klinischen Erfahrungen meist 5 cm von der Spina iliaca ant. sup. entfernt).

2. *Lanzscher Punkt* = rechter Drittelpunkt der Verbindungslinie beider vorderer Darmbeinstacheln.

Der Lanzsche Punkt gibt mehr die Lage des Wurmfortsatzes, der MacBurneysche Punkt mehr die des Zäkums an.

Bei Kindern ist die Appendix mehr konisch und häufig kürzer, bei Erwachsenen langgestreckt und von der Zäkumschleimhaut durch eine Schleimhautfalte abgesetzt (Gerlachsche Klappe). Appendizitiden sind vor dem 3. Lebensjahr selten. Sie sind zwischen 5. und 30. Lebensjahr häufiger als im Alter. Für die Appendektomie ist die anatomische Tatsache von Bedeutung, daß die Appendix einen Kolonabschnitt darstellt, der aber im Gegensatz zum Colon ascendens keine Tänien, sondern eine geschlossene Längsmuskulatur besitzt. Beim Verfolgen der Taenia libera des Dickdarms nach kaudal stößt man daher zwangsläufig auf den Wurmfortsatz.

Die *Topographie der Gefäße* kann praktisch von Wichtigkeit sein. Die A. caecalis ant. aus der A. ileocolica bildet die Plica ileocaecalis ant., wodurch der Recessus ileocaecalis sup. entsteht. Sie versorgt die vordere Wand vom Zäkum. Die A. caecalis post. versorgt die hintere Zäkumwand und gibt die A. appendicularis zum Wurmfortsatz ab. Die Venen fließen über die V. ileocolica zur V. portae ab [daher evtl. Thrombophlebitiden und Leberabszesse nach Appendizitis (sog. Pylephlebitis)].

3. Colon sigmoideum und Colon rectum

Die linke Kolonflexur ist lagekonstanter als die rechte. Das Colon descendens zieht von dieser Stelle retroperitoneal am lateralen Nierenrand abwärts und geht in Höhe des Beckenrandes in das intraperitoneal gelegene **Colon sigmoideum** über. Kaudal vom 3. Sakralwirbel heißt der

Dickdarm Colon rectum. Der Anfangsteil des Rektums, der häufig noch eine mesoartige Aufhängung hat, wird von den Klinikern vielfach als Rectum mobile bezeichnet und dem kaudal anschließenden Rectum fixum gegenübergestellt. Anatomisch gehört das Rectum mobile zum Sigmoid.

Die Radix mesosigmoidei bildet eine V-förmige Ansatzlinie am Übergang des großen in das kleine Becken und überlagert den linken Ureter sowie die Vasa iliaca ext. Das Sigmoid hängt also am Mesosigmoid so, daß eine lateral offene Tasche entsteht (Recessus intersigmoideus). Am Boden dieser Tasche findet man den linken Ureter. Die Spitze des Recessus zeigt auf das Promontorium. Größe und Form des Recessus sigmoideus variieren stark, ebenso wie das auch für das Sigma selbst zutrifft. Von ein- und mehrfachen Schlingenbildungen bis zum Megakolon gibt es alle Übergänge. Dem Megacolon congenitum (Hirschsprungsche Krankheit) liegt eine Agenesie des Auerbachschen Plexus im Rektumgebiet zugrunde. Dadurch kommt die Peristaltik rektal ins Stocken; im vorgeschalteten Sigmoid entwickelt sich eine Muskelhypertrophie und schließlich eine Dilatation, obwohl dieser Darmabschnitt ursächlich keine pathologischen Veränderungen zeigte, die letztlich zu einer extremen Erweiterung und Verlängerung des Sigmoids führt. Das Sigmoid ist einer der häufigsten Lokalisationsorte für Karzinome. Bei Resektionen müssen die Besonderheiten der Gefäßversorgung und der Lymphwege berücksichtigt werden. Das Mesosigmoid enthält gewöhnlich 2–4 Aa. sigmoideae, die mit den Ästen der A. rectalis sup. nur wenig anastomosieren. Sie bilden noch deutliche Gefäßarkaden, die beim Rektum fehlen. Die Lymphabflüsse erfolgen in der Hauptsache nach kranial zum Truncus intestinalis sin. Sigmakarzinome pflegen nach klinischen Erfahrungen nur eine Metastasenstraße entlang dieser Lymphbahnen neben der V. mesenterica inf. zu bilden. Kaudal ins kleine Becken werden sie nur selten verschleppt.

Das 12–15 cm lange **Colon rectum** schmiegt sich in die Konvexität des Sakrums (Flexura sacralis) und liegt zunächst retro-, dann extraperitoneal. Es verliert rasch die typischen Kolonmerkmale (Haustren, Tänien, Appendices epiploicae usw.). Die in Tänien zusammengefaßte Längsmuskulatur verbreitert sich am Rektum zu einer geschlossenen Längsmuskellage, die sich kaudal verstärkt und in das Sphinkterorgan integriert wird. Man unterscheidet einen längeren, oberen (Ampulla recti, 10–12 cm) und einen kürzeren, unteren Abschnitt (Canalis analis, 2–4 cm). Der Flexura sacralis folgt die Flexura perinealis, indem das Rektum – scharf nach hinten abbiegend – den muskulösen Beckenboden (M. levator ani) durchsetzt und sich dabei zum Analkanal verengt. Ampullärer und analer Abschnitt unterscheiden sich hinsichtlich ihrer Genese, Topographie und Gefäßversorgung. Meist ist die Ampulle etwas nach rechts abgebogen, so daß sie mit dem rechten Ureter und den Vasa iliaca int. der rechten Seite in Kontakt kommt. Bei der Frau kann die gefüllte Ampulle das rechte Ovar und die Tube berühren. Die Vorderwand der Ampulle wird größtenteils vom Peritoneum überzogen, das sich beim Mann zwischen Rektum und Blase (Excavatio rectovesicalis), bei der Frau zwischen Rektum und Uterus [Excavatio rectouterina (Douglasi)] taschenartig einschiebt (Abb. 106, vgl. a. Abb. 119 u. 123). Vom Chirurgen werden am Rektum meist 3 Abschnitte unterschieden, ein oberes, unteres und mittleres Drittel (»Mesorectum«) von jeweils 5–6 cm Länge. Die operativen Verfahren in diesem Bereich haben daher jeweils ganz verschiedene, anatomische Voraussetzungen.

Rektoskopisch und palpatorisch können in der Ampulle 2–3 Querfalten beobachtet werden (Plicae transversales), die aber nicht ausschließlich Schleimhautfalten darstellen, sondern durch Muskelverstärkungen aufgeworfen werden. Die größte dieser Falten liegt etwa 6 cm oberhalb des Anus, meist an der rechten Seite in Höhe des Douglasschen Raumes. Sie ist digital tastbar (Kohlrauschsche Falte). Ihre verstärkte Ringmuskulatur wird auch als Sphincter ani tertius bezeichnet. Die Ampulle ist aus ihrer subperitonealen und subserösen Bindegewebsloge leicht ausschälbar, während der kurze Analkanal durch den trichterförmigen Levator ani straff fixiert ist. Der Analkanal enthält längsgestellte Schleimhautfalten (Columnae anales), die kaudal durch Querbrücken verbunden sind (Valvulae anales) und dadurch kleine taschenförmige Vertiefun-

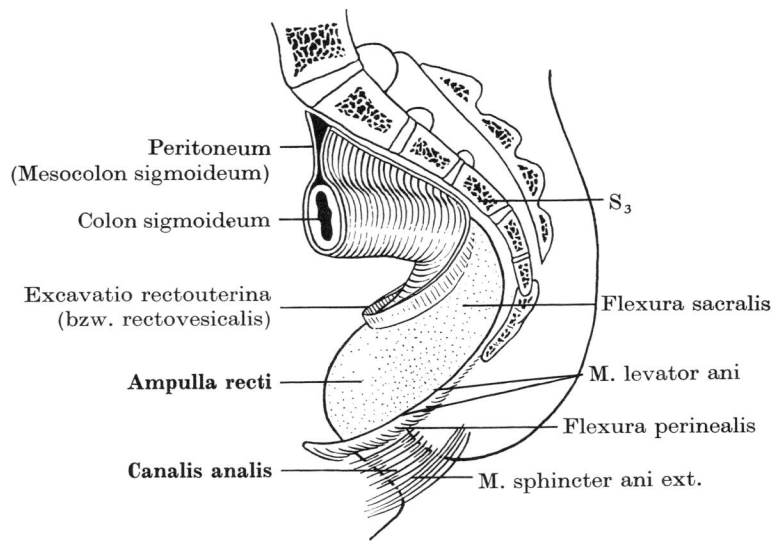

Peritoneum
(Mesocolon sigmoideum)

Colon sigmoideum

S₃

Excavatio rectouterina
(bzw. rectovesicalis)

Flexura sacralis

Ampulla recti

M. levator ani

Flexura perinealis

Canalis analis

M. sphincter ani ext.

Abb. 106. Anatomie des Colon rectum und der kaudalen peritonealen Umschlagfalte [nach CORNING (J)].

gen erzeugen (Sinus anales) (Abb. 107). Die Valvulae reißen bei analen Überdehnungen, besonders im Alter, wenn das anale Bindegewebe rigider wird, leicht ein (Analfissuren). Die Längsfalten des Analkanals entstehen durch Längsmuskelzüge, die der rektalen Ringmuskulatur innen auflagern, sowie durch ausgedehnte Venengeflechte (Plexus haemorrhoidalis). Sie schaffen eine zonale Gliederung des Analkanals in 3 Abschnitte:

1. Zona columnaris (Rektalschleimhaut, Zylinderepithel, Columnae anales);
2. Zona haemorrhoidalis (Übergangszone, Venengeflechte, teilweise Platten-, teilweise Zylinderepithel, noch keine Hautdrüsen);
3. Zona cutanea (mit pigmentiertem Plattenepithel, Hautdrüsen, worunter außer Schweißdrüsen auch die apokrinen Zirkumanaldrüsen zu rechnen sind).

Die Proktodäaldrüsen sind aberrierende, vertiefte Sinus anales, die den Sphincter ani durchbohren und sehr lang werden können (Abb. 107). Sie stellen keine echten Drüsen dar und werden häufig mit Fisteln verwechselt. Haut- und Schleimhautzone des Analkanals werden durch eine weißliche Linie, die sog. Hiltonsche Linie, voneinander getrennt (Linea alba oder anocutanea). Von hier ab ist die Haut pigmentiert, auffallend reich sensibel innerviert und mit zahlreichen verschiedenen Drüsen ausgestattet.

Der *Anus* ist beim Manne spaltförmig, bei der Frau rundlich. Er wird durch ein Sphinkterorgan besonderer Bauweise verschlossen (Abb. 107). Die verdickte Ringmuskulatur des Rektums bildet den glatten Spincter ani int., der auch bei Wirbelsäulenverletzungen intakt bleibt, und der M. levator den Sphincter ani ext., der quergestreift ist und eine komplizierte konstruktive Bauweise aus 4 Teilmuskeln besitzt. Der subkutane Teilabschnitt ist ein Ringmuskel von etwa 1 cm Dicke, der durch Bindegewebssepten in Lamellen gegliedert wird und dicht unter der Haut liegt (M. sphincter ani ext. subcutaneus). Der superfizielle Teilmuskel ist eigentlich kein Ringmuskel, sondern bildet eine Schlinge, die vom Lig. anococcygeum bis zum Damm zieht und die Analöffnung abklemmt (M. sphincter ani ext. superfic.). Die funktionell wichtigsten Teilmuskeln sind der Sphincter ext. prof. und M. puborectalis (zusammen auch als Compressor recti bezeichnet), die bereits im Bereich der roten Rektalschleimhaut lokalisiert und für die Erhaltung der Kontinenz von großer Bedeutung sind. Als M. puborectalis wird dabei der untere, in gewissem Sinne isolierbare Teil des Levators bezeichnet. Er umfaßt das Rektum zangenartig und verschließt nicht nur den oberen Teil des Analkanals, sondern zieht ihn auch nach vorn, wodurch der Kanal stärker abgeknickt wird. Beim Prolaps oder bei Inkontinenz versagen diese Halte- und Schließmechanismen. Der M. sphincter ani int. reicht bis zu den subkutanen Teilmuskeln des Sphincter ext. und sorgt durch seinen Dauertonus für eine Entlastung der Externusfunktion. Zwischen beiden Spinkteren sind Längsmuskelzüge eingelagert, die den subkutanen Teil des Externus in Bündel aufgliedern und die Analhaut durch Zug nach innen raffen können (M. corrugator ani). Der Verschluß der Analöffnung wird außerdem durch die Gefäßpolster der Hämorrhoidalzone, die wie Schwellkörper wirken, unterstützt (sog. »Corpus cavernosum recti«). Hierbei handelt es sich nicht einfach um Venenkonvolute, sondern um vielfältig miteinander kommunizierende, efferente Strecken arteriovenöser Anastomosen (Glomerula rectalia, STAUBESAND). Durch Füllung dieser Gefäße und Straffung der Bindegewebskapseln entstehen prall-elastische Polster, die eine Teilfunktion beim Analverschluß übernehmen. Hämorrhoiden sind daher nicht als krampfaderartige, venöse Bildungen zu betrachten. Beim Platzen von Hämorrhoiden erscheint hellrotes Blut, das aus den arteriovenösen Anastomosen dieser Gefäßkammern der Anorektalschleimhaut stammt. Man pflegt innere Hämorrhoiden, die oberhalb der Linea anorectalis im Bereich der Zona columnaris entstehen, und äußere Hämorrhoiden, die sich im Bereich der Zona cutanea unterhalb der Linea anorectalis bilden, zu unterscheiden. Die arteriellen Zuflüsse stammen aus den 3 Hauptästen der A. rectalis sup. Innere Hämorrhoiden bilden daher meist 3 Knoten, die entsprechend der Lage dieser Gefäße bei 3, 7 und 11 Uhr lokalisiert sind. Der venöse Abfluß erfolgt einerseits zum Pfortadersystem, andererseits zum Kavasystem. Im Bereich des Plexus venosus rectalis anastomosieren also beide Systeme untereinander (s. Pfortaderkreislauf, S. 151 ff.). Man unterscheidet einen Plexus rectalis ext. aus der Region des Anal-

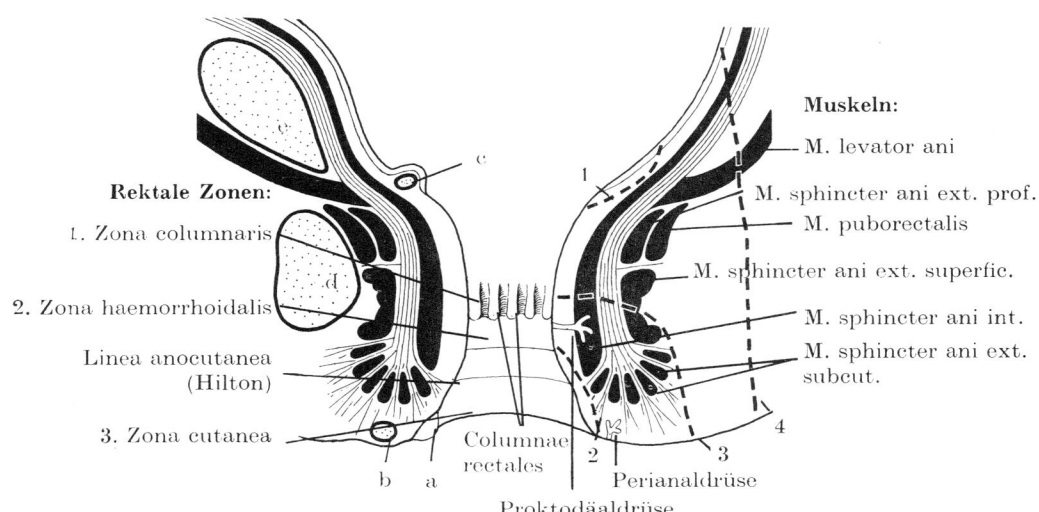

Abb. 107. Schema vom Bau des Sphinkterorgans beim Menschen [nach STELZNER (R)].

I. Gestrichelte Linien rechts: *Verschiedene Fistelformen:*
1 = Submuköse Fisteln; 2 = subkutane Fisteln; 3 = ischiorektale, transsphinktere Fisteln; 4 = extrasphinktere Fisteln
II. Punktierte Flächen links: *Verschiedene Abszeßformen:*
a = intrakutaner, paranaler Abszeß; b = subkutaner, paranaler Abszeß; c = submuköser, intrarektaler Abszeß;
d = ischiorektaler Abszeß; e = pelvirektaler Abszeß

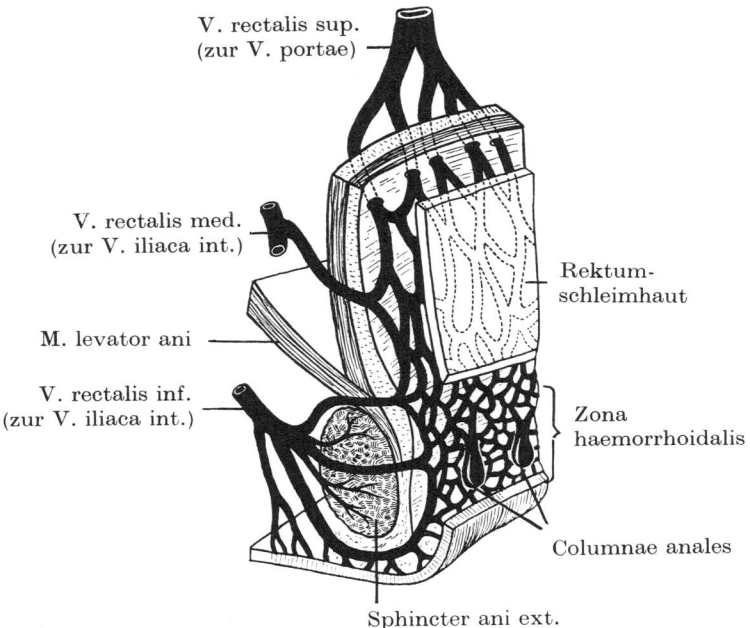

V. rectalis sup.
(zur V. portae)

V. rectalis med.
(zur V. iliaca int.)

M. levator ani

V. rectalis inf.
(zur V. iliaca int.)

Rektum-
schleimhaut

Zona
haemorrhoidalis

Columnae anales

Sphincter ani ext.

Abb. 108. Schema der venösen Abflüsse aus der Rektumschleimhaut im Bereich des Analkanals [aus TÖNDURY, leicht modif. (J)].

kanals, dessen Venen hauptsächlich in die pudendalen und iliakalen Venen übergehen, und einen Plexus rectalis int., dessen efferente Venen in die Pfortader münden.

Der intravasale Druck in den rektalen Plexus soll im Liegen 20–25 cm H_2O, im Sitzen dagegen 60–75 cm H_2O betragen. Das Auftreten hämorrhoidaler Knoten bei vorwiegend sitzender Lebensweise wird dadurch verständlich. Über das Rektum beim Manne s. S. 183, bei der Frau S. 195.

Das Spinkterorgan ist normalerweise äußerst plastisch, im Alter geht jedoch die Elastizität häufig durch eine Bindegewebsfibrose der Submukosa verloren. Der Muskelring erscheint bei der Palpation starr und unnachgiebig (Analstenose).

Gefäßversorgung des Rektums

Arterien
1. A. rectalis sup.,
   unpaares Hauptgefäß aus der A. mesenterica inf. – liegt dorsal vom Rektum, unmittelbar vor dem Os sacrum – erreicht mit 3 Ästen kaudal den Analkanal. Es werden keine Arkaden gebildet. Bei Unterbindung der A. rectalis sup. muß daher die letzte Arkade des Sigmoids erhalten bleiben, sonst besteht die Gefahr einer Rektumnekrose. Die Anastomosen mit der A. rectalis med. und inf. reichen nicht zur Versorgung des Rektums aus.
2. Aa. rectales mediae,
   paarige Äste der A. iliaca int., treten oberhalb des M. levator ani durch das Paraproktium von lateral an das Rektum heran.
3. Aa. rectales inf.,
   zweigen innerhalb der Fossa ischiorectalis aus dem Alcockschen Kanal von der A. pudenda int. ab – versorgen die Analhaut und das Sphinkterorgan.

Venen (folgen den gleichnamigen Arterien, vgl. Abb. 108)
1. V. rectalis sup. (unpaar),
   wichtigstes venöses Gefäß – Abfluß über die V. mesenterica inf. zur V. portae.

2. Vv. rectales mediae (paarige Gefäße),
   Abfluß über die V. iliaca int. zur V. cava inf.
3. Vv. rectales inf. (paarige Gefäße),
   Abfluß über die V. pudenda int. zur V. iliaca int. und V. cava inf.

Lymphgefäße des Rektums: Wegen der Häufigkeit des Rektumkarzinoms (11–15% aller Karzinome des Digestionstraktes, 6% aller malignen Geschwülste) ist die Kenntnis der Lymphwege von besonderer Wichtigkeit. Vom Rektum fließt die Lymphe in der Hauptsache auf 3 Wegen ab: 1. über die präsakralen Lymphknoten zu den lumbalen und retroaortalen Knotengruppen; 2. über die pararektalen und iliakalen oder lumbalen Lymphknoten zum Truncus intestinalis; 3. aus der Analregion (hauptsächlich der Zona cutanea bis zur Hiltonschen Linie) fließt die Lymphe zuerst zu den inguinalen Lymphknoten ab (Nodd. lymph. inguinales superfic.). Die Lymphwege haben eine Beziehung zu den Beckenstockwerken. Nach klinischen Erfahrungen geht die Hauptmetastasenstraße des Rektumkarzinoms präsakral entlang der V. mesenterica inf. zu den linken para- und retroaortalen Lymphknotengruppen hinter dem Pankreaskopf. Kaudalwärts gerichtete Lymphbahnen, etwa von der Ampulle zum Analkanal, scheinen nicht zu existieren. Auch die mögliche Metastasierung von Tumoren in die Leistenregion ist zu beachten.

III. Retroperitonealraum

Der Retroperitonealraum erstreckt sich vom Zwerchfell bis zum Beckenboden und umfaßt den relativ schmalen Bindegewebsraum zwischen dem dorsalen Peritoneum bzw. der Rückfläche der an die dorsale Rumpfwand angrenzenden Organe (z. B. Duodenum, Colon ascendens und descendens) und den dorsalen Rumpfmuskeln (M. iliopsoas, M. quadratus lumborum, M. transversus abdom.). Er beherbergt in der Hauptsache die Harnorgane, Pankreas und Duodenum. Im einzelnen enthält er folgende Organe und Leitungsbahnen:

1. *Organe:* Nebennieren, Nieren, Ureteren, Harnblase, Pankreas, Pars descendens und inf. duodeni, Rectum, Samenblasen und Prostata.
2. *Gefäße:* Aorta abdominalis mit ihren Ästen für die Lumbal- und Sakralregion, V. cava inf. und Anfangsteil der V. portae mit ihren Zuflüssen.
3. *Nerven:* Äste der Plexus lumbalis (N. ilioinguinalis, N. iliohypogastricus, N. genitofemoralis, N. cutaneus fem. lat., N. femoralis), Truncus sympathicus und vegetative Gangliengeflechte des Bauch- und Beckenraumes (Plexus solaris, Plexus mesentericus sup. et inf., Plexus hypogastrici).
4. *Lymphgefäße:* Sakrale, iliakale, prä- und retroaortale Lymphknotengruppen mit ihren Verbindungen zu den Trunci lumbales und zur Cisterna chyli.
5. *Rudimente der Fetalentwicklung:* Epitheliale Reste aus der Entwicklung des Urogenitalapparates (z. B. Urnierenreste, Müllersche Gänge etc.).

Eine gewisse Fixation der Retroperitonealorgane wird durch die großen, median verlaufenden Gefäße erreicht. Die Aorta verläuft unmittelbar vor der Wirbelsäule, oben meist etwas nach links verschoben, so daß sie dort perkutan punktiert werden kann. Die Bifurcatio aortae projiziert sich ventral etwa auf die Nabelregion (Höhe von L_4). Die V. cava inf. ist etwas mehr nach rechts verlagert. Sie entfernt sich kranial mehr und mehr von der Wirbelsäule, schiebt sich aber andererseits kaudal hinter die Arterien. Die beiden großen Gefäße stehen also schräg zueinander und bilden zusammen einen in der Vertikalen spitzen Winkel. Durch diese charakteristische Anordnung kommt es, daß die Nierenarterien ganz dorsal hinter den Nierenvenen liegen, die Iliakalarterien dagegen ventral die gleichnamigen Venen überkreuzen. Die Überlagerung der linken V. iliaca comm. durch die rechte A. iliaca comm. führt zu einer leichten Kompression der

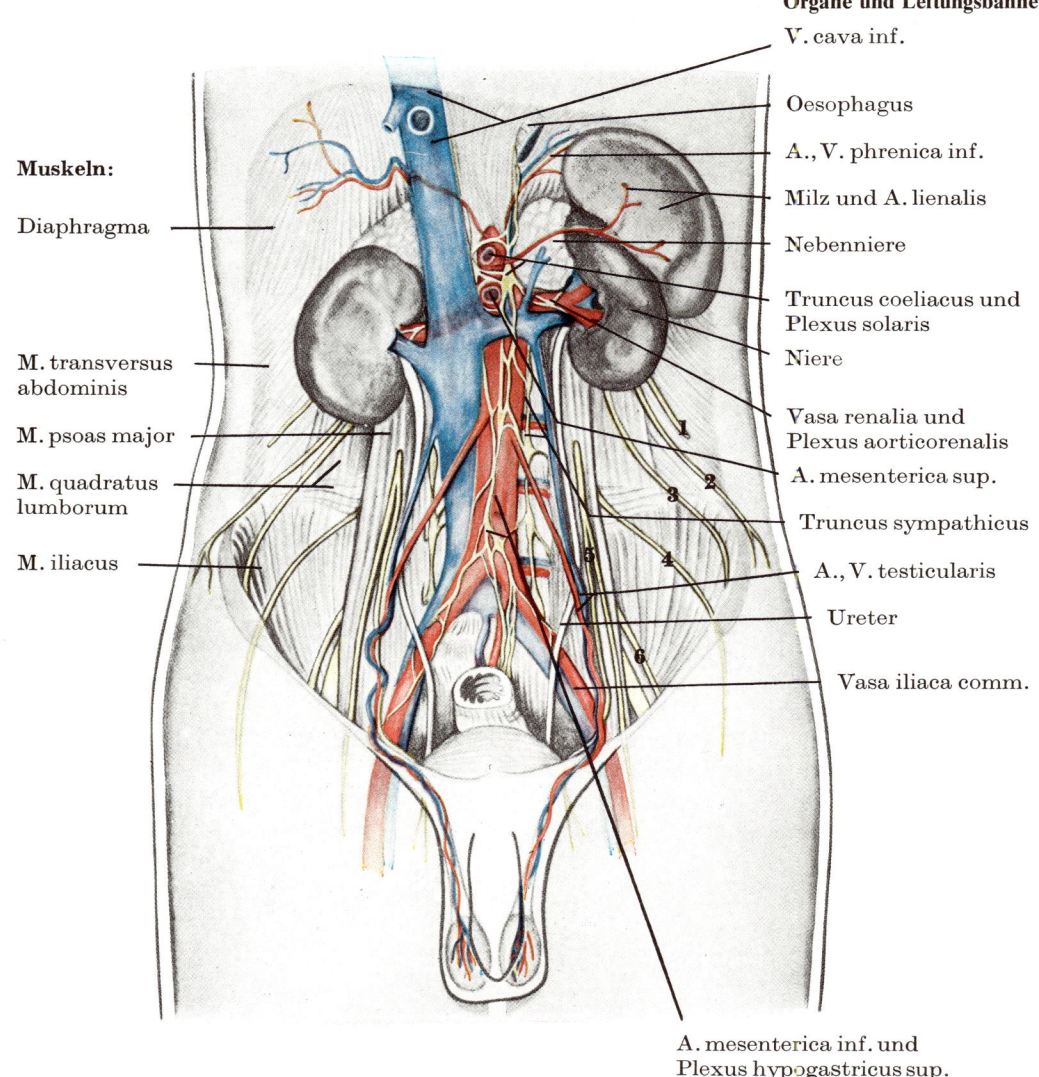

Organe und Leitungsbahnen:

V. cava inf.

Oesophagus

A., V. phrenica inf.

Milz und A. lienalis

Nebenniere

Truncus coeliacus und Plexus solaris

Niere

Vasa renalia und Plexus aorticorenalis

A. mesenterica sup.

Truncus sympathicus

A., V. testicularis

Ureter

Vasa iliaca comm.

Muskeln:

Diaphragma

M. transversus abdominis

M. psoas major

M. quadratus lumborum

M. iliacus

A. mesenterica inf. und Plexus hypogastricus sup.

Abb. 109. Topographie des Retroperitonealraumes (K).

1 = N. subcostalis	3 = N. ilioinguinalis	5 = N. genitofemoralis
2 = N. iliohypogastricus	4 = N. cutaneus femoris lat.	6 = N. femoralis

Vene, wodurch sich im Röntgenbild hier normalerweise eine unsichtbare Zone abzeichnet. Die röntgenologische Darstellung des Retroperitonealraums kann durch Luft- oder Sauerstofffüllung vom Kreuzbein her erfolgen (Retropneumoperitonaeum).

Alle Gefäße werden von dichten Geflechten des vegetativen Nervensystems umgeben. Der *Plexus solaris* gruppiert sich um den Truncus coeliacus und die A. mesenterica sup. Er besteht aus 3 Gangliengruppen (Ggl. coeliacum, Ggl. mesentericum sup. und Ggl. aorticorenale). Kaudal schließen sich das Ggl. mesentericum inf. sowie der Plexus hypogastricus sup. und inf. an. Der Grenzstrang verläuft neben der Wirbelsäule links nahe der Aorta, rechts unterhalb der V. cava

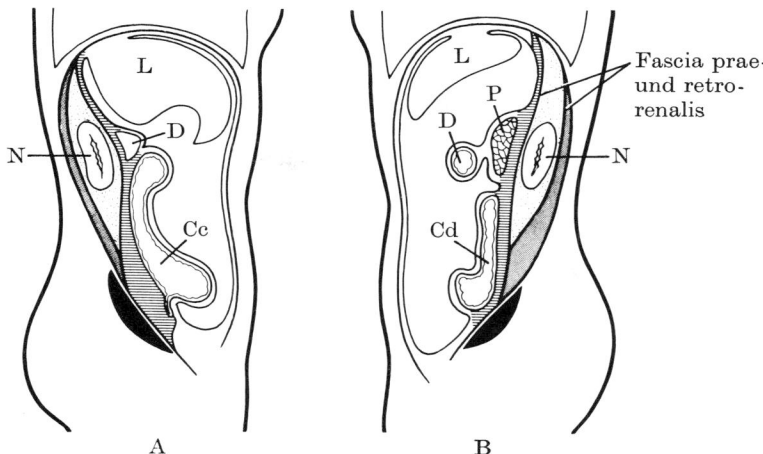

Abb. 110. Schema über die Gliederung des retroperitonealen Bindegewebsraumes (durch Raster hervorgehoben) an Sagittalschnitten (A = rechte Seite; B = linke Seite). Man beachte die Aufteilung des oberen Retroperitonealraumes in 3 Abschnitte durch das Nierenlager, das durch die Fascia prae- und retrorenalis abgegrenzt wird [nach RODECK u. RÖSNER (B)].

Cc = Colon caecum; Cd = Colon descendens; D = Duodenum; N = Niere; P = Pancreas; L = Leber

inf. Im Lendenbereich existieren nur noch 4 Grenzstrangganglien, die starke Nervenstränge zu den mesenterialen und hypogastrischen Geflechten entsenden (Nn. splanchnici lumbales und pelvini). Diese Geflechte bilden um die Arterien herum adventitielle Plexus, die die Gefäße bis zu ihren Erfolgsorganen begleiten und sympathische wie parasympathische Fasern enthalten. Die parasympathischen Zuflüsse stammen aus dem N. vagus (Eintritt in die retroperitonealen Geflechte am Ganglion coeliacum) sowie aus dem sakralautonomen System des Rückenmarks [Eintritt in die retroperitonealen Geflechte über den Plexus lumbosacralis in den vegetativen Plexus hypogastricus inf. (vgl. S. 185)].

Das Innervationsmuster wird daher weitgehend von den Gefäßverläufen bestimmt. So stammen z. B. die sympathischen Fasern zum Hoden aus den oberen Mesenterialgeflechten. Eine Exstirpation des 1. lumbalen Grenzstrangganglions kann somit beim Manne zu Ejakulationsstörungen und Ausbleiben des Orgasmus führen.

1. Nierenlager

Das Nierenlager schiebt sich beiderseits der Wirbelsäule so in den retroperitonealen Bindegewebsraum ein, daß dieser in 3 Abschnitte aufgeteilt wird (Abb. 110). Die Abgrenzung des Nierenlagers vom umgebenden Retroperitonealraum erfolgt durch die Fascia prae- und retrorenalis (Gerotasche Faszie), die außer der Niere die Capsula adiposa und die Nebennieren mit den zugehörigen Leitungsbahnen einschließt. Kaudalwärts vereinheitlicht sich der Retroperitonealraum wieder und wird erst im Beckenbereich, und zwar durch das Rektum und die Urogenitalorgane, erneut in 2 Abschnitte zerlegt, die allerdings dort bilateral symmetrisch, d. h. rechts und links von den median lokalisierten Organen, angeordnet sind.

Die **Nieren** lagern sich beiderseits der oberen Lendenwirbelsäule in die Rinne zwischen M. quadratus lumborum, Psoas und Zwerchfell. Die Längsachsen konvergieren nach kranial, so daß die oberen Pole etwa 7 cm, die unteren 11 cm auseinanderliegen. Die Querachsen schneiden sich vor dem 1. Lendenwirbelkörper. Die rechte Niere steht etwa $\frac{1}{2}$ Wirbelkörperhöhe tiefer (Th$_{12}$–L$_3$) als die linke (Th$_{11}$–L$_2$). Als Faustregel kann gelten, daß der rechte obere Nierenpol

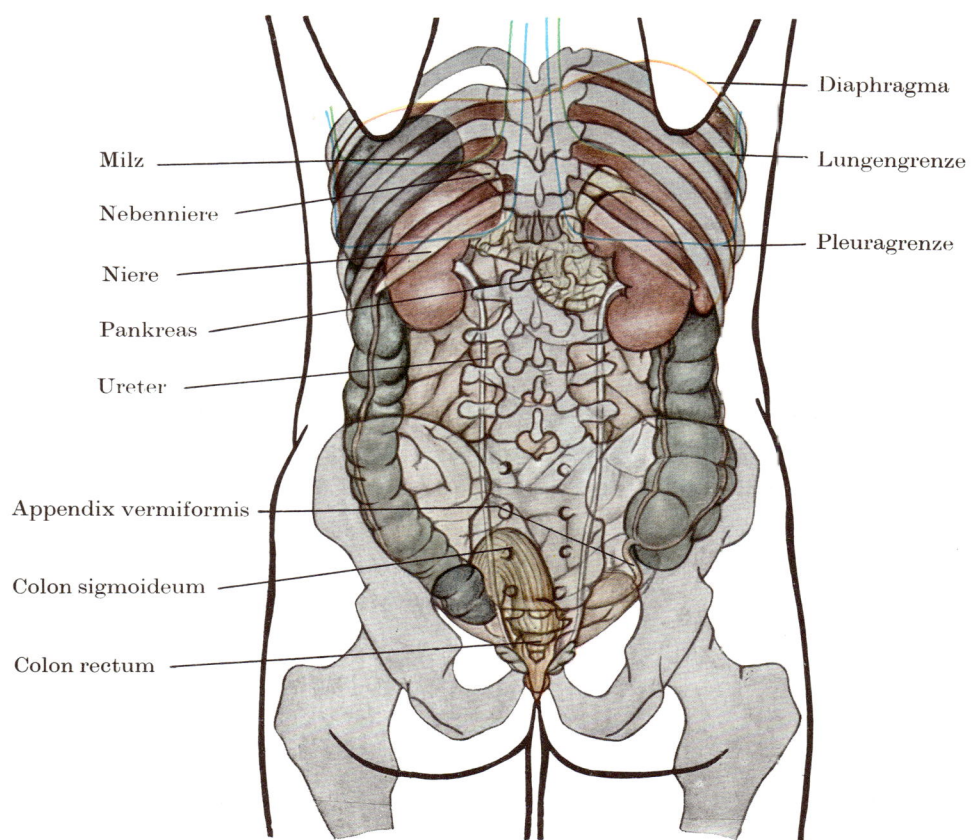

Milz

Nebenniere

Niere

Pankreas

Ureter

Appendix vermiformis

Colon sigmoideum

Colon rectum

Diaphragma

Lungengrenze

Pleuragrenze

Abb. 111. Topographie der Bauchorgane in ihrer Projektion auf die dorsale Rumpfwand [nach PERNKOPF (K)].

die 12. Rippe, der linke die 11. Rippe berührt. Meist stehen die Nieren aber etwas tiefer. Lagevariationen sind häufig. Es ist keine Seltenheit, daß der untere Nierenpol den Darmbeinkamm erreicht oder gar überschreitet. Ein solcher Nierentiefstand, der nicht unbedingt als pathologisch zu werten ist, kommt rechts dreimal häufiger vor. Bei Säuglingen und Kleinstkindern erscheinen die Nieren relativ größer und liegen tiefer, so daß sie in der Regel die Crista iliaca erreichen. Beim Erwachsenen beträgt der Abstand vom Darmbeinkamm durchschnittlich 3 Querfingerbreiten. Für Eingriffe (z. B. Nierenbiopsie) ist es wichtig zu beachten, daß der Abstand der Nierenoberfläche von der Rückenhaut je nach Korpulenz des Patienten zwischen 6 und 9 cm schwankt. Der obere Nierenpol erreicht das Bochdaleksche lumbokostale Dreieck des Zwerchfells und wird hier nur durch eine dünne Bindegewebsplatte vom Pleuraraum getrennt, weshalb paranephritische Abszesse auf die Pleura übergreifen können. Der Recessus costodiaphragmaticus überlagert im allgemeinen das obere Drittel der Nieren, das mittlere Drittel wird vom Zwerchfell, das untere vom M. quadratus überdeckt (Abb. 111). So entstehen im Nierenlager 3 Etagen mit verschiedener Topographie. Die 12. Rippe überquert das Nierenlager von dorsal und kann eine sehr unterschiedliche Länge (2–14 cm) haben, was bei Rippenresektionen beachtet werden muß. Hinter der Niere ziehen der N. subcostalis, N. iliohypogastricus (L_1) und N. ilioinguinalis (L_2) vorbei. Ausstrahlende Schmerzen bis in die Leisten- und Genitalregion, die bei Nierenerkrankungen auftreten, erklären sich aus diesen topographischen Verhältnissen.

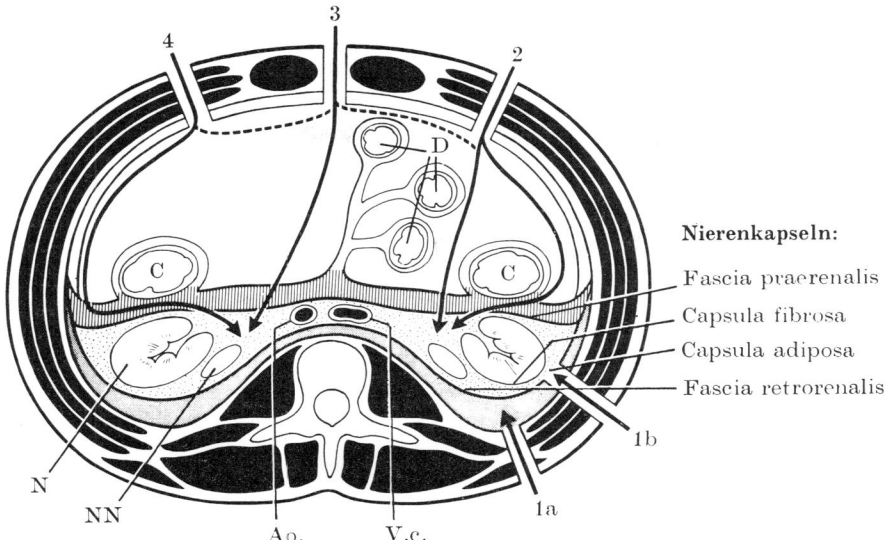

Nierenkapseln:

Fascia praerenalis

Capsula fibrosa

Capsula adiposa

Fascia retrorenalis

Abb. 112. Querschnitt durch das Nierenlager mit Darstellung der operativen Zugangswege zur Niere [modif. nach VOGT, aus RODECK u. RÖSNER (B)].

Man beachte die Dreiteilung des oberen Retroperitonealraumes durch den Fasziensack der Niere.
1 = retroperitonealer Zugangsweg; 1a = lumbodorsaler Zugang nach LURZ; 1b = lumbalinterkostaler Weg; 2 = transperitoneale Zugänge mittels eines Pararektalschnittes (lateral oder medial am Kolon vorbei); 3 = transperitonealer Weg (abdominaler Medianschnitt); 4 = paraperitonealer Weg von einem Pararektalschnitt aus

N.	= Niere	C.	= Colon	V. c.	= V. cava inf.
NN.	= Nebenniere	Ao.	= Aorta	D.	= Dünndarm

Ventral ragt die rechte Niere mit ihrem oberen Pol in den Bereich der Pars affixa der Leber hinein. Der absteigende Teil des Duodenums überlagert den rechten Nierenhilus. Der kaudale Pol wird vom Mesocolon transversum gekreuzt. Links gelangen Milzhilus, Lig. gastrolienale und phrenicocolicum sowie Magen, Pankreasschwanz und Kolonflexur in eine topographische Beziehung zur Nierenvorderfläche. Die Größe der Nieren wird von den Urologen mit durchschnittlich 12×6 cm angegeben.

Fixation und Kapseln der Nieren (Abb. 112)

1. *Capsula fibrosa,*
   dünne, relativ unnachgiebige Organkapsel der Niere.
2. *Capsula adiposa,*
   Nierenfettkörper – vornehmlich seitlich und hinten lokalisiert – Ausbildung erst nach der Geburt – volle Differenzierung erst in der Pubertät – Abbau bei der Inanition – kein Baufett.
3. *Fascia prae- und retrorenalis,*
   Fasziensack der Niere, der auch die Nebenniere, die Leitungsbahnen und die Fettkapsel einschließt – medial und kaudal offen – Übergang kranial in die Fascia diaphragmatica, lateral in die Fascia transversalis.

Innerhalb ihrer Hüllen sind die Nieren relativ beweglich. Nierenverletzungen sind daher unter den traumatischen Körperschädigungen selten (1%). Bei einem Stoß von vorn kann die Niere breit ausweichen, bei einem Schlag von hinten nur der untere Pol. Spontanrupturen sind bei

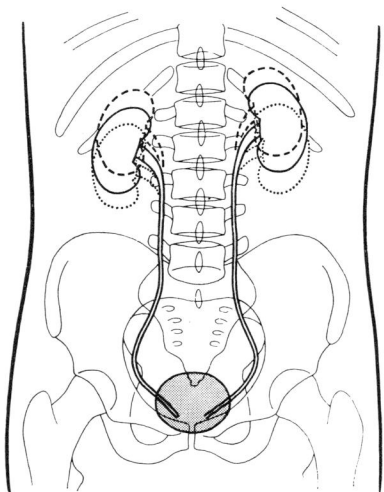

Abb. 113. Schematische Darstellung der physiologischen Beweglichkeit der Nieren nach röntgenologischen Beobachtungen [aus SCHINZ, BAENSCH u. Mitarb. (R)].

– – – – – Rückenlage; ———— normale Atmung; ...... aufrechte Körperhaltung

plötzlichen körperlichen Anstrengungen, meist nur an vorgeschädigten Nieren beobachtet worden (Athletenniere). Einmalige Traumen sind nicht in der Lage, die Niere beobachtet worden (Athletenniere). Einmalige Traumen sind nicht in der Lage, die Niere aus ihrem bindegewebigen Fixationsapparat zu lösen und eine abnorme Beweglichkeit hervorzurufen. Die Nieren verlagern sich mit der Atmung und Körperstellung um 3–6 cm, wobei sich der proximale Ureter mitverschiebt (Abb. 113). Die respiratorische Verschieblichkeit kann röntgenologisch mit Hilfe des Veratmungspyelogramms, bei dem 2 Aufnahmen in verschiedenen Funktionsstellungen übereinandergeschossen werden, geprüft werden. Dadurch ist die Lokalisation von Zysten oder schattengebenden Gebilden (Kalkkonkrementen usw.) möglich. Bei para- und perinephritischen Prozessen ist diese Verschieblichkeit eingeschränkt. Bei der Einschmelzung des Fettlagers können die Nieren auch kaudal aus ihrem Fasziensack herausschlüpfen und bis in das kleine Becken verlagert werden (Ectopia renis, Senkniere). Die direkten Ektopien liegen auf der gleichen, die gekreuzten auf der Gegenseite. Ektopien können angeboren oder erworben sein (Ectopia renis

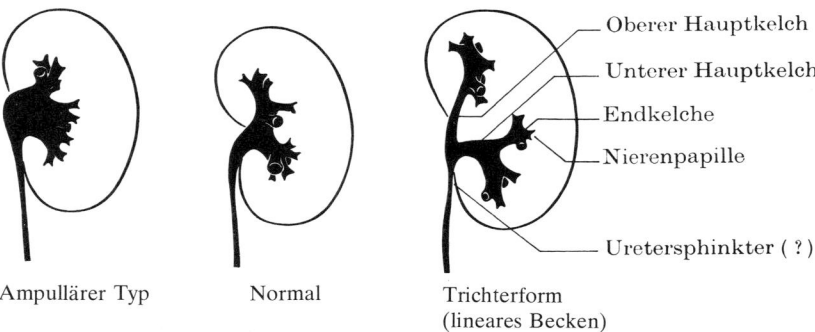

Ampullärer Typ   Normal   Trichterform
                                         (lineares Becken)

Oberer Hauptkelch
Unterer Hauptkelch
Endkelche
Nierenpapille
Uretersphinkter (?)

Abb. 114. Schematische Darstellung der wichtigsten Formtypen des Nierenbeckens [nach Röntgenbildern (Originalaufnahmen in SCHINZ, BAENSCH u. Mitarb.) gezeichnet (R)].

congenita bzw. acquisita). Sie sind rechts häufiger als links. Habituelle Verlagerungen kommen bei der sog. Wanderniere, besonders bei Frauen nach mehreren Geburten vor. Bei den Ektopien bleiben die Nebennieren innerhalb der Fascia renalis meist an Ort und Stelle liegen.

Das **Nierenhohlsystem** besteht aus dem Nierenbecken (Pelvis renalis), den Hauptkelchen (Calices majores oder Kelchen I. Ordnung) und den Endkelchen (Calices minores oder Kelchen II. Ordnung). Röntgenologisch läßt sich das Hohlraumsystem durch intravenöse Kontrastmittelinjektionen (sog. i. v. Pyelographie, Ausscheidungsurographie) oder mittels eines Ureterenkatheters (retrograde Pyelographie) zur Darstellung bringen. Das Urogramm erlaubt vor allem Rückschlüsse auf die Leistungsfähigkeit der Niere als Ausscheidungsorgan. Sie macht Lage, Form und Größe des Organs, eventuelle Mißbildungen und Atypien rasch sichtbar und gibt Hinweise auf Tonus und Bewegungsfähigkeit der ableitenden Harnwege. Die Kapazität des Nierenbeckens beträgt 2–10 ml. Man unterscheidet 3 Beckentypen, das *trichterförmige,* das *ampulläre* und das *dendritische* Becken (Abb. 114). Diese Beckenformen zeigen durch die anatomischen Gegebenheiten eine verschiedene Disposition zu Nierenerkrankungen, insbesondere zur Hydronephrose. Liegt der größte Teil des Beckens außerhalb des Parenchyms, so spricht man von einem

Nierenbeckentypen (Abb. 114)

1. *Trichterförmiges Becken* (auch linearer Typ)
   Meist klein und wenig geräumig – Kelchsystem stark verzweigt – geht unter konischer Verjüngung in den Ureter über – guter Entleerungsmechanismus.

2. *Ampulläres Becken*
   Geräumig – Gesamtform meist rundlich bis oval – spitzwinkeliger Abgang des Ureters mit sphinkterartiger Muskelverdickung – schlechter Entleerungsmechanismus.

3. *Dendritisches Becken*
   Seltenere Form – Hauptkelche entspringen direkt aus dem Ureter, so daß ein eigentliches Nierenbecken meist gar nicht entwickelt ist – häufig ganz intrarenal gelegen.

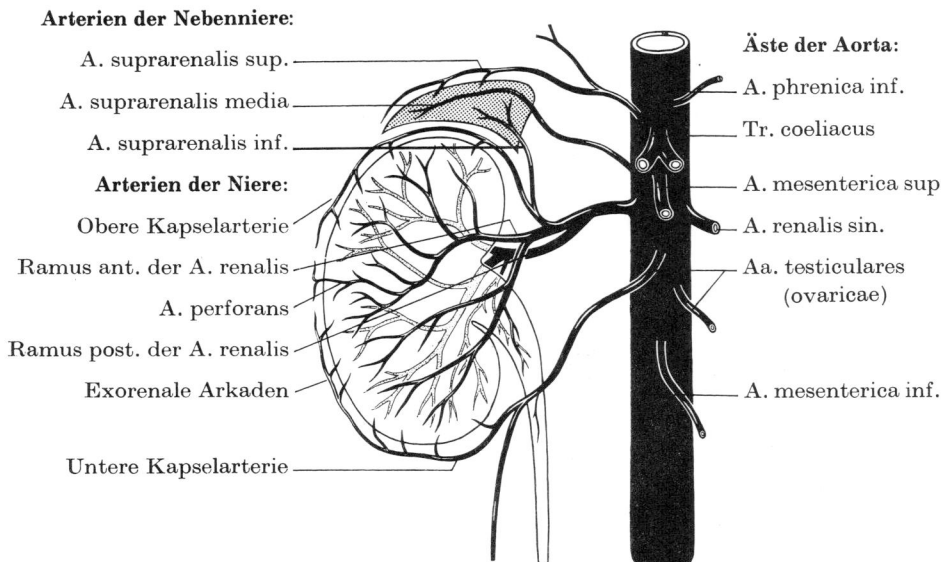

Arterien der Nebenniere:
A. suprarenalis sup.
A. suprarenalis media
A. suprarenalis inf.
Arterien der Niere:
Obere Kapselarterie
Ramus ant. der A. renalis
A. perforans
Ramus post. der A. renalis
Exorenale Arkaden
Untere Kapselarterie

Äste der Aorta:
A. phrenica inf.
Tr. coeliacus
A. mesenterica sup.
A. renalis sin.
Aa. testiculares (ovaricae)
A. mesenterica inf.

Abb. 115. Schematische Darstellung der arteriellen Versorgung der Niere und Nebenniere nach röntgenologischen Beobachtungen [aus SCHINZ, BAENSCH u. Mitarb. (R)].

extrarenalen Nierenbecken, im umgekehrten Falle vom intrarenalen Becken. Das intrarenale Becken zeigt häufig den dendritischen Verzweigungstyp.

Zahl und Ausbildung der Hauptkelche schwankten in weiten Grenzen. In der Regel werden 3 Gruppen, eine obere, mittlere und untere, unterschieden. Da die mittlere Gruppe häufig mit der unteren verschmilzt, sind meist nur zwei Hauptkelchsysteme abzugrenzen. Die obere Kelchgruppe steht der Wirbelsäule näher und liegt etwas weiter dorsal (evtl. Ursache für Füllungsunterschiede im Urogramm beim liegenden Patienten). Die Hauptkelche gehen in die Endkelche über, in die die Papillen (beim Menschen 8–14) napfförmig hineinragen. Bei Gesunden sind die Konturen im Röntgenbild scharfrandig begrenzt. Gewisse Formveränderungen des lateralen Randes oder des Kelchsystems der linken Niere können auch von der benachbarten Milz herrühren und haben keine pathologische Bedeutung. Das Nierenbecken besitzt ein dichtes Netz glatter Muskulatur, durch dessen Kontraktionen der Ureter in rhythmischen Abständen aufgefüllt wird.

Gefäße der Nieren: Kein Organ zeigt so viele Gefäßvariationen wie die Niere. Im Durchschnitt haben 18% mehr als eine Nierenarterie (akzessorische Gefäße). In 2–3% kommen auch 3 und mehr Nierengefäße vor. Doppelarterien sind dabei häufiger als aortennahe Aufspaltungen. Treten größere Äste der Nierenarterien in einiger Entfernung vom Hilus selbständig an die Nierenpole heran, so spricht man von Polarterien (obere und untere Polarterien, Häufigkeit 34%). Aberrierende Gefäße dieser Art können bei kaudaler Lage ebenso wie die akzessorischen Arterien Ureterobstruktionen mit Spasmen und Koliken hervorrufen. Im allgemeinen sind Lagevariationen der Nierengefäße links häufiger als rechts. In der Regel ist die linke Nierenarterie kurz (3,5–8 cm) und entspringt in Höhe des 1. Lendenwirbels, die rechte ist länger (4–9 cm) und geht häufig $1/2$ Wirbelbreite tiefer von der Aorta ab. Umgekehrt ist die linke Nierenvene länger als die rechte, da die untere Hohlvene etwas nach rechts von der Medianlinie verschoben ist. Auf diese Weise liegt das Kreuz der Venen rechts und etwas weiter kaudal vom Kreuz der Arterien. Die Hilustopographie der Gefäße ist also in der Regel so, daß die Vasa renalia vorn-oben, Ureter und Nierenbecken hinten-unten lokalisiert sind, wobei die Venen die Arterien überlagern (Merkwort: VAU = Vene, Arterie, Ureter). Weiter kaudal im Retroperitonealraum ist es umgekehrt: dort treten die Arterien *vor* die Venen (s. S. 165). Die Nierenarterien spalten sich im oberen Hilusbereich in stärkere ventrale und in schwächere dorsale Äste, die sich dem Nierenbecken anlagern. Zwischen den ventralen und dorsalen Gefäßterritorien besteht an der dorsolateralen Seite des Nierengewebes ein gefäßarmer Bezirk, den der Operateur als transrenalen Zugang zum Nierenbecken (Nephrotomie) benützen kann. Die Interlobararterien sind Endarterien, so daß Gefäßverschlüsse einen Infarkt hervorrufen. Die Nierenarterien geben zwar im Hilus auch Zweige zur Fett- und Organkapsel sowie zur Nebenniere und zum Ureter ab. Die Nierenkapsel bekommt auch zusätzlich Äste aus den Keimdrüsen- und Nebennierenarterien, so daß ein Kollateralkreislauf über die Kapsel möglich erscheint. Die Kapselgefäße können jedoch bei Verschlüssen der Nierengefäße die Infarzierung des Parenchyms nicht verhindern.

Die röntgenologische Darstellung der Nierengefäße, die entweder bei Bauchlage durch eine direkte, perkutane Aortenpunktion oder bei Rückenlage durch einen von der A. femoralis in die Aorta vorgeschobenen Katheter vorgenommen wird, wird als *Renovasographie* bezeichnet. Sie ermöglicht die Erkennung verschiedener, meist einseitiger Krankheitsprozesse der Nieren. Mit besonderen Methoden ist auch eine gezielte Kontrastdarstellung einzelner isolierter Gefäßbäume des Nierenparenchyms möglich.

Die linke Nierenvene ist relativ lang und nimmt außer der linken V. suprarenalis noch die linke V. testicularis (bzw. ovarica) auf. Sie überkreuzt die Aorta und mündet in die untere Hohlvene ein. Die rechte Nierenvene ist kurz und wendet sich ventrokranial zu V. cava inf., die sich aufsteigend mehr und mehr von der dorsalen Bauchwand entfernt, um zu ihrer Durchtrittsstelle im Zwerchfell zu gelangen. Wegen der Kürze der rechten Nierenvene besteht bei sehr schwierigen Nephrektomien, etwa infolge perirenaler Schwielenbildung, eine erhöhte Gefahr der Kavaverletzung.

Die *regionären Lymphknoten* der Niere liegen an der Aorta und der unteren Hohlvene. Nierenparenchym und Nierenkapsel haben getrennte Lymphabflüsse. Die Lymphe der rechten Niere fließt in die retrokavalen und paraaortalen Lymphknoten, diejenige der linken Niere in die latero- und retroaortalen Knotengruppen ab. Über die Trunci lumbales gelangt die Nierenlymphe in die Cisterna chyli und den Ductus thoracicus.

Anomalien und Mißbildungen der Nieren

Nierenaplasie	=	völliges Fehlen einer Niere.
Nierenhypoplasie	=	Zwergniere, Unterentwicklung der Niere.
Kuchen- oder Klumpenniere	=	verformte, verklumpte Niere, die aber an normaler Stelle liegt – häufig mit Gefäß- und Beckenanomalien verknüpft.
Nierendystopie	=	Verlagerung an fremde Stelle (Thoraxniere, Beckenniere) – dystope Nieren neigen besonders zu Hydronephrosen, Steinbildungen oder entzündlichen Prozessen.
Verschmelzungsniere	=	beide Nieren sind entweder L-förmig (L-Niere) oder U-förmig (Hufeisenniere) miteinander verschmolzen.
Doppelniere	=	vergrößerte Nieren mit doppeltem Becken, doppeltem Ureter oder Gabelureter – relativ häufig.
Zystenniere	=	das Parenchym ist mit multiplen Zysten durchsetzt – die Harnkanälchen bekommen fetal keinen Anschluß an das Sammelrohrsystem.

2. Ureter

In Höhe des 2.–3. Lendenwirbels geht das Nierenbecken in den Ureter über, der kaudalwärts senkrecht neben der Wirbelsäule auf dem M. psoas (Pars abdominalis) über den Beckenrand und die seitliche Beckenwandung bis zum Blasenfundus (Pars pelvina) verläuft (Abb. 109). In der Klinik unterscheidet man 3 Abschnitte: ein renales, ein lumbales und ein vesikales Segment. Der durchschnittlich 28 cm lange Ureter projiziert sich im Röntgenbild auf die Querfortsätze der Lendenwirbel und die Sakroiliakalgelenke und erscheint am Beckeneingang abgeknickt (Abb. 113). Der kraniale Teil macht die Atemexkursionen der Niere mit.

Faustregel: Der Ureter *unter*kreuzt die Vasa testicularia (bzw. ovarica),
*über*kreuzt die Vasa iliaca comm. (meist links) oder die Vasa iliaca ext. (meist rechts),
*unter*kreuzt den Ductus deferens (bzw. die A. uterina).

Bei der Frau liegt der Ureter im kaudalen Abschnitt des Parametriums, läuft nahe (1–2½ cm) an der Cervix uteri und am vorderen Scheidengewölbe vorbei zum Blasendreieck. Beim Mann überlagert der Ductus deferens den Ureter, dessen Endabschnitt von den Samenblasen gerade noch berührt wird. Der Durchtritt durch die Harnblasenwandung ist sehr schräg (Pars intramuralis) und in der Blase durch eine quere Schleimhautfalte (Plica interureterica) gekennzeichnet. Beide Plicae bilden die Basis des Harnblasendreiecks [Trigonum vesicae (Lieutaudi)]. Man unterscheidet am Ureter 3 *physiologische Engen:* 1. Am Abgang vom Nierenbecken (sog. Ureterhals, hier wird die Existenz eines sphinkterartigen Muskelringes diskutiert); 2. an der Kreuzungsstelle mit den Iliakalgefäßen, wo der Ureter meist am Peritoneum haftet, und 3. an der Durchtrittsstelle durch die Harnblasenwandung (juxtavesikulärer Ureterteil). An den physiologischen Engen bleiben Steine leichter hängen oder lokalisieren sich entzündliche Prozesse häufiger. Die Beförderung des Harns im Ureter geschieht durch peristaltische Kontraktionswellen (sog. Spindelperistaltik). Die Länge der Spindeln ist verschieden. Sie bewegen sich mit einer Geschwindigkeit von 2–3 cm/sec blasenwärts und benötigen etwa 8–10 sec für die ganze Strecke.

In der zweiten Hälfte der Schwangerschaft zeigen die Ureteren der Frau häufig eine Erweiterung ihrer Lumina (sog. Lyra), die aber nicht auf einer Kompression, sondern auf einer Atonie der Muskulatur beruht.

Die *Uretergefäße* zweigen von den Nachbargefäßen des Retroperitonealraumes ab und anastomosieren ausgiebig in der Adventitia des Harnleiters. Im oberen Drittel treten die Gefäße von medial an die Adventitia heran, im unteren Drittel dagegen von lateral, was bei der chirurgischen Präparation zu beachten ist. Strikturbildungen lassen sich vermeiden, wenn bei operativen Eingriffen die gefäßreiche Adventitiascheide geschont wird.

Uretergefäße

1. Oberes Drittel – Äste der A. renalis und Aa. lumbales
2. Mittleres Drittel – Äste der A. testicularis (bzw. ovarica) und der A. iliaca comm.
3. Unteres Drittel – Äste der A. ductus deferentis (bzw. A. uterina) und A. iliaca int.

Ureteranomalien

Ureter fissus	=	gespaltener Ureter
Ureter duplex	=	Verdoppelung des Ureters
Ureterdystopie	=	Mündung des Ureters an anomaler Stelle, z. B. im Trigonum vesicae oder kaudal in der Urethra
Ureterektopie	=	extravesikale Mündung des Ureters, z. B. in Vagina, Zervix, ableitende Samenwege oder Samenblasen
Megaureter	=	primäre Dilatation des Ureters (intrauterin entstehende Entwicklungshemmung)
Ureterozele	=	zystische Dilatation des vesikalen Ureterendes – durch eine Entwicklungshemmung hervorgerufen

3. Nebennieren

Die Nebennieren liegen in Höhe des 11. und 12. Brustwirbels und sind mit in den Fasziensack der Niere eingeschlossen (Abb. 115). Die rechte Nebenniere hat eine dreieckige, abgeplattete Form und sitzt dem oberen Nierenpol kappenartig auf. Sie ist ganz in den Bereich der Pars affixa der Leber eingefügt und liegt damit extraperitoneal. Die linke Nebenniere ist mehr halbmondförmig gestaltet, reicht vom oberen Nierenpol bis zum Hilus und wird vom Peritoneum der Hinterwand der Bursa omentalis überzogen. Die Nebennieren überlagern den N. splanchnicus major und teilweise das Ggl. coeliacum. Dadurch, daß sich die untere Hohlvene von der Bauchwand um so mehr entfernt, je mehr sie sich dem Centrum tendineum des Zwerchfells nähert, kommt ein dreiseitiger Bindegewebsraum zwischen Hohlvene und Bauchwand zustande (Spatium intervasculare), in den sich die rechte Nebenniere einfügt. In ihm befinden sich auch zahlreiche Lymphknoten und Gangliengeflechte sowie der Lobus caudatus der Leber. Durch diesen Spaltraum erreicht die A. renalis dext. den rechten Nierenhilus und die A. phrenica inf. das Zwerchfell.

Gefäße der Nebenniere (Abb. 115)

1. A. suprarenalis sup. (aus der A. phrenica inf.)
2. A. suprarenalis med. (aus der Aorta)
3. A. suprarenalis inf. (aus der A. renalis)
Die hiluswärts abgehende V. suprarenalis fließt links in die V. renalis und rechts in die V. cava inf. ab. Mark und Rinde haben, obwohl entwicklungsgeschichtlich aus verschiedenen Quellen stammend, ein einheitliches Gefäßsystem.

IV. Beckenorgane beim Mann

1. Beckenboden und Damm (Regio urogenitalis, Regio perinealis)

Blase, Rektum und die inneren Geschlechtsorgane sind im kleinen Becken, das an der Linea terminalis (Beckeneingangsebene) beginnt und kaudal durch eine bindegewebig-muskulöse Platte, den Beckenboden, abgeschlossen wird, untergebracht. Der Beckenboden besteht aus einem Diaphragma pelvis (M. levator ani mit seinen Faszien) und einem Diaphragma urogenitale (Mm. transversi perinei einschließlich der zugehörigen Faszien). Der Levator entspringt nahe der Beckeneingangsebene von einem Sehnenbogen des M. obturatorius int. und bildet eine trichterförmige Muskelplatte, die vom Rektum durchbohrt wird. Man unterscheidet eine Pars pubica und eine Pars iliaca. Im Schambeinteil bleibt eine spaltförmige Öffnung bestehen, das sog. Levatortor (Hiatus levatorius), das zu beiden Seiten von den sog. Levatorschenkeln begrenzt wird (Abb. 116). Das Levatortor wird von einer transversal orientierten Muskelplatte außen überlagert, die in der Hauptsache aus dem M. transversus perinei prof. besteht (Diaphragma urogenitale). Zwischen den Diaphragmata bleibt ein blinder Recessus im Schambeinbogen erhalten, der von der Fossa ischiorectalis aus zugänglich ist und die Leitungsbahnen für das äußere Genitale beherbergt (Recessus inter diaphragmata). Dorsal heftet sich der Levator mit dem Lig. anococcygeum ans Steißbein an und wird hier durch die Mm. coccygei verstärkt. Der Levator wird beiderseits von einer derben Faszie überzogen (Fascia diaphragmatis pelvis sup. und inf.), die einen Teil der äußeren Beckenfaszie darstellt (Fascia pelvis parietalis). Der Muskel bildet die wichtigste Fixation für die Beckeneingeweide und damit die wirksamste Sicherung gegen eine Prolapsneigung.

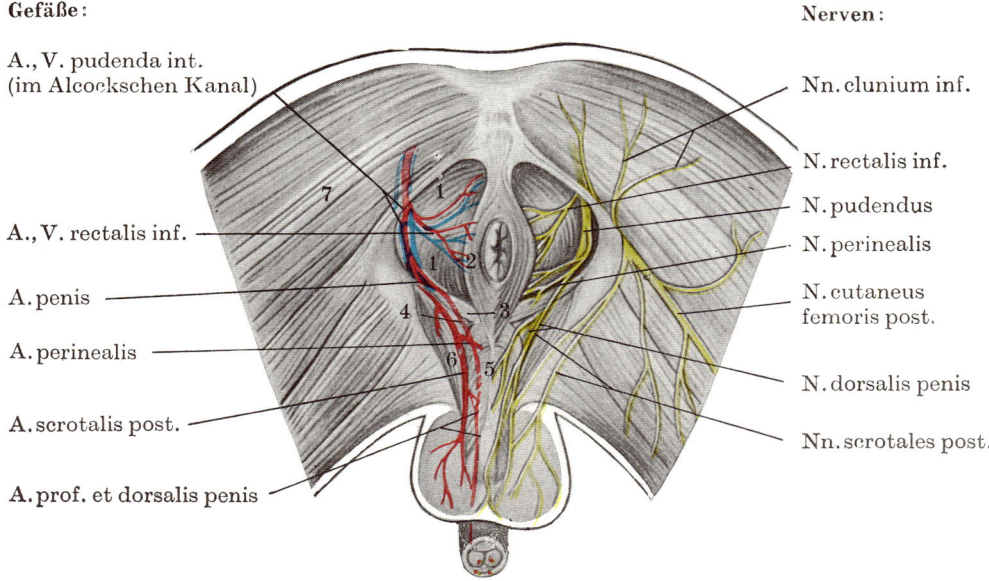

Gefäße:

A., V. pudenda int.
(im Alcockschen Kanal)

A., V. rectalis inf.

A. penis

A. perinealis

A. scrotalis post.

A. prof. et dorsalis penis

Nerven:

Nn. clunium inf.

N. rectalis inf.

N. pudendus

N. perinealis

N. cutaneus femoris post.

N. dorsalis penis

Nn. scrotales post.

Abb. 116. Regio analis, perinealis und genitalis beim Mann (K).

1 = M. levator ani
2 = M. sphincter ani ext.
3 = M. transversus perinei superfic.

4 = M. transversus perinei prof.
5 = M. bulbocavernosus

6 = M. ischiocavernosus
7 = M. glutaeus maximus

Die Beckenausgangsebene kann durch eine quere Linie durch beide Sitzbeinknorren in ein vorderes Trigonum urogenitale und ein hinteres Trigonum rectale geteilt werden. Im Bereich des Trigonum urogenitale spannt sich der M. transversus perinei prof. quer über den Levatorspalt. Der Muskel wird an seinem Hinterrand durch den zwischen beiden Sitzbeinknorren ausgespannten M. transversus perinei superfic. ergänzt. Vorn unter dem Symphysenwinkel bleibt die Muskelplatte unvollständig. Sie wird jederseits von einer Faszie bedeckt (Fascia diaphragmatis urogenitalis sup. und inf.), die vorn unter der Symphyse gemeinsam in das Lig. transversum perinei übergeht. Diese bindegewebig-muskulöse Platte erreicht aber die Symphyse, die unten vom Lig. arcuatum pubis überspannt wird, nicht. Es bleibt ein schmaler Schlitz übrig, durch den die V. dorsalis penis in den ausgedehnten Plexus vesicoprostaticus übertritt.

Dem Diaphragma urogenitale lagern sich außen die Crura corporis cavernosi und der Bulbus penis mit den zugehörigen Muskeln auf (M. bulbocavernosus und M. ischiocavernosus). Die Gebilde der Peniswurzel haben jedoch keinen Anteil am Aufbau des Diaphragma urogenitale.

2. Fossa ischiorectalis und äußeres Genitale (Regio analis, Regio pudendalis)

Durch die Trichterform des Beckenbodens entsteht zwischen Levator und Beckenwand ein taschenförmiger Spaltraum, die sog. Fossa ischiorectalis, eine wichtige Gefäßnervenstraße für Analregion, Damm und äußeres Genitale. Die Leitungsbahnen (Vasa pudenda int., N. pudendus) verlassen das kleine Becken durch das Foramen infrapiriforme und biegen um die Spina ischiadica herum. Sie umgehen also den hinteren Rand des Levators und treten in den Alcockschen Kanal ein. Dieser liegt innerhalb der Faszie des M. obturatorius int., also ganz an der lateralen Wand der Fossa ischiorectalis. Von hier aus zweigen die Äste nacheinander zum Anus (Rr. anales), zum Damm (Rr. perineales), zum Bulbus penis (Rr. bulbourethrales), zum Scrotum (Rr. scrotales post.) und schließlich zum Genitale selbst ab (Rr. dorsales penis und Rr. prof. penis). Während die Rr. perineales und scrotales oberflächlich bleiben, treten die Endäste in den Recessus inter diaphragmata ein, durchbohren den M. transversus perinei und gelangen in die Schwellkörper des Penis.

Die oberflächlichen, subkutanen Penisvenen stehen mit der Inguinalregion in Verbindung und fließen über die Vv. pudendae ext. zur V. saphena magna ab, während die tiefen Penisvenen *unter* der Symphyse hindurch in den Plexus vesicoprostaticus und damit in die Vv. pudendae int. übergehen. Die Lymphbahnen folgen den Venenstämmen. Die regionalen Lymphknoten des

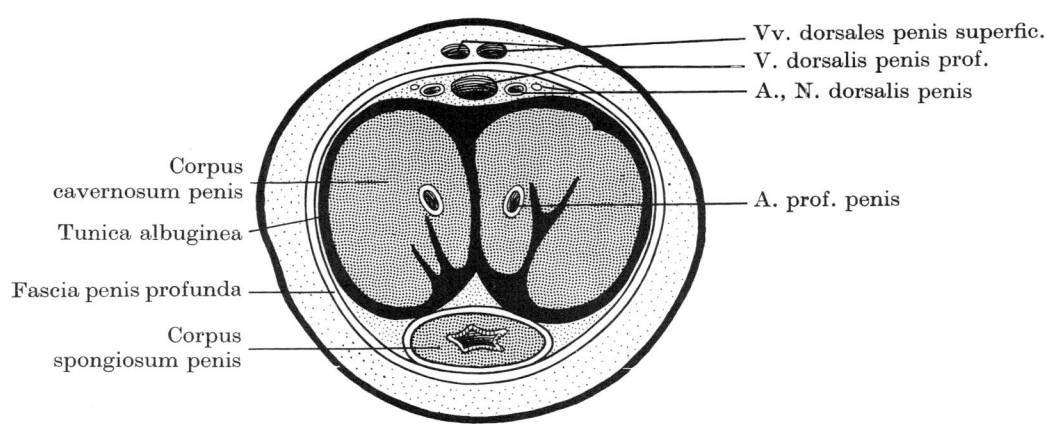

Abb. 117. Querschnitt durch den Penis (vgl. Abb. 116) [modif. nach CORNING (R)].

äußeren Genitales liegen daher auch entweder in der Inguinalregion oder in der Regio urogenitalis (Blasengrund, Beckenwandung usw.).

Die Penisschwellkörper werden von einer derben Tunica albuginea umschlossen, während das Corpus spongiosum der Urethra keine solche Bindegewebskapsel besitzt. Jedoch werden die drei Schwellkörper von einer, allerdings schwachen Fascia penis prof. umgeben (Abb. 117).

Fixation des Penis

1. Lig. suspensorium penis – Fortsetzung der Fascia abdominalis superfic., im Bereich der Linea alba
2. Lig. fundiforme penis – in der Tiefe der Peniswurzel, Fortsetzung der Fascia penis prof.

Die **Urethra** durchsetzt die Harnblasenwand (Pars intramuralis), die Prostata (Pars prostatica) und etwa 1,5 cm von der Symphyse entfernt, auch das Diaphragma urogenitale (Pars membranacea), bevor sie in den Bulbus und das Corpus spongiosum penis eintritt (Pars spongiosa). Vom Ostium int. zum Ostium ext. urethrae zeigt die Urethra 2 Krümmungen (Curvatura infra- und praepubica), 3 Erweiterungen und 3 Verengungen (s. Tab.). Am Blasengrund bildet sich der glatte Schließmuskel (Lissosphinkter, M. sphincter vesicae oder kurz Sphincter int.), am diaphragmalen Durchtritt der Urethra der quergestreifte Schließmuskel (Rhabdosphinkter, M. sphincter urethrae oder kurz Sphincter ext.). In der Pars prostatica wölbt der mediale Lappen der Prostata die Schleimhaut vor (Colliculus seminalis). Hier münden die beiden Ductuli ejaculatorii (die gemeinsamen Ausführungsgänge von Ductus deferens und Samenblase), der Utriculus prostaticus, der ein Homologon der Vagina darstellt, sowie mehrere Ausführungsgänge der Prostata. Bei der Katheterisierung der Blase kann die präpubische Kurvatur durch Hebung des Penis ausgeglichen werden, die infrapubische nicht, weshalb der Katheter in der Regel eine gekrümmte Form hat. Die wichtigste Enge bei der Einführung eines Katheters ist die im Bereich des Diaphragmas. Da die Urethra vorher ampullär erweitert ist, kann sich der Katheter hier besonders leicht verfangen. 10% aller Beckenfrakturen sind mit Harnröhrenverletzungen, die meist in Höhe der Pars membranacea lokalisiert sind, verbunden. Bei direkten Gewalteinwirkungen vom Damm her sind dagegen mehr die hinteren Abschnitte der Pars spongiosa (»Pars bulbosa«) betroffen. Röntgenologisch ließ sich zeigen, daß der Blaseninhalt bei geöffnetem Sphincter int. und geschlossenem Sphincter ext. in die Ausführungsgänge der Prostata, die Ductus ejaculatorii und Samenblasen vordringen kann (kanalikuläre Infektion der Genitalwege von den Harnorganen aus).

		Ostium urethrae int.			
Pars fixa	Curvatura infrapubica	1. Pars intramuralis	M. sphincter vesicae (int.)	1. Enge	
		2. Pars prostatica			1. Weite
		3. Pars membranacea	M. sphincter urethrae (ext.)	2. Enge	
Pars mobilis	Curvatura praepubica	4. Pars spongiosa	a) Ampulla urethrae b) Pars spongiosa c) Fossa navicularis		2. Weite 3. Weite
		Ostium urethrae ext.		3. Enge	

Die **Cowperschen Drüsen** (Gll. bulbourethrales) liegen im Diaphragma urogenitale. Die relativ langen Ausführungsgänge durchdringen den Beckenboden und enden in der Ampulla urethrae.

Hoden (Testis) und **Nebenhoden** (Epididymis) liegen im Hodensack (Scrotum), der durch ein Septum scroti (äußerlich erkennbar durch die Raphe scroti) in 2 Hälften geteilt ist. Der linke Hoden steht meist etwas tiefer als der rechte. Der Hoden wird von einer derben Faszie (Tunica albuginea) umschlossen, so daß die Hodenkanälchen normalerweise unter Spannung stehen. Wird die Tunica albuginea zerrissen, so quellen die Kanälchen heraus und degenerieren rasch. Der Nebenhoden lagert sich dem hinteren-oberen Umfang des Hodens an. Der Kopf des Nebenhodens (Caput epididymidis) liegt hinten-oben, der Schwanz (Cauda epididymidis) geht hinten-unten in den Ductus deferens über. Beide werden durch Bänder (Lig. epididymidis sup. et inf.) an der Tunica albuginea, zwischen die sich der serosaausgekleidete Sinus epididymidis einschiebt, fixiert. Hoden und Nebenhoden werden von mehreren Hüllen, die eine Fortsetzung der Bauchwandschichten darstellen, umgeben (vgl. Regio inguinalis, S. 127). Unmittelbar auf den beiden Organen liegt die Serosa, die Tunica vaginalis testis, die durch den obliterierten Proc. vaginalis mit dem Peritoneum in Verbindung steht (sog. Epi- und Periorchium). Dieser Serosaüberzug ist unvollständig. Flüssigkeitsansammlungen zwischen Epi- und Periorchium ergeben das Bild der Hydrocele testis (Wasserbruch), im Processus vaginalis das der Hydrocele funiculi. Die Hinterwand von Hoden und Nebenhoden bleibt serosafrei. Hier grenzt das Gefäße und Nerven enthaltende Bindegewebe an. Die Arterien beider Organe stammen aus der Aorta (A. testicularis). Die Venen kommen aus dem Plexus pampiniformis und münden rechts in die untere Hohlvene, links in die V. renalis. Hoden und Nebenhoden werden mit ihrer Serosa von der derben Fascia spermatica int., dem M. cremaster mit seinen zugehörigen Faszien sowie von der Fleischhaut des Hodensackes, der Tunica dartos, umhüllt (Weiteres s. S. 128). Die bewegliche, fettfreie und reichlich pigmentierte Skrotalhaut zeigt eine gute Heilungstendenz. Die Hodenhüllen ermöglichen eine Anpassung an Temperaturveränderungen der Umgebung und haben eine wichtige Schutzfunktion für die Keimdrüsen. Freiliegende Hoden sollten möglichst rasch mit Haut gedeckt werden. Wegen der Empfindlichkeit der Hoden gegen die Temperatur der Körperhöhlen ist gegebenenfalls eine Implantation unter die Oberschenkelhaut besser als unter die Inguinalhaut. Bei stumpfen Verletzungen kann ein Hodensackhämatom enorme Ausmaße annehmen. Die gut durchblutete Skrotalhaut resorbiert aber das Hämatom rasch, so daß sich die Schwellung ohne ernstere Gefahren für die Keimdrüsen bald zurückbildet. Akute Verletzungen des Hodens (Haematoma testis), z. B. durch Peitschenschlag, führen dagegen meist zur Parenchymschädigung und Nekrose. Gewaltsame Verlagerungen werden als Luxationen bezeichnet. Bei ungenügender Fixation oder abnormer Weite der Tunica vaginalis ist die Gefahr einer Stieldrehung (Hodentorsion), die fast ausschließlich bei Kindern beobachtet wird, gegeben.

3. Harnblase

Die Blase ist ein schleimhautausgekleideter Hohlmuskel, dessen Fasern einen scherengitterartigen Bau zeigen. Das normale Fassungsvermögen der Blase, das Harndrang auslöst, ist 300–500 ml. Die Kapazität beträgt beim Mann jedoch etwa 700 ml oder mehr. Sie ist bei der Frau etwas geringer. Bei einer Abflußbehinderung (Prostataadenom) kann die Blase bis zu 1500 ml aufnehmen und sich so weit ausdehnen, daß sie oberhalb des Nabels tastbar wird. Die Entleerung erfolgt nicht durch eine konzentrische Engerstellung des Muskelsystems, sondern durch eine tonische Nachstellung unter Herabsinken des Blasenscheitels. Hypertrophie des Muskelgitters, z. B. bei Abflußbehinderung, wird am Lebenden bei der Blasenspiegelung (Zystokopie) an dem verstärkten Schleimhautrelief erkennbar. Der charakterisierte Bewegungsmodus hängt mit dem Einbau des Organs in seine Umgebung zusammen. Während der Fundus der Harnblase fixiert ist, sind Blasenkörper und Scheitel im lockeren Bindegewebe der Beckenwandung gut verschieblich. Nur die oberen Flächen des Blasenkörpers werden vom Peritonaeum überzogen. Bei gefüllter Blase (300–400 ml) hebt sich das Peritoneum von der Bauchwand ab, so daß über der Symphyse ein peritoneumfreies Feld entsteht [Spatium praevesicale (Retzii)]. Auf diese Weise ergibt sich ein extraperitonealer Zugang zur Blase (Sectio alta, Blasenpunktion, suprapubischer Weg zur Prostata). Das Spatium praevesicale mit seinem lockeren Bindegewebe ist funktionell ein Verschiebespalt. Bei Blasenrupturen kann sich Harn von hier in das gesamte subseröse Bindegewebe des Beckens ausbreiten. Die Flüssigkeit kann bis in den Bereich der Peniswurzel und des Hodensackes vordringen. Eine Penetration in die Fossa ischiorectalis wird durch die Fascia perinei superfic. und den Beckenboden verhindert (Abb. 118). Spontanperforationen liegen in der Regel an der Blasenhinterwand. Bei geringer Blasenfüllung bleibt die Ruptur im Extraperitonealraum, meist dicht am Blasendreieck lokalisiert. Das Peritoneum zeigt bei entleerter Blase Reservefalten (Plicae vesicales transversae), die die genannten Organverschiebungen ermöglichen.

Beim Säugling überragt die Blase die Symphyse weitgehend, da das Becken klein ist und sich erst in den ersten Lebensjahren ausweitet. Mit der Vergrößerung des Beckenraumes verlagert sich die Blase kaudalwärts hinter die Symphyse (Descensus vesicae). Die Nachbarschaft zur Symphyse erklärt die Möglichkeit von Blasenrupturen bei Schambeinfrakturen. Durch die Prostata ist der Blasengrund am Diaphragma urogenitale fixiert. Zwischen Symphyse, Prostata und Blase bleibt jedoch oberhalb des Beckenbodens ein lockermaschiger Bindegewebsraum bestehen, der ausgedehnte Venengeflechte enthält (Plexus vesicoprostaticus). Dorsal wird der Bla-

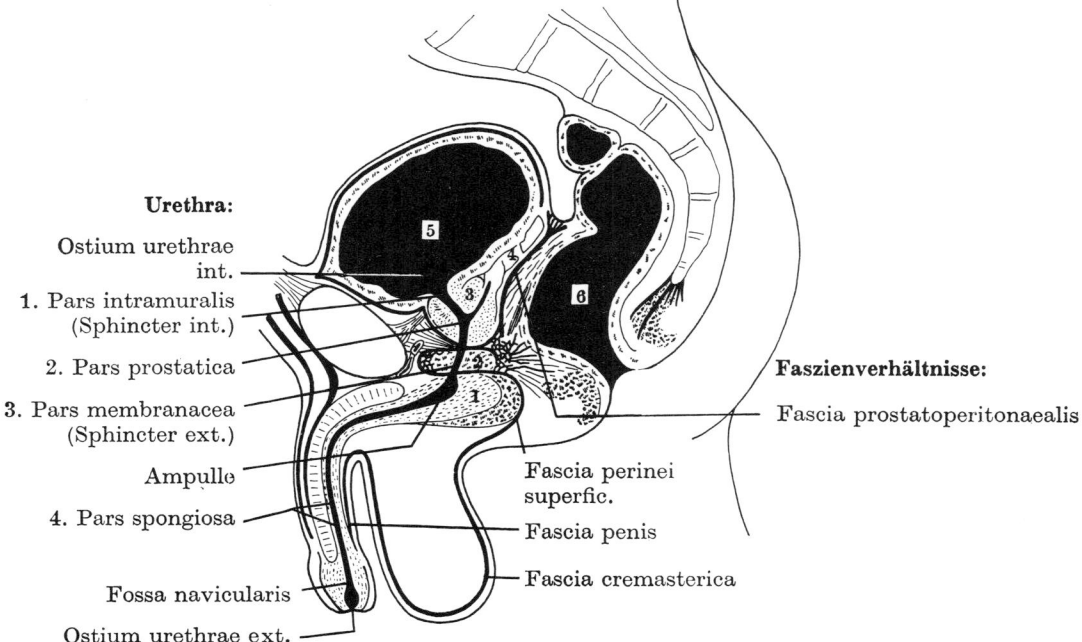

Abb. 118. Sagittalschnitt durch das männliche Becken zur Darstellung der Faszienverhältnisse und der Urethraabschnitte [aus Töndury (J)].

1 = Bulbus penis	3 = Prostata	4 = Vesicula seminalis
2 = Sphincter urethrae und Diaphragma urogenitale	(Die Ziffer steht im Gebiet des Lobus medius.)	5 = Vesica urinaria
		6 = Rectum

sengrund mit den ihm anlagernden Samenbläschen und der Prostata durch eine derbe Bindegewebsplatte vom Rektum getrennt. Das Peritoneum senkt sich normalerweise dorsal zwischen
Rektum und Blase nur bis zu den Kuppen der Samenblasen und zur Ampulla ductus deferentis
nach unten (Excavatio rectovesicalis). Die Prostata und der übrige Teil der Vesiculae seminales
bleibt daher extraperitoneal. Da das Peritoneum in der Fetalzeit tiefer zum Beckenboden herunterreicht, später aber hinter der Prostata obliteriert, kann die Tiefe der Exkavation individuell
variieren.

Die *Innervation der Harnblase* ist sehr differenziert und für die Entleerungsfunktion wichtig.
Die vegetativen intramuralen Geflechte, die zahlreiche Ganglien enthalten, werden von zwei
Blasenzentren des Rückenmarks stimuliert, deren Fasern die Blasengeflechte über die präsakralen und pelvinen Plexus (Plexus hypogastricus sup. et inf.) erreichen. Der Sphincter ext. ist will-
kürlich, der Sphincter int. nur autonom innerviert. Eine Schädigung des Sphincter ext. bewirkt
Harnträufeln und Inkontinenz. Eine Läsion des glatten Sphincter int. kann ohne klinische Folgen
bleiben. Nach einer Rektumexstirpation kann eine zeitweilige Blasenatonie auftreten, wenn die
präsakralen Plexus geschädigt worden sind. Auch nach Wirbelsäulenverletzungen können sich
Blasenfunktionsstörungen ergeben, wenn die entsprechenden Segmente betroffen wurden. Zer-
störung des lumbosakralen Zentrums führt zu schweren Entleerungsstörungen (Inkontinenz,
Retentionsblase usw.).

Halteapparat der Harnblase

1. Lig. pubovesicale – sagittale Bandzüge von der Symphyse zum Blasengrund.
2. Ligg. puboprostatica – sagittale Faserzüge von den Schambeinästen zur Prostata.
   Beide vorgenannten Faserzüge enthalten glatte Muskelbündel und quere bindegewebige Verspannungssysteme.
3. Septa rectovesicalia und Septa rectoprostatica – bindegewebige Faserzüge von der Vorderfläche des Kreuzbeins und vom Rektum zur Fascia prostatica und Fascia vesicalis.
   Diese Bandmassen werfen kranial beiderseits des Rektums eine Peritonealfalte auf, die den Eingang des Douglasschen Raumes begrenzt und teilweise auch Muskelfasern enthält (Plica rectovesicalis).
4. Plica umbilicalis mediana – vom Blasenscheitel in einer Peritonealfalte aufsteigende Faserbündel, die die
   Chorda urachi, d. h. den obliterierten Allantoisgang, enthalten.

Gefäße und Nerven der Harnblase

Arterien
1. A. vesicalis sup. – aus der A. umbilicalis – für Corpus und Apex vesicae.
2. A. vesicalis inf. – aus der A. iliaca int., – für Blasengrund, Prostata und Vesicula seminalis.
3. Rr. vesicales der A. rectalis med. – für die Dorsalfläche der Blase.

Venen
Abfluß der ausgedehnten Venengeflechte von Prostata und Blase (Plexus venosus vesicalis und Plexus vesicoprostaticus) in die V. iliaca int. – Anastomosen mit den Vv. obturatoriae und Vv. pudendae sind vorhanden.

Lymphgefäße
1. Entlang der V. iliaca int. an der seitlichen Beckenwand zu den Nodd. lymph. iliaci int.
2. Dorsale Lymphstränge vom Blasengrund zum Rektum und Sakrum – Verbindungen mit den Nodd. lymph.
   anorectales und Nodd. lymph. sacrales.

Nerven
1. Sympathische, präsakrale Äste aus dem lumbalen Grenzstrang – zugehörige Segmente des Rückenmarks:
   Th_{10} und L_1 (sympathisches Blasenzentrum).
2. Parasympathische, pelvine Äste aus dem Plexus hypogastricus inf. – zugehörige Segmente des Rückenmarks:
   S_1–S_3 (parasympathisches, sakralautonomes Blasenzentrum).
3. Motorische Äste für die quergestreifte Muskulatur des Beckenbodens und des willkürlichen Blasensphinkters
   (Sphincter ext.) aus dem N. pudendus – zugehörige Segmente des Rückenmarks: S_2–S_4.

4. Prostata

Die kastaniengroße Vorsteherdrüse umschließt die Urethra am Blasengrund (Abb. 119). Sie lagert unmittelbar auf dem Diaphragma urogenitale, bleibt aber vom Symphysenrand 2–3 cm entfernt. Dorsal grenzt sie an das Rektum, von dem sie durch das derbe Septum rectoprostaticum getrennt wird. Anatomisch unterscheidet man einen Lobus dexter und sinister, klinisch zwei Seitenlappen und einen diese verbindenden Mittellappen (Lobus medius). Der Lobus medius ist zwischen den beiden Ductuli ejaculatorii und der Urethra gelegen und stellt – obwohl untrennbar mit dem übrigen Prostatagewebe verbunden – entwicklungsgeschichtlich eine selbständige Bildung dar. Diese entsteht während der Embryonalzeit aus Drüsenkonvoluten, die aus der Hinterwand der primären Harnröhre proximal von der Einmündungsstelle der Urnierengänge aussprossen, im Gegensatz zum übrigen, distal und lateral davon entstehenden Drüsengewebe auf weibliche Geschlechtshormone (Follikelhormon usw.) ansprechen und gegebenenfalls im Alter hypertrophieren. Da, wo der Mittellappen dem Trigonum vesicae anliegt, wird die Blasenwandung etwas vorgewölbt (Uvula vesicae). Bei der sog. Altershypertrophie der Prostata, die nicht von den seitlichen Prostatalappen, sondern den periurethralen Drüsen des Mittellappens ausgeht (daher nicht als Prostatahypertrophie, sondern als Prostataadenom zu bezeichnen ist), kann sich diese Vorwölbung auffällig verstärken, wodurch die Urethra ventilartig verschlossen wird und Miktionsstörungen, Harnstauung usw. auftreten. Durch die Verstärkung der Uvula vertieft sich die hinter der Plica interureterica gelegene Fossa retroureterica der Harnblasenwand. Die Prostata erreicht unter dem Einfluß der männlichen Geschlechtshormone erst in der Pubertät ihre endgültige Größe. Im Greisenalter bilden sich die Seitenlappen mit Absinken des Hormonspiegels wieder zurück und atrophieren, während die periurethralen Drüsenkomplexe des Mittellappens erneut proliferieren können.

Die muskelreiche Drüse wird von einer derben Organkapsel umschlossen (Capsula prostatae) und an beiden Seiten von den Levatorschenkeln umfaßt. Zwischen Organkapsel und Fascia prostatae breitet sich der Santorinische Venenplexus aus (Plexus venosus prostaticus), der das Organ hufeisenförmig umgibt und den hinteren Organbereich an der Grenzfläche zum Rektum freiläßt. Er verschmilzt mit dem Plexus venosus vesicalis zum Plexus vesicoprostaticus, in den auch die Penisvenen einmünden (Blutfang nach der Erektion). Der Chirurg vermeidet bei der Prostatektomie die Verletzung dieser ausgedehnten Venengeflechte, indem er die Prostata aus ihrer derben Organkapsel ausschält. Er versteht jedoch dabei unter »Kapsel« meist das atrophierte, schalenartig das Adenom umgebende Restgewebe der Prostata. Der Lobus posterior ist vom Rektum aus tastbar und zeigt normalerweise einen medianen Sulcus. Dieser verstreicht beim Adenom. Die Konsistenz der Drüse ist bei Knaben derb, wird nach der Pubertät weicher und verfestigt sich im Alter wieder.

Gefäße der Prostata

1. Äste der A. vesicalis inf. – aus der A. iliaca int.
2. Äste der A. rectalis med. – aus der A. iliaca int.

Lymphabflüsse
1. über Begleitgefäße des Ductus deferens zu den Nodd. lymph. iliaci ext.,
2. über die Nodd. lymph. iliaci int. zur seitlichen Beckenwandung,
3. über die Nodd. lymph. sacrales lat. zu den rektalen Abflußbahnen.

Operative Zugangswege zur Prostata

1. Suprapubischer Weg – transvesikal (durch die Harnblase hindurch).
2. Retropubischer Weg – extravesikal (oberhalb der Symphyse, zwischen Harnblase und Becken hindurch).

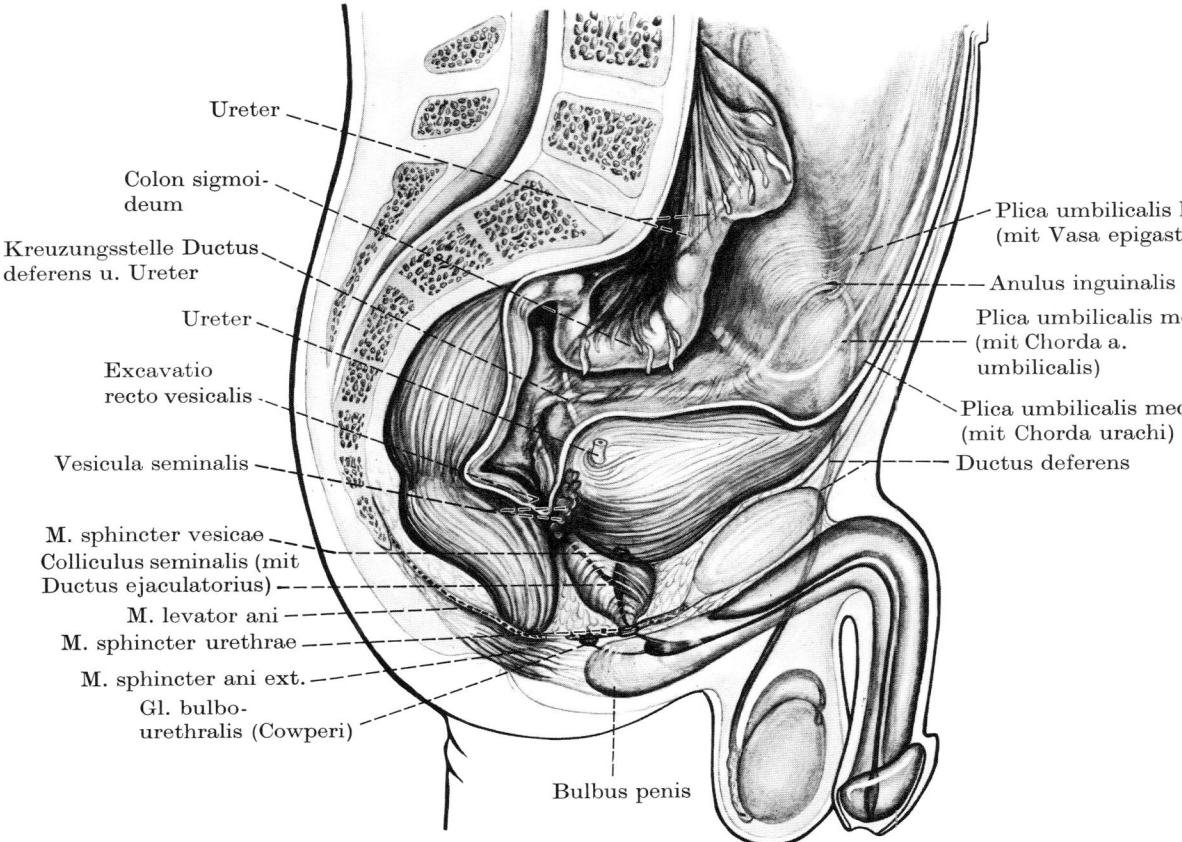

Abb. 119. Halbplastischer Sagittalschnitt durch das männliche Becken [nach PERNKOPF (K)].

3. Perinealer Weg – vom Damm aus (zwischen Rektum und Bulbus penis durch das Centrum tendineum perinei hindurch). – Eine Läsion der Pudendalnerven kann Impotenz zur Folge haben.
4. Transurethraler Weg – von der Pars prostatica urethrae aus (Elektrokoagulationsmethoden).

Bei der *Prostatabiopsie* wird der perineale Weg beschritten (Abb. 121). Unter Fingerkontrolle vom Rektum aus wird der Patient in Steinschnittlage durch den Damm hindurch punktiert. Eine Verletzung des Plexus venosus prostaticus (Santorini) kann dabei ein Dammhämatom erzeugen.

5. Samenblasen (Vesiculae seminales)

Die Samenblasen lagern sich dem Blasengrund an und sind von der Ampulla recti durch das derbe Septum rectovesicale und die Fascia prostatoperitonaealis getrennt (Abb. 120). Oberhalb der Prostata, schräg nach lateral aufsteigend, erreichen die beiden etwa 6–7 cm langen Drüsenkörper die kaudale Umschlagfalte des Peritoneums (Excavatio rectovesicalis) und die Ureterenmündung, haben aber sonst keine Beziehung zum Peritoneum. Medial grenzen die Ductus deferentes mit ihren Ampullen an. Der Ausführungsgang der Samenblase vereinigt sich innerhalb der Prostata mit dem Ductus deferens zum Ductus ejaculatorius, der beiderseits auf dem Colliculus seminalis im Bereich der Pars prostatica urethrae mündet. Die Drüsen sind durch das sie kapselartig umgebende relativ derbe Septum rectovesicale mit der Harnblase und Prostata enger

Muskeln:

Bauchwandmuskulatur

Lig. teres hepatis

Peritonaeum und Organe:

Plica umbilicalis mediana

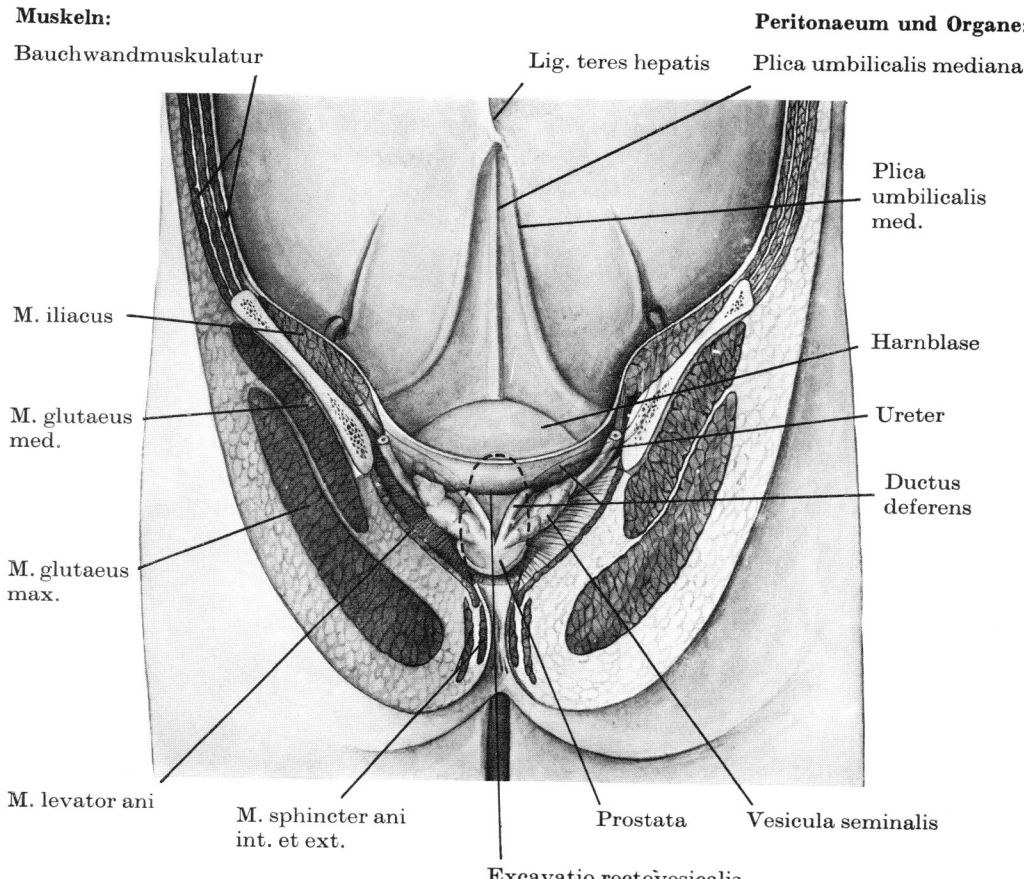

Plica umbilicalis med.

M. iliacus

M. glutaeus med.

M. glutaeus max.

Harnblase

Ureter

Ductus deferens

M. levator ani

M. sphincter ani int. et ext.

Prostata

Vesicula seminalis

Excavatio rectovesicalis

Abb. 120. Lage der Prostata und Samenbläschen am Fundus der Harnblase [modif. nach CORNING (R)].

verbunden als mit der dorsal anschließenden Rektumwandung. Die Gefahr einer Verletzung von Samenblasen oder Prostata bei Rektumexstirpationen ist also so lange gering, als diese septumartige Grenzschicht erhalten bleibt. Die Gefäße stammen aus der A. vesicalis inf. und A. rectalis med. Die Venen entleeren sich in den Plexus vesicoprostaticus.

6. Rektum beim Mann

Die allgemeinen Verhältnisse der Rektumtopographie sind schon geschildert worden (s. S. 161). Beim Mann lagert sich das Rektum breit an den Blasengrund und die hier gelegenen Organe (Prostata, Samenblasen, Ductus deferens, Ureter) an. Das Kontaktfeld ist dreiseitig (Trigonum rectovesicale) und schließt oben mit der horizontal verlaufenden peritonealen Umschlagfalte der Excavatio rectovesicalis ab. Die Umschlagfalte liegt in Höhe der Kohlrauschschen Falte des Rektums, berührt zwar die Kuppen der Samenbläschen, die Prostata aber nicht. Der Eingang zur Exkavation wird beiderseits von der Plica rectovesicalis begrenzt. Die Exkavation enthält häufig Ileumschlingen. Beim Neugeborenen reicht sie noch bis zur Mitte der Prostata herunter.

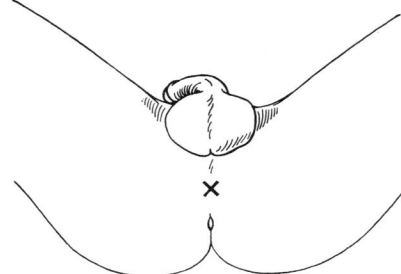

Abb. 121. Punktionsstelle (×) bei der Nadelbiopsie der Prostata [nach KARCHER (B)].

Die kaudalen Abschnitte des Peritonealsackes obliterieren aber und bilden dadurch die Fascia prostatoperitonaealis (DENONVILLIERS).

Die *Ampulla recti* ist von der Kreuzbeinwandung durch lockeres Bindegewebe getrennt und daher operativ gut ausschälbar (Spatium retrorectale). Zwischen Rektum und Os sacrum liegen die Vasa rectalia sup., Vasa sacralia med. und lat., die Äste des Plexus sacralis und die Grenzstränge. Lateral verbreitert sich das Spatium retrorectale und geht kontinuierlich in das lockere pararektale Bindegewebe (Paraproktium) über, das den Plexus sacralis und die lateralen Beckengefäße, vor allem die A. rectalis media, beherbergt (in der chirurgischen Literatur auch als »Lig. latum recti« bezeichnet). Schmerzausstrahlungen im Innervationsgebiet des N. ischiadicus und pudendus bei raumverdrängenden, vom Rektum ausgehenden Prozessen finden dadurch eine anatomische Erklärung.

Ventral wird das Bindegewebe in der Umgebung des Rektums etwas derber und verdichtet sich an der Grenzfläche zur Blase zum Septum rectoprostaticum und rectovesicale (Fascia prostatoperitonaealis). Diese Septen bilden zusammen eine keilförmige, frontal stehende Platte, die sich kaudal zum Damm hin verbreitert und mit dem Centrum tendineum perinei verschmilzt. Vom Damm aus kann man daher operativ über diesen Bindegewebsraum Prostata, Harnblase und Vorderwand des Rektums erreichen. Da das Peritoneum normalerweise nur die oberen zwei Drittel des Rektums bis zu den Spitzen der Samenblasen überzieht, bleibt man bei diesem Vorgehen im extraperitonealen Raum.

Digital sind beim Mann vom Rektum aus Prostata, Sakrum, die pararektalen und iliakalen Lymphknoten, gegebenenfalls auch pathologische Prozesse in der Fossa ischiorectalis, wie z. B. Lymphknotenmetastasen beim Rektumkarzinom, zu tasten. die Samenblasen sind ihrer Konsistenz wegen normalerweise nicht tastbar.

7. Beckenstockwerke

Eine genaue Vorstellung über den Stockwerkbau des Beckenbodens ist für das Verständnis der Topographie der Beckenorgane sowie die Beurteilung mancher klinischer Phänomene (ischio- oder pelvirektaler Abszesse, Analfisteln, Karzinommetastasen, Prolapse u. a.) von grundlegender Bedeutung. Die Etagengliederung des Beckenbodens kommt durch die trichterförmige Gestalt des M. levator ani sowie dadurch, daß das Peritoneum den muskulösen Beckenboden nicht erreicht, sondern einen größeren subserösen Bindegewebsraum bestehen läßt, zustande: Von kranial nach kaudal folgen 3 Räume aufeinander (Abb. 122): *1. Cavum peritonaeale* oder serosum. Es handelt sich um den mit Peritoneum ausgekleideten Beckenraum. *2. Spatium subperitonaeale* oder subserosum. Das lockere Bindegewebe, das diesen vielfach gegliederten Raum ausfüllt, verdichtet sich um die Beckenorgane und bildet dadurch um das Rektum

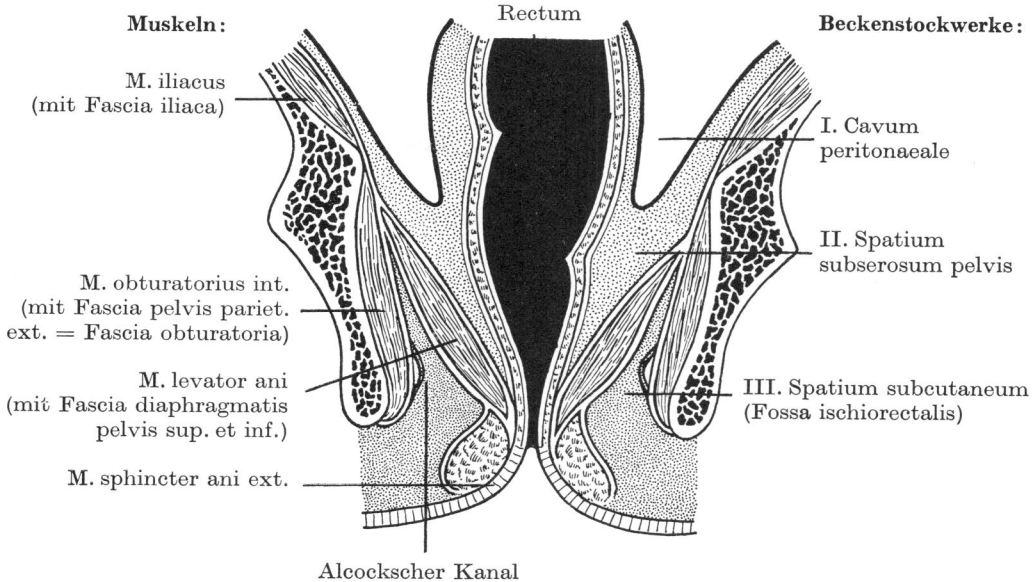

Muskeln:

M. iliacus
(mit Fascia iliaca)

M. obturatorius int.
(mit Fascia pelvis pariet.
ext. = Fascia obturatoria)

M. levator ani
(mit Fascia diaphragmatis
pelvis sup. et inf.)

M. sphincter ani ext.

Rectum

Beckenstockwerke:

I. Cavum
peritonaeale

II. Spatium
subserosum pelvis

III. Spatium subcutaneum
(Fossa ischiorectalis)

Alcockscher Kanal

Abb. 122. Schema der Etagengliederung des Beckens (Beckenstockwerke) [aus TÖNDURY (J)].

herum das Paraproktium, um die Blase das Parazystium, um die Prostata das Paraprostatium. Es verbreitert sich an der lateralen Beckenwand, um Raum für die großen Leitungsbahnen zum Bein und Becken zu schaffen. Beiderseits des Mastdarms liegt hier auch der Plexus hypogastricus inf., das wichtigste vegetative Nervengeflecht des kleinen Beckens, das parasympathische Fasern aus dem Plexus sacralis (Nn. splanchnici pelvini, Nn. erigentes) und sympathische aus den Aortengeflechten aufnimmt. Das Spatium subserosum endet am Diaphragma pelvis und urogenitale (sog. Pars supradiaphragmatica des kleinen Beckens). *3.* Das *Spatium subcutaneum* ist die Region zwischen äußerer Haut und muskulösem Beckenboden (daher auch Pars infradiaphragmatica des Beckens genannt). Den Hauptteil dieses Raumes nehmen die Fossae ischiorectales ein, die die Gefäßnervenstraßen für die Anal- und Genitalregion enthalten (Alcockscher Kanal, s. S. 176). Beide Fossae ischiorectales stehen über eine bei den meisten Menschen anzutreffende Lücke im Lig. anococcygeum miteinander in Verbindung. Lücken in der Levatorplatte schaffen

Inhalt der Beckenstockwerke	
1. Cavum peritonaeale	Sigmoid, Ileumschlingen, Appendix vermiformis Peritoneum – bildet Überzüge für Blase, Rektum, Beckenwand sowie zahlreiche Buchten und Nischen (z. B. Excavatio rectovesicalis)
2. Spatium subperitonaeale (subserosum)	A. und V. obturatoria, N. obturatorius Ureter A. und V. iliaca int. mit 5 parietalen und 5 viszeralen Ästen Plexus sacralis mit seinen Ästen Plexus hypogastricus inf. (früher Plexus pelvicus) mit zu- und abführenden vegetativen Geflechten Ausgedehnte Venengeflechte um die einzelnen Beckenorgane herum (z. B. Plexus vesicoprostaticus usw.)
3. Spatium subcutaneum (Fossa ischiorectalis)	A., V. pudenda int. N. pudendus (mit den verschiedenen Ästen für Anus, Damm und Genitale)

Verbindungen mit den subperitonealen Bindegewebsräumen. Ischiorektale Abszesse breiten sich daher evtl. zur Gegenseite oder in die darüberliegende Beckenetage aus. Die Regio genitalis ist von der Fossa ischiorectalis durch die derbe Fascia perinei superfic., die das Diaphragma urogenitale hinten umfaßt, abgegrenzt (Abb. 118). Bei Harnröhrenrupturen kann der Urin deshalb nicht nach hinten zur Fossa ischiorectalis vordringen.

V. Beckenorgane bei der Frau

1. Beckenstockwerke und allgemeine Gliederung des weiblichen Beckensitus

a) Cavum peritonaeale

Der Stockwerkbau des weiblichen Beckens ist ähnlich dem des männlichen Beckens. Durch die voluminösen inneren Geschlechtsorgane entsteht jedoch eine stärkere Gliederung des kleinen Beckens, so daß das Spatium subperitonaeale bei der Frau weiträumiger und ausgedehnter ist. Der Uterus hebt das Peritoneum vom Beckenboden bis nahe an die Beckeneingangsebene nach oben, so daß 2 größere Bauchfelltaschen entstehen (Excavatio vesicouterina und Excavatio

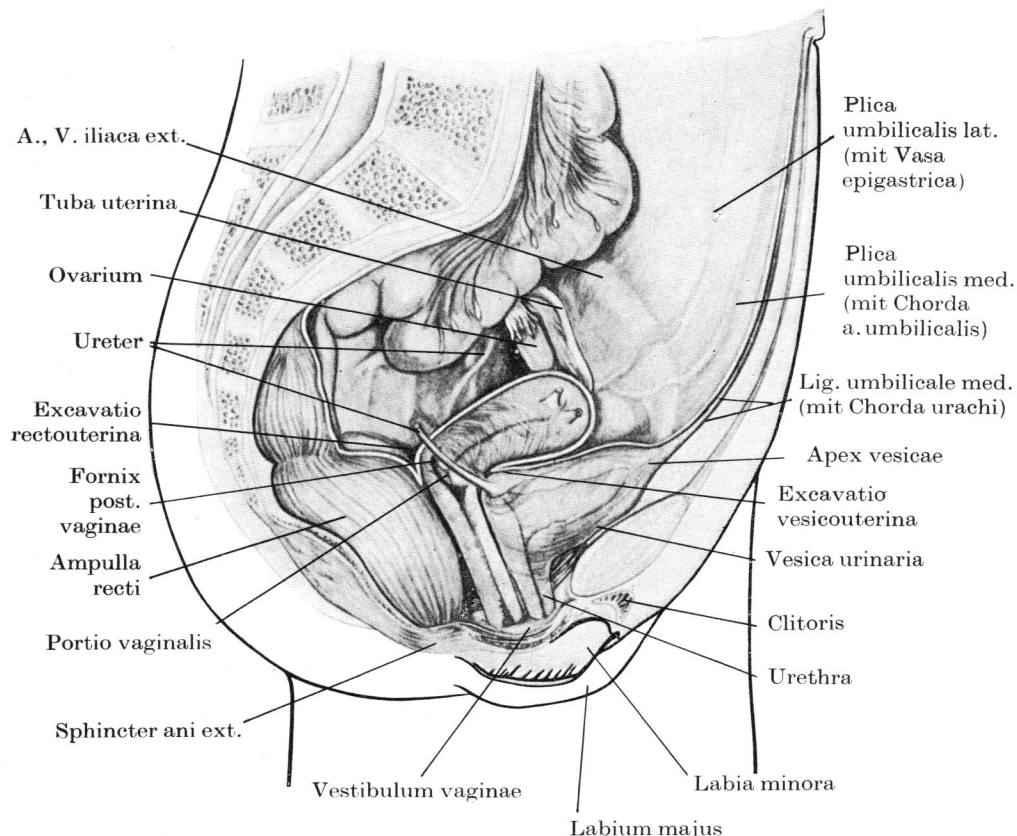

Abb. 123. Halbplastischer Sagittalschnitt durch das weibliche Becken [nach PERNKOPF (K)].

rectouterina). Die vordere Ausbuchtung steht höher, so daß Blasengrund, Zervix und ein Teil der Uterusvorderwand keinen peritonealen Überzug besitzen. Die Excavatio rectouterina (Douglasscher Raum) reicht dagegen bis zum hinteren Scheidengewölbe (Fornix posterior) in Höhe der Kohlrauschschen Falte des Rektums (etwa 6 cm vom Anus entfernt) und ist daher rektal oder vaginal tastbar. Douglasabszesse können vom hinteren Scheidengewölbe, aber auch vom Rektum aus punktiert werden (Abb. 123).

Die Excavatio rectouterina erreicht beim Embryo den Beckenboden, beim einjährigen Mädchen noch die hintere Vaginalwand und steht erst vom 2.–3. Lebensjahr an in Höhe des hinteren Scheidengewölbes. Ein »tiefer Douglas« bei der erwachsenen Frau ist also ein Zeichen einer Persistenz fetaler Verhältnisse und kann einen Uterusprolaps begünstigen. Der Eingang zum Douglasschen Raum wird kranial durch 2 Peritonealfalten (Plicae rectouterinae), die glatte, mit dem Rektum zusammenhängende Muskelzüge enthalten, umgrenzt. Diese Bänder stellen zugleich wichtige Haltezügel für den Uteruskörper dar. Der Douglassche Raum beherbergt in der Regel Ileumschlingen sowie den unteren Schenkel des Sigmoids.

Die Topographie des weiblichen kleinen Beckens wird wesentlich vom Füllungszustand der in ihm enthaltenen Organe (Blase, Uterus, Rektum) bestimmt.

b) *Spatium subperitonaeale und Beckenbindegewebe*

Der subperitoneale Bindegewebsraum ist bei der Frau größer als beim Mann, da neben Uterus (Parametrium), Blase (Parazystium), Rektum (Paraproktium) und Scheide (Parakolpium) umfangreiche lockermaschige Bindegewebsmassen vorhanden sind (Abb. 128). Sie bilden die anatomische Grundlage für die Ausbreitungsmöglichkeiten von Entzündungen im weiblichen Becken. Die Gesamtheit dieser Bindegewebsformationen wird als Corpus intrapelvinum (Fascia endopelvina) oder Bindegewebsgrundstock bezeichnet. Am Beckenboden und an den Organgrenzflächen konzentriert sich das Bindegewebe zu Faszien und Septen. Auf dem Levator ani wird es zur Fascia pelvis parietalis (Fascia diaphragmatis pelvis sup.), zwischen Cervix uteri und Blasenfundus zum Septum cervicovesicale, zwischen Vagina und Urethra zum Septum urethrovaginale, zwischen Rektum und Vagina zum Septum rectovaginale verdichtet. Diese Septen sind in der Regel mehrschichtig und lassen sich präparativ aufspalten, da die gefäßführenden, bindegewebigen Organkapseln nicht mit diesen septalen Bindegewebsschichten verwachsen sind. Der Operateur kann daher zwischen die einzelnen Bindegewebslagen vordringen, ohne die Gefäßversorgung der angrenzenden Organe zu gefährden. Lediglich das Septum urethrovaginale ist so derb, daß seine Aufspaltung unmöglich ist. Das Septum rectouterinum verbreitert sich keilförmig nach kaudal, wodurch das Trigonum rectovaginale entsteht. Es geht direkt in das Bindegewebe des Dammes über und beteiligt sich am Aufbau des Centrum tendineum perinei. Das Septum rectouterinum ist bei der Frau kürzer und fester, weshalb der Bindegewebskeil zwischen Rektum und Vagina weniger ausgedehnt erscheint. Bei Dammrissen unter der Geburt verhindert die Verschieblichkeit dieser Bindegewebsschichten oft den zusätzlichen Einriß des Rektums.

An die inneren Genitalorgane schließt sich seitlich das *Lig. latum uteri* (breites Mutterband, Plica lata) an. Dieses stellt eine frontal stehende, breite Peritonealduplikatur dar, die vom Uterus bis zur seitlichen Beckenwandung reicht und ein lockeres, gefäßreiches Bindegewebe, das sog. *Parametrium,* einschließt. In den freien, oberen Rand lagert sich die Tube ein, wodurch das Ligament hier zur *Mesosalpinx* ausgezogen wird (Abb. 127). Hinten faltet sich das dünne Aufhängeband des Ovars ab, das *Mesovarium*. Vorne-oben, vom Tubenwinkel des Uterus ausgehend, verbreitert sich das Lig. latum und steht über das Lig. teres uteri, einem Rest des Keimdrüsenleistenbandes, mit dem Leistenkanal in Verbindung. Nach rückwärts stellt das Mesovarium mit dem Lig. ovarii proprium, ebenfalls einem Rest des Keimdrüsenleistenbandes, die bindegewebige Verbindung mit der weiblichen Keimdrüse und nach kranial über das Lig. suspensorium ovarii mit dem Retroperitonealraum her (Abb. 127).

Das parametrane Bindegewebe enthält die Leitungsbahnen für die inneren Genitalorgane, vor allem die Vasa uterina, den Plexus hypogastricus inf., Lymphgefäße und kaudal auch den Ureter. Elastisch-muskulöse Systeme stabilisieren den Gefäßbindegewebsapparat des Parametriums. Der Ureter unterkreuzt die A. uterina und erreicht – etwa 2 cm von der Cervix uteri und 1 cm vom lateralen Scheidengewölbe entfernt – das Blasendreieck. Ein Ureterenkatheter oder ein tiefsitzender Ureterstein ist also per vaginam tastbar. Eine Vergrößerung des Uterus nach der Seite, etwa durch Tumoren, komprimiert gegebenenfalls den Ureter und bewirkt dadurch eine Harnstauung. Bei der Totalexstirpation des Uterus muß die zervixnahe Lage des Ureters peinlichst beachtet werden, um postoperative Nierenkomplikationen zu vermeiden. Im lockeren Bindegewebe der lateralen Wand des Beckens verlaufen – wie beim Mann – die Gefäße zum Bein (Vasa obturatoria), zur Glutealregion (Vasa glutaea), zu den Beckenorganen (viszerale Äste der Vasa iliaca int.) und zum äußeren Genitale (Vasa pudenda int.). Sie werden zum Teil von gleichnamigen Nerven begleitet.

c) Spatium subcutaneum und Beckenboden (Regio pudendalis, perinealis und analis)

Die topographischen Verhältnisse des weiblichen Beckenbodens und der unteren Beckenetage (Fossa ischiorectalis) entsprechen weitgehend denjenigen des Mannes (s. S. 175 ff.). Der M. levator ani (Diaphragma pelvis) hat den gleichen trichterförmigen Bau. Die Levatorschenkel

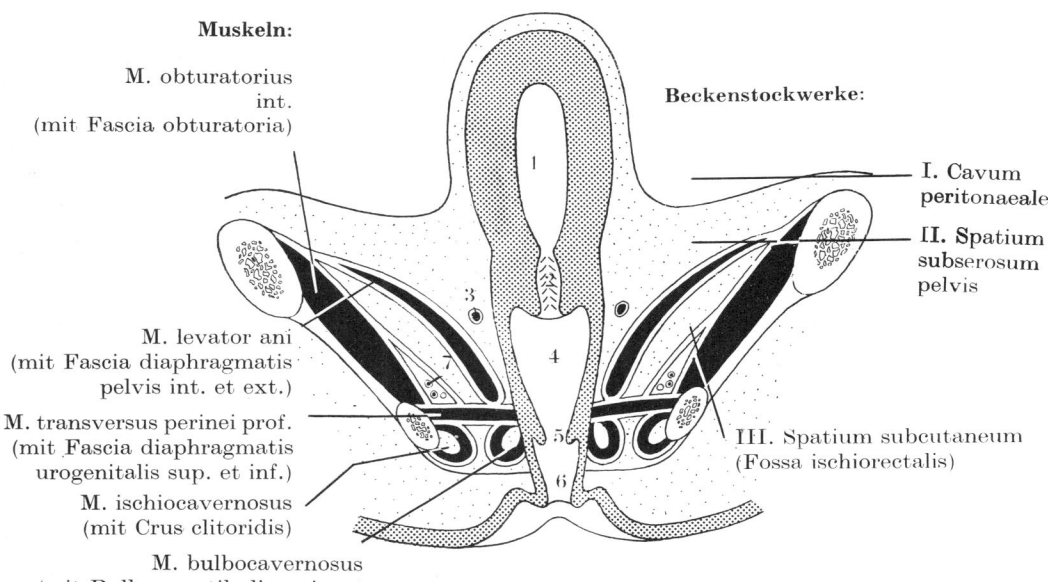

Abb. 124. Schema über die Beckenstockwerke der Frau und die 3 Zonen der Vagina, dargestellt an einem Frontalschnitt [modif. nach TÖNDURY (R)].

1 = Corpus uteri
2 = Cervix uteri (mit Plicae palmatae)
3 = Ureter
4 = Oberer Abschnitt der Vagina mit Fornix

5 = Mittlerer Abschnitt der Vagina mit Hymen
6 = Vestibulum vaginae
7 = Alcockscher Kanal mit Vasa pudenda interna und N. pudendus

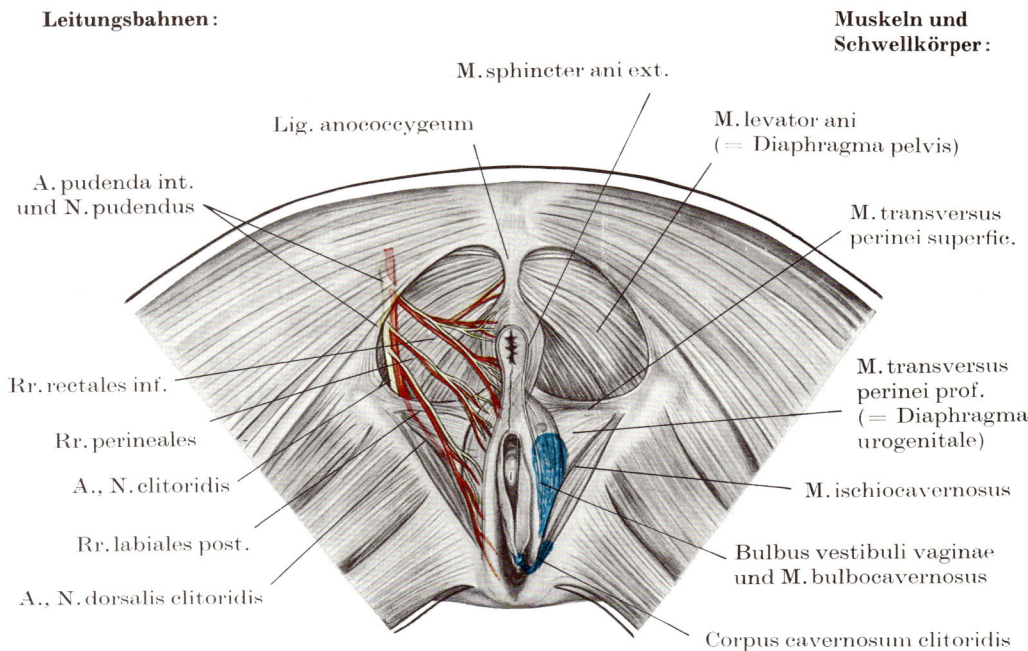

Abb. 125. Regio analis, perinealis und genitalis bei der Frau (K).

umgeben aber vorne nicht die Prostata, sondern die Vagina. Das Diaphragma urogenitale besteht ebenfalls aus dem M. transversus perinei prof. und superfic., wird aber von der Vagina und Urethra sowie den Leitungsbahnen der Clitoris durchbohrt. M. sphincter ani ext. und M. bulbocavernosus bilden eine achtertourartige Schlinge um die Anal- und Vaginalöffnung, deren sich kreuzende Faserzüge im Centrum tendineum perinei verankert sind. Weder der M. bulbocavernosus, der den Scheidenschwellkörper (Bulbus vestibuli) umhüllt, noch der M. ischiocavernosus, der die Corpora cavernosa clitoridis an den Schambeinästen fixiert, beteiligen sich am Aufbau des Diaphragma urogenitale. Sie liegen vielmehr diesem nur auf und ergänzen es an seiner Unterfläche (Abb. 124).

Die großen Schamlippen, in die jederseits das Lig. teres uteri einstrahlt, umgrenzen die Schamspalte (Rima pudendi). Die innen anschließenden Labia minora oder Nymphae sind ebenfalls Hautfalten, bestehen aber aus einem fettlosen, straffen Bindegewebe, das reich an Nerven, Pigmenten und Drüsen ist, aber keine Haarwurzeln besitzt. Beide Schamlippen stehen dorsal durch das Frenulum labiorum pudendi und ventral durch das Frenulum clitoridis miteinander in Verbindung. Diese Falten grenzen das Vestibulum vaginae gegen die Haut ab. In das Vestibulum, das innen vom Hymen abgeschlossen wird, münden verschiedene Drüsen und die Urethra (Ostium urethrae ext.). Beiderseits der Urethra endet der Ductus paraurethralis, der gemeinsame Ausführungsgang einer Gruppe von paraurethralen Drüsen, und dorsal beiderseits an der Basis der kleinen Schamlippen der Ausführungsgang der Gl. vestibularis major (Bartholini). Außerdem münden im ganzen Bereich des Ostium vaginae die Gll. vestibulares minores. Wegen der engen Nachbarschaft des Vorhofschwellkörpers (Bulbus vestibuli) sind Eingriffe an den Bartholinischen Drüsen (Exzision, Abszeßspaltung usw.) mit einer starken Blutungsgefahr verbunden.

Die Leitungsbahnen (Vasa pudenda int., N. pudendus) benützen die Fossa ischiorectalis und den in der Faszie des M. obturatorius int. gelegenen *Alcockschen Kanal* als Gefäßnervenstraße zur Regio analis, perinealis und pudendalis. Sie gelangen durch das Foramen infrapiriforme in die Fossa ischiorectalis und ziehen dann im Alcockschen Kanal radiär nach vorn. Die einzelnen Äste durchbrechen der Reihe nach die Wand des Kanals, um zu den Organen des Beckenbodens zu gelangen. Sie versorgen zuerst den Analkanal (Vasa rectalia inf.), dann den Damm (Vasa perinealia) und das äußere Genitale (Vasa clitorida). Am hinteren Rand des Diaphragma urogenitale teilt sich das Gefäßnervenbündel in einen oberflächlichen und einen tiefen Stamm. Der oberflächliche zieht zum Damm (Vasa perinealia) und zum Genitale (Vasa labialia post.); der tiefe gibt zuerst die Vasa bulbi vestibuli zum Scheidenschwellkörper (Bulbus vestibuli) ab und perforiert dann das Diaphragma urogenitale, um zur Clitoris zu gelangen (Vasa profunda clitoridis, Vasa dorsalia clitoridis). Die gleichnamigen Nerven haben denselben Verlauf (Abb. 125).

2. Regio ovarica

Die weibliche Keimdrüse entwickelt sich an der dorsalen Bauchwand etwa in Höhe der Lendenwirbelsäule und wandert dann abwärts (Descensus ovarii). Bei neugeborenen Mädchen liegt das Ovarium noch in der Beckeneingangsebene, bei erwachsenen Frauen dagegen an der seitlichen Wand des kleinen Beckens, in der sog. Fossa ovarica. Bei der Multipara ist es gewöhnlich etwas tiefer lokalisiert. Abnormerweise kann die weibliche Keimdrüse bei ihrem Descensus den Leistenkanal erreichen. Diese Zusammenhänge erklären die bekanntlich große Variabilität der Lage des Ovars. Tube und Ovar werden vom Gynäkologen zusammenfassend als *Adnexe* bezeichnet. Sie werden von eigenen peritonealen Abfaltungen des Lig. latum gehalten (vgl. Abb. 127 sowie S. 187ff.).

Am Boden der Fossa ovarica finden sich die Vasa obturatoria und der N. obturatorius. Da der N. obturatorius mit einem Hautast (R. superfic.) zur Innenseite des Oberschenkels zieht, läßt sich die Tatsache, daß Ovarialzysten, Tumoren oder entzündliche Prozesse dieser Region häufig ausstrahlende Schmerzen am Oberschenkel verursachen, gut verstehen. Hinter der Fossa ovarica verlaufen auch die A. und V. iliaca int. sowie der Ureter.

Das Ovar liegt primär retroperitoneal, ist jedoch bis auf den Hilus nahezu allseitig vom Bauchfell überzogen, das nach lateral einen mesoartigen Stiel bildet (Mesovarium). Das Mesovarium gliedert sich vom Lig. latum ab und führt die Leitungsbahnen an das Organ heran. Die Vasa ovarica erreichen die Drüse über das Lig. suspensorium ovarii von kranial. Die A. ovarica entspringt aus der Aorta in Höhe des 2. Lendenwirbelkörpers, die Vv. ovaricae münden rechts in die V. cava inf., links in die V. renalis ein. Das 3–4 cm lange Lig. ovarii proprium verbindet den Tubenwinkel des Uterus mit dem Ovar. Es führt den R. ovaricus der A. uterina, der mit Ästen der A. ovarica anastomosiert, zur Keimdrüse (sog. Ovarialarkade).

Das Ovar wird von der *Tuba uterina* von vorn-oben umfaßt (Abb. 123). Ampulle und Fimbrien können auf dem Ovar hin- und hergleiten, da sie durch eine mesoartige Aufhängung (Mesosalpinx) über eine gewisse Beweglichkeit verfügen. Dieses Hin- und Hergleiten spielt beim sog. Eiabnahmemechanismus während der Ovulation eine wichtige Rolle. Von der etwa 12 cm langen Tube entfallen 7–8 cm auf die Ampulle und 3–4 cm auf den Isthmus. Die Mesosalpinx wird uteruswärts kürzer und fester, so daß hier die Tubenbeweglichkeit abnimmt. Die Entfaltungsfähigkeit des Isthmus tubae ist gering, weshalb eine Tubargravidität in diesem Abschnitt frühzeitig in die Bauchhöhle perforiert. Kolonschlingen (vor allem das Sigmoid) und die Harnblase können bei starker Füllung die Oberflächen von Ovar und Tube berühren (Harndrang bei Affektionen der Adnexe).

In den Peritonealduplikaturen (Mesovarium, Mesosalpinx, Mesometrium, Lig. latum) finden sich regelmäßig Reste der Urniere (Epoophoron, Paroophoron) sowie Rudimente des Urnierenganges, die als Gartnersche Gänge bezeichnet werden und neben Tube und Uterus bis zum Vestibulum vaginae herunter vorkommen können. Von diesen entwicklungsgeschichtlichen Gangresten können Parovarialzysten oder Tumoren ausgehen.

3. Uterus und Vagina

a) Uterus

Der Uterus ragt zwischen Blase und Rektum in das kleine Becken hinein. Der Fundus erreicht normalerweise die Beckeneingangsebene nicht. Der äußere Muttermund steht etwa in Höhe der Verbindungslinie beider Spinae ischiadicae. Der Uteruskörper ist normalerweise gegen den Uterushals um etwa 70°–100° nach vorne abgeknickt (Anteflexio). Der Anteflexionswinkel ändert sich in Abhängigkeit vom Füllungszustand der Harnblase oder des Rektums, ohne daß der Uterus dabei grundsätzlich seine Lage verändert (»platzbeständige Beweglichkeit« der Gebärmutter nach Stoeckel). Als Anteversio bezeichnet man die Vorneigung des Uterus im ganzen gegen die Vagina (etwa 90°). Die normale Lage des Uterus ist eine Anteversio-Anteflexio (Abb. 123 u. 126). Bei der vaginalen Untersuchung zeigt die Stellung der Portio vaginalis uteri die Lage des Uterus an. Normalerweise schaut die Portio auf das hintere Scheidengewölbe. Bei aufrechter Körperhaltung liegt der Uterus fast horizontal. Seine Lage kann jedoch durch krankhafte Prozesse des Genitalapparates und seiner Umgebung stark modifiziert werden. Dabei ergibt sich z. B. eine Retroflexio, Retropositio, Dextro- oder Sinistropositio, Lateropositio usw., wobei man unter Positio die Stellung des zur Körperachse im ganzen verlagerten Uterus versteht. Stellung und Lage des Uterus variieren auch während des individuellen Lebens. Das Corpus uteri erhält seine volle Größe erst während der Pubertät. Beim Kind beträgt das Verhältnis Korpus zu Zervix noch annähernd 1:2, während bei der erwachsenen Frau das Verhältnis umgekehrt etwa 2:1 ausmacht. Im Klimakterium verkleinert sich der Uterus wieder und deszendiert ins kleine Becken.

Die Peritonealverhältnisse des Uterus sind schon geschildert worden (s. S.186). Die für die Uterusmotorik und -trophik wichtigen vegetativen Nerven stammen aus dem Plexus uterovaginalis, einem ausgedehnten Nervengeflecht, das in der Hauptsache an der Seitenwand des Uterus im Parametrium lokalisiert ist und zahlreiche Ganglienzellen enthält. Diese bilden das Ggl. cervicale uteri oder Frankenhäusersche Ganglion. Von hier aus werden Harnblase, Uterus und Va-

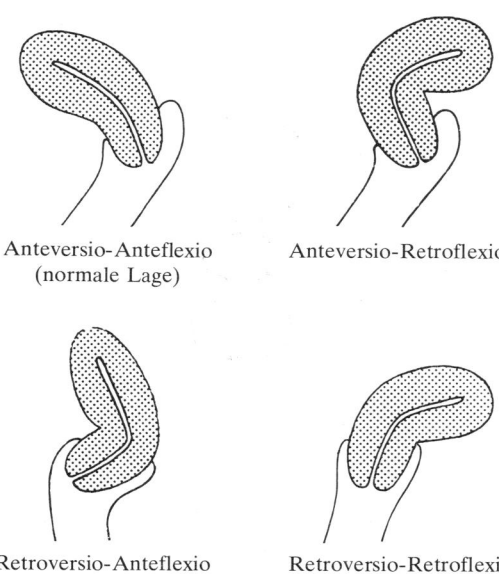

Anteversio-Anteflexio   Anteversio-Retroflexio
(normale Lage)

Retroversio-Anteflexio   Retroversio-Retroflexio

Abb. 126. Lagevariationen des Uterus [nach Ellis (R)].

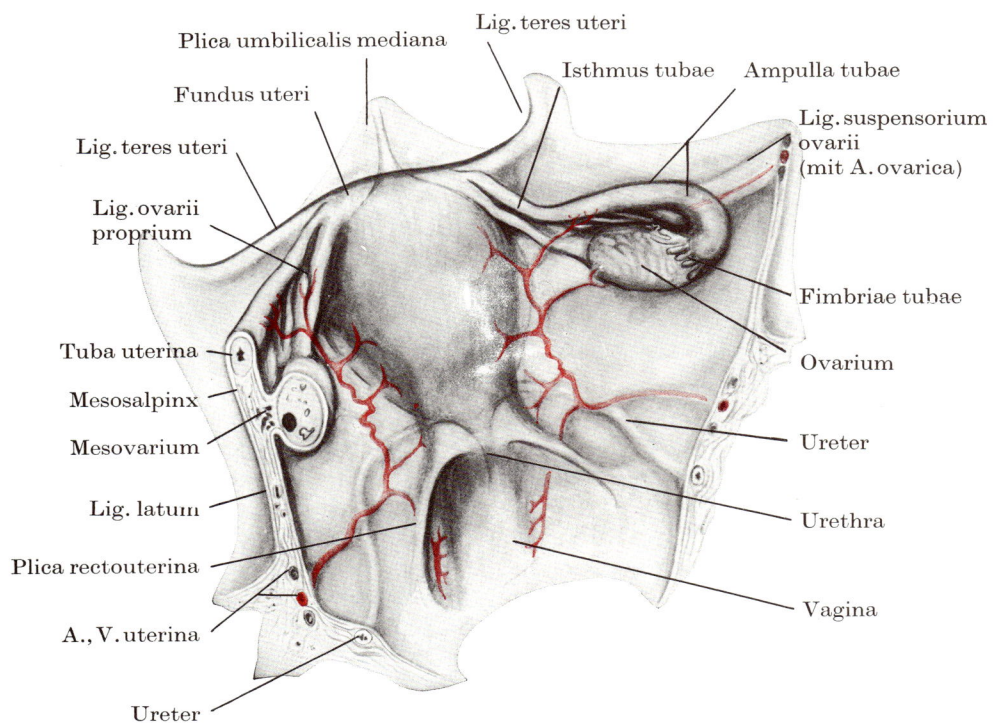

Abb. 127. Halbplastisches Schema zur Darstellung der oberen Uterusbänder und Bauchfellverhältnisse [modif. nach MARTIUS u. DROYSEN (K)].

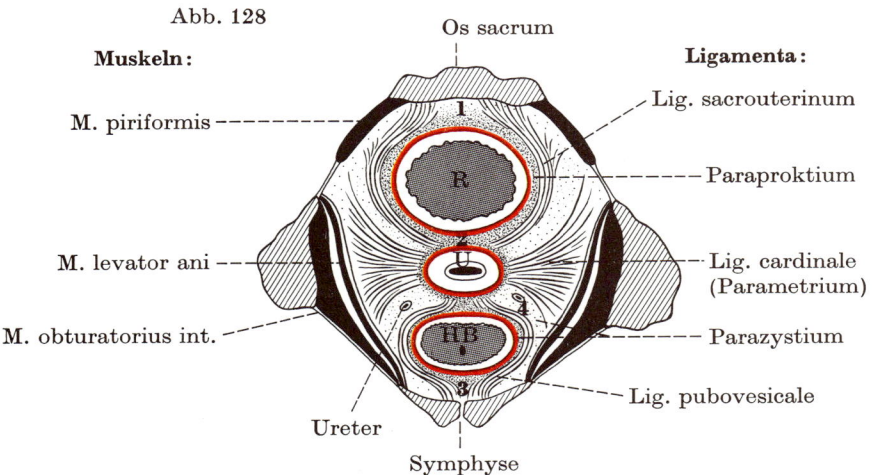

Abb. 128. Kaudale Uterusbänder und ihre Beziehungen zur knöchernen Wandung des kleinen Beckens (Sch). Organkapseln = rot.

HB = Harnblase; R = Rectum; U = Uterus

1 = Spatium retrorectale   3 = Spatium retropubicum
2 = Spatium retrouterinum   4 = Spatium paravesicale

gina vegetativ versorgt. Der Plexus uterovaginalis erhält sensible und parasympathische Fasern über die lumbalen und sakralen Spinalnerven (Plexus lumbosacralis) sowie sympathische Fasern aus dem Plexus hypogastricus inf. (früher Plexus pelvicus), der 2 ausgedehnte, frontal gestellte Platten neben dem Rektum unterhalb der Plicae rectouterinae bildet.

Die Gefäßversorgung kommt aus der A. uterina, die auch den proximalen Teil der Vagina versorgt und mit einem R. ovaricus an der Blutversorgung des Ovars beteiligt ist. Die Arterie wird in Höhe der Zervix vom Ureter unterkreuzt. Die Venen bilden ausgedehnte Plexus an der lateralen Uteruswandung.

Fixation des Uterus (Abb. 127 u. 128)

1. Obere Fixation – Bänder am Fundus und Uteruskörper
   a) *Lig. teres* (vom Tubenwinkel zum Leistenkanal) – enthält Züge glatter Muskulatur sowie kollagenes und elastisches Bindegewebe;
   b) *Lig. ovarii proprium* – vom Tubenwinkel des Uterus zum Ovar;
   c) *Plicae rectouterinae* – vom Rektum und Kreuzbein (Höhe von S$_4$) zum Isthmus uteri – enthalten reichlich glatte Muskulatur (M. rectouterinus) – begrenzen den Eingang des Douglasschen Raumes – wirksame Haltebänder für den Uteruskörper – Fortsetzung nach vorn in die Ligg. pubovesicalia.

2. Laterale Fixation – Verbindungen zur seitlichen Beckenwand
   Lig. latum (Parametrium, Mesometrium) – enthält Bindegewebe, Venengeflechte (Plexus uterinus), elastisch-muskulöse Systeme, vegetative Nervengeflechte, A. und V. uterina sowie den Ureter.

3. Untere Fixation – in Höhe von Vagina und Zervix
   a) *Lig. sacrouterinum* – vom unteren Teil des Os sacrum zur Cervix uteri;
   b) *Lig. cardinale uteri* – transversal vom Uterushals zur seitlichen Beckenwandung – kaudale Verstärkung des Lig. latum;
   c) *Lig. pubovesicale, Lig. urethrovaginale, Lig. pubouterinum;*
   d) *Levator ani.*

Gefäßversorgung des Uterus (Abb. 127)

1. A. uterina
   Ast der A. iliaca int. – verläuft im parametranen Bindegewebe vor dem Ureter – erreicht in Höhe des Isthmus die seitliche Uteruswand.
   a) R. ovaricus – im Lig. ovarii proprium aufsteigend zum Ovar – anastomosiert mit der A. ovarica (Ovarialarkade);
   b) R. tubarius – in der Mesosalpinx aufsteigend zur Tube;
   c) A. vaginalis – absteigend zur Vorder- und Hinterwand der Vagina und zur Zervix.

2. V. uterina
   a) Entsteht aus weitmaschigen Venengeflechten der Vagina und des Uterus (Plexus venosus vaginalis, Plexus uterinus), die gemeinsam den Plexus uterovaginalis und daraus die V. uterina bilden – Abfluß durch das Parametrium zur V. iliaca int.
   b) V. lig. teretis uteri – Verbindung zwischen den Uterusvenen und den subkutanen Venen der Leistenregion durch den Leistenkanal – nur bei der Schwangerschaft stärker hervortretend.

Lymphgefäße des Uterus: Man unterscheidet 4 Hauptabflußwege für die Lymphe von Uterus und Vagina: 1. Aus dem Fundus- und Tubenbereich fließt die Lymphe über das Lig. suspensorium ovarii zum Hilus der Keimdrüse und weiter zu den Nodd. lymph. lumbales am unteren Nierenpol. Im Lig. suspensorium ovarii sollen ovarielle und uterine Lymphgefäße getrennt sein. 2. Vom Tubenwinkel und der Uterusvorderwand erreicht die Lymphe über das Lig. teres uteri und den Leistenkanal die Nodd. lymph. inguinales superfic. (horizontaler Trakt). 3. Vom Uteruskörper und von der Zervix fließt die Lymphe nach lateral über das Parametrium (Nodd. lymph. parauterini) zu den Nodd. lymph. iliaci int., evtl. auch nach dorsal am Rektum vorbei zu

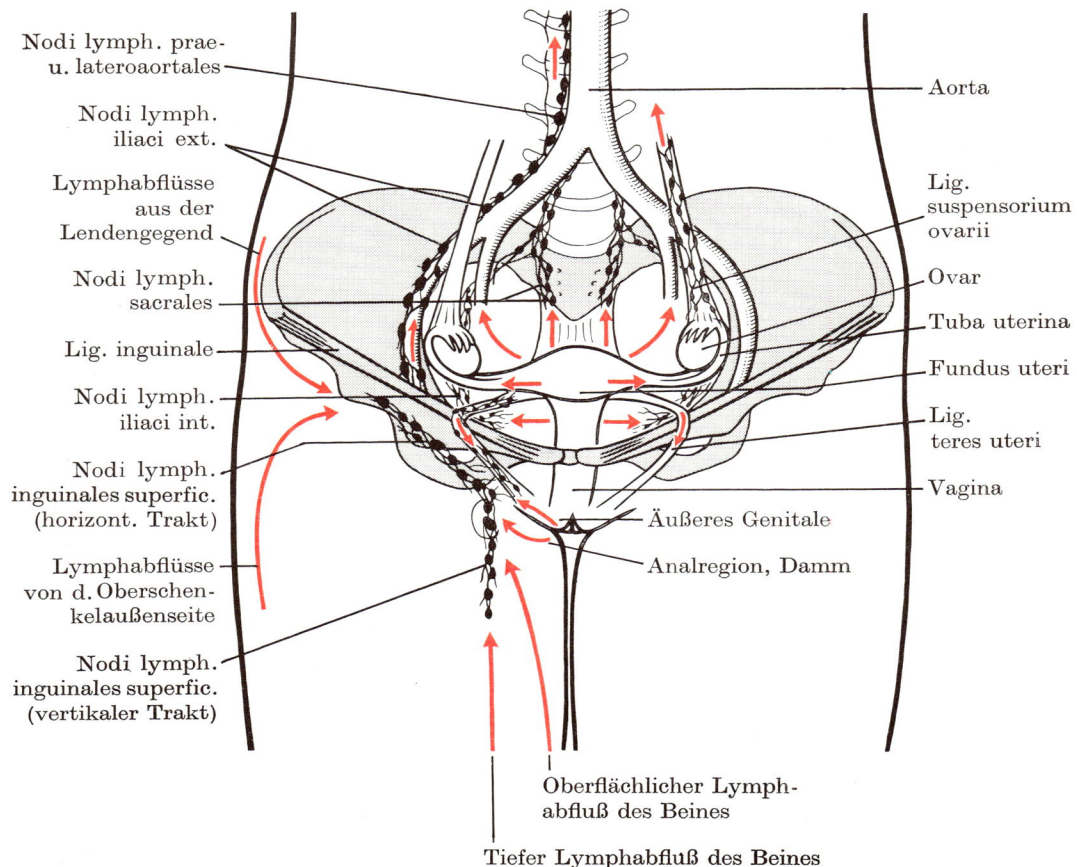

Nodi lymph. prae-
u. lateroaortales

Nodi lymph.
iliaci ext.

Lymphabflüsse
aus der
Lendengegend

Nodi lymph.
sacrales

Lig. inguinale

Nodi lymph.
iliaci int.

Nodi lymph.
inguinales superfic.
(horizont. Trakt)

Lymphabflüsse
von d. Oberschen-
kelaußenseite

Nodi lymph.
inguinales superfic.
(vertikaler Trakt)

Aorta

Lig.
suspensorium
ovarii

Ovar

Tuba uterina

Fundus uteri

Lig.
teres uteri

Vagina

Äußeres Genitale

Analregion, Damm

Oberflächlicher Lymph-
abfluß des Beines

Tiefer Lymphabfluß des Beines

Abb. 129. Inguinale Lymphknoten (horizontaler und vertikaler Trakt) sowie die Lymphabflüsse des Uterus [in An-
lehnung an v. Lanz, Wachsmuth u. Lang (B)].

den Nodd. lymph. sacrales. 4. Vom Zervikalkanal und proximalen Teil der Vagina erreichen die
Lymphgefäße zuerst die Nodd. lymph. iliaci int., dann die Nodd. lymph. iliaci ext. und auf diesem
Wege schließlich die latero- und präaortalen Lymphknotengruppen.

Fast alle organnahen regionalen Lymphknoten des weiblichen Genitalschlauches sind bei
pathologischen Vergrößerungen palpabel, so die iliakalen und parametranen Lymphknoten per
vaginam, die präsakralen rektal und die inguinalen perkutan. Die regionalen Lymphknoten
der kaudalen Abschnitte der Vagina liegen in der Inguinalregion (Nodd. lymph. inguinales
superfic.).

b) Vagina

Die Vagina stellt einen etwas schräg gestellten muskulösen Schlauch mit spaltförmigem Lumen dar. Die Schleimhaut besitzt zahlreiche Falten (Columnae rugarum), jedoch keine Drüsen.
Die Vorderwand der Vagina ist um 1,5–2 cm kürzer als die Hinterwand, da die Portio vaginalis
des Uterus in die Vorderwand eingestülpt ist und bei normaler Lage des Uterus auf die Hinterwand sieht. Auf diese Weise entstehen ein vorderes und ein hinteres Scheidengewölbe (Fornix

vaginae ant. und post.). Der Fornix post. ist größer und steht in topographischer Beziehung zur Excavatio rectouterina (Douglasi). Die Urethra ist in die Vorderwand der Vagina durch straffe Bindegewebszüge fest eingefügt und springt hier leistenartig vor (Carina urethralis). Die Vorderwand der Vagina grenzt an den Blasenfundus und die Ureteren an.

Topographisch können an der Vagina 3 Etagen unterschieden werden (Abb. 124). Die obere Etage hat Beziehungen zum Douglasschen Raum, zum Rektum und lateral auch zum Parametrium. Die mittlere Etage wird von den Levatorschenkeln zangenartig umgeben, bleibt aber hier verschieblich. Vom Levator zur Vaginalwand abzweigende Muskelfasern werden als M. pubovaginalis bezeichnet. Das untere Drittel der Vagina ist fest in das Diaphragma urogenitale eingelassen und durchbohrt den M. transversus perinei prof. Fasern des M. bulbocavernosus greifen auf die Vaginalwand über.

4. Blase und Urethra

Die **Blase** macht auch bei der Frau postnatal einen Descensus durch, so daß sie nur noch im gefüllten Zustand die Symphyse überragt. Der Fundus wird vorn durch das Lig. pubovesicale, hinten durch das Septum vesicocervicale und vesicovaginale von der Umgebung abgegrenzt. Die Levatorenschenkel berühren den Blasengrund an der lateralen Seite und tragen damit zur Fixation der Blase bei. Durch das lateral gelegene lockere Bindegewebe (Parazystium) treten die Gefäße und Nervenplexus an die Blase heran.

Gefäßversorgung von Harnblase und Urethra

1. A. vesicalis sup. – aus dem wegsam gebliebenen Anfangsstück der A. umbilicalis (aus der A. iliaca int.) zum Blasenscheitel.

2. A. vesicalis inf. – direkt aus der A. iliaca int. – zum Blasenfundus und zur Vagina.

Die Venen kommen aus dem mächtigen Plexus venosus vesicalis, der auch die V. dorsalis clitoridis aufnimmt und mit dem Plexus uterinus kommuniziert.

Die **weibliche Urethra** ist wesentlich kürzer als die männliche (3,5 cm). Im Stehen verläuft sie fast senkrecht, im Liegen nahezu horizontal ohne wesentliche Krümmungen. Das Ostium urethrae ext. mündet in das Vestibulum vaginae. Wie beim Mann existieren 2 Sphinkteren. Das Ostium int. wird vom glatten M. sphincter vesicae (Lissosphinkter oder Sphincter int.) verschlossen. Der quergestreifte Sphincter urethrae (Rhabdosphinkter, Sphincter ext.) wird vom Diaphragma urogenitale abgespalten und liegt etwas weiter distal. Hier ist die Fixation der Harnröhre am größten. Der distale Teil der Urethra ist fest mit dem vaginalen Bindegewebe verbunden (Septum urethrovaginale). Die engste Stelle ist das Ostium externum. Auch am diaphragmalen Durchtritt und am Blasengrund wird das Lumen eingeengt. Die urethrale Schleimhaut wird von einem mächtigen kavernösen Venengeflecht umgeben (Corpus spongiosum urethrae). Schleimhaut und Schwellkörper sind gut entfaltungsfähig, so daß sich das Lumen der weiblichen Harnröhre auf 8–12 mm erweitern läßt.

5. Rektum bei der Frau

Die allgemeine Topographie des Rektums entspricht der des Mannes (S. 161, 183). Ventral grenzt das Rektum der Frau an Vagina und Cervix uteri, von denen es durch das Septum rectovaginale und die Excavatio rectouterina getrennt wird. Distal entfernt sich der Analkanal zunehmend von der hinteren Vaginalwand, so daß ein pyramidenförmiger, im Schnitt dreiseitiger Bindegewebsraum, das Trigonum rectovaginale, in den kaudal die Dammuskulatur eingelagert ist, entsteht. Dorsal findet man hinter dem Rektum die A. sacralis med. als Fortsetzung der Aorta abdominalis, die Aa. sacrales lat. und die Äste der A. rectalis superior.

Vom Rektum aus können der Douglassche Raum (etwa 5–6 cm vom Anus entfernt), Zervix, Kreuz- und Steißbein sowie bei pathologischen Prozessen die Beckenlymphknoten und Verhärtungen in der Fossa ischiorectalis getastet werden. Tube und Ovar sind normalerweise vom Rektum aus nicht palpabel.

6. Becken und Beckenmaße

Die Orientierung am knöchernen Becken spielt in der Klinik eine große Rolle. Die Symphyse, das Tuberculum pubicum, bei Mageren auch die Eminentia iliopectinea, dann der Beckenrand (von der Spina iliaca ant. sup. bis zur Spina iliaca post. sup.), die Dorsalseite des Os sacrum und das Os coccygis sind gut zu tasten. Von der Vagina aus kann das Promontorium, vom Rektum die seitliche Beckenwand abgetastet werden. Die oberflächliche Lage der Crista iliaca ermöglicht eine *Knochenmarkspunktion,* die meist am Beckenkamm, 3–4 Querfinger dorsal von der Spina iliaca ant. oder etwas kaudal von der Crista angelegt wird und die gleichen Ergebnisse wie die Sternalpunktion liefert, aber natürlich technisch nicht so einfach ist.

Das kleine Becken mit seinem Band- und Muskelapparat bildet einen gekrümmten, schlauchartigen Kanal, dessen Eingangsebene (Apertura pelvis sup.) von der Linea arcuata, von Symphyse und Promontorium begrenzt wird. Die Stellung der Beckeneingangsebene zur Horizontalen bestimmt die sog. Beckenneigung (bei aufrechter Körperhaltung normalerweise 55–60°). Der Beckenausgang (Apertura pelvis inf.) wird durch die Tubera ischiadica, das Steißbein, die Ligg. sacrotuberalia, den Schambogen und die Symphyse umrandet und bildet keine Ebene im strengen Sinne des Wortes.

Die Geschlechtsunterschiede in der Beckenform entwickeln sich in vollem Umfang erst während der Pubertät. Das weibliche Becken ist im ganzen niedriger, breiter und geräumiger. Der Abstand zwischen den Sitzbeinknorren ist weiter, der Schamwinkel (Arcus pubis) bei der Frau ausgerundet und meist über 90°, beim Mann unter 90° und spitz (Angulus pubis). Der Beckeneingang hat beim Mann durch das stark vorspringende Promontorium eine Kartenherzform, bei der Frau ist er dagegen mehr elliptisch gestaltet.

Für die Geburtshilfe sind die *Beckenmaße* von besonderer Wichtigkeit. Die Conjugata vera (Distantia mediana oder anatomica) ist die Distanz zwischen Promontorium und oberem Symphysenrand. Die Conjugata vera der Kliniker (auch Conjugata obstetrica) ist die absolut engste Stelle des Beckeneingangsraumes und stellt die Verbindungslinie zwischen Promontorium und dem dem Promontorium am nächsten gelegenen Punkt der Hinterfläche der Symphyse dar. Beide Linien können beim Menschen nicht direkt gemessen werden. Dagegen läßt sich die Länge der Conjugata diagonalis (Distanz Promontorium – unterer Symphysenrand) am Lebenden bestimmen, denn normalerweise läßt sich das Promontorium von der Vagina aus tasten. Je nach Symphysenhöhe und Größe des Schambeinwinkels zieht man 1,5–2 cm ab und gewinnt dadurch einen indirekten Anhalt für die Länge der Conjugata vera. Die größte Beckenweite liegt in der Mitte des Beckenkanals (etwa 13–14 cm). Durch Dorsalverschiebung der Steißbeinspitze in der Schwangerschaft kann der sagittale Durchmesser der Beckenausgangsebene um 2–2,5 cm vergrößert werden. Der quere Durchmesser des Beckenausgangs (zwischen den beiden Tubera ischiadica) mißt etwa 11 cm. Der I. schräge Durchmesser des Beckeneinganges läuft von rechts-hinten nach links-vorn, der II. umgekehrt.

Ist die Diameter externa (vom oberen Symphysenrand bis zum Dornfortsatz des 5. Lendenwirbels) sehr klein, kann auf ein enges Becken (kleine Conjugata vera), ist die Distantia trochan-

Innere Beckenmaße	Beckeneingangsebene	Conjugata vera 11–11,5 cm Conjugata diagonalis 12,5–13 cm Diameter transversa 13,5 cm Diameter obliqua 12,5 cm (I. und II. schräger Durchmesser)
	Beckenausgangsebene	Sagittaler Durchmesser 9,5 cm (bis 13 oder 13,5 cm erweiterungsfähig) querer Durchmesser 11 cm
Äußere Beckenmaße		Distantia cristarum 29 cm Distantia spinarum 26 cm Diameter externa 20 cm Distantia trochanterum 31 cm

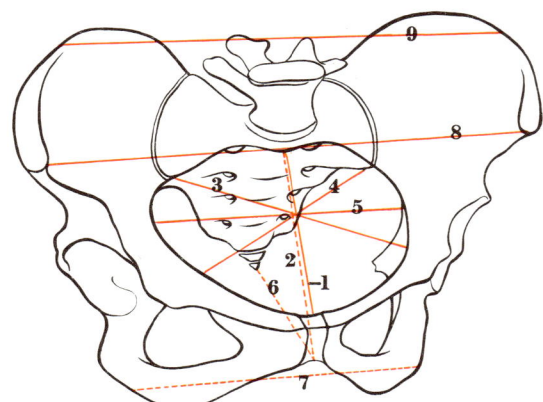

Abb. 130. Schema der wichtigsten Beckenmaße (Sch).

Beckeneingangsebene:
1 = Conjugata vera
2 = Conjugata diagonalis
3 = Diameter obliqua (I. schräger Durchmesser –
    rechts)
4 = Diameter obliqua (II. schräger Durchmesser –
    links)
5 = Diameter transversa

Beckenausgangsebene:
6 = Gerader (sagittaler) Durchmesser
7 = Querer Durchmesser

Äußere Beckenmaße:
8 = Distantia spinarum
9 = Distantia cristarum

terum (Abstand beider Trochantera majora) ungewöhnlich klein, kann auf ein querverengtes Becken geschlossen werden. Jedoch sind damit nur Anhaltspunkte gegeben. Als Distantia cristarum wird die maximale Entfernung beider Darmbeinkämme, als Distantia spinarum der Abstand der vorderen Darmbeinstacheln bezeichnet. Die äußeren Beckenmaße sind jedoch klinisch von geringer Bedeutung.

Bei der Frau kann die Form der *Michaelisschen Raute* (Trigonum sacrale) dem Geburtshelfer wichtige Hinweise auf Form und Weite des Beckens geben. Die Raute kommt dadurch zustande, daß die Haut über dem Dornfortsatz des 5. Lendenwirbels und den beiden Spinae iliacae sup. post. stärker am Knochen fixiert und grübchenartig eingesunken ist. Bei Lendenskoliosen oder beim schräg verengten osteomalazischen und rachitischen Becken ist die Lendenraute asymmetrisch verformt.

Topographische Anatomie des Rückens und der Wirbelsäule

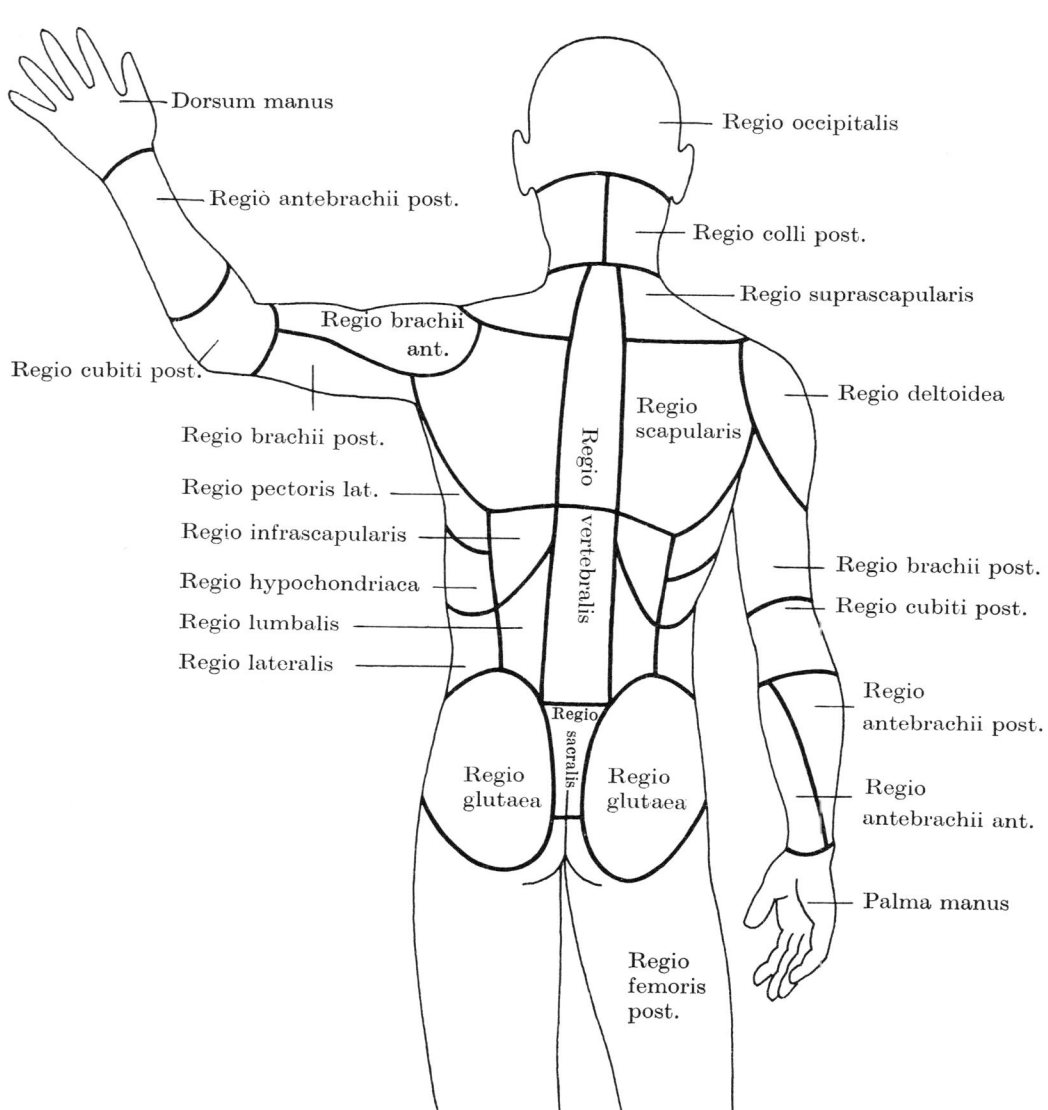

Dorsum manus

Regiò antebrachii post.

Regio cubiti post.

Regio brachii ant.

Regio brachii post.

Regio pectoris lat.

Regio infrascapularis

Regio hypochondriaca

Regio lumbalis

Regio lateralis

Regio glutaea

Regio glutaea

Regio femoris post.

Regio occipitalis

Regio colli post.

Regio suprascapularis

Regio deltoidea

Regio scapularis

Regio vertebralis

Regio sacralis

Regio brachii post.

Regio cubiti post.

Regio antebrachii post.

Regio antebrachii ant.

Palma manus

I. Rücken

Die Regionen des Rückens spiegeln weitgehend die ursprüngliche, metamere Gliederung der Wirbelsäule (Abb. 131, 132). Die Dornfortsätze der oberen Halswirbel sind wegen des kräftigen Lig. nuchae nicht tastbar. Man orientiert sich daher am besten an dem etwas vorstehenden 7. Halswirbeldorn (Vertebra prominens). Die Dornfortsätze der Brustwirbel überlagern sich

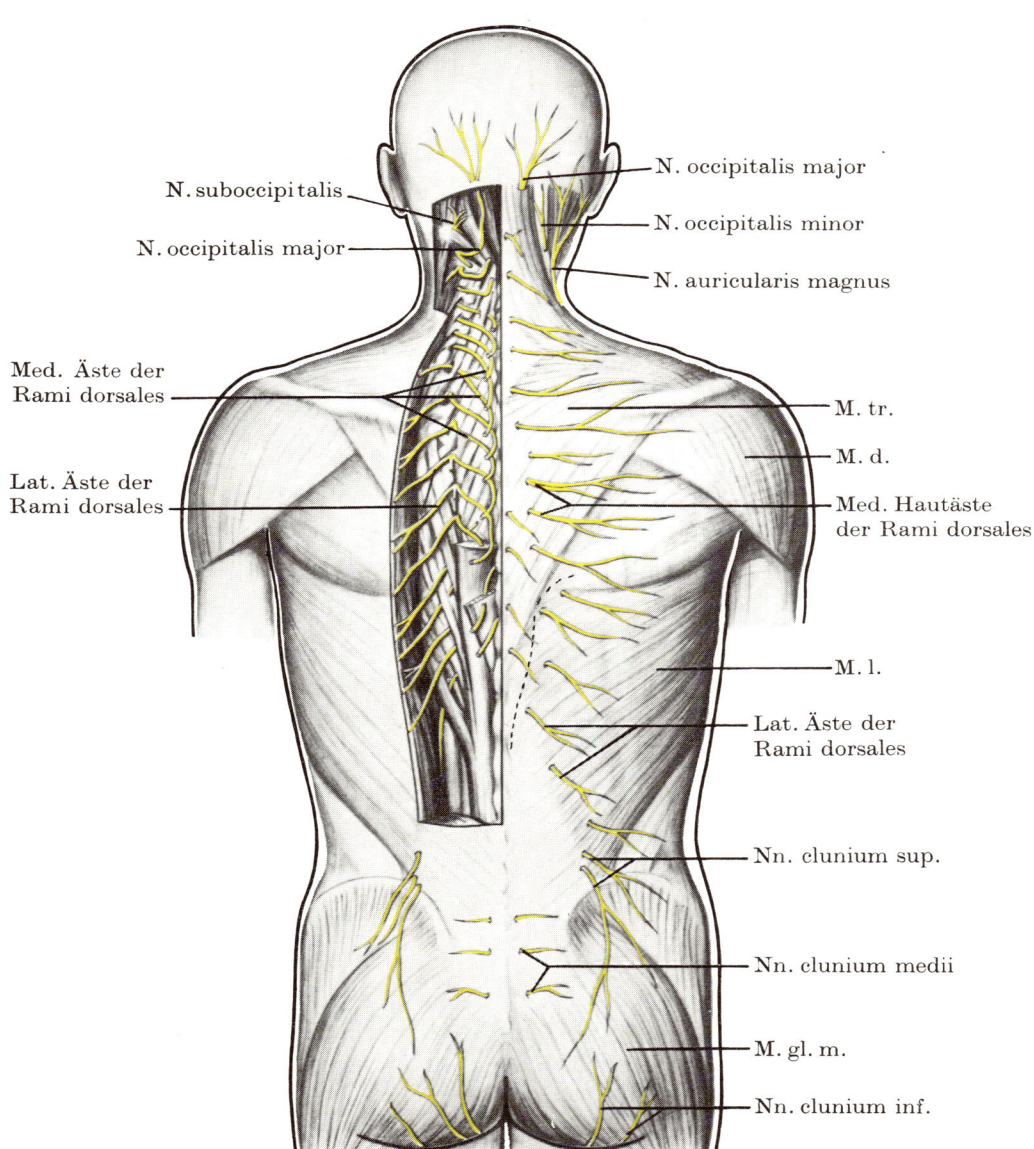

Abb. 131. Dorsale Spinalnervenäste. Links tiefe Schicht, rechts oberflächliche Schicht. Die gestrichelte Linie grenzt die medialen Äste der Rami dorsales gegen die lateralen ab [nach Braus (B)].
M. d. = M. deltoideus; M. gl. m. = M. glutaeus max.; M. l. = M. latissimus; M. tr. = M. trapezius

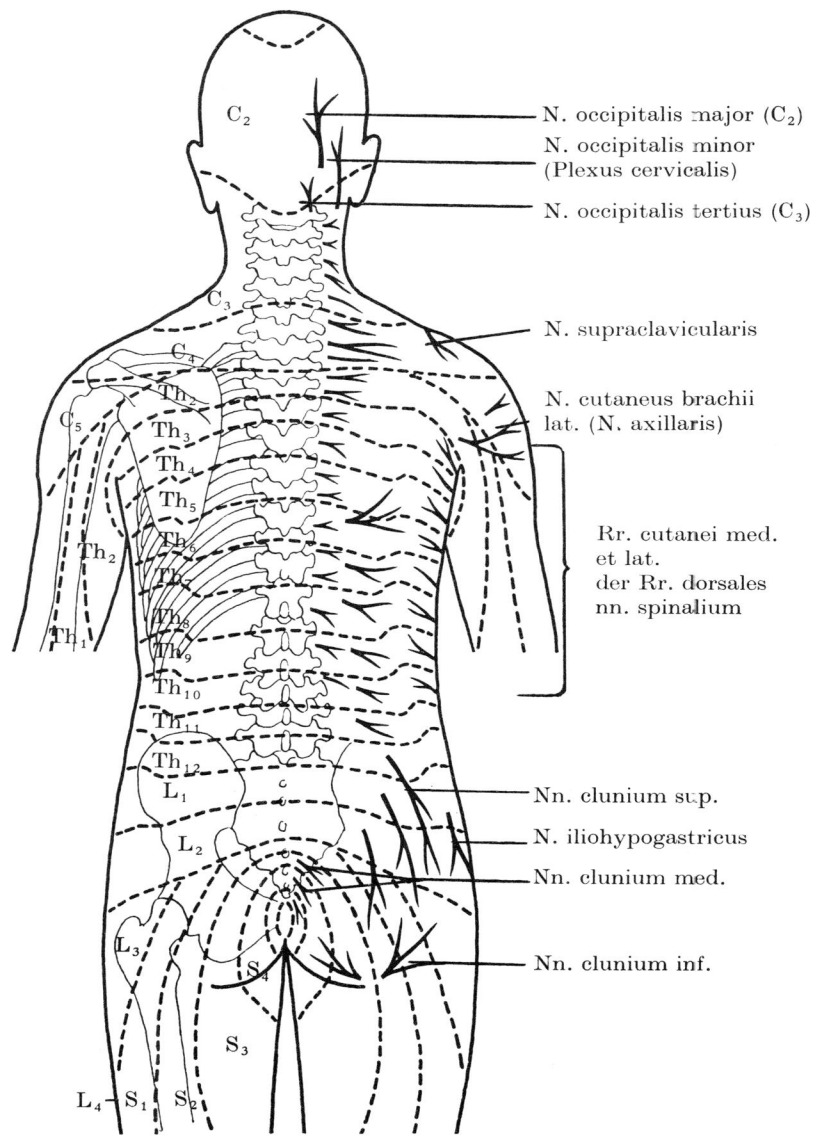

Abb. 132. Segmentgliederung des Rückens [modif. nach HANSEN u. SCHLIAK (R)].

dachziegelförmig und lassen sich palpatorisch nur ungenau voneinander abgrenzen. Die Knochenpunkte des Beckenrandes, der Lendenwirbelsäule und Scapula sind dagegen gut zu tasten.

In der Rinne zwischen den Dorn- und Querfortsätzen ist der mediale Strang, in der Rinne zwischen den Querfortsätzen und Rippen der laterale Strang der autochthonen Rückenmuskulatur (M. erector spinae), die kranial von den spinohumeralen Muskeln des Schultergürtels überdeckt wird, eingelagert. Der Erector spinae wird ausschließlich von den dorsalen Ästen der Spinalnerven, die sich in jedem Segment in einen medialen und einen lateralen Zweig aufspalten, innerviert. Kaudal werden die medialen Äste zur Haut kürzer und die lateralen kräftiger (Abb. 131).

Die spinohumerale und zum Schultergürtel gehörige Muskulatur wird von den ventralen Ästen der Spinalnerven d. h. aus dem Plexus brachialis innerviert.

In der *Regio colli post.* erreicht der dorsale Ast des 1. Spinalnerven (C_1) die Haut nicht, sondern versorgt als *N. suboccipitalis* die kleinen Muskeln der Atlantookzipitalgelenke und die kurzen Nackenmuskeln. Dagegen ist der dorsale Ast des 2. Spinalnerven (C_2) besonders kräftig. Sein sensibler Endast (N. occipitalis major) schließt sich der A. occipitalis an und teilt deren Versorgungsgebiet am Nacken und Hinterhaupt. Der dorsale Ast des 3. Spinalnerven wird auch als N. occipitalis tertius bezeichnet, zeigt aber keine Besonderheiten (Abb. 131, 132).

In den Querfortsätzen des 6.–1. Halswirbels zieht die A. vertebralis aufwärts. Auf dem Atlasbogen biegt sie dann nach hinten und medial ab und tritt schließlich durch die Membrana atlantooccipitalis hindurch in die Schädelhöhle ein. Obwohl sie auf dem Atlasbogen relativ versteckt in der Tiefe der Nackenregion liegt, kann sie mit einiger Erfahrung und Geschicklichkeit an dieser Stelle gefahrlos punktiert werden (s. S. 16).

Die genuine Rückenmuskulatur gewinnt in der *Regio lumbalis* nicht voll den Anschluß an die Bauchmuskulatur. Zwischen M. latissimus, M. obliquus ext. und Beckenkamm bleibt eine kleine dreiseitige Lücke [Trigonum lumbale (Petiti)], wo der M. obliquus abdom. int. an die Oberfläche grenzt. Hier liegt ein Locus minoris resistentiae vor, der die Entwicklung von Brüchen begünstigt (Abb. 156). Einer weiteren schwachen Stelle oberhalb davon, die von der 12. Rippe, dem M. erector spinae und dem M. obliquus int. begrenzt wird (Trigonum lumbale fibrosum), kommt keine größere praktische Bedeutung zu. Die Chirurgen bezeichnen dieses Dreieck auch als Trigonum costolumboabdominale.

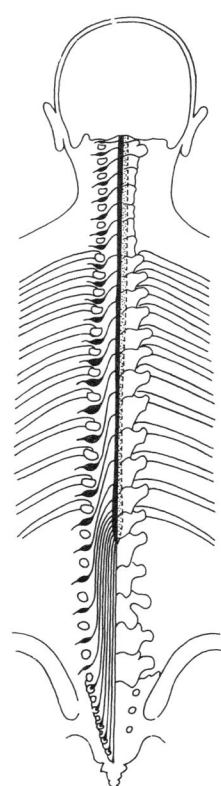

Abb. 133. Lage des Rückenmarks und der Spinalganglien im Verhältnis zum Skelett. [aus TÖNDURY (R)].

II. Wirbelsäule und Wirbelkanal

1. Wirbelsäule

Die Wirbelsäule ist ein gegliederter Stab, dessen Bauelemente die Wirbel darstellen. Die S-förmige Krümmung, charakterisiert durch die Halslordose, Brustkyphose und Lendenlordose, entwickelt sich erst nach der Geburt im Zusammenhang mit dem aufrechten Gang. Geringe seitliche Verbiegungen (Skoliosen) kommen bei jedem Menschen vor und ergeben sich durch die ungleiche Länge der Beine. Meist ist das linke Bein etwas länger, so daß die Lendenwirbelsäule nach rechts ausbiegt. Pathologische Krümmungen eines Wirbelsäulenabschnittes wirken sich immer auf die ganze Wirbelsäule aus.

Funktionell sind vor allem zwei Bauelemente zu unterscheiden, die Wirbelkörper und die Wirbelgelenke. Die ersteren haben eine vorwiegend statische, die letzteren eine mehr dynamische Funktion für die Beweglichkeit des Rumpfes. Die Wirbelgelenke bestimmen Form und Richtung einer Bewegung, die Wirbelkörper mit ihren Zwischenwirbelscheiben dagegen das Bewegungsausmaß. Die faserknorpeligen *Zwischenwirbelscheiben* (Disci intervertebrales) bestehen aus zwei Strukturelementen, dem zentral gelegenen Gallertkern (Nucleus pulposus) und dem umgebenden Faserring (Anulus fibrosus), der an den knöchernen Randleisten der Wirbelkörper befestigt ist. In der Fetalzeit sind die Zwischenwirbelscheiben vaskularisiert. Die Gefäße obliterieren jedoch schrittweise nach der Geburt, womit ein Degenerationsprozeß eingeleitet wird, der das Leben über stetig fortschreitet. Dabei kann es zur Verschmälerung der Disci, zur Einlagerung von Kalkkonkrementen und schließlich zu Einrissen in der Faserknorpelplatte kommen. Horizontale Einrisse oder Spaltbildungen sind am häufigsten an der oberen Halswirbelsäule (Unkovertebralspalten). Die Spalten können die Zwischenwirbelscheibe halbieren und einen gelenkartigen Ausbau erfahren. Ein röntgenologischer Nachweis durch Injektion von Kontrastmitteln in den Spaltraum ist möglich. In die Risse oder Spalten dringt der unter dem Druck der Körperlast stehende Nucleus pulposus ein und bricht schließlich in den Wirbelkanal vor. So entsteht das Bild einer Pulposushernie (Diskusprolaps). Je nach Lokalisation und Größe solcher Hernien ergeben sich charakteristische, segmentbezogene, neurologische Symptome (Ischialgien, Zervikalsyndrom usw.).

Mit dem aufrechten Gang hat sich beim Menschen eine Abknickung der Lendenwirbelsäule gegen das Kreuzbein herausgebildet (Promontorium). In funktioneller und klinisch-pathologischer Hinsicht ist diese Stelle besonders wichtig. Der 5. Lendenwirbel bekommt durch die Abknickung der Wirbelsäule eine etwas andere Neigung, so daß seine Achse zur Kreuzbeinachse durchschnittlich einen Winkel von 143° erreicht (Lumbosakralwinkel). Obwohl der Bandapparat im lumbosakralen Übergangsgebiet besonders verstärkt ist (Ligg. iliolumbalia, Ligg. lumbosacralia) und die Gelenkflächen der Lumbosakralgelenke eine fast frontale Stellung einnehmen, hat der 5. Lendenwirbel doch eine Tendenz zum Abgleiten auf der schrägen Ebene des Kreuzbeins, die durch die Belastungen des modernen Lebens (Autofahren usw.) besonders gefördert wird. Pulposushernien, Diskusschäden und Lageveränderungen der Skelettelemente sind in diesem Bereich besonders häufig. Solche Veränderungen können zur Einklemmung der unteren Lumbalnerven und damit zu schmerzhaften Neuralgien im Innervationsgebiet des N. ischiadicus führen. Ein übermäßiges Vorspringen des Promontoriums kann bei Frauen zum absoluten Geburtshindernis werden.

In 5–7% wird eine Verschmelzung des 5. Lendenwirbels mit dem Kreuzbein (Sakralisation von L_5) oder umgekehrt ein Erhaltenbleiben des obersten Kreuzbeinwirbels mit entsprechender Eingliederung in die Lendenwirbelsäule (Lumbalisation von S_1) beobachtet. Eine halbseitige Sakralisation bzw. Lumbalisation ist immer mit einer Skoliose, häufig auch mit neurologischen Begleitsymptomen verbunden.

2. Wirbelkanal

Die Wirbelbögen umschließen mit den sie verbindenden elastischen Ligg. flava den Wirbelkanal. Die dorsale Aufmeißelung der breitflächigen Wirbelbögen (Laminae arcus vertebrae) eröffnet den Wirbelkanal (Laminektomie). Der Kanal reicht vom Foramen (occipitale) magnum bis zum Hiatus sacralis und enthält das Rückenmark mit seinen Hüllen, die vorderen und die hinteren Wurzeln sowie den Plexus venosus vertebralis int. Die Spinalganglien sind mit Ausnahme der sakralen Segmente in den Foramina intervertebralia untergebracht (Abb. 133, 134).

Während im Schädelinnenraum Dura und Periost verschmolzen sind, trennen sich beide Blätter am Hinterhauptsloch, so daß im gesamten Wirbelkanal zwischen Dura und Knochen ein ausgedehnter Spaltraum (Spatium epidurale) vorhanden ist. Dieses ist mit Fettgewebe und einem dichtmaschigen Venengeflecht (Plexus vertebralis int.) erfüllt. Das epidurale Fettgewebe bildet ein Polster zum Schutze des Rückenmarks bei den Rumpfbewegungen und paßt zugleich die

Leitungsbahnen: **Rückenmarkshüllen:**

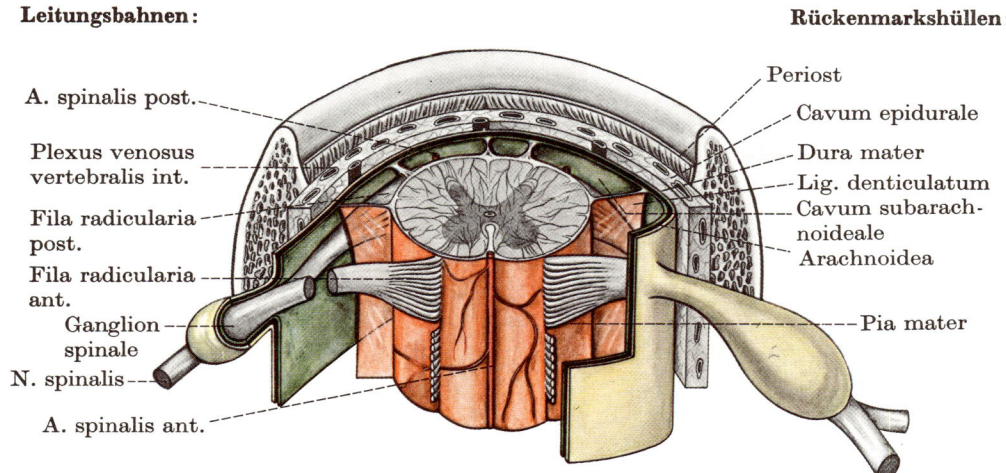

A. spinalis post.

Plexus venosus
vertebralis int.

Fila radicularia
post.

Fila radicularia
ant.

Ganglion
spinale

N. spinalis

A. spinalis ant.

Periost

Cavum epidurale

Dura mater

Lig. denticulatum

Cavum subarach-
noideale

Arachnoidea

Pia mater

Abb. 134. Gliederung der Rückenmarkshäute (modif. nach WOLF-HEIDEGGER). Dura = gelb; Arachnoidea = grün;
Pia = rot. Man beachte die Ausstülpungen der Arachnoidea und Dura im Bereich der Spinalganglien (Sch.).

Form des Rückenmarks in die Negativform des Wirbelkanals ein. Im epiduralen Spaltraum
herrscht ein relativ niedriger Druck, was bei der Technik der *Epiduralanästhesie* von Bedeutung
ist. Unterhalb des derbfaserigen Duralsackes befindet sich die zarte Arachnoidea, die den liquorhaltigen Subarachnoidealraum abschließt. Zwischen Arachnoidea und Dura existiert praktisch
kein Spaltraum mehr (Spatium subdurale). Dural- und Arachnoidealsack enden in Höhe des
2. Sakralwirbels und verschmelzen kaudal mit dem Filum terminale, das am 1. Steißbeinwirbel
angewachsen ist. Die Pia liegt direkt dem Rückenmark auf, bildet aber in der Mitte zwischen den
Wurzelfäden der Radix ventralis und dorsalis der Spinalnerven zipfelförmige Aussackungen
(Ligg. denticulata). Die Pia beherbergt die *Rückenmarksarterien:* die unpaare A. spinalis ant.
liegt in der Fissura mediana ant., die paarigen Aa. spinales post. befinden sich an der hinteren
Wurzeleintrittszone im Sulcus lat. post. des Rückenmarks (Abb. 134). Sie stammen im Halsbereich aus der A. vertebralis, sonst aus Ästen der zugehörigen Segmentarterien.

Das Rückenmark läuft kaudal spitz zu (Conus terminalis). Die Spitze des Konus liegt in Höhe
des 2. Lendenwirbelkörpers, während der Duralsack bis S_2 reicht (Abb. 133). Der Duralsack
der Lendenwirbelsäule enthält daher nur noch die verlängerten Spinalnervenwurzeln der lumbosakralen Segmente (Abb. 133). Diese Tatsache erklärt sich aus der Entwicklungsgeschichte. Das
Längenwachstum des Rückenmarks bleibt gegenüber dem der Wirbelsäule zurück, so daß das
untere Ende des Rückenmarks scheinbar im Wirbelkanal aufsteigt (»Ascensus medullae«).
Beim Neugeborenen steht es noch in Höhe von L_3.

Diese anatomischen Gegebenheiten sind wichtig für die *Lumbalpunktion,* bei der der lumbale
Duralsack angestochen und Liquor aus dem spinalen Subarachnoidealraum entnommen wird.
Beim Erwachsenen wird die Punktion in der Regel zwischen 3. und 4. Lendenwirbel, beim Kind
möglichst zwischen 4. und 5. Lendenwirbel vorgenommen. Der Dornfortsatz des 4. Lendenwirbels läßt sich tasten; er liegt auf der Verbindungslinie beider Darmbeinkämme (Jacobysche Linie). Die Nadel durchsticht das kräftige Lig. flavum und erreicht nach 5–7 cm (bei Kindern
2–3 cm) die Dura. Das Rückenmark wird bei diesem Vorgehen nicht gefährdet.

Der Wirbelkanal ist kaudal offen und nur durch Bänder verschlossen (Hiatus canalis sacralis).
Diese Tatsache ermöglicht dem Arzt eine *epidurale Injektion* in den Sakralkanal, z. B. bei Lumb-
algien oder beim Ischiassyndrom. In Knie-Ellenbogen-Lage kann von kaudal in den Canalis
sacralis eingestochen werden. Der Duralsack wird dabei nicht punktiert. Das Depot bleibt epidu-
ral.

III. Nacken (Nucha)

Begrenzung: Kranial: Linea nuchae sup., Protuberantia occipitalis ext.
Kaudal: horizontale Linie vom Dornfortsatz des 7. Halswirbels bis zum Akromion.
Lateral: Verbindungslinie vom Warzenfortsatz bis zum Akromion.

Der Nacken umfaßt den Teil des Rückens, der der Halswirbelsäule entspricht. Die wichtigsten Regionen sind die *Regio occipitalis* (oberhalb der Verbindungslinie zwischen den beiden Warzenfortsätzen) und die *Regio colli post.* (unterhalb davon).

1. Oberflächliche Schicht

Haut und Unterhautgewebe sind im Bereich des Nackens sehr derb und reich an elastischen Fasern, so daß sich die Ränder von Schnittwunden retrahieren. Karbunkel geraten durch die Festigkeit der Subkutis nicht selten unter starke Spannungen, was Schmerzen verursacht.

Die genuine Rückenmuskulatur wird durch den M. trapezius und M. sternocleidomastoideus überdeckt. Zwischen beiden Muskeln bleibt dorsal eine Lücke, deren Boden vom M. splenius capitis gebildet wird. Ziemlich genau in der Mitte zwischen Warzenfortsatz und Protuberantia occipitalis ext. am Hinterrand des M. sternocleidomastoideus tritt die *A. occipitalis* zusammen mit der gleichnamigen Vene aus der Tiefe an die Oberfläche. Sie kann an dieser Stelle operativ aufgesucht werden. Die Arterie versorgt die Hinterhauptsregion und anastomosiert mit Ästen der *A. auricularis post.*, die unmittelbar hinter der Ohrmuschel verläuft, sowie auch mit Ästen der *A. transversa colli.*

Bei den Nerven. die in die oberflächliche Schicht eintreten, handelt es sich vor allem um den *N. occipitalis minor*, der am Hinterrand des M. sternocleidomastoideus verläuft und den *N. auricularis magnus* (beides Äste des Plexus cervicalis) sowie um den *N. occipitalis major*, ein dorsaler Ast von C_2, der den Ansatz des M. trapezius durchbohrt und mit den Ästen der A. occipitalis zusammen zum Hinterhaupt zieht. Der wesentlich kleinere *N. occipitalis tertius* (dorsaler Ast von C_3) durchbohrt kaudal davon den M. trapezius.

2. Tiefe Schicht

Unter dem M. trapezius liegt der M. splenius capitis, unter diesem der M. semispinalis capitis und unter diesem wieder die Gruppe der kurzen Kopfmuskeln. Es existieren damit hier vier Muskelschichten. Topographisch orientiert man sich am besten am Muskeldreieck der kleinen, kurzen Kopfmuskeln. M. rectus capitis post. major, M. obliquus capitis inf. und sup. bilden zusammen ein Dreieck, in dessen Tiefe der Atlasbogen mit der *A. vertebralis* gelegen ist (Abb. 135). Die Arterie wird von einem dichten Venenplexus umgeben.

Im Muskeldreieck, *oberhalb* des Atlasbogens, tritt der *N. suboccipitalis* aus der Tiefe hervor. Er führt die motorischen Fasern für die benachbarten kurzen Nackenmuskeln und gibt keine Hautäste zur Oberfläche ab. *Unterhalb* des Muskeldreiecks (unterhalb des M. obliquus capitis inf.) biegt der *N. occipitalis major* nach dorsal um, durchbohrt alle Schichten der Nackenmuskulatur, von denen er nur den M. semispinalis capitis, den M. longissimus und den M. splenius capitis versorgt. Er erreicht in großem, bogenförmigem Verlauf den M. trapezius und zieht durch dessen okzipitalen Ansatz hindurch zur Hinterhauptsregion.

Die tiefen Halsgefäße *(A. u. V. cervicalis profunda)* breiten sich meist in der Schicht zwischen den Mm. semispinales cervicis und capitis aus.

Muskeldreieck:

Gefäße und Nerven:

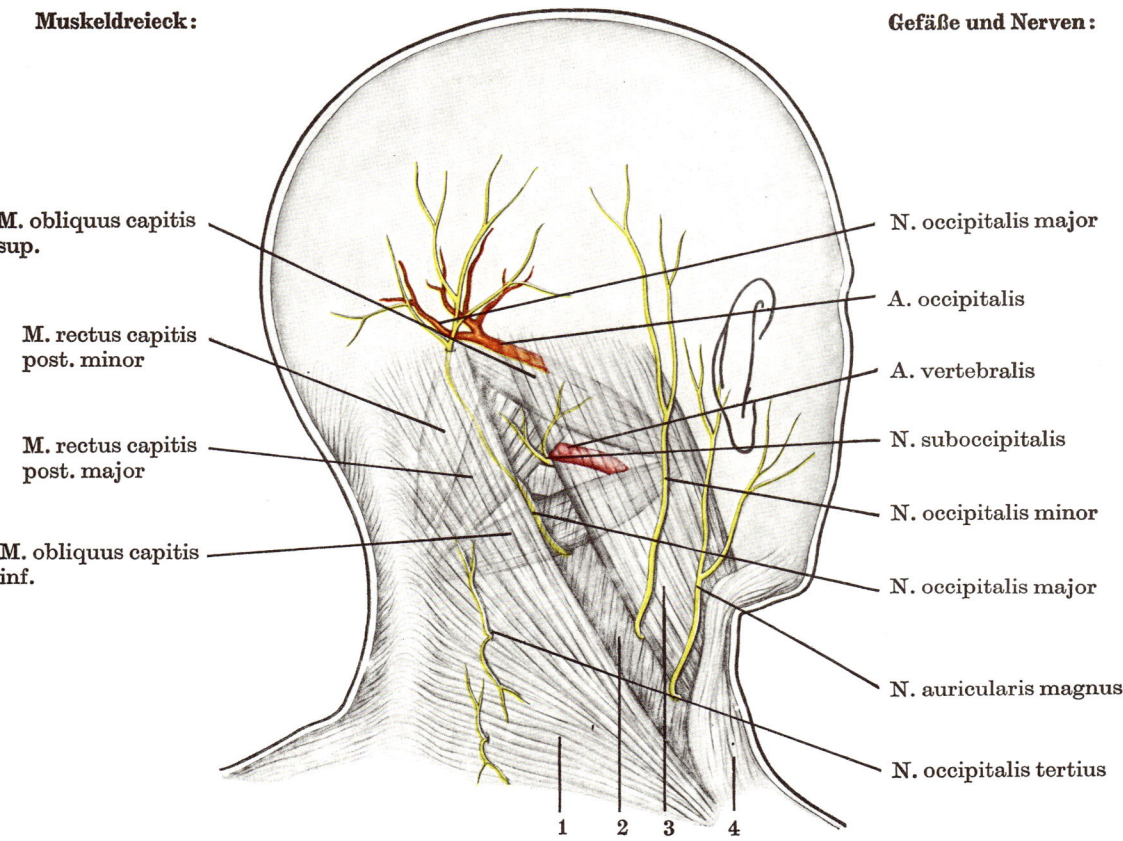

M. obliquus capitis sup.

M. rectus capitis post. minor

M. rectus capitis post. major

M. obliquus capitis inf.

N. occipitalis major

A. occipitalis

A. vertebralis

N. suboccipitalis

N. occipitalis minor

N. occipitalis major

N. auricularis magnus

N. occipitalis tertius

1 2 3 4

Abb. 135. Nackenregion. Die oberflächlichen Schichten sind durchsichtig gedacht, so daß das Muskeldreieck sichtbar wird (B). Oberflächliche Muskeln: 1 = M. trapezius, 2 = M. splenius capitis, 3 = M. sternocleidomastoideus, 4 = Platysma.

Topographische Anatomie der oberen Extremität

Die Gliedmaßen entstehen aus Anlagen der ventralen Körperwand und werden daher von ventralen Ästen der Spinalnerven versorgt. Mit dem Längenwachstum der Extremitätenknospen gruppieren sich die Muskel- (Myotome) und Hautsegmente (Dermatome) neu, wodurch die zugehörigen Nerven ihre segmentale Gliederung teilweise verlieren und die Plexus entstehen (z. B.

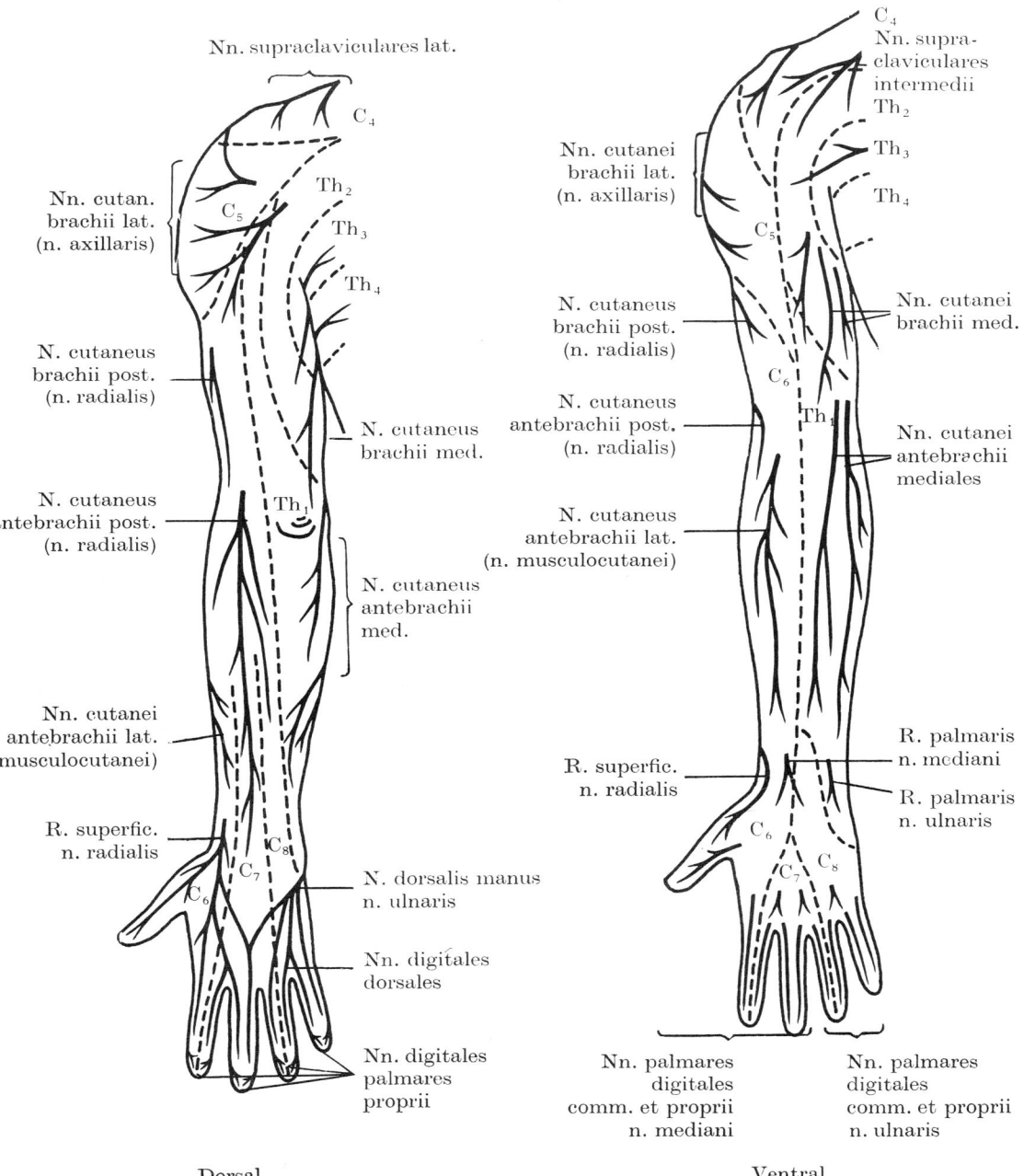

Dorsal   Ventral

Abb. 136. Schemata über die Segmentgliederung des Armes und der zugehörigen Hautnerven (R).

Plexus cervicalis, Plexus brachialis). Die Muskulatur der Gliedmaßen wird daher allgemein plurisegmental versorgt. Eine rückenmarksnahe, »radikuläre Lähmung« ist nicht so schwerwiegend wie die periphere Lähmung eines Nerven, da bei der radikulären Lähmung die zugehörigen Muskeln immer noch von Nachbarsegmenten aus versorgt werden können. Auch bei der sensiblen Innervation überschneiden sich die Hautsegmente. Die »sensiblen Wurzelfelder der Haut« sind nicht so streng gegeneinander abgegrenzt, daß eine radikuläre Lähmung eine scharfbegrenzte Analgesie hervorrufen würde. Erst beim Ausfall mehrerer hinterer Wurzeln treten lokalisierbare anästhetische Zonen auf. Meist sind die Nachbargebiete dann hyperästhetisch. Die Kenntnis der Segmentgrenzen der Haut (Wurzelfelder) ermöglicht die Lokalisation pathologischer Prozesse am Rückenmark oder an der Wirbelsäule (z. B. bei Gelenksyndromen, Tumoren, Spondylitiden). Die Schemata der Hautinnervation und der segmentalen Wurzelfelder stimmen im allgemeinen nicht vollständig überein (Abb. 136).

I. Schulterregionen

1. Regio infraclavicularis

Begrenzung: Clavicula,
M. deltoideus,
M. pectoralis major

Unter dem Schlüsselbein entsteht zwischen M. deltoideus und pectoralis major ein schmales, muskelfreies Dreieck, die sog. Mohrenheimsche Grube (Trigonum deltoideopectorale, Abb. 138), die gegen den Oberarm in eine Rinne ausläuft (Sulcus deltoideopectoralis und Sulcus bicipitalis lat.). In dieser Rinne liegt die V. cephalica mit Lymphgefäßen, die von der Daumenseite der Hand kommen. Die Vene durchbohrt die tiefe Pektoralisfaszie (Fascia clavipectoralis) dicht unterhalb der Clavicula und mündet in die V. subclavia ein. Umgekehrt treten hier auch die Nn. pectorales med. in Begleitung der A. thoracoacromialis zu den Brustmuskeln. Die Arterie ist ein Ast der A. subclavia und teilt sich oberhalb der Faszie in die folgenden Endäste auf:

1. Rr. pectorales   – zum M. pectoralis major und minor
2. R. acromialis   – zum Rete acromiale
3. R. deltoideus   – zum M. deltoideus (meist in Begleitung der V. cephalica)
4. R. clavicularis   – zur Clavicula und zum M. subclavius

Unterhalb der tiefen Pektoralisfaszie findet man zwischen 1. Rippe, Clavicula und dem oberen Rand des M. pectoralis minor in der Reihenfolge von medial nach lateral: die V. subclavia, die A. subclavia und den Plexus brachialis sowie zahlreiche infraklavikuläre Lymphknoten. Von der 1. Rippe an heißen die Gefäße Vasa axillaria. Die wichtigsten axillären Äste der A. subclavia bzw. axillaris sind:

A. thoracoacromialis   – zur Infraklavikularregion
A. thoracica suprema   – zur Brustwand
A. thoracica lat.   – zum M. serratus ant.

Die A. subclavia kann in dieser Region zwischen M. subclavius und pectoralis minor operativ freigelegt und unterbunden werden, wegen der tiefen Lage der Arterie und der Nachbarschaft zu den großen Venen jedoch ein selten beschrittener Weg. Durch Senken der Schulter kann die Arterie in Notfallsituationen zwischen Clavicula und 1. Rippe abgeklemmt werden. Die großen Venen sind durch den M. subclavius und die tiefe Pektoralisfaszie konstruktiv so verspannt, daß ihr Lumen bei den Armbewegungen nicht eingeengt wird. Bei operativen Eingriffen oder Verletzungen der Venen kann es daher zur Luftaspiration und Luftembolie kommen. Das muskulofasziale Verspannungssystem schützt das Gefäßnervenbündel, so daß Gefäßverletzungen bei Schlüsselbeinbrüchen selten sind.

Unterhalb der Clavicula ist der Plexus brachialis am schmalsten und beginnt sich in die 3 großen Faszikel umzugruppieren.

2. Regio deltoidea und Schultergelenk

Begrenzung: Entspricht der Ausdehnung des M.deltoideus

Oberflächliche Hautnerven der Region:

  Vorn: Nn. supraclaviculares intermedii und lat. (aus dem Plexus cervicalis)
  Hinten: N. cutaneus brachii lat. (aus dem N. axillaris)

Der Deltamuskel, der von der Clavicula, der Spina scapulae und dem Acromion entspringt, überlagert das Schultergelenk vollständig, so daß die Lage des Gelenkkopfes, die Tubercula und der Processus coracoideus palpatorisch kaum zu bestimmen sind. Der N. axillaris, der den M. deltoideus und teres minor innerviert, tritt nach dorsal zusammen mit der A. circumflexa humeri post. durch die laterale Achsellücke in den Bindegewebsraum unter dem Deltamuskel (Spatium subdeltoideum) ein (vgl. S.217). Er umkreist den Humerus in Höhe des Collum chirurgicum und kann hier bei Frakturen oder Luxationen verletzt werden. Von vorne kommt die A. circumflexa humeri ant., ein Ast der A. axillaris, welche Humeruskopf und Gelenkkapsel versorgt und mit der gleichnamigen hinteren Arterie einen vollständigen Gefäßkranz um das Collum chirurgicum bildet.

Unter dem Deltoideus stößt man unmittelbar auf das **Schultergelenk** (Abb. 137), dessen Kapsel vom Deltamuskel durch die ausgedehnte Bursa subdeltoidea und subacromialis getrennt ist. Diese Schleimbeutel, die normalerweise nicht mit der Gelenkkapsel anastomosieren, ermöglichen das Gleiten des Gelenkkopfes gegen den Muskel und das knöcherne Dach der Schulter, das vom Acromion, Processus coracoideus und Lig. coracoacromiale gebildet wird (sog. Fornix humeri). Sie sind daher funktionell äußerst wichtig und stellen eine Art Nebengelenk dar, das vor allem die Abduktionsbewegungen des Armes fördert. Von den zahlreichen anderen *Schleimbeuteln,* die meist im Ansatzbereich der Muskeln zu finden sind, ist die Bursa m. subscapularis subtendinea von besonderer Bedeutung, da sie am Ansatz der Subskapularissehne regelmäßig mit der Gelenkhöhle kommuniziert.

Die *Gelenkkapsel* entspringt an der Gelenklippe (Labrum glenoidale) und befestigt sich am Collum anatomicum; dadurch bleiben die Tubercula als Muskelansatzfelder außerhalb der Kapsel. Die Epiphysenfuge bildet eine gekrümmte Fläche und trennt den Humerusschaft vom Gelenkkopf mitsamt den Tubercula. Sie liegt deshalb an der lateralen Seite außerhalb, an der medialen aber innerhalb der Gelenkhöhle. Die Gelenkhöhle setzt sich entlang der Sehne des langen Bizepskopfes noch ein Stück weit auf den Schaft mit einer röhrenförmigen Sehnenscheide (Vagina synovialis intertubercularis) fort. Innerhalb des Gelenkes reibt sich die etwas abgeplattete Bizepssehne, die an der Tuberositas supraglenoidalis befestigt ist, auf dem Gelenkkopf, so daß sie bei arthrotischen Prozessen aufgerauht und geschädigt werden kann (Abb. 137). Der Kapselraum kompliziert sich dadurch, daß fast immer die Bursa subtendinea m. subscapularis mit der Gelenkkapsel anastomosiert.

Der im Verhältnis zur Pfanne viermal größere Gelenkkopf wird in dem lockeren Kapselsack, der nur durch schwache Bänder (Lig. coracohumerale, Ligg. glenohumeralia) verstärkt ist und kaudal eine entfaltbare Reservetasche (Recessus axillaris) besitzt, im wesentlichen durch den Zug der umgebenden Muskulatur gehalten (Gelenk mit Muskelführung). Die nahezu vollständige Muskelhülle, die man in ihrer Gesamtheit auch als Rotatorenhaube bezeichnet, wird nur medial oben, im Bereich des Korakoids und kaudal vor bzw. hinter dem langen Trizepskopf unterbrochen (Abb. 137). Luxationen sind daher an diesen Stellen besonders häufig (Luxatio axillaris, subacromialis usw.). Um den Humerusschaft (Collum chirurgicum) entsteht durch die Aa. circumflexae humeri ant. und post. ein arterieller Anastomosenkranz, der die Gelenkkapsel, den Humeruskopf und den M. deltoideus versorgt. Diese Gefäße werden bei Frakturen wegen ihrer knochennahen Lage leicht geschädigt. Das Schultergelenk ist operativ am besten durch den M. deltoideus hindurch erreichbar, wobei keine größeren Leitungsbahnen im Wege sind. Beim Vorgehen von der Regio axillaris aus stößt man zuerst auf das Gefäßnervenbündel des Armes. Die Punktion der Gelenkhöhle wird bevorzugt von dorsal aus vorgenommen.

3. Regio axillaris

Die *Achselhöhle* (besser Spatium axillare) stellt einen pyramidenförmigen Bindegewebsraum dar, dessen Spitze hinter dem Ansatz des M. pectoralis minor zu suchen ist. Kaudal wird sie durch eine vielfach perforierte Faszie (Fascia axillaris superfic.) abgeschlossen, in die auch Muskelfasern eingelagert sein können (sog. Langerscher Achselbogen). Der Gefäßnervenstrang tritt durch die Skalenuslücken unter der Clavicula hindurch und von oben her in die Achselregion ein. Er ist vom axillären Bindegewebe durch eine eigene Bindegewebsscheide getrennt. Da auch der subpektorale Bindegewebsraum logenartig abgetrennt ist (Spatium subpectorale), entsteht eine charakteristische Kammerung des Achselhöhlenraumes. Subpektorale Prozesse bleiben daher auf die Vorderwand der Achselhöhle beschränkt; Abszesse des Spatium axillare breiten sich dagegen ungehemmt aus, wodurch die Fossa axillaris kaudal vorgewölbt werden kann, während andererseits infektiöse Prozesse des Gefäßnervenstranges nicht in die Axilla durchbrechen, sondern sich bevorzugt kaudalwärts entlang des Sulcus bicipitalis med. ausbreiten. Nach dorsal steht der Bindegewebsraum der Achselhöhle mit der Regio scapularis durch die mediale und laterale Achselmuskellücke in Verbindung (s. S. 217). Im zentralen Bindegewebsraum der Axilla finden sich lediglich die Nn. intercostobrachiales (laterale Äste des 2. und 3. Interkostalnerven zum Arm), die ausgedehnten axillären Lymphknoten sowie gelegentlich auch bei hoher Einmündung in die Axillarvene – die V. basilica.

Die Kammerung der axillären Bindegewebsräume erleichtert bei karzinomatösen Prozessen die Ausräumung der axillären Lymphknoten, ohne daß eine Verletzungsgefahr für den Gefäßnervenstrang besteht. Lediglich der N. thoracodorsalis gelangt kaudal in Begleitung der gleichnamigen Gefäße in das axilläre Fettgewebe und ist daher gefährdet. Der N. thoracicus longus verläuft geschützt unter der Faszie des M. serratus ant., zusammen mit den Vasa thoracica lat. Die frei durch die Achselhöhle verlaufenden Nn. intercostobrachiales werden meist von Lymphknotensträngen eingescheidet. Mammakarzinommetastasen können daher ausstrahlende Schmerzen in den Arm verursachen, da die Nn. intercostobrachiales mit den ulnaren Hautnerven des Plexus brachialis anastomosieren.

Der *Gefäßnervenstrang* (Leitmuskel: M. coracobrachialis) enthält von medial nach lateral die V. axillaris, die A. axillaris und den Plexus brachialis (Abb. 138). Man unterscheidet topographisch 3 Abschnitte: 1. den zwischen Clavicula und M. pectoralis minor, 2. den hinter dem M. pectoralis minor und 3. den zwischen M. pectoralis minor und major gelegenen Abschnitt. Im mittleren Abschnitt gruppieren sich die 3 Plexusfaszikel so um die A. axillaris herum, daß der Fasciculus posterior dorsal von der Arterie, der Fasciculus lateralis und medialis jeweils lateral und medial von der Arterie zu liegen kommt. Lateraler und medialer Faszikel bilden die beiden Medianuswurzeln auf der Vorderwand der Armarterie (A. axillaris). Der N. medianus begleitet die A. brachialis bis zur Ellenbeuge und umgreift sie in einer langen, nach medial gerichteten spiralen Drehung. Der laterale Strang des Plexus brachialis entläßt den N. musculocutaneus, der den M. coracobrachialis durchbohrt und im Sulcus bicipitalis lat. mit seinem Hautnerv (N. cutaneus antebrachii lat.) zum Vorschein kommt. Der N. musculocutaneus ist der motorische Nerv für die Beuger des Oberarms (M. biceps, M. brachialis und M. coracobrachialis). Der mediale Faszikel spaltet sich in den N. ulnaris und in die 2 langen Hautnerven für die mediale Seite des Armes auf (N. cutaneus brachii und antibrachii medialis). Der dorsale Faszikel, der Zuschüsse aus den ventralen Ästen aller Spinalnervenwurzeln, die den Plexus brachialis aufbauen, erhält, bildet den N. radialis und axillaris. Der N. axillaris schlingt sich um den Humerushals (Collum chirurgicum) und erreicht durch die laterale Achselmuskellücke den M. deltoideus. Da er gerade unterhalb der Gelenkkapsel vorbeiläuft, kann er bei Schultergelenkluxationen leicht geschädigt werden. Der N. radialis zieht etwas schräger abwärts und tritt zwischen dem medialen und dem

Begrenzung: Vorn: freier Rand des M. pectoralis major (vordere Achselfalte = Plica axillaris ant.)

                Hinten: freier Rand des M. latissimus (hintere Achselfalte = Plica axillaris post.)

Wände: Medial: Thorax und M. serratus ant. (auf dem Muskel sind N. thoracicus longus, A. und V. thoracica lat. gelegen)

                Lateral: Humerus, M. coracobrachialis und biceps (hier: Gefäßnervenstrang des Armes)

                Ventral: M. pectoralis major und minor

                Dorsal: M. latissimus, M. teres major und M. subscapularis (am vorderen Rand des Latissimus gelegen: N., A. und V. thoracodorsalis)

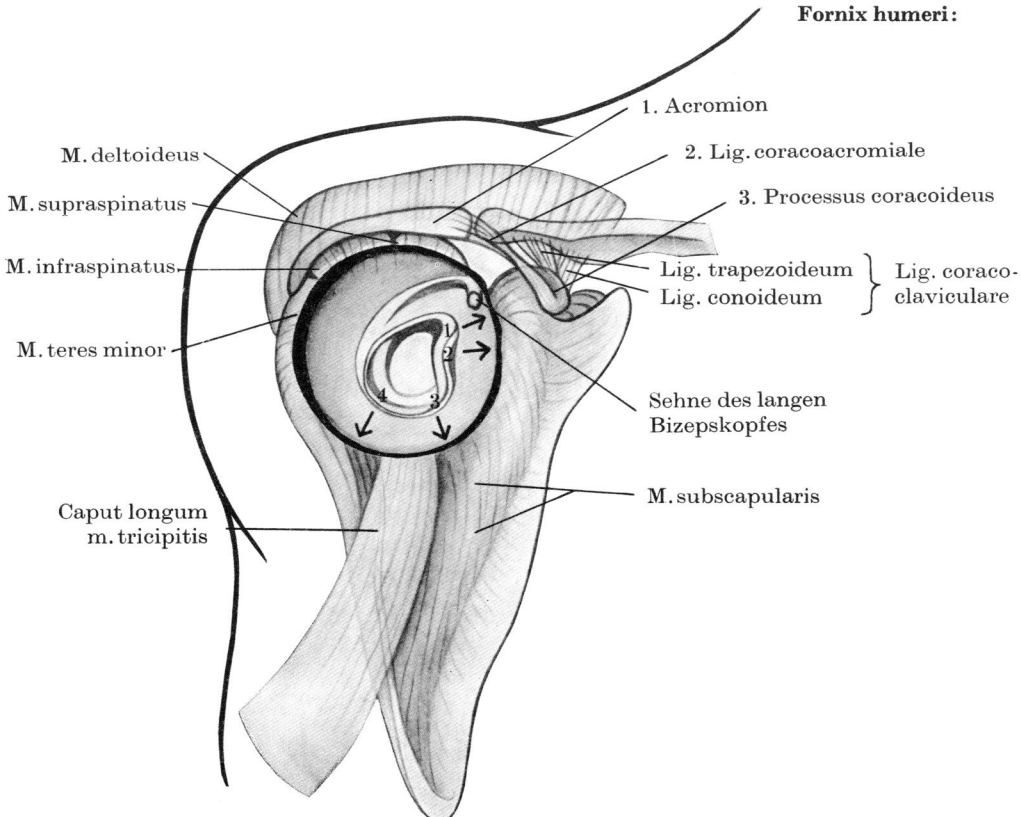

Abb. 137. Aufsicht auf das eröffnete Schultergelenk mit Kapsel- und Muskelhülle nach Exartikulation des Oberarmkopfes [modif. nach v. Lanz u. Wachsmuth (D)]. Man erkennt die schwachen Stellen in der Kapselwand (mit Nummern bezeichnet), wo Luxationen am häufigsten vorkommen:

1 = Luxatio subcoracoidea; 2 = Luxatio infraclavicularis; 3 = Luxatio axillaris;
4 = Luxatio infraspinata

langen Trizepskopf zusammen mit der A. profunda brachii in den Radialiskanal ein. Beide Nerven sind durch ihre Gelenknähe bei Schulterluxationen oder Druckbelastungen, zum Beispiel durch Krücken, gefährdet (Drucklähmung). Die A. brachialis und die genannten Nerven liegen in einer eigenen, derben Bindegewebsscheide, die sich von der Venenscheide abgrenzen läßt. Variationen der Gefäßverhältnisse sind in diesem Bereich besonders häufig. Eine Unterbindung der A. brachialis zwischen dem Abgang der A. subscapularis und A. profunda brachii ist wegen des Fehlens von kollateralen Umwegen kontraindiziert.

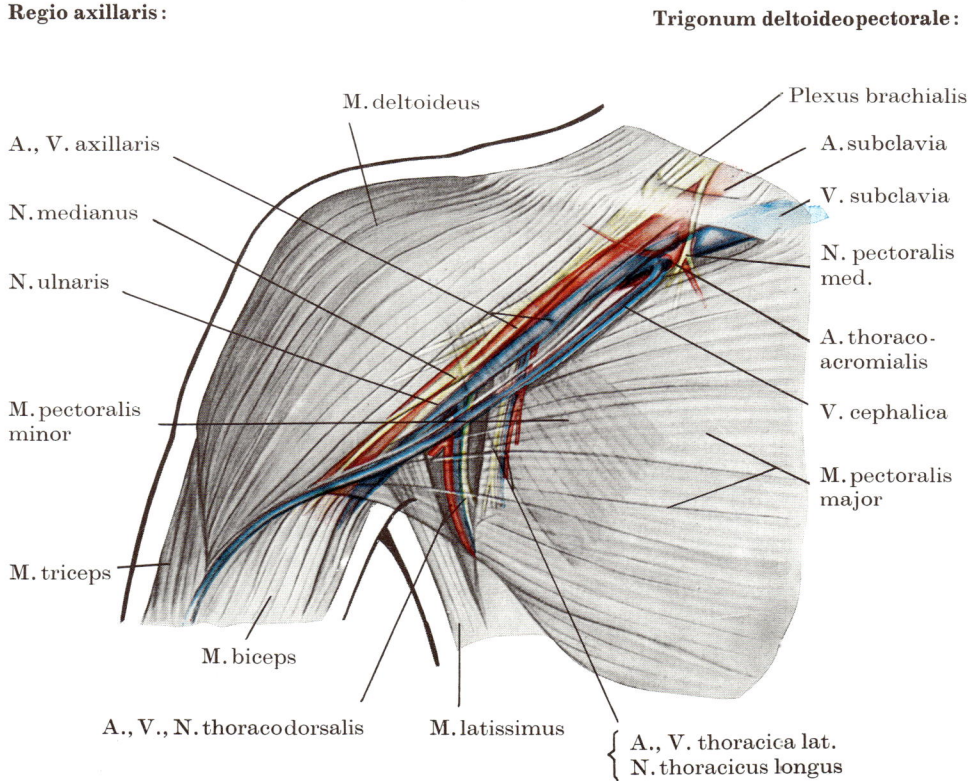

Regio axillaris:

Trigonum deltoideopectorale:

M. deltoideus

Plexus brachialis

A., V. axillaris

A. subclavia

V. subclavia

N. medianus

N. pectoralis med.

N. ulnaris

A. thoraco-acromialis

M. pectoralis minor

V. cephalica

M. pectoralis major

M. triceps

M. biceps

A., V., N. thoracodorsalis   M. latissimus   { A., V. thoracica lat.
N. thoracicus longus

Abb. 138. Regio axillaris. Die Mm. pectorales sind durchsichtig gedacht (K).

4. Regio scapularis

Begrenzung: Entspricht der Ausdehnung der Scapula. Bei hängendem Arm liegt die Spina scapulae in Höhe von Th_4, der Angulus inferior in Höhe von Th_7.

Die Scapula ist ganz von Muskelplatten eingehüllt, deren derbe Faszien wenig Raum für die Ausbreitung infektiöser Prozesse lassen. Lediglich um das Collum scapulae herum, durch die Bindegewebsräume des lateralen Halsdreiecks sowie die beiden Achselmuskellücken, steht die Skapularegion mit den Nachbarregionen in Verbindung.

Achselmuskellücken (Abb. 139)

	Begrenzung	Durchtritte
Mediale Achselmuskellücke	dreiseitig, zwischen M. teres minor, M. teres major und Caput longum des M. triceps	A. und V. circumflexa scapulae
Laterale Achselmuskellücke	viereckig, zwischen M. teres major und minor, Caput longum des M. triceps u. Humerus	A. und V. circumflexa humeri post. und N. axillaris

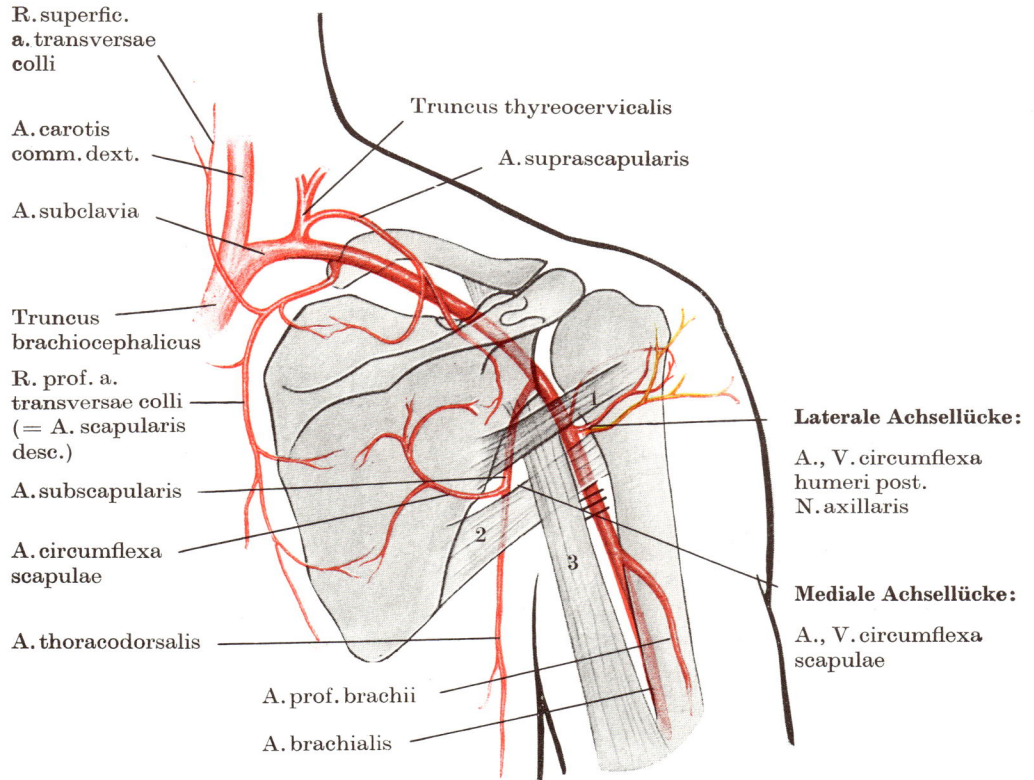

R. superfic.
a. transversae
colli

A. carotis
comm. dext.

A. subclavia

Truncus thyreocervicalis

A. suprascapularis

Truncus
brachiocephalicus

R. prof. a.
transversae colli
(= A. scapularis
desc.)

A. subscapularis

A. circumflexa
scapulae

A. thoracodorsalis

A. prof. brachii

A. brachialis

Laterale Achsellücke:

A., V. circumflexa
humeri post.
N. axillaris

Mediale Achsellücke:

A., V. circumflexa
scapulae

Abb. 139. Schema zur Verdeutlichung des Kollateralkreislaufes im Bereich der Schulter. Proximal vom Abgang der A. profunda brachii (Querstriche) soll die A. axillaris bzw. brachialis *nicht* unterbunden werden, da in diesem Bereich kein kollateraler Blutweg besteht [nach v. LANZ u. WACHSMUTH (D)].

1 = M. teres minor; 2 = M. teres major; 3 = Caput longum m. tricipitis

Kollateralkreislauf im Bereich der Schulter (Abb. 139): Die A. circumflexa scapulae ist ein Ast der A. subscapularis (aus der A. axillaris) und anastomosiert mit der A. suprascapularis (aus der A. subclavia) sowie dem tiefen Ast der A. transversa colli im Schulterblattgebiet. Die arteriellen Anastomosen sind so zahlreich, daß eine Unterbindung der A. axillaris möglich ist. Die A. suprascapularis betritt die Fossa supraspinata oberhalb des Lig. transversum scapulae, der N. suprascapularis läuft dagegen durch die Incisura scapulae unterhalb vom Lig. transversum am Ansatz des M. omohyoideus hindurch, um die von ihm innervierten Mm. supra- und infraspinati zu erreichen.

II. Arm

1. Regio brachii

Der Oberarm wird durch die beiden Septa intermuscularia in 2 Regionen geteilt. In der ventralen liegen die Mm. biceps und brachialis, in der dorsalen der M. triceps. Wir sprechen daher von einer Beuger- und Streckerloge. Von der Achselhöhle kommend verläuft das Gefäßnervenbündel an der medialen Seite des Oberarms innerhalb der Beugerloge und folgt dem M. coracobrachialis sowie distal davon dem M. biceps, die beide als Leitmuskeln zu betrachten sind. Operativ ist der dicht unter der Haut liegende Gefäßnervenstrang vom Sulcus bicipitalis med. aus erreichbar. Während seines Verlaufes am Oberarm zweigen vom Gefäßnervenbündel 3 wichtige Gruppen von Leitungsbahnen ab (Abb. 140).

1. Noch in der Regio axillaris zweigt der N. musculocutaneus nach lateral ab. Er durchbohrt den M. coracobrachialis und verläuft zwischen M. biceps und brachialis zur Ellenbeuge. Er in-

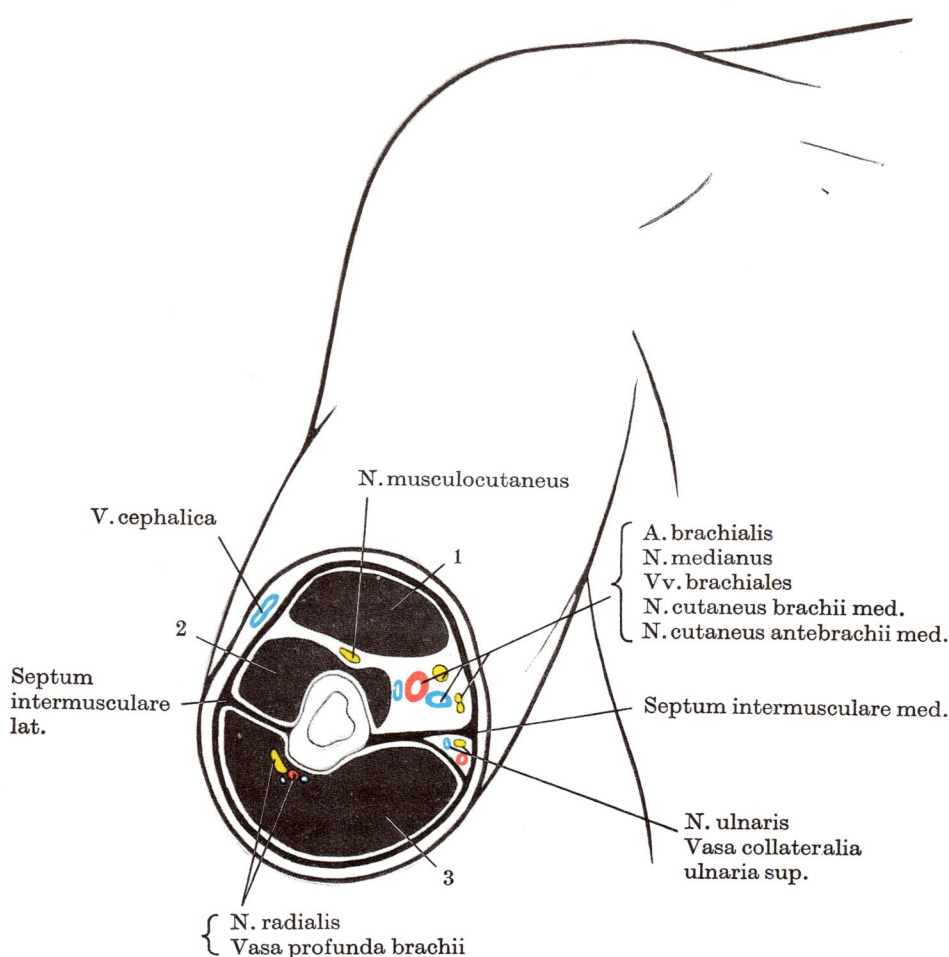

Abb. 140. Querschnitt durch den Oberarm zur Darstellung der Gefäßnervenstraßen (D).

1 = M. biceps; 2 = M. brachialis; 3 = M. triceps

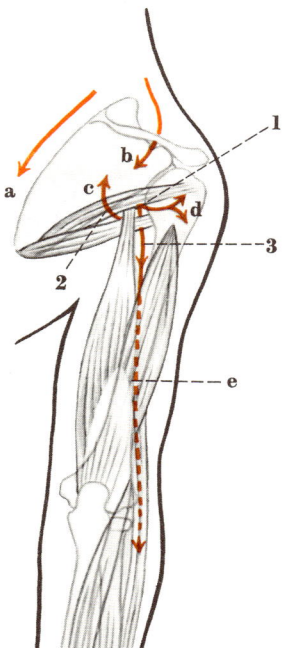

Abb. 141. Gefäßnervenstraßen (rot) im Bereich von Schulter und Oberarm [modif. nach v. Lanz u. Wachsmuth (Sch)].

1 = Laterale Achselmuskellücke   a = N. dorsalis scapulae, A. scapularis descendens
2 = Mediale Achselmuskellücke   b = A., V., N. suprascapularis
3 = Radialiskanal   c = A. u. V. circumflexa scapulae
                                        d = N. axillaris, A. circumflexa humeri post.
                                        e = N. radialis, A. profunda brachii

nerviert alle 3 Oberarmbeuger. Sein Hautast (N. cutaneus antebrachii lat.) erscheint an der lateralen Seite der Bizepssehne in der Ellenbeuge, wo er die Unterarmfaszie durchbohrt.

2. Am unteren Latissimusrand zweigen vom Gefäßnervenstrang der N. radialis und die A. prof. brachii nach dorsal ab und treten zwischen Caput longum und mediale des Trizeps in den spiraligen, dicht am Humerus verlaufenden Radialiskanal ein. Distal durchbohrt der Nerv in Begleitung der A. collateralis radialis das Septum intermusculare lat. und erscheint unter dem M. brachioradialis von lateral her in der Ellenbeuge. Am Humerus wird der Nerv häufig geschädigt (Frakturlähmung, Druckschädigung bei Narkosen usw.). Da die innervierenden Äste für den Trizeps bereits vor Eintritt des Nerven in den Radialiskanal abgehen, sind dabei Trizepslähmungen selten. Die Radialislähmung bezieht sich dann nur auf die Strecker im Unterarmbereich und Sensibilitätsstörungen.

3. Zuletzt verläßt der *N. ulnaris,* begleitet von der A. collateralis ulnaris sup., das Gefäßnervenbündel des Oberarmes. Nach Perforation des Septum intermusculare med. gelangt der Nerv in die Streckerloge, wo er schließlich unmittelbar hinter dem Epicondylus med. humeri zu finden ist und leicht verletzt werden kann.

Zum Schluß verbleiben im Gefäßnervenstrang nur noch die A. brachialis mit ihren 2 Begleitvenen und der N. medianus, der die Arterie von lateral nach medial in einem langgestreckten, spiraligen Bogen umkreist, sowie zahlreiche Lymphgefäße und Lymphknoten, die den Venen eng angelagert sind. Lymphangitiden greifen demzufolge hier leicht auf die Venenwandung über.

2. Regio cubiti anterior

Man unterscheidet eine Regio cubiti ant. und post. In der vorderen Region bilden die Muskelwülste Y-förmige Rinnen, durch die die Gefäßnervenstraßen bestimmt werden. In diese Rinnen sind die oberflächlichen Venen und Hautnerven eingebettet (Abb. 142). Im Sulcus bicipitalis lat. ist die V. cephalica zusammen mit dem N. cutaneus antebrachii lat., dem Hautast des N. musculocutaneus, zu finden. Die Vene, die von den oberflächlichen kubitalen Lymphgefäßen begleitet wird, sammelt das Blut vom Handrücken und von der radialen Seite des Unterarmes. Im Sulcus bicipitalis med. verschwindet die V. basilica durch einen Faszienschlitz handbreit oberhalb der Ellenbeuge in die Tiefe und mündet meist in die mediale V. brachialis ein. Die V. basilica wird vom N. cutaneus antebrachii med. begleitet und sammelt das venöse Blut vornehmlich von der ulnaren Seite des Unterarms und der Hand. Beide Hautvenen stehen durch die *V. mediana cubiti* miteinander in Verbindung, eine Venenanastomose, die in ihrer Form sehr variieren kann (Abb. 143). Die V. mediana cubiti liegt unmittelbar auf der Aponeurose des M. biceps (früher Lacertus fibrosus), weshalb sie hier leicht punktiert werden kann. Bei zu tiefen Einstichen, die die Bizepsaponeurose durchbohren, kann die A. brachialis oder der N. medianus, die beide unmittelbar unter der Bizepsaponeurose verlaufen (Abb. 145), angestochen werden. Für eine Ellenbeugen-Venae-sectio bevorzugt man daher die V. cephalica oder eine der Vv. medianae antebrachii. Die V. basilica eignet sich wegen der Nähe der A. brachialis hierfür weniger.

Im Bereich der lateralen Rinne (Sulcus cubitalis lat.) zwischen M. biceps und brachioradialis betreten der N. radialis und die A. collateralis radialis die Ellenbeuge. Der N. radialis teilt sich hier in einen oberflächlichen und einen tiefen Ast. Der oberflächliche Ast folgt distal dem M. brachioradialis und schließt sich der A. radialis an; der tiefe Ast durchbohrt den M. supinator und schlingt sich um das Radiusköpfchen. Auf diese Weise gelangt er in die Streckerloge des Unterarmes, wo er mit den Vasa interossea post. das Gefäßnervenbündel der Streckerloge bildet. Er

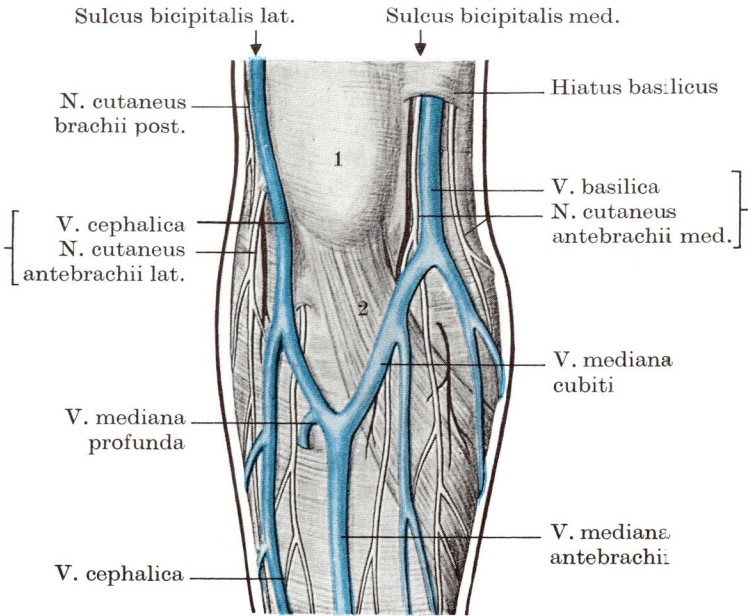

Abb. 142. Regio cubiti ant. (oberflächliche Schicht).

1 = M. biceps; 2 = Aponeurose des M. biceps

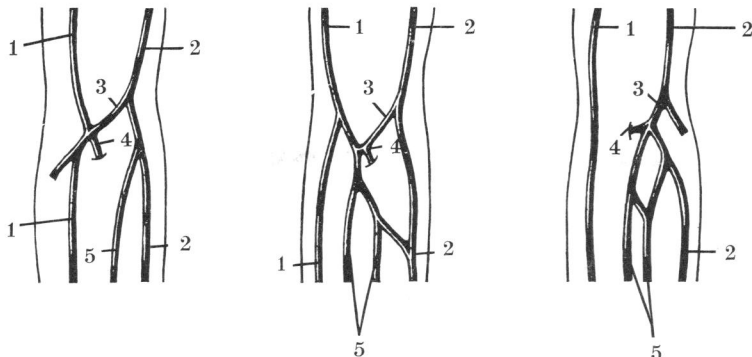

Abb. 143. Verschiedene Varianten der Venenanastomosen im Bereich der Regio cubiti [nach HAFFERL (R)].
1 = V. cephalica; 2 = V. basilica; 3 = V. mediana cubiti; 4 = V. mediana profunda; 5 = Vv. medianae antebrachii

ist daher bei Radiusfrakturen wie auch bei operativen Eingriffen in diesem Bereich besonders gefährdet. Im Gegensatz zu Radialislähmungen am Oberarm treten bei Schädigungen an dieser Stelle keine Sensibilitätsstörungen auf, da der R. prof. nur motorische Fasern für die Unterarmstrecker führt.

Im Bereich der medialen Rinne (Sulcus cubitalis med.) dringt das Gefäßnervenbündel des Oberarmes zwischen M. biceps und brachialis in die Ellenbeuge ein. Die Bizepsaponeurose und das Bindegewebssystem der Fossa cubiti verankern die Gefäße konstruktiv derart, daß sie bei den Beugebewegungen mitgeführt und nicht abgeknickt oder gestaucht werden. Nur bei maxi-

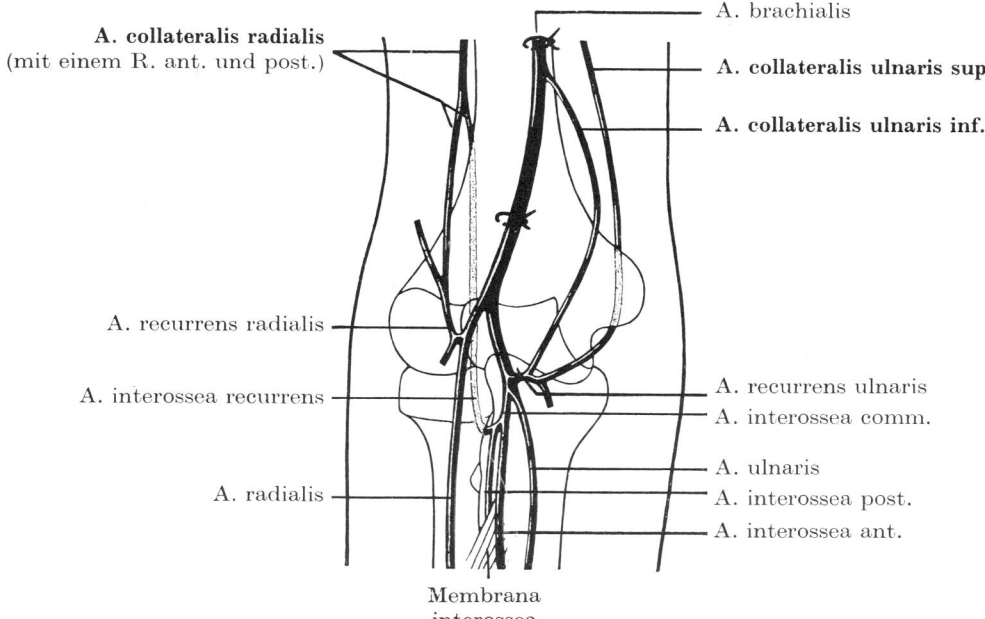

Abb. 144. Schema vom Kollateralkreislauf im Bereich der Ellenbeuge. Die A. brachialis kann an den markierten Stellen unterbunden werden [nach HAFFERL (R)].

maler Beugung soll eine Abklemmung der A. brachialis möglich sein (sog. Adelmannsche Beugung zur Blutstillung in Notfallsituationen). Von der Brachialarterie zweigt unter der Bizepsaponeurose die A. radialis ab, die radialwärts die Bizepssehne kreuzt und distal dem M. brachioradialis als Leitmuskel folgt. Die A. brachialis wendet sich dagegen in die Tiefe und spaltet sich
am oberen Rand des M. pronator teres in die A. ulnaris und A. interossea comm. auf. Meist wird
aber dieses Stück der A. brachialis schon als A. ulnaris bezeichnet. Der N. medianus liegt der
A. brachialis medial dicht an und verläßt die Ellenbeuge durch den Schlitz zwischen dem hume-
ralen und dem ulnaren Kopf des Pronator teres (Abb. 145). Die A. interossea comm. dringt am
oberen Pronatorrand in die Tiefe und spaltet sich oberhalb der Chorda obliqua der Membrana
interossea in die A. interossea ant. und post. auf. Zwischen Radius und Ulna hindurch erreicht
die A. interossea recurrens das Rete articulare cubiti und beteiligt sich damit am Kollateral-

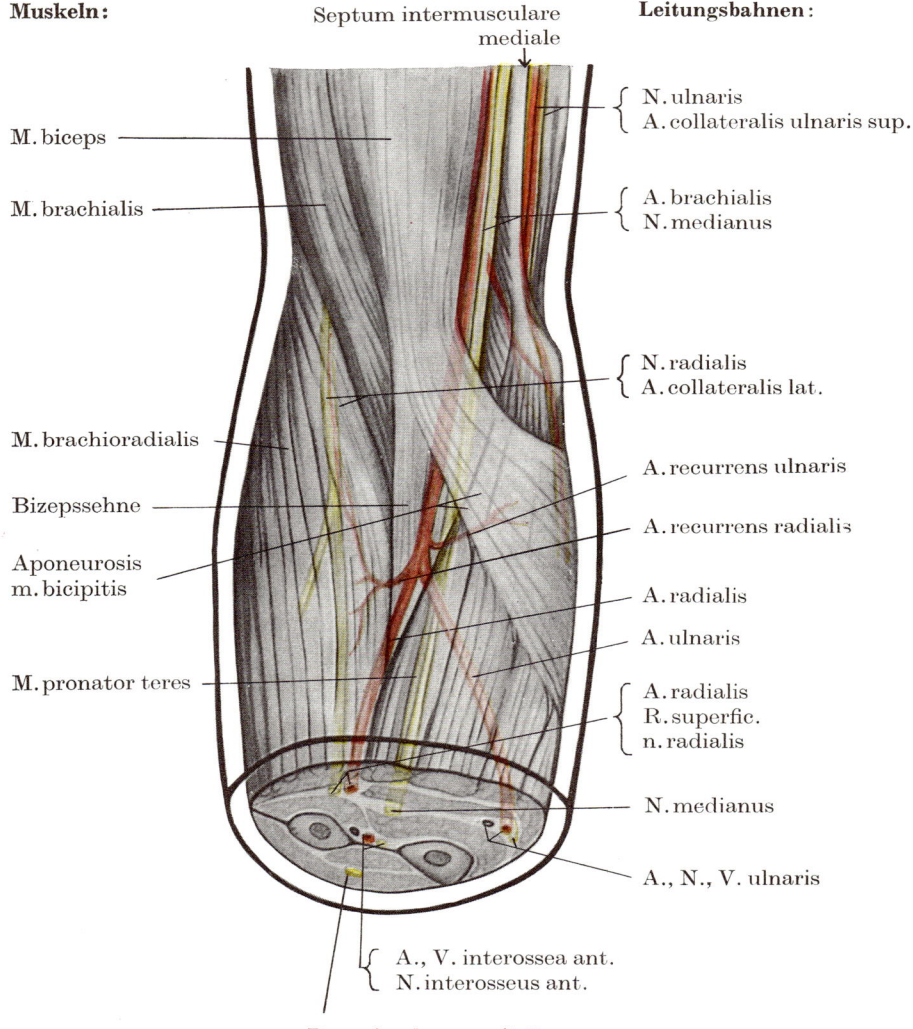

Muskeln:

M. biceps

M. brachialis

M. brachioradialis

Bizepssehne

Aponeurosis
m. bicipitis

M. pronator teres

Septum intermusculare
mediale

Leitungsbahnen:

N. ulnaris
A. collateralis ulnaris sup.

A. brachialis
N. medianus

N. radialis
A. collateralis lat.

A. recurrens ulnaris

A. recurrens radialis

A. radialis

A. ulnaris

A. radialis
R. superfic.
n. radialis

N. medianus

A., N., V. ulnaris

A., V. interossea ant.
N. interosseus ant.

R. profundus n. radialis

Abb. 145. Regio cubiti ant. (tiefere Schicht). Die Fascia antebrachii ist durchsichtig gedacht [modif. nach v. LANZ u.
WACHSMUTH (K)].

kreislauf der Ellenbogenregion. Die A. ulnaris dringt unter dem ulnaren Kopf des Pronators hindurch zwischen die mittlere und tiefe Beugerschicht vor, wo sie mit dem N. ulnaris das ulnare Gefäßnervenbündel des Unterarmes konstituiert. Der gut ausgebildete *Kollateralkreislauf der Ellenbeuge* erlaubt die vollständige Unterbindung der A. brachialis. Über das Rete articulare cubiti anastomosieren die Aa. collaterales radialis und media sowie die Aa. collaterales ulnares sup. und inf. mit den rückläufigen Ästen der 3 großen Ellenbeugegefäße (A. recurrens radialis, A. recurrens ulnaris und A. interossea recurrens) (Abb. 144).

3. Regio cubiti posterior und Ellenbogengelenk

Die Dorsalseite der Kubitalregion ist muskelarm, und ihre äußere Plastik wird weitgehend von den Skeletteilen bestimmt. Die beiden Epikondylen des Humerus und das Olecranon sind durch die Haut gut tastbar. Unterhalb des Epicondylus lat. sind das Radiusköpfchen und der Gelenkspalt besonders bei den Drehbewegungen des Armes zu tasten. Die 3 Teilgelenke werden von einer gemeinsamen Gelenkkapsel umschlossen, die die Epikondylen mit ihren Muskelursprungsfeldern freiläßt, die Fossa olecrani und coronoidea jedoch einschließt. Bei Frakturen dieser Gruben kann das Gelenk eröffnet werden. Die Kapsel ist unterhalb des Radiusköpfchens sackartig ausgeweitet (Recessus sacciformis), wodurch die Drehbewegungen erleichtert werden. Das Lig. anulare fixiert das Radiusköpfchen an der Ulna und dient dem lateralen Kollateralband als Ansatz. Dadurch wird eine Abspreizbewegung im Humeroradialgelenk, das anatomisch ein Kugelgelenk ist, unmöglich gemacht. Beim sog. Krukenberg-Arm wird diese anatomische Möglichkeit wieder mobilisiert und der Unterarm operativ zu einer Greifgabel umgeformt.

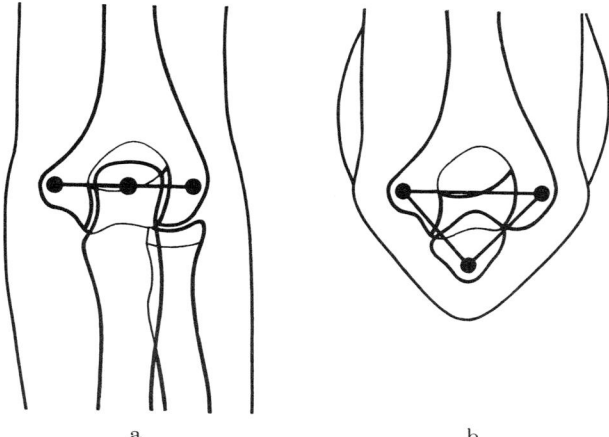

a   b

Abb. 146. Form des Ellenbogendreiecks in Streckstellung (a) und Beugung (b). Die Linien verbinden die beiden Epikondylen und das Olecranon (K).

Die Spitze des Olecranons fällt bei Streckstellung in die Verbindungslinie beider Epikondylen. Bei rechtwinkliger Beugung entsteht das sog. Ellenbogendreieck (Abb. 146), das normalerweise gleichschenklig sein soll. Epikondylenabrisse, Luxationen, Olekranonabrisse oder Dislokationen lassen sich durch diese Hilfslinien leicht diagnostizieren. Hinter dem Epicondylus med. läuft der N. ulnaris in Begleitung der A. collateralis ulnaris sup. unmittelbar auf dem Periost im Ulnariskanal nach distal und tritt zwischen den beiden Köpfen des Flexor carpi ulnaris in

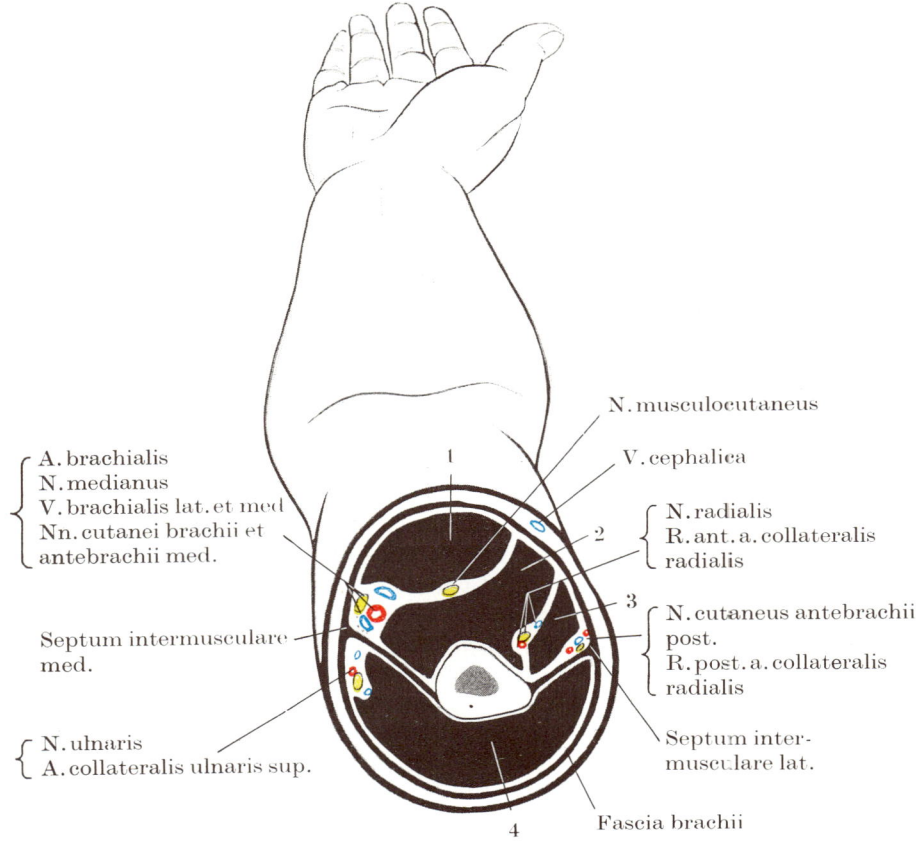

Abb. 147. Querschnitt durch den unteren Teil des Oberarmes zur Darstellung der Gefäßnervenstraßen (D).
1 = M. biceps brachii; 2 = M. brachialis; 3 = M. brachioradialis; 4 = M. triceps brachii.

die Beugerloge ein. Wird der N. ulnaris hier verletzt, so resultiert eine totale Ulnarisparese (Krallenhand, vgl. S. 232). Am radialen Epikondylus überdeckt der M. anconaeus den Gelenkspalt. Größere Gefäße oder Nerven fehlen hier. Der Zugang zum Ellenbogengelenk von dorsallateral ist also am ungefährlichsten. Die Haut über dem Olecranon ist äußerst verschieblich. Im lockermaschigen Subkutangewebe schützt die Bursa subcutanea olecrani den Knochen.

4. Regio antebrachii

Die Leitungsbahnen gruppieren sich in der Ellenbeuge so um, daß sie im Unterarmbereich wieder auf die Bindegewebsräume der Muskellogen verteilt sind. Die Unterarmbeuger gruppieren sich in 2 übereinanderliegenden Abteilungen, die Strecker dagegen in eine radiale und eine laterale Muskelgruppe, zwischen die sich die Daumen- und Zeigefingerstrecker einschieben. Man unterscheidet im allgemeinen am Unterarm 3 Muskellogen: a) die Streckerloge, b) die Beugerloge und c) die Logen der radialen Muskulatur (M. brachioradialis und Mm. extensores carpi radiales). Zusammen mit den Bindegewebslogen dorsal und ventral von der Membrana interossea entstehen somit 5 Gefäßnervenstraßen (Abb. 145, 148):

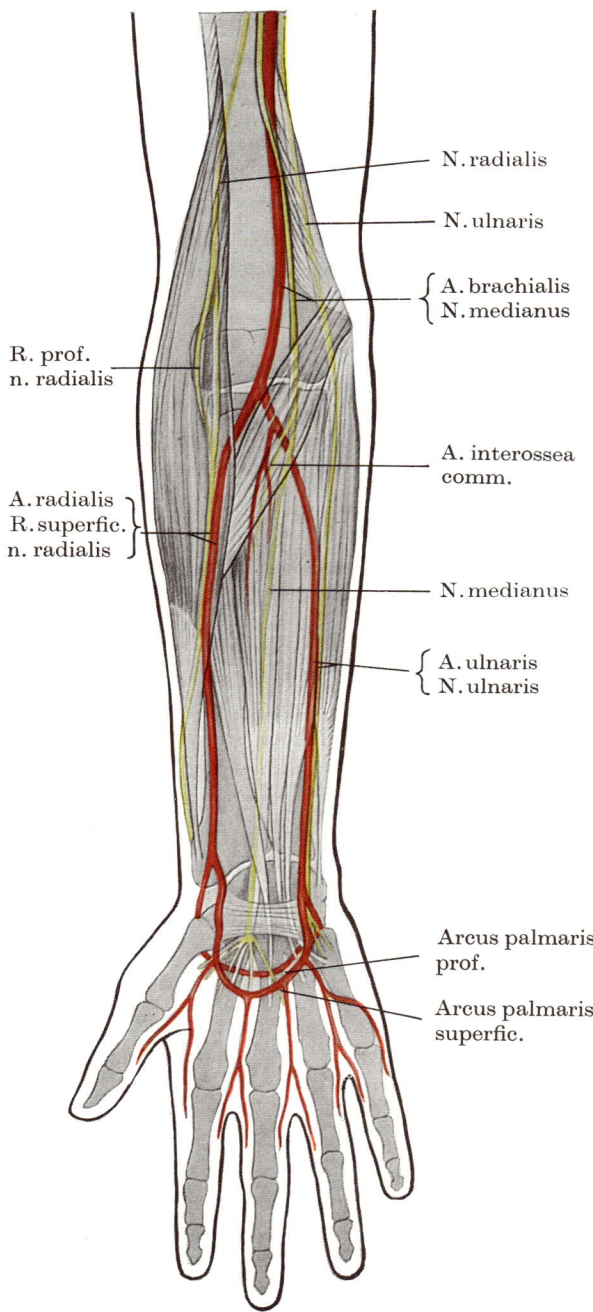

N. radialis

N. ulnaris

A. brachialis
N. medianus

R. prof.
n. radialis

A. interossea
comm.

A. radialis
R. superfic.
n. radialis

N. medianus

A. ulnaris
N. ulnaris

Arcus palmaris
prof.

Arcus palmaris
superfic.

Abb. 148. Regio antebrachii anterior und die Gefäßnervenstraßen am Unterarm [modif. nach v. LANZ u. WACHSMUTH (K)].

1. Radiale Gefäßnervenstraße

Leitmuskel: M. brachioradialis.

Inhalt: R. superfic. des N. radialis sowie A. und V. radialis.

Die Arterie geht durch die Tabatière hindurch zur Dorsalseite der Hand und durch den M. interosseus I zum tiefen Hohlhandbogen. Am unteren Radiusende, wo die Arterie dem Knochen direkt anliegt, kann der Puls gefühlt werden.

2. Ulnare Gefäßnervenstraße

Leitmuskel: M. flexor carpi ulnaris.

Inhalt: N. ulnaris sowie A. und V. ulnaris.

Etwa von der Mitte des Unterarmes ab verlaufen die Leitungsbahnen in der Rinne zwischen dem M. flexor carpi ulnaris und dem M. flexor digitorum prof. Sie gehen oberhalb des Retinaculum flexorum auf die Hand über.

3. Mittlere Gefäßnervenstraße

Leitmuskel: M. flexor carpi radialis (erst im distalen Unterarmbereich).

Inhalt: N. medianus und unbedeutende Begleitgefäße.

Die Leitungsbahnen liegen in der Rinne zwischen oberflächlichen und tiefen Fingerbeugern und betreten unter dem Retinaculum flexorum die Hohlhand.

4. Die dorsale Zwischenknochenstraße

Leitmuskel: M. extensor digitorum.

Inhalt: R. prof. des N. radialis und A. und V. interossea post.

Die Leitungsbahnen ziehen in der Schicht zwischen tiefen und oberflächlichen Streckern kaudalwärts, ohne die Hand zu erreichen. Der R. prof. des N. radialis durchbohrt den M. supinator, um in diese Loge vorzudringen. Er ist rein motorisch und innerviert die Streckmuskulatur.

5. Die volare Zwischenknochenstraße (unmittelbar auf der Membrana interossea)

Inhalt: Vasa interossea ant. und N. interosseus antebrachii ant.

Diese Leitungsbahnen durchbohren oberhalb des M. pronator quadratus die Zwischenknochenmembran und gelangen so zur Streckseite (Rete carpi dorsale). Die Nerven enden im M. pronator quadratus.

Die Leitmuskeln bilden auch eine wichtige Orientierung für das chirurgische Aufsuchen der Leitungsbahnen, die nirgends dem Knochen direkt aufliegen und daher geschützt sind. Die ulnaren Gefäße liegen tiefer als die radialen, werden jedoch oberhalb des Handgelenkes neben der Sehne des M. flexor carpi ulnaris ganz oberflächlich. Der N. medianus kommt distal mehr und mehr an die Oberfläche und befindet sich am Lig. carpi transversum nahezu subfaszial zwischen der Sehne des Flexor carpi radialis und M. palmaris longus. Daher wird der Nerv hier am häufigsten verletzt (Suizidversuche, Unfälle usw.). Alle Beuger des Unterarms werden vom N. medianus innerviert, mit Ausnahme des M. flexor carpi ulnaris und des ulnaren Teils des M. flexor digitorum prof., die vom N. ulnaris versorgt werden; die Strecker des Unterarms einschließlich des M. brachioradialis innerviert der N. radialis.

III. Hand

Die menschliche Hand ist eine Greifhand. Die Handfläche ist daher durch eine die Weichteile schützende derbe Sehnenplatte, die Palmaraponeurose, versteift. Diese besteht aus Längs- und Querfasern (Fasciculi longitudinales et transversi), die mit der Haut fest verwachsen sind und in das Bindegewebe der Grundgelenke ausstrahlen. Die Aponeurose wird vom M. palmaris longus sowie vom M. palmaris brevis, einem Hautmuskel der Hand, verspannt. Bei pathologischer Schrumpfung der Aponeurose (Dupuytrensche Kontraktur) kommt es nicht selten auch zu einer Einschränkung der Fingerbeweglichkeit (Beugekontraktur), da die Beugersehnen der Finger mit der Palmaraponeurose in Verbindung stehen und in den Schrumpfungsprozeß einbezogen werden.

Mit der Greiffunktion hängen auch die Kammerung der Bindegewebsräume und das Fehlen oberflächlicher Gefäße in der Hohlhand zusammen. Hautvenen gibt es nur am Handrücken, wo das subkutane Bindegewebe im Gegensatz zur Hohlhand locker und entfaltungsfähig ist. Entzündliche Prozesse, Hämatome u. ä. finden daher in der Hohlhand keinen Raum und breiten sich fast immer zum Handrücken hin aus, der rasch anschwillt, auch wenn der Prozeß volar und nicht dorsal lokalisiert ist (sog. kollaterales Ödem des Handrückens).

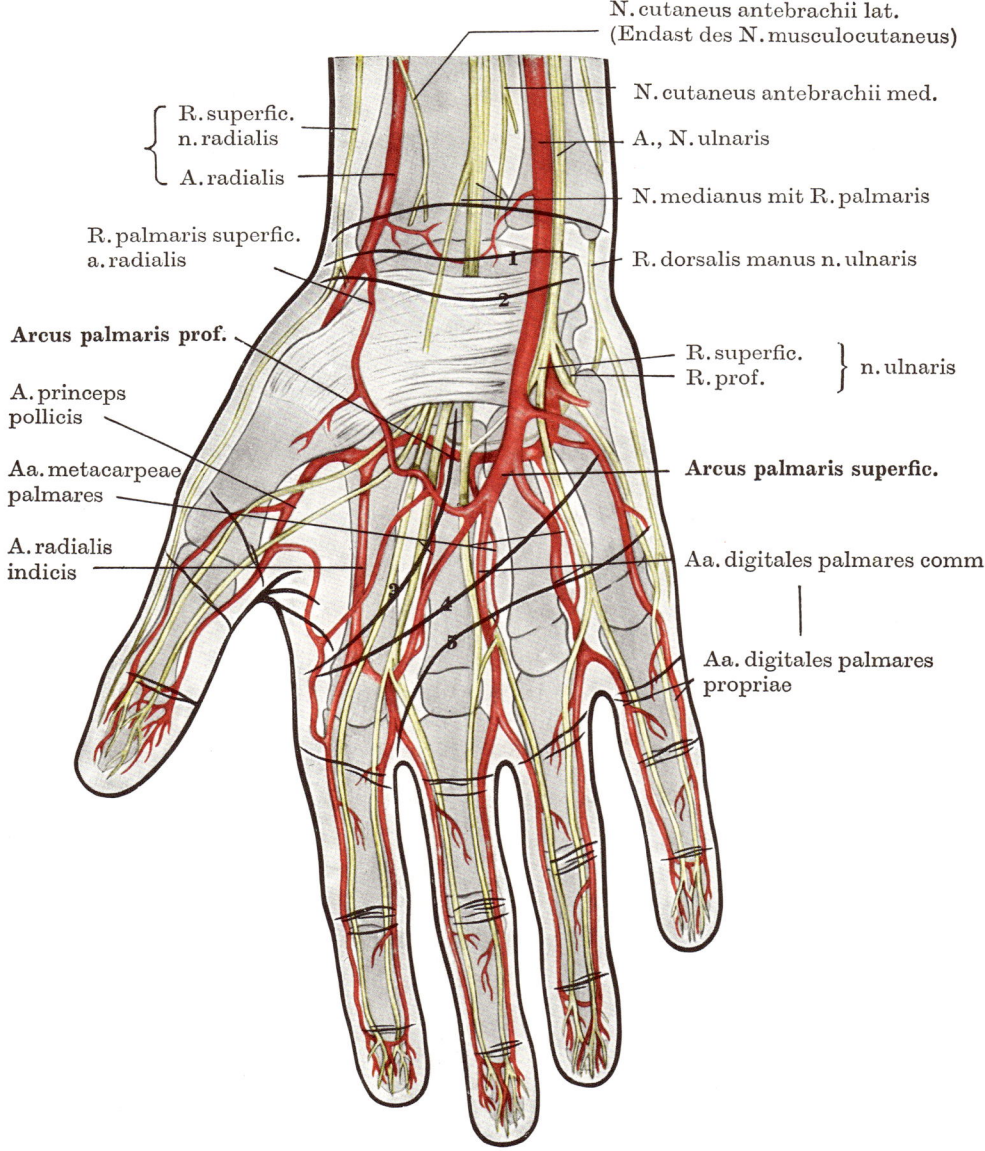

Abb. 149. Topographie der Hand [nach BRAUS (K)].

Handlinien: 1 = Linea restricta; 2 = Linea rascetae; 3 = Linea vitalis; 4 = Linea cephalica; 5 = Linea mensalis

1. Palma manus

Gegen den Unterarm ist die Hohlhand durch 3 quere Hautfalten scharf abgesetzt (Sulcus carpi proximalis, medius und distalis). Die mittlere Karpalfalte (sog. Restricta, 1 in Abb. 149) liegt in Höhe des proximalen, die untere (sog. Rascetta, 2 in Abb. 149) in Höhe des distalen Handgelenkes. Die Leitungsbahnen betreten die Hohlhand durch den Canalis carpi, der durch das Retinaculum flexorum (Lig. carpi transv.) überbrückt wird. Hier liegt der N. medianus sehr oberflächlich. Die traumatische Medianusverletzung an der Handwurzel oder die Kompression des Nerven im Canalis carpi *(Kapseltunnelsyndrom)* zählt zu den häufigsten peripheren Nervenläsionen. Beim Tunnelsyndrom kann die operative Spaltung des Retinaculums angezeigt sein.

Canalis carpi

Oberhalb vom Retinaculum verlaufen:	N. und A. ulnaris
	Sehne des M. palmaris longus
Durch den Kanal verlaufen:	N. medianus
	Sehne des M. flexor digitorum superfic.
	Sehne des M. flexor digitorum prof.
	Sehne des M. flexor pollicis longus

Die Topographie der Leitungsbahnen wird durch die Faszienlogen der Handmuskulatur bestimmt (Abb. 150). Thenar- und Hypothenarmuskeln sind jeweils von einer derben Faszienscheide umgeben, die gegen den Unterarm abgeschlossen ist. Nur die mittlere Hohlhandloge (Spatium palmare med.) öffnet sich gegen die Bindegewebsräume des Unterarms, was für die Fortleitung infektiöser Prozesse von Bedeutung sein kann.

Die Faszienlogen bilden konstruktiv wichtige Druckkammern für die Greiffunktion der Hand. Thenar- und Hypothenarloge sind gegen die Mittelhandloge und den Unterarm weitgehend abgeschlossen, so daß sich entzündliche Prozesse nicht in die Umgebung ausbreiten können. Das ulnare Gefäßbündel, das unmittelbar radial vom Os pisiforme zu finden ist, verläßt die Hypothenarloge durch einen schmalen Spalt und biegt bogenförmig in den mittleren Hohlhandraum ein, wo sich durch eine Anastomose mit dem oberflächlichen Ast der A. radialis dicht unter der Palmaraponeurose unmittelbar auf den Beugersehnen der oberflächliche Arterienbogen (Arcus palmaris superfic.) bildet. Dieser versorgt mit kräftigen, radiär ausstrahlenden Arterien (Aa. digitales palmares comm.), die sich an der Fingerwurzel jeweils in 2 Äste aufspalten (Aa. digitales palmares proprii), den 2.–5. Finger. Die Digitalarterien werden von den gleichnamigen Ästen des N. medianus und ulnaris begleitet. Der oberflächliche Hohlhandbogen projiziert sich etwa auf die Mitte der Mittelhandknochen und überlagert den Fächer der Medianusäste auf den Mm. lumbricales.

Der *tiefe Hohlhandbogen* (Arcus palmaris prof.) entsteht durch eine Anastomose der A. radialis mit dem tiefen Ast der A. ulnaris. Er liegt unter der tiefen Hohlhandfaszie in der Loge der Mm. interossei. Die A. radialis macht dabei einen Umweg, indem sie die Beugeseite zunächst verläßt, unter den Sehnen der Daumenstrecker hindurch durch die Tabatière zum 1. Zwischenknochenraum verläuft, den M. interosseus I durchbohrt und so wieder auf die Beugeseite gelangt. So erreicht sie – durch die beiden Köpfe des M. adductor pollicis hindurchtretend – die mittlere Hohlhandloge. Sie bildet hier den Hauptteil des tiefen Hohlhandbogens, von dem die kräftige A. princeps pollicis für den Daumen, die A. radialis indicis für den 2. Finger sowie mehrere kleinere Aa. metacarpeae palmares abgehen. Der tiefe, motorische Ast des N. ulnaris, der den Adductor pollicis, den tiefen Kopf des M. flexor pollicis brevis, sämtliche Mm. interossei sowie die Mm. lumbricales III und IV inneriert, begleitet den tiefen Hohlhandbogen. Der Arcus prof. projiziert sich auf die Basen der Mittelhandknochen, liegt also etwas weiter proximal als der oberflächliche Hohlhandbogen. Die Beugersehnen werden in der mittleren Faszienloge durch *Seh-*

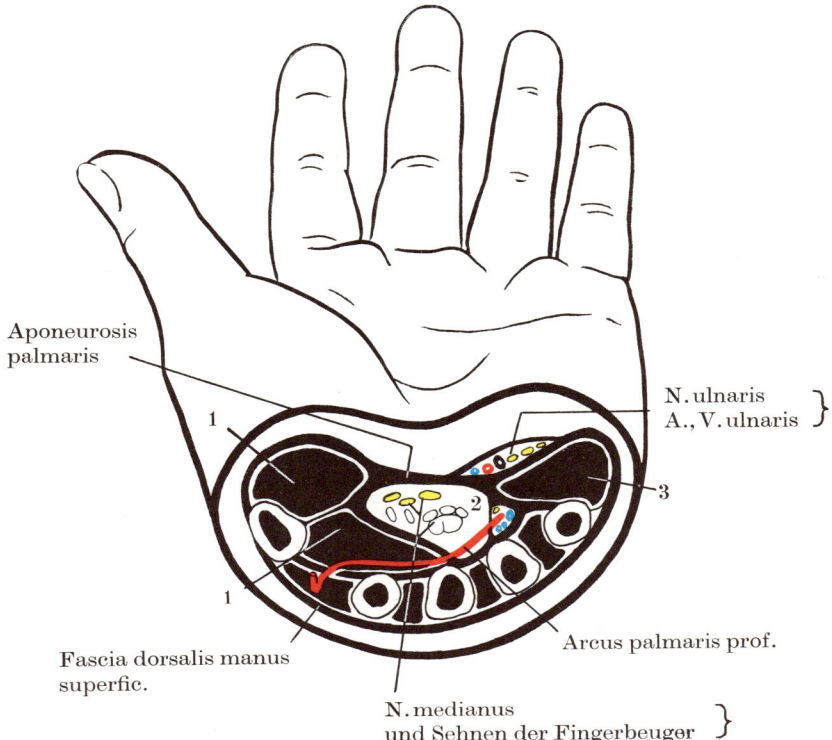

Abb. 150. Muskellogen und Gefäßnervenstraßen an der Hand, dargestellt an einem Querschnitt in Höhe der Mittelhandknochen [modif. nach v. LANZ u. WACHSMUTH (D)].

1 = Thenarloge; 2 = Mittelhandloge; 3 = Hypothenarloge

Inhalt der Handlogen (Abb. 150)

	Muskulatur	Leitungsbahnen
Thenarloge	Kurze Daumenmuskeln	A. radialis (auf dem Wege zum Arcus palmaris prof.)
Mittlere Hohlhandloge	Sehnen aller Fingerbeuger Mm. lumbricales (zum M. flexor digitorum prof. gehörig)	Arcus palmaris superfic. N. medianus (mit seinen Endästen)
Hypothenarloge	Kleinfingerballenmuskulatur	A. und N. ulnaris

nenscheiden gleitfähig erhalten. Normalerweise besitzt der lange Daumenbeuger eine eigene
Sehnenscheide, während die beiden Fingerbeuger unter dem Retinakulum in einen gemeinsamen Hohlhandsack eingeschlossen sind. Die Beugersehnen der Finger haben eine Sehnenscheide, die in der Regel nur am 5. Finger mit dem Hohlhandsack kommuniziert (Abb. 151) Infektionen des Kleinfingers können daher auf den Hohlhandsack und gegebenenfalls auch auf die
Daumenbeugersehnenscheide übergreifen (sog. V-Phlegmone). Variationen dieser Anordnung
sind jedoch sehr häufig. Die Sehnenscheiden haben aber auch durch das Mesotenon ernährende,
mesenterium-ähnliche Funktionen. Zerstörungen des Mesotenons führen daher zu Sehnenne-
krosen.

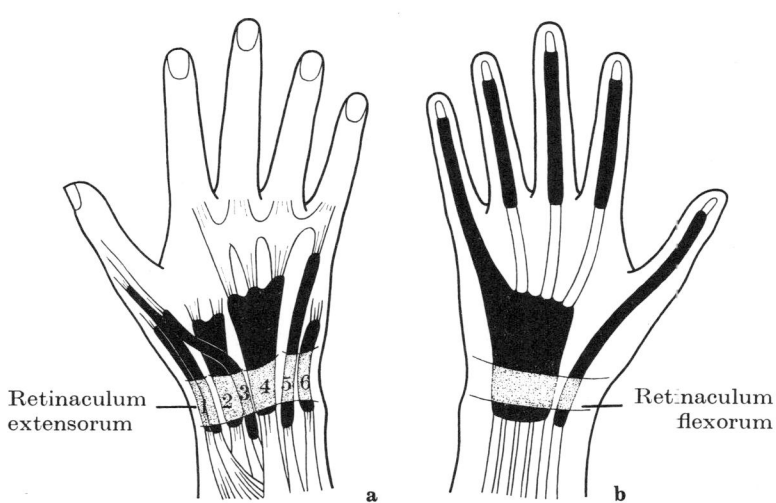

Abb. 151. Sehnenscheiden der Hand. a) Dorsale Sehnenscheiden mit zugehörigen Sehnenfächern im Retinaculum extensorum, b) palmare Sehnenscheiden mit Retinaculum flexorum [nach TÖNDURY (R)].

1. Sehnenfach: M. abductor pollicis longus
            M. extensor pollicis brevis
2. Sehnenfach: M. extensor carpi radialis longus und brevis
3. Sehnenfach: M. extensor pollicis longus

4. Sehnenfach: M. extensor digitorum und M.
            extensor indicis
5. Sehnenfach: M. extensor digiti minimi
6. Sehnenfach: M. extensor carpi ulnaris

2. Dorsum manus

Fast der gesamte venöse und lymphatische Abfluß der Hand erfolgt über den Handrücken. Die ausgedehnten Venen des Handrückens (Rete venosum dorsale manus) bilden das Wurzelgebiet der V. cephalica (Radialseite) und V. basilica (Ulnarseite). Die Hautäste des N. radialis und N. ulnaris (R. superfic. n. radialis und Nn. digitales dorsales n. ulnaris) teilen sich je zur Hälfte in die sensible Versorgung von Hand und Fingern (je $2^{1}/_2$ Finger). Ausgenommen sind die Endglieder, die von den ventralen Hautästen versorgt werden. Die Streckersehnen werden durch 6 Sehnenfächer im Retinaculum extensorum an der Handwurzel fixiert und durch Sehnenscheiden gleitfähig erhalten (Abb. 151).

Die Streckersehnen des 1. und 3. Faches begrenzen die sog. Tabatière *(Foveola radialis),* an deren Boden die A. radialis zu finden ist. Die sensiblen Endäste des N. radialis (Nn. digitales dorsales) überqueren die kleine Grube, in deren Tiefe man die Sehne des M. extensor carpi radialis longus, des Os scaphoideum (früher Os naviculare), das Os trapezium und die Basis des Os metacarpale I finden kann.

Die schwachen Arterien des Handrückens (Aa. metacarpeae dorsales) liegen auf den Mm. interossei dorsales und werden von den karpalen Ästen der A. ulnaris und radialis gespeist. Sie besitzen ausgiebige Anastomosen über die Rr. perforantes mit den palmaren Gefäßen.

3. Handgelenke

Das *proximale Handgelenk* (Articulatio radiocarpea) ist ein 2achsiges Eigelenk, das Flexions- und Abduktionsbewegungen erlaubt. Die Rotation (Pro- und Supination) findet in den beiden Drehgelenken des Unterarmes statt (Articulatio radioulnaris prox. und dist.) und hat daher mit dem Handgelenk nichts zu tun. Das distale Radioulnargelenk ist vom proximalen Handgelenk durch einen Discus articularis getrennt. Die Gelenkhöhlen kommunizieren normalerweise nicht miteinander. Die proximalen Handwurzelknochen (Os scaphoideum, lunatum und triquetrum) bilden den Gelenkkopf, der Radius die Gelenkpfanne. Zwischen der Größe von Gelenkkopf und -pfanne besteht ein Mißverhältnis. Die Gelenkpfanne wird daher durch überknorpelte Bandzüge und den Discus articularis vergrößert. Die Gelenkkörper weichen bei der Radialabduktion am stärksten auseinander. Das Triquetrum verliert ganz den Kontakt mit der Gelenkpfanne. Der Gelenkspalt klafft auseinander. Injektionen in die Gelenkhöhle sind daher bei leichter Radialabduktion an der ulnaren Seite von dorsal am besten durchführbar. Bei Gewalteinwirkungen in Ulnarabduktionsstellung können das Os triquetrum oder lunatum, bei Radialabduktion das eingeklemmte Os scaphoideum (naviculare) zertrümmert werden.

Das S-förmig gestaltete *distale Handgelenk* (Articulatio mediocarpea) liegt zwischen der proximalen und der distalen Reihe der Handwurzelknochen und bildet eigentlich eine mosaikartig zusammengesetzte Amphiarthrose. Die verzweigte Gelenkhöhle wird von äußerst straffen Bändern abgegrenzt, so daß Eiterungen auf das interkarpale Hohlraumsystem beschränkt bleiben und sehr therapieresistent sind.

4. Finger

Mit Ausnahme des Daumens bilden die Finger jeweils 3 Gelenke. Das Grundgelenk ist anatomisch ein Kugelgelenk, die beiden übrigen Gelenke sind Scharniergelenke. Durch die straffen Kollateralbänder, die sich bei der Beugung anspannen, wird die Rotationsbewegung gehemmt und die Abspreizbewegung bei der Beugung zunehmend eingeschränkt. Mittel- und Endgelenke sind Scharniergelenke. Während die Streckersehnen in die einheitliche Dorsalaponeurose übergehen, liegen die Beugersehnen in einem osteofibrösen Kanal mit einer hochdifferenzierten Sehnenscheide, die durch eine Vagina fibrosa mit bandartigen Verstärkungszügen (Pars anularis und cruciformis) am Knochen fixiert ist. Die Sehnenscheiden sind zum Teil mit faserknorpeligen Platten in die Gelenke einbezogen. Zur Vermeidung von Beugekontrakturen geht man zur Eröffnung der Sehnenscheiden nicht von ventral, sondern von lateral aus vor. Die Gelenkspalten der Fingergelenke liegen nicht in Höhe der dorsalen Hautfalten, sondern sind etwas distal davon, beim Grundgelenk etwa 1 cm, beim Mittelgelenk $^1/_2$ cm, beim Endgelenk $^1/_4$ cm unterhalb der jeweiligen Beugekuppe tastbar (Abb. 152). Eine Sonderstellung nimmt der Daumen ein. Das Os metacarpale I artikuliert mit den Os trapezium (früher multangulum majus) in Höhe der Handwurzel in Form eines 2achsigen Sattelgelenkes, das Ab- und Adduktionen sowie Repositions- und Oppositionsbewegungen erlaubt und die Hand erst zur vollwertigen Greifhand macht. Die Kapsel dieses Gelenkes ist relativ schwach, so daß Luxationen nicht selten sind (5% aller Verrenkungen). Wegen der besonderen Nachgiebigkeit der Kapselwand kommen Luxationen hier relativ häufig vor.

Die Leitungsbahnen (Nn. digitales dorsales, Nn. digitales palmares proprii) laufen in der Längsrichtung jeweils an den Seiten der Finger, wobei ein dorsales und ein palmares Gefäßnervenpaar gebildet werden (Abb. 153). Die dorsalen Gefäße und Nerven er-

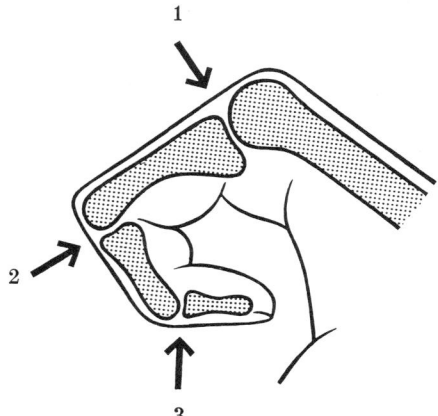

Abb. 152. Lage der Fingergelenkspalten bei Beugung (R).
1 = Grundgelenk; 2 = Mittelgelenk; 3 = Endgelenk

Sensible Innervation der Finger

Dorsal:	2½ Finger vom N. radialis (R. superficialis) 2½ Finger vom N. ulnaris (R. dorsalis)	*bilden jeweils die:*	Nn. digitales dorsales n. radialis bzw. ulnaris
Volar:	1½ Finger vom N. ulnaris (R. superficialis) 3½ Finger vom N. medianus (Nn. digitales palmares comm.)	*bilden jeweils die:*	Nn. digitales palmares proprii n. ulnaris bzw. mediani

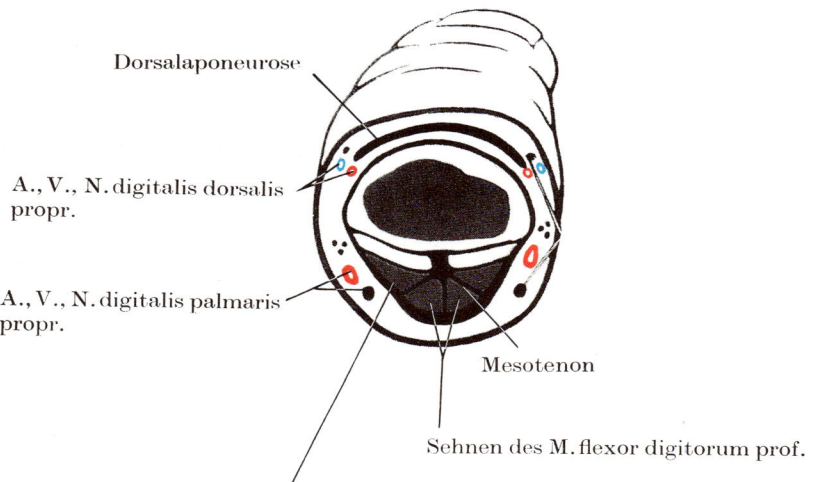

Abb. 153. Querschnitt durch die Grundphalanx zur Demonstration der Lage der Leitungsbahnen (D).

schöpfen sich bereits im Bereich der Mittelphalanx, so daß die kräftigeren, palmaren Leitungsbahnen distalwärts deren Versorgungsgebiet mitübernehmen. Wegen der ausgiebigen Anastomosen empfiehlt es sich daher bei Leitungsanästhesien, sowohl das dorsale als auch das palmare Nervenpaar auszuschalten, was meist im Bereich der Grundgelenke geschieht.

5. Bewegungsstörungen der Hand

Radialislähmung: Die Dorsalextensoren der Hand, der Finger und des Daumens, der M. brachioradialis und supinator sowie der M. abductor pollicis longus fallen aus. Es ergibt sich das Bild der »Fallhand« oder »Kußhand«. Wegen des Übergewichtes der Beuger ist das Handgelenk extrem gebeugt, der Daumen kann nicht abduziert und gestreckt werden. Bei gestrecktem Arm ist die Supination unmöglich, bei gebeugtem Arm kann mit Hilfe des Bizeps noch supiniert werden. Die Sensibilität ist nur in einem kleinen Bezirk dorsal über dem Spatium interosseum I gestört und muß gezielt in dieser Zone geprüft werden.

Ulnarislähmung: Der Ausfall des ulnaren Hand- und tiefen Fingerbeugers des Unterarmes ist praktisch bedeutungslos. Wichtig ist dagegen die Parese der kleinen, vom N. ulnaris innervierten Handmuskeln (alle Mm. interossei, die Mm. lumbricales III und IV und der M. adductor polli-

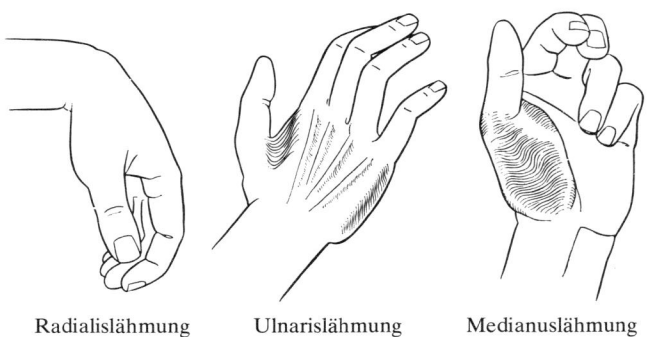

Radialislähmung   Ulnarislähmung   Medianuslähmung

Abb. 154. Lähmungsformen der Hand [nach MUMENTHALER (R)]. Atrophierende Muskelgruppen hervorgehoben.

cis). Die Interossei bewirken normalerweise eine Beugung in den Fingergrundgelenken und eine Streckung in den Mittel- und Endgelenken der Finger. Bei Ulnarislähmung treten durch das Übergewicht der Extensoren eine Hyperextension in den Grundgelenken und eine Beugung in den Mittel- und Endgelenken besonders der ulnaren zwei Finger ein (sog. *Krallen- oder Klauenhand*). Die Ab- und Adduktionsbewegungen der Finger sind gestört. 4. und 5. Finger können nicht ganz aneinander adduziert werden und stehen etwas ab. Das kräftige Festhalten eines Papiers zwischen Daumen und Zeigefinger ist nur bei Beugung des Daumenendgliedes möglich. Der Daumen steht abduziert (Lähmung des Adduktors). Die Sensibilität ist sowohl dorsal als auch palmar an der ulnaren Handkante und am kleinen Finger gestört. Besonders charakteristisch ist die scharfe Grenzlinie in der Mitte des Ringfingers.

Medianuslähmung: Ausgefallen sind die Mm. pronatores, die Unterarmbeuger mit Ausnahme des ulnaren Kopfes vom Flexor digitorum prof. und des M. flexor carpi ulnaris, die Daumenballenmuskulatur mit Ausnahme des Adduktors und des tiefen Kopfes vom Flexor, die vom N. ulnaris innerviert werden. Auf diese Weise fehlt die Abduktions- und Oppositionsfähigkeit des Daumens, der langgestreckt dem Zeigefinger anliegt (sog. *Affenhand*). Die Beugung der Mittel- und Endgelenke der ersten 3 Finger ist gestört. Beim 4. und 5. Finger kann die Ulnarismuskulatur noch eine gewisse Beugung bewirken. Die Pronation ist stark eingeschränkt, ebenso die Radialabduktion und die Beugung im Handgelenk. Der Daumenballen atrophiert, da die Thenarmuskulatur in der Hauptsache vom Medianus innerviert wird. Da der M. adductor pollicis noch funktioniert, kann man zwischen Daumen und Zeigefinger noch ein Stück Papier festhalten, auch wenn die Flexoren gelähmt sind (Karten-Test). Im ganzen entsteht das Bild der *Schwurhand oder Geburtshelferhand*. Ein Sensibilitätsausfall findet sich volar an der radialen Seite der Hand und den 3½ radialen Fingern, aber auch dorsal an den Endgliedern des 2. und 3. Fingers.

Topographische Anatomie der unteren Extremität

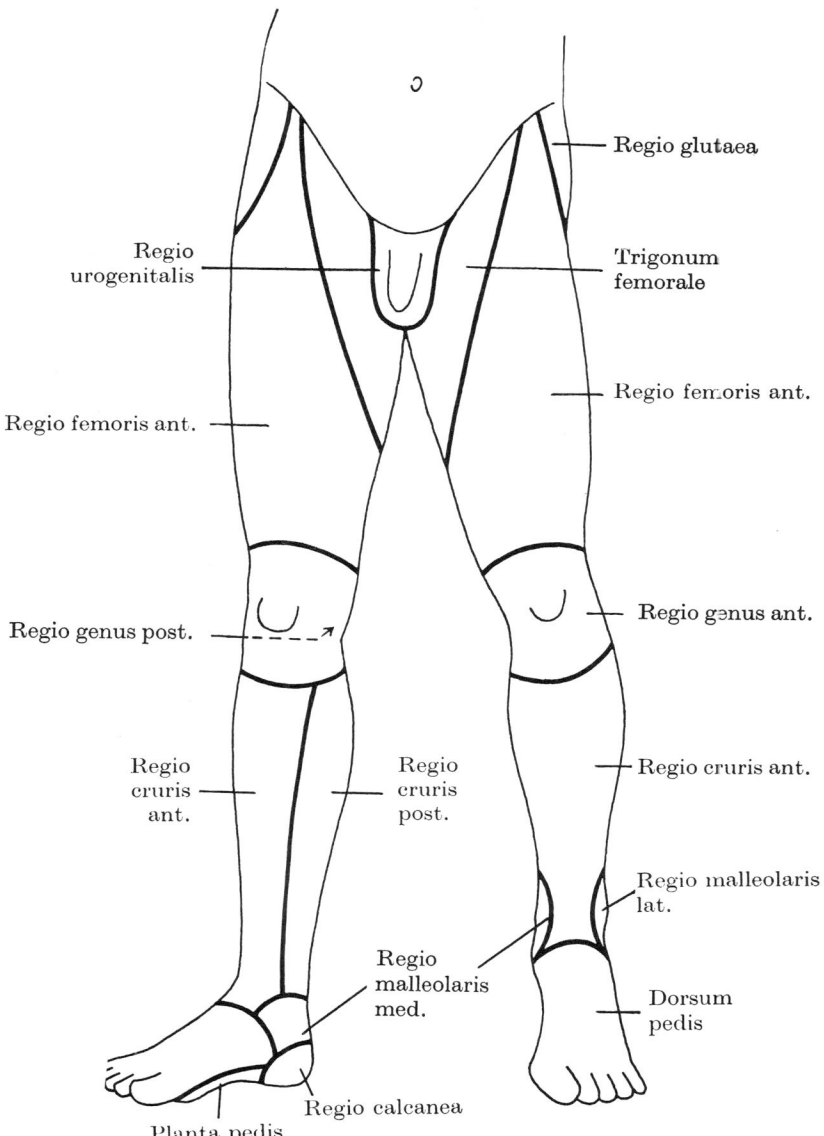

Regio glutaea

Regio urogenitalis

Trigonum femorale

Regio femoris ant.

Regio femoris ant.

Regio genus post.

Regio genus ant.

Regio cruris ant.

Regio cruris post.

Regio cruris ant.

Regio malleolaris lat.

Regio malleolaris med.

Dorsum pedis

Regio calcanea

Planta pedis

Das Bein ist eine mehr statische, der Arm eine mehr dynamische, auf Beweglichkeit hin konstruierte Gliedmaße. Der Beckengürtel ist fest mit dem Rumpf verbunden. Die Sakroiliakalgelenke sind Amphiarthrosen. Lange, auf den Rumpf übergreifende Muskeln wie beim Schultergürtel gibt es am Bein nicht. Während die Leitungsbahnen den Arm als einheitliches Bündel von der Achselregion aus erreichen, hat die entwicklungsgeschichtliche Drehung und Streckung des Beines in die Vertikale zu einer Teilung in 3 Gefäßnervenstraßen geführt. Ventral erreichen die Leitungsbahnen das Bein unter dem Leistenband durch die Lacuna vasorum und musculorum,

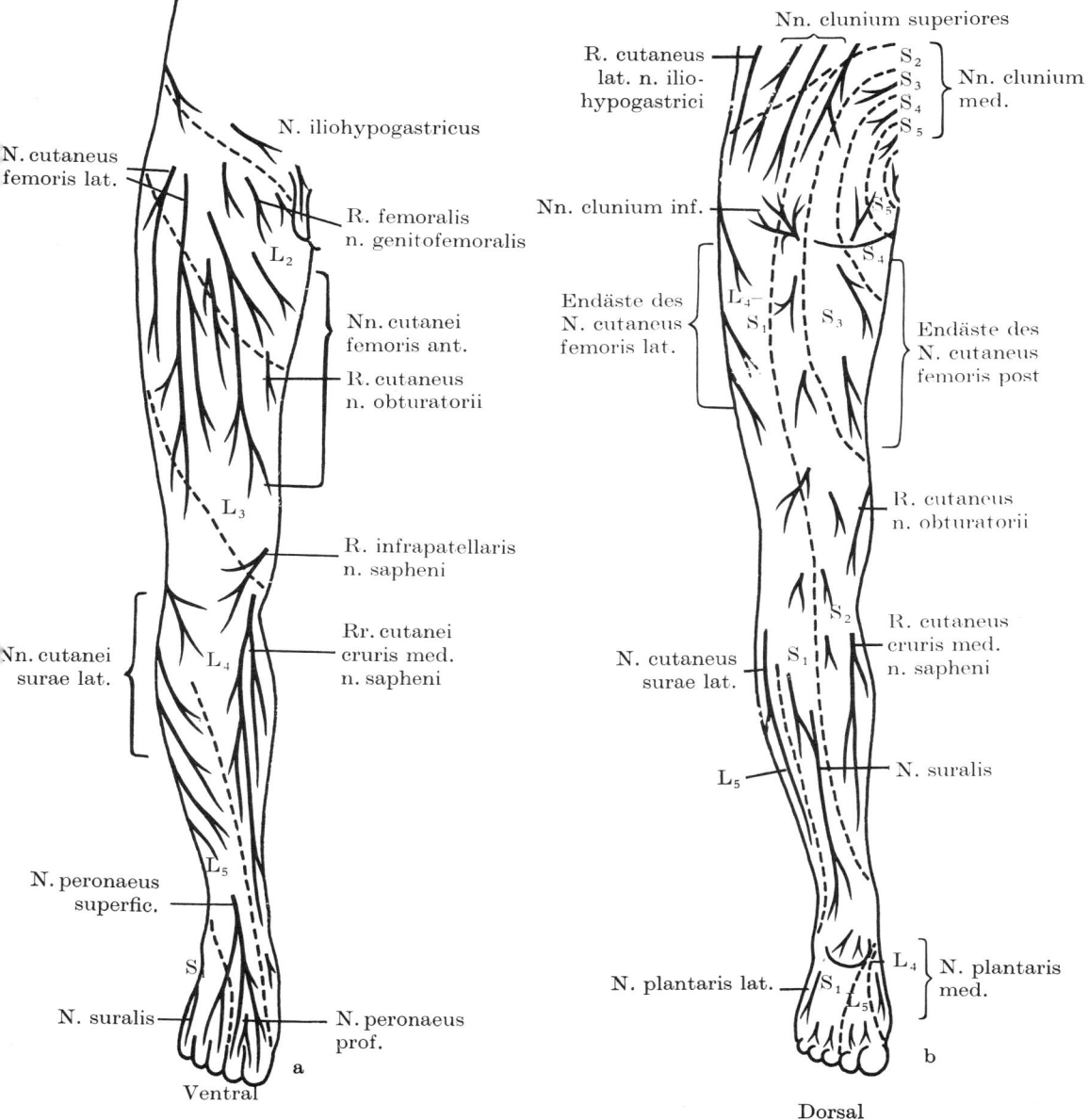

Abb. 155. Segmentgliederung und Hautnerven am Bein.

medial durch den Canalis obturatorius und dorsal durch das Foramen ischiadicum majus und minus über die Glutealregion.

Ähnlich wie an der oberen Extremität hat das embryonale ungleichmäßige Streckungswachstum des Beines zu einer Umgruppierung der Segmentgliederung geführt (Abb. 155). Die zentralen Segmente von L_5 und S_1 sind dabei am stärksten nach kaudal verlagert und in die Länge gezogen worden. Die Segmente L_5, S_1 und S_2 sind hauptsächlich auf der Streckseite des Beines, S_1 auf den lateralen, L_5 auf den medialen Fußrand, S_3–S_5 auf die Genital- und Analregion verlagert worden (Abb. 155).

Die untere Gliedmaße wird als Abkömmling der ventral gelegenen Extremitätenknospe nur von den ventralen Wurzeln der Spinalnerven, die den Plexus lumbosacralis bilden, versorgt. Der Plexus lumbosacralis setzt sich aus dem Plexus lumbalis (Th_{12}–L_3) und dem Plexus sacralis (L_4–S_5) zusammen. Rudimentäre Kokzygealnerven schließen sich an. Der N. ischiadicus ist der mächtigste Ast des Plexus sacralis (hauptsächlich aus L_5 und L_4). Bei Ischialgien sind daher häufig streifenförmige Sensibilitätsstörungen an der lateralen Seite des Oberschenkels (»Generalsbiese«) zu beobachten.

I. Beckengürtel

1. Regio glutaea

Begrenzung: Kranial: Beckenrand (Crista iliaca)
Kaudal: Glutealfalte (Sulcus glutaeus)
Medial: Analrinne (Crena ani)
Ventral: Vorderrand des M. tensor fasciae latae und Spina iliaca ant. sup.

Das äußere Erscheinungsbild der Glutealregion wird weitgehend vom M. glutaeus maximus, dessen unterer Rand aber nicht die Gesäßfalte hervorruft, sondern diese schräg kreuzt, bestimmt (Abb. 156). Die Gesäßfalte entsteht durch einen Fasztenstreifen, der vom Tuber ischiadicum ausgeht und das subkutane Fettpolster rafft. Lähmungen der Muskulatur, Luxationen u. a. lassen diese Falte verschwinden und geben damit wichtige Hinweise auf die Art der Erkrankung.

Hautnerven: Nn. clunium sup. (aus den dorsalen Ästen der Spinalnerven von L_1–L_3)
Nn. clunium med. (aus den dorsalen Ästen der Spinalnerven von S_1–S_3)
Nn. clunium inf. (aus dem N. cutaneus femoris post. des Plexus sacralis)

Die Glutealfaszie scheidet den M. glutaeus maximus vollständig ein. Sie greift zwischen die groben Muskelbündel in die Tiefe und schafft dadurch eine Kammerung. Abszesse bleiben daher häufig auf diese Kammern beschränkt. Über dem M. glutaeus medius und minimus wird die Glutealfaszie sehr derb. Die beiden kleinen Mm. glutaei liegen somit in einer straffen Bindegewebsloge, so daß entzündliche Prozesse (am häufigsten Spritzenabszesse) auf die Loge beschränkt bleiben und durch die Spannung der Faszie sehr schmerzhaft werden können. Unter dem Glutaeus maximus findet sich ein ausgedehnter Fett- und Bindegewebsraum (Spatium subglutaeale), der stellenweise eine Dicke von 2 cm erreicht. Der Boden dieses Raumes wird von den sog. kleinen Außenrollern des Hüftgelenkes (M. piriformis, M. obturatorius int., M. gemellus sup. und inf., M. quadratus femoris) gebildet. Das Spatium subglutaeale ist die Hauptgefäßnervenstraße für Gesäß und Bein. Mit den Bindegewebsräumen des Beckens steht dieser Raum durch die Foramina ischiadica in Verbindung. Durch den subglutealen Bindegewebsraum können Eiterungen oder Senkungsabszesse über den Gesäßmuskel hinaus bis in die Kniekehle vordringen.

Das Foramen ischiadicum majus wird durch den vom Kreuzbein zum Trochanter ziehenden M. piriformis in das Foramen supra- und infrapiriforme untergliedert. Das Foramen suprapiriforme ist kleiner und von einer festen Bindegewebsplatte abgeschlossen. Hernien kommen daher fast nur im Bereich des Foramen infrapiriforme vor. Die pudendalen Leitungsbahnen verlassen das kleine Becken durch das Foramen infrapiriforme, ziehen dann um die Spina ischiadica und das Lig. sacrospinale herum und dringen in die Fossa ischiorectalis ein (Abb. 157). Sie umgehen damit den hinteren Rand des M. levator ani, verlaufen aber innerhalb der relativ derben Faszie des M. obturatorius int. (Alcockscher Kanal) und sind dadurch vom Bindegewebsraum der Fossa ischiorectalis gut abgegrenzt. Entzündliche oder phlegmonöse Prozesse dringen deshalb selten in die Fossa ischiorectalis vor, sondern bleiben auf die Gesäßregion beschränkt. Auch Hernien werden hier kaum beobachtet. Bei *intramuskulären Injektionen* muß die Region der Foramina ischiadica vermieden werden, da sonst die Gefahr einer Ischiadikus- oder Glutealnervenschädigung besteht. Man teilt die ganze Glutealregion durch ein aufrechtes Kreuz in 4 Quadranten und injiziert in den äußeren oberen Quadranten (vgl. Pfeil in Abb. 156). Die Injektion erfolgt damit nicht in den M. glutaeus maximus sondern medius. Bei der *ventroglutealen Injektion* (v. HOCHSTETTER) liegt die Einstichstelle etwas weiter vorne, in dem Dreieck zwischen Spina

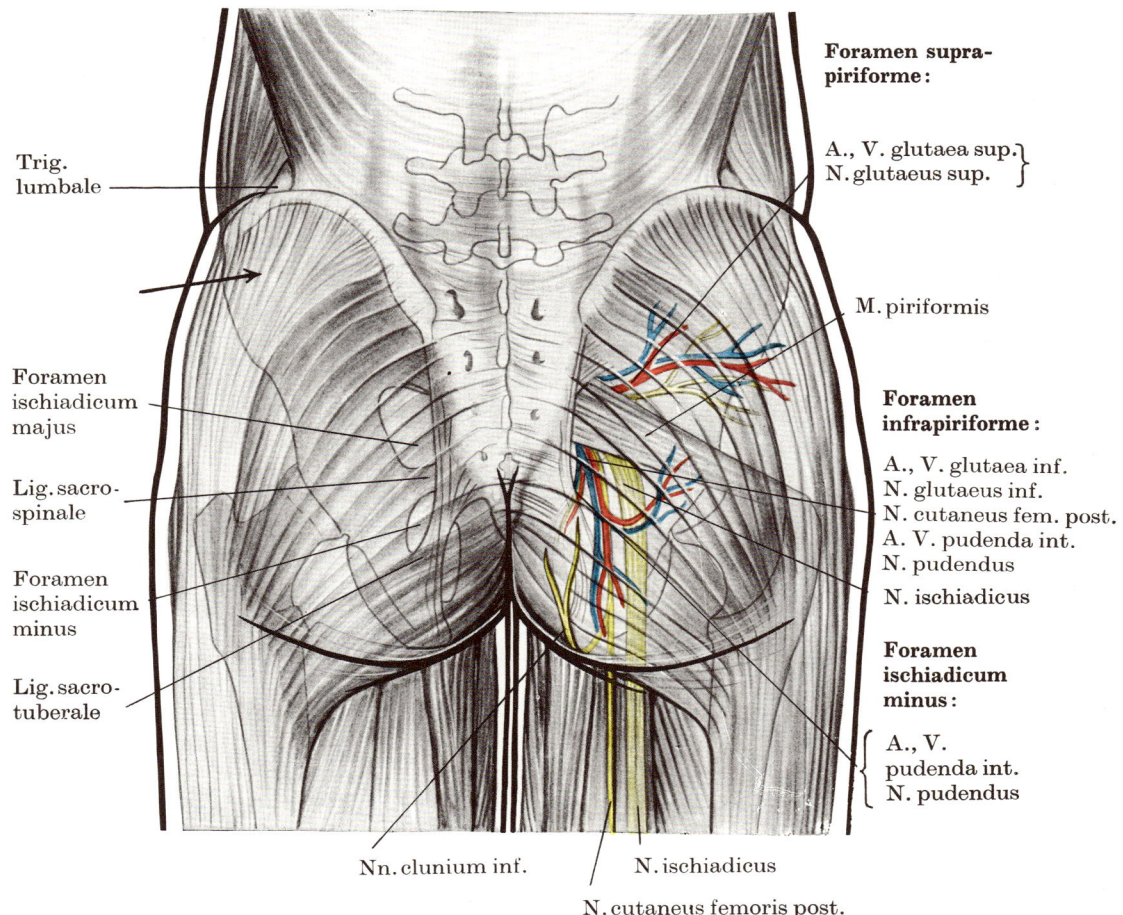

Abb. 156. Regio glutaea. Der Pfeil deutet die Lokalisation der Nadel bei intramuskulären Injektionen an (K).

iliaca ant. sup., Eminentia cristae iliaca und Trochanter major. Man spritzt in das ventrale Drittel des M. glutaeus medius.

Das Bild einer *Parese des N. glutaeus sup.* (der Nerv innerviert den M. glutaeus medius, minimus und tensor fasciae latae) ist durch den Watschelgang (Absinken des Beckens zur Schwungbeinseite) charakterisiert (sog. positives Trendelenburgsches Zeichen). Eine Läsion des *N. glutaeus inf.* bewirkt eine Parese des M. glutaeus maximus mit hochgradiger Beeinträchtigung der Hüftextension, merklich z. B. besonders beim Treppensteigen. *Ischiadikusparesen,* die ebenfalls durch unsachgemäße Injektionen, aber auch im Anschluß an Schenkelhalsoperationen oder durch Beckenfrakturen zustande kommen können, sind durch entsprechende Ausfälle des N. peronaeus oder N. tibialis gekennzeichnet.

1. Durchtritte der Leitungsbahnen im Foramen ischiadicum majus (Abb. 156, 157)

a) Foramen suprapiriforme
N. glutaeus sup. aus dem Plexus sacralis,
A. und V. glutaea sup. (aus den Vasa iliaca int.).
    (Diese Leitungsbahnen versorgen den M. glutaeus medius und minimus sowie den M. tensor fasciae latae).

b) Foramen infrapiriforme
N. ischiadicus – kann schon hier in seine beiden Hauptstämme (N. tibialis und N. peronaeus comm.) geteilt sein – innerviert den gesamten Unterschenkel und Fuß, am Oberschenkel nur die ischiokrurale Muskulatur.
N. glutaeus inf. (aus Plexus sacralis für den M. glutaeus maximus),
N. cutaneus femoris post. (sensibler Ast aus dem Plexus sacralis für die Dorsalseite von Oberschenkel und Gesäß),
A. und V. glutaea inf. (aus den Vasa iliaca int. für den M. glutaeus maximus),
Rr. musculares (aus dem Plexus sacralis für die kleinen Gesäßmuskeln),
A. und V. pudenda int. (aus den Vasa iliaca int.) und der N. pudendus (aus Plexus sacralis, S$_1$–S$_3$), beide für die Versorgung von Damm, Anal- und Genitalregion (vgl. S. 175, 188).

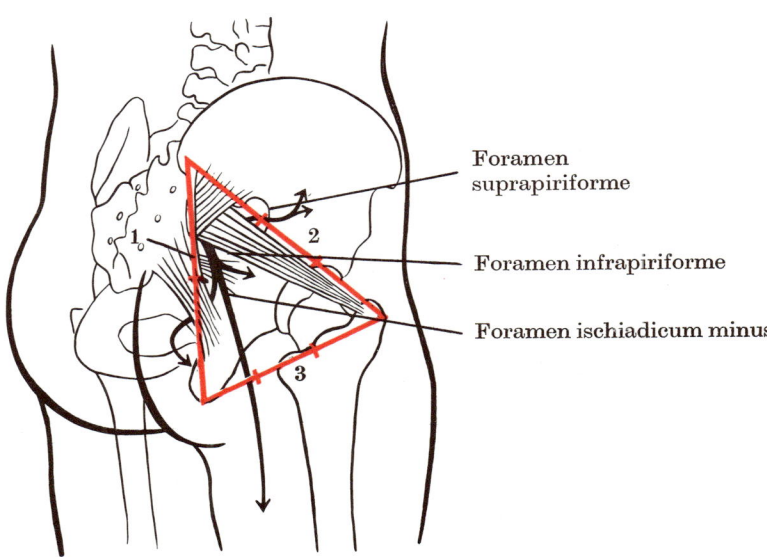

Abb. 157. Hilfslinien im Bereich der Glutealregion zur Orientierung über die Lage der Foramina ischiadica und der großen Leitungsbahnen [modif. nach v. Lanz u. Wachsmuth (D)].

2. Durchtritte im Foramen ischiadicum minus

M. obturatorius int.
A. und V. pudenda int.
N. pudendus

Zur chirurgischen Aufsuchung der Foramina ischiadica haben sich vor allem 3 Hilfslinien (s. Ziffern in Abb. 157) bewährt:

1. Die Spina-Tuber-Linie: Zwischen Spina iliaca post. sup. und Tuber ischiadicum. – In der Mitte liegt das Foramen infrapiriforme (Aufsuchen des N. ischiadicus, der Vasa pudenda, Unterbindung der A. glutaea inf.).
2. Die Spina-Trochanter-Linie: Verbindungslinie vom Trochanter major zur Spina iliaca post. sup. – Zwischen mittlerem und oberem Drittel liegt das Foramen suprapiriforme (Unterbindung des A. glutaea sup.).
3. Die Tuber-Trochanter-Linie: Verbindungslinie vom Trochanter major zum Tuber ischiadicum. – Zwischen innerem und mittlerem Drittel kann der N. ischiadicus aufgesucht werden. Der N. ischiadicus liegt an dieser Stelle – unter dem Glutaeus maximus hervortretend – lateral vom langen Bizepskopf, unmittelbar unter der Fascia lata. Eng benachbart, aber oberhalb der Faszie, läuft der N. cutaneus femoris post. im subkutanen Bindegewebe distalwärts.

2. Hüftgelenk (Articulatio coxae)

Das Hüftgelenk ist ein dreiachsiges Nußgelenk mit tiefer Pfanne (Acetabulum) und außerordentlich straffem Bandapparat. Die Kapsel setzt hinter dem Labrum acetabulare an, so daß die Gelenklippe frei in den Gelenkraum hineinragt und die Gelenkpfanne weiter vertieft wird. Die Kapsel reicht vorn bis zur Linea intertrochanterica, hinten dagegen nur bis zur Mitte des Schenkelhalses. Auf diese Weise liegt die Epiphysenlinie innerhalb des Gelenkes. Während der Wachstumsperiode existiert für die Ernährung des Gelenkkopfes eine besondere Arterie, die im Lig. capitis femoris verläuft und wahrscheinlich in höherem Alter obliteriert (R. acetabularis der A. obturatoria). Da die Gelenkkapsel vorn (Lig. iliofemorale), medial (Lig. pubofemorale) und lateral-oben (Lig. ischiofemorale) durch starke Bänder verstärkt ist, kommen die allerdings seltenen Luxationen bevorzugt im hinteren und unteren Bereich vor.

Luxatio iliaca (57%) – nach hinten-oben zwischen Lig. iliofemorale und ischiofemorale
Luxatio ischiadica (18%) – nach unten-hinten zwischen Lig. ischiofemorale und pubofemorale
Luxatio suprapubica (20%) – nach vorn-oben zwischen Lig. iliofemorale und pubofemorale
Luxatio obturatoria (5%) – nach vorn-unten zwischen Lig. pubofemorale und ischiofemorale

Der Schenkelhalsschaftwinkel (Kollodiaphysenwinkel) ist bei beiden Geschlechtern gleich (mittlere Schwankungsbreite 120–133°), beim Neugeborenen etwa 150°, nach Einsetzen des aufrechten Ganges um 140°, in der Pubertät etwa 133°, im Greisenalter durchschnittlich 120°. Wird der Winkel kleiner als 128°, spricht man von einer Coxa vara; über 138° von einer Coxa valga.
Der Bandapparat ist bei leichter Abduktion, Beugung und Außenrotation am besten entspannt, das Volumen des Kapselraumes am größten. Das ist die Lage, die der Patient bei Hüftgelenksentzündungen automatisch einnimmt. In fortgeschrittenen Stadien (Einschmelzung des Pfannendaches, Lockerung des Lig. iliofemorale) tritt allerdings eine sekundäre Zwangshaltung in Form einer Beugung mit Innenrotation und Adduktion auf. Der Kapselraum kommuniziert in der Regel mit der Bursa iliopectinea, die sich an der Kreuzungsstelle mit dem M. iliopsoas bildet. Psoasabszesse können daher auf das Hüftgelenk übergreifen. *Punktionen* des Gelenkes sind wegen der Nachbarschaft der großen Leitungsbahnen von ventral oder dorsal schwer möglich. Man punktiert das Gelenk daher meist von lateral-vorn unterhalb der Spina iliaca ant. sup. am lateralen Sartoriusrand oder mehr von der Seite (Abb. 159).

Da das Hüftgelenk nicht palpabel ist, kann man sich am besten an der Trochanterspitze über die Stellung des Gelenkkopfes orientieren. Bei der Diagnose von Schenkelhalsbrüchen oder Luxationen sind folgende Linien hilfreich (Abb. 158):

Roser-Nélatonsche Linie: Verbindungslinie zwischen Tuber ischiadicum, Trochanter major und Spina iliaca ant. sup. – Nur bei leichter Beugung und Normalisierung zu verwerten. Durch Ab- bzw. Adduktion wird die Stellung des Trochanter major verändert und die Linie diagnostisch nicht mehr verwendbar.

Shoemakersche Linie: Verbindungslinie zwischen Trochanterspitze und Spina iliaca. Projiziert sich normalerweise auf einen Punkt oberhalb des Nabels. Bei Luxation oder Verlagerung des Trochanters nach oben projiziert sich die Linie auf einen Punkt unterhalb des Nabels.

Bryantsches Dreieck: Die Verbindungslinie zwischen Trochanter und Spina iliaca bildet die Hypotenuse eines rechtwinkligen und gleichschenkeligen Dreiecks. Bei Trochanterhochstand bleibt das Dreieck zwar rechtwinklig, aber nicht mehr gleichschenklig. – Kann nur bei Normalhaltung in Streckstellung verwendet werden.

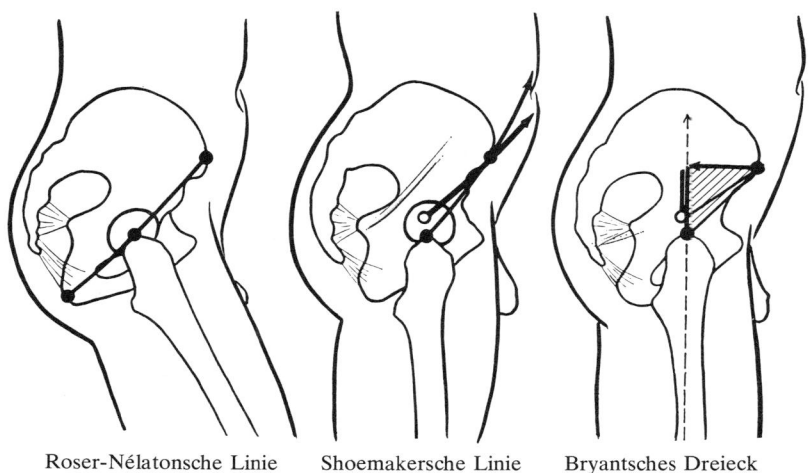

Roser-Nélatonsche Linie   Shoemakersche Linie   Bryantsches Dreieck

Abb. 158. Hilfslinien zur Bestimmung der Lage des Hüftgelenkes [nach v. Lanz u. Wachsmuth (D)].

II. Bein

1. Regio femoris anterior

Begrenzung: Lig. inguinale
Tractus iliotibialis
M. gracilis
Die Region umfaßt die Vorderfläche des Oberschenkels bis handbreit oberhalb des Knies.

Die 3 Hauptgruppen der Oberschenkelmuskulatur (Beuger, Strecker, Adduktoren) bilden keine so isolierten, durch Septa intermuscularia abgegrenzten Logen wie die Beuger und Strecker am Arm.

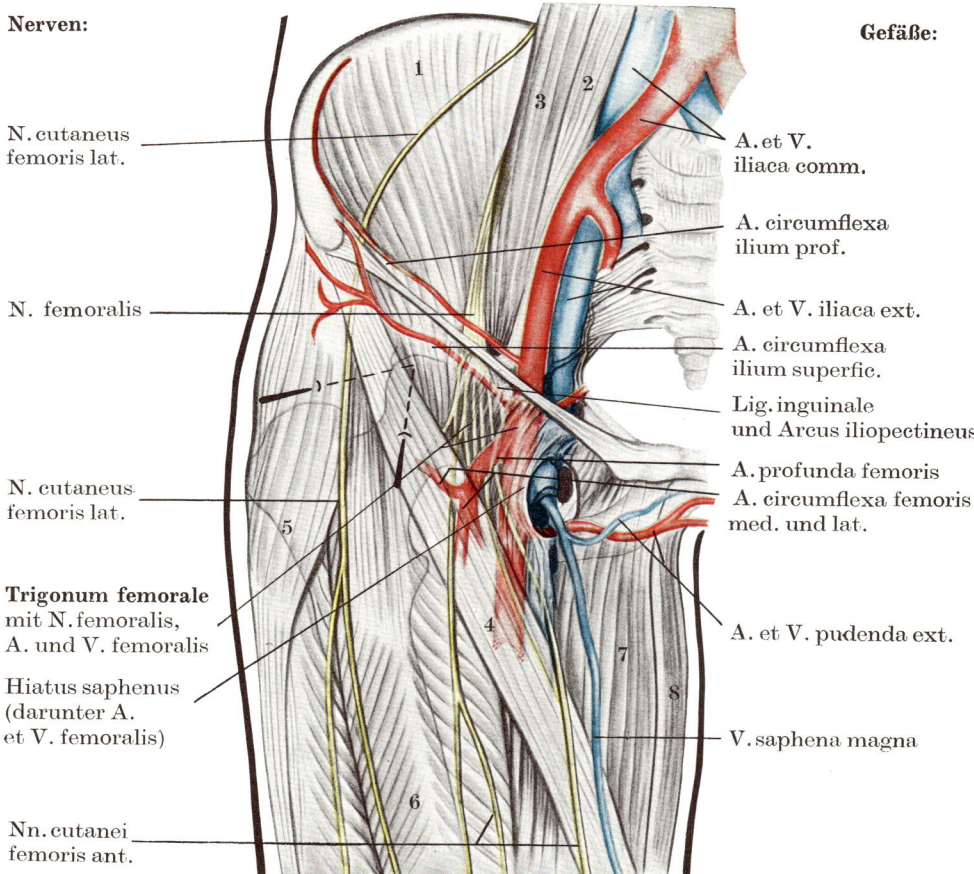

Nerven:

N. cutaneus
femoris lat.

N. femoralis

N. cutaneus
femoris lat.

Trigonum femorale
mit N. femoralis,
A. und V. femoralis

Hiatus saphenus
(darunter A.
et V. femoralis)

Nn. cutanei
femoris ant.

Gefäße:

A. et V.
iliaca comm.

A. circumflexa
ilium prof.

A. et V. iliaca ext.

A. circumflexa
ilium superfic.

Lig. inguinale
und Arcus iliopectineus

A. profunda femoris
A. circumflexa femoris
med. und lat.

A. et V. pudenda ext.

V. saphena magna

Abb. 159. Regio femoris anterior. Die Linien geben die Richtung der Nadelführung bei intraartikulären Injektionen an (K).

Muskeln: 1 = M. iliacus   4 = M. sartorius   7 = M. adductor longus
2 = M. psoas minor   5 = M. tensor fasciae latae   8 = M. gracilis
3 = M. psoas major   6 = M. quadriceps femoris

Die Schenkelfaszie (Fascia lata) schließt alle Muskelgruppen einheitlich zusammen. Sie besitzt unterhalb des Leistenbandes eine dünne, perforierte Stelle (Fascia cribrosa), unter der sich der Hiatus saphenus befindet. Durch den Hiatus gelangt die V. saphena magna in die unter der Faszie gelegene V. femoralis. Die begleitenden Lymphgefäße münden in die tiefen inguinalen Lymphknoten ein. Die V. saphena magna ist die mächtigste epifasziale Hautvene des Beines, die am medialen Rand des Unterschenkels die venösen Geflechte des Fußrückens zu einem einheitlichen Stamm zusammenfaßt und am Oberschenkel meist noch einige akzessorische Hautvenen

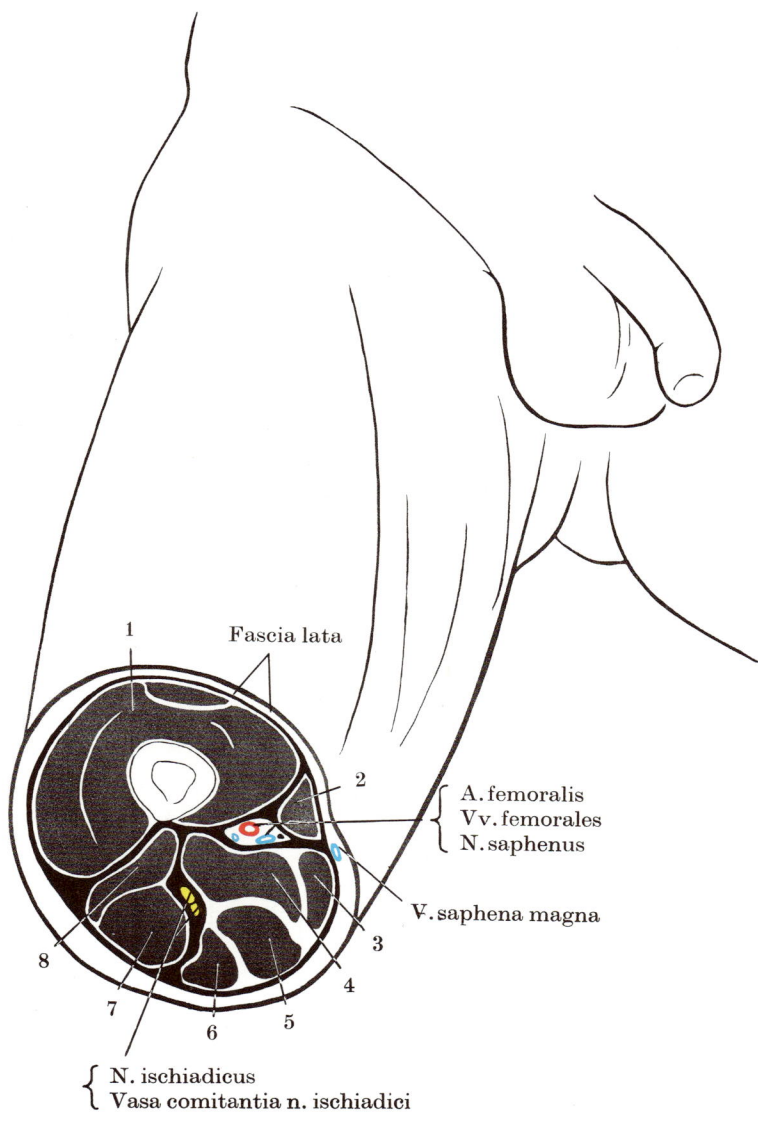

Abb. 160. Oberschenkelquerschnitt zur Darstellung der Lage der Gefäßnervenstraßen (D).

1 = M. quadriceps	4 = Mm. adductores	6 = M. semitendinosus
2 = M. sartorius	5 = M. semimembranosus	7, 8 = M. biceps femoris
3 = M. gracilis		

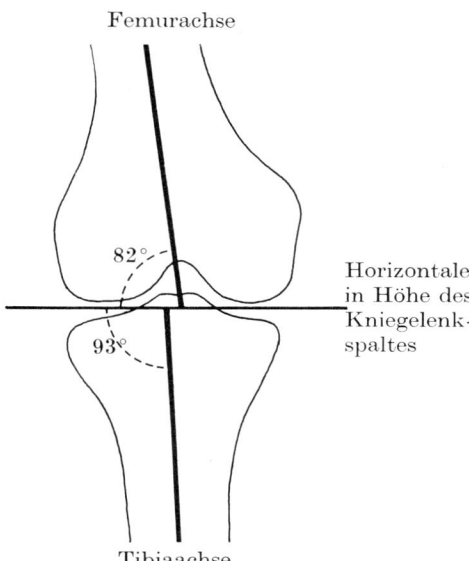

Abb. 161. Der Schenkelschaftkniewinkel beträgt beim Erwachsenen 82°, der Schienbeinkniewinkel 93°. Bei O-Beinen (Genu varum) sind die Winkel größer, bei X-Beinen (Genu valgum) kleiner [nach v. LANZ u. WACHSMUTH (R)].

aufnimmt. In der Leistenbeuge münden auch die oberflächlichen Bauchwandvenen (V. epigastrica superfic.) und die Venen des äußeren Genitales (Vv. pudendae ext.) in die V. saphena magna. Die zahlreichen Lymphknoten ordnen sich winkelförmig an, so daß ein vertikaler und ein horizontaler Trakt entstehen. Der vertikale Trakt enthält in der Hauptsache die regionären Lymphknoten des Beines, in den horizontalen Trakt strömt die Lymphe der vorderen Bauchwand, des Genitales, der Damm- und Analregion sowie bei der Frau auch die des Uterus (Tubenwinkelbereich), die die Inguinalregion über das Lig. teres und den Leistenkanal erreicht. Die Unterscheidung einer horizontalen und einer vertikalen Lymphknotenreihe kann daher u. U. wertvolle diagnostische Hinweise liefern.

An der Vorderfläche des Oberschenkels durchbrechen die Hautäste des N. femoralis die Fascia lata (Nn. cutanei ant.). Die sensible Versorgung wird lateral durch den N. cutaneus femoris lat. und medial durch den R. cutaneus n. obturatorii vervollständigt (Abb. 155, 159). Da der N. obturatorius sowie der R. femoralis n. genitofemoralis an der Wand des kleinen Beckens (Regio ovarica) vorbeiziehen, können »ausstrahlende« Schmerzen an der medialen Seite des Oberschenkels Hinweise auf Erkrankungen der Beckenorgane geben.

Trigonum femorale: Durch den schrägen Verlauf des M. sartorius wird unterhalb des Leistenbandes das trichterförmige *Trigonum femorale* (Regio inguinalis) abgegrenzt, dessen Boden der M. iliopsoas und M. pectineus und dessen mediale Begrenzung der M. adductor longus bildet. Es enthält die aus dem Becken kommenden Leitungsbahnen für das Bein. Die derbe Iliopsoasfaszie verbindet sich mit dem Leistenband durch den Arcus iliopectineus, wodurch die Lacuna vasorum und musculorum voneinander getrennt werden. *Femoralhernien* bevorzugen die Lacuna vasorum. Sie können durch den Hiatus saphenus an die Oberfläche treten, wobei der halbmondförmige Faszienstreifen des Hiatus (Margo falciformis) zu einer Inkarzeration des Bruches Veranlassung geben kann. Senkungsabszesse, die etwa von der Lendenwirbelsäule ausgehen, wandern unter der Psoasfaszie kaudalwärts. Sie können durch die Lacuna musculorum in das Trigonum femorale eintreten und schließlich ebenso durch den Hiatus saphenus an die Oberfläche dringen. Hernien oder Abszesse machen auf diese Weise aus dem pyramidenförmigen Bindegewebsraum des Trigonum femorale einen 3–4 cm langen Schenkelkanal (Canalis femoralis), der dann von der Lacuna vasorum (Anulus femoralis) bis zum Hiatus saphenus reicht. Normalerweise existiert kein abgrenzbarer Kanal dieser Art, da die Lacuna vasorum durch eine dünne, allerdings unvollständige Bindegewebsmembran (Septum femorale) gegen die Bauchhöhle abgeschlossen wird. Die Auflockerung des Beckenbindegewebes während der Gravidität schwächt die Resistenz dieses Locus minoris resistentiae, weshalb Femoralhernien bei Frauen 4mal so häufig vorkommen wie bei Männern.

1. Lacuna musculorum

Abgrenzung: Lig. inguinale
Arcus iliopectineus
Os ilium
Durchtretende Gebilde: M. iliopsoas
N. cutaneus femoris lat. (aus dem Plexus lumbalis)
N. femoralis (aus dem Plexus lumbalis – Innervation der Streckmuskulatur des Oberschenkels)

2. Lacuna vasorum

Abgrenzung: Lig. inguinale
Arcus iliopectineus
Lig. lacunare und Lig. pectinale
Os pubis
Durchtretende Gebilde: A. femoralis (lateral)
V. femoralis (medial gelegen)
R. femoralis n. genitofemoralis
Lymphgefäße (Vasa lymphatica inguinales prof.)
Rosenmüllerscher Lymphknoten (»Lacuna lymphatica«)

Das ventrale Gefäßbündel des Beines betritt von einer eigenen Gefäßscheide umgeben die Regio femoralis durch die Lacuna vasorum. Wenige Zentimeter distal vom Leistenband zweigt die A. prof. femoris nach hinten ab, die sich rasch in die beiden Aa. circumflexae femoris lat. und med. aufteilt. Am Gefäßbündel können 3 Strecken unterschieden werden: 1. vom Lig. inguinale zum medialen Sartoriusrand, 2. die Strecke unter dem Sartorius und 3. die Strecke im Adduktorenkanal, über den die Gefäße die Kniekehle erreichen. Die Aa. circumflexae anastomosieren mit den Schenkel- und Beckengefäßen; die Endäste der A. prof. femoris bilden die Aa. perforantes (I, II und III) für die dorsale Oberschenkelregion.

Die A. femoralis liegt unter dem Leistenband sehr oberflächlich, etwa in der Mitte zwischen Spina iliaca und Symphyse. Sie kann hier zu diagnostischen und therapeutischen Zwecken punktiert werden (Arteriographie, intraarterielle Infusion usw.). Durch Druck gegen den knöchernen Beckenrand kann die Arterie auch an dieser Stelle abgeklemmt werden (Blutstillung in Notfallsituationen). Die V. femoralis schließt sich der Arterie medial an. Der N. femoralis liegt lateral von der A. femoralis (durch den Arcus iliopectineus von ihr getrennt) und projiziert sich etwa auf die Grenze des mittleren und lateralen Drittels der Distanz zwischen Spina iliaca und Symphyse. Er liegt unter der Faszie des Iliopsoas und wird daher bei Muskelprozessen häufig in Mitleidenschaft gezogen. Vom Hiatus saphenus kann er nur nach Spaltung der Iliopsoasfaszie dargestellt werden. Bei vaginalen Operationen in Steinschnittlage sind Femoralislähmungen beobachtet worden, die durch den Druck des Leistenbandes auf den Nerven zustande kommen sollen.

Das Gefäßbündel strebt dann in Begleitung des N. saphenus von der Fossa iliopectinea – in der Rinne zwischen Adduktoren und Streckmuskeln gelegen und vom Sartorius bedeckt – abwärts zum Canalis adductorius. Die Verlaufsrichtung der Leitungsbahnen entspricht einer schrägen Linie (Keensche Linie), die von der Mitte des Leistenbandes zum inneren Femurkondylus gezogen wird. Der sensible N. saphenus durchbricht aber bald die vordere Wand des Adduktorenkanals (Lamina vastoadductoria) zusammen mit der A. genus descendens und gelangt um den Femurkondylus herum an die mediale Seite des Unterschenkels. Im Adduktorenkanal gruppieren sich die Gefäße neu. Die Arterie bleibt vorn, der Lamina vastoadductoria dicht anliegend, die Vene verlagert sich zunehmend nach hinten. Diese Topographie wird auch in der Kniekehle beibehalten, wo die Vene hautnäher lokalisiert ist. Als Faustregel kann man sich merken: Die A. femoralis versorgt hauptsächlich Unterschenkel und Fuß, die A. profunda femoris dagegen den Oberschenkel.

Für das chirurgische Aufsuchen der Leitungsbahnen des Beines gibt der M. sartorius eine gute Orientierung. Das Gefäßbündel kann entweder unter der Mitte des Leistenbandes, in der Mitte des Oberschenkels *medial* vom Sartorius oder handbreit oberhalb des Kniegelenkes *lateral* vom Sartoriusrand beim Eintritt in den Adduktorenkanal durch die Lamina vastoadductoria hindurch operativ erreicht werden.

2. Kollateralkreislauf an Becken und Oberschenkel

A. femoralis und Aa. iliacae bilden im ganzen 3 Anastomosensysteme aus: 1. am Beckenkamm, 2. am Hüftgelenk und 3. am Oberschenkelhals. Die A. profunda femoris, die in der Regel 3–6 cm unterhalb des Leistenbandes aus der Femoralis entspringt, entläßt 2 größere Äste, die A. circumflexa femoris lat. und med. Variationen der Astfolge und des Aufzweigungsmodus sind in dieser Region besonders häufig. Die A. circumflexa femoris lat. unterkreuzt den N. femoralis und verläuft unter dem M. rectus femoris, unter dem sie sich in einen aufsteigenden und einen absteigenden Ast teilt, nach lateral. Der R. ascendens anastomosiert mit der A. glutaea sup. und dem tiefen Ast der A. circumflexa femoris med., so daß ein vollständiger Gefäßkranz um den Schenkelhals herum ausgebildet ist. Die A. circumflexa femoris med. dringt medial zwischen M. iliopsoas und pectineus in die Tiefe und anastomosiert mit Ästen der A. obturatoria sowie der A. circumflexa femoris lat.

Die A. iliaca ext. kann gefahrlos unterbunden werden, da die beiden Aa. circumflexae ilium superfic. und prof., die dicht unterhalb des Leistenbandes abgehen, ausreichende Anastomosen nach dorsal mit der A. lumbalis oder iliolumbalis (aus der A. iliaca int.) eingehen. Auch die A. femoralis kann oberhalb des Abganges der A. profunda femoris unterbunden werden, da die A. profunda femoris mit Ästen der A. iliaca int. (A. glutaea sup. und A. obturatoria) ausreichende kollaterale Verbindungen besitzt. Unterhalb des Abganges der A. profunda femoris kann die Femoralarterie nicht unterbunden werden, da hier ausreichende Anastomosen fehlen.

3. Regio obturatoria

Diese Region gehört eigentlich noch zur vorderen Schenkelregion. Die Adduktorengruppe schiebt sich keilförmig zwischen die Extensoren und Flexoren des Oberschenkels ein und wird durch eine eigene Faszienloge abgeschlossen. Die Leitungsbahnen (Vasa obturatoria und der N. obturatorius) erreichen diese Loge durch den Canalis obturatorius. Die A. obturatoria, ein Ast der A. iliaca int., teilt sich nach Verlassen des Kanals in einen R. ant. und post. Sie liegt hinter dem M. pectineus, der bei der Präparation durchtrennt werden muß, und versorgt über das Lig. capitis femoris den Hüftgelenkskopf sowie die Adduktorenmuskulatur. Der R. post. anastomosiert dorsal mit der A. glutaea inf., der R. ant. mit der A. circumflexa femoris med. Der N. obturatorius spaltet sich am Oberrand des M. pectineus in einen oberflächlichen und einen tiefen Ast (R. superfic. und R. prof.). Der Hautast zieht zu einem kleinen Bezirk an der medialen Seite des Oberschenkels, die übrigen Äste versorgen die Adduktorenmuskulatur und beteiligen sich an der Innervation des M. pectineus.

Herniae obturatoriae sind relativ selten. Da sich der Bruchsack durch den engen Canalis obturatorius hindurchzwängen muß, kann der Nerv gegen den knöchernen Schambeinast gepreßt werden. Es resultieren ausstrahlende Schmerzen bis an die Innenseite des Oberschenkels. Der Bruch dringt in vorgeschrittenen Fällen in die Bindegewebstasche der Adduktoren ein und liegt dann unterhalb des M. pectineus.

Corona mortis: Die A. obturatoria entspringt in der Regel aus der A. iliaca int. und gibt vor ihrem Eintritt in den Canalis obturatorius einen R. pubicus ab, der mit der A. epigastrica inf. anastomosiert. Die A. obturatoria kann jedoch auch aus der A. iliaca ext. oder der A. epigastrica inf. entspringen und dann an der medialen Seite der Lacuna vasorum entlangziehen. Die operative Behandlung der Femoralhernien kann durch Gefäßanomalien dieser Art kompliziert werden, wobei in früheren Zeiten tödliche Blutungen beobachtet worden sind (sog. Corona mortis).

4. Regio femoris posterior

Begrenzung: Sulcus glutaeus
M. gracilis
Tractus iliotibialis
bis handbreit oberhalb des Knies

Die Dorsalseite des Oberschenkels besitzt kein einheitliches Gefäßnervenbündel. Die Gefäße kommen alle von ventral und durchbrechen als Äste der Vasa femoralia in regelmäßigen Abständen den Ansatz des M. adductor magnus dicht neben dem Femur (Aa. perforantes I, II und III). Die dorsalen Begleitgefäße des N. ischiadicus sind während der Stammesentwicklung obliteriert und nur noch in den gelegentlichen Vasa comitantia n. ischiadici erhalten geblieben. Der N. ischiadicus, der zunächst dem langen Bizepskopf lateral eng angelagert ist, unterkreuzt dann den Muskel und folgt distalwärts der ischiokruralen Muskelgruppe. In der Kniekehle erscheint er daher in relativ oberflächlicher Lage. Der N. ischiadicus ist in der Regel unterhalb des Bizeps bereits in seine 2 Hauptportionen (N. tibialis und N. peronaeus comm.) geteilt, wovon die fibulare Portion den kurzen Bizepskopf, die tibiale Portion dagegen die ischiokrurale Muskulatur, den langen Bizepskopf und einen Teil des M. adductor magnus innerviert. Die sensible Versorgung der Haut übernimmt in der Hauptsache der N. cutaneus femoris post.

5. Regio genus posterior (Fossa poplitea)

Die Kniekehle wird rautenförmig von den beiden Gastroknemiusköpfen, lateral vom Bizeps und medial von der ischiokruralen Muskelgruppe, vor allem dem M. semimembranosus, umgrenzt und durch die derbe Fascia poplitea abgeschlossen (Abb. 162). Vom Unterschenkel kommend durchsetzt die V. saphena parva in Begleitung des N. suralis, dem Hautast des N. tibialis, die Faszie und mündet in die V. poplitea ein. Gelegentlich ist eine V. femoropoplitea, eine Verbindung zwischen der V. saphena parva und magna, vorhanden. Lateral durchbricht der Hautnerv des N. peronaeus comm. die Faszie, um zur lateralen Seite des Unterschenkels zu gelangen (N. cutaneus surae lat.). Unmittelbar unter der Fascia poplitea, etwa in der Mitte der Kniekehle, läuft der N. tibialis, lateral davon – in mehr schräger Richtung – der N. peronaeus,

Gefäße: **Regio genus posterior:**

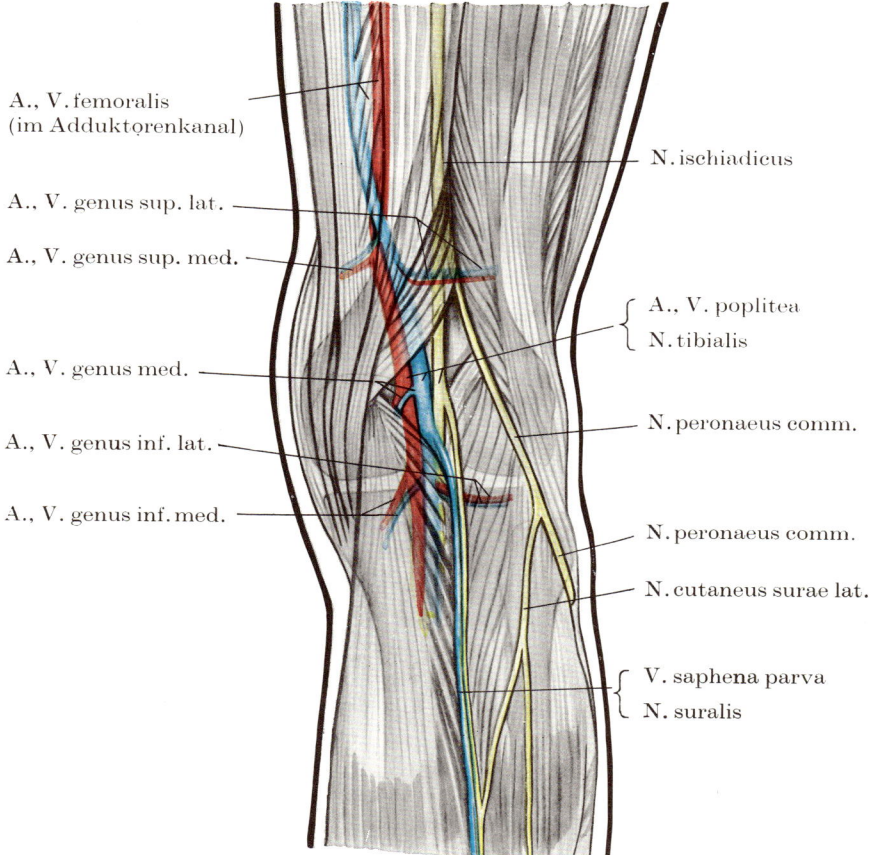

A., V. femoralis
(im Adduktorenkanal)

A., V. genus sup. lat.

A., V. genus sup. med.

A., V. genus med.

A., V. genus inf. lat.

A., V. genus inf. med.

N. ischiadicus

A., V. poplitea
N. tibialis

N. peronaeus comm.

N. peronaeus comm.

N. cutaneus surae lat.

V. saphena parva
N. suralis

Abb. 162. Regio genus posterior [modif. nach v. LANZ u. WACHSMUTH (K)].

der sich dem Bizeps anschließt und um das Fibulaköpfchen herum die Streckseite des Unterschenkels erreicht (Abb. 162). Der N. peronaeus liegt hinter dem Fibulaköpfchen so oberflächlich, daß er hier der Gefahr einer Druckschädigung besonders ausgesetzt ist (falsche Lagerung im Gipsverband oder auf einer Schiene z. B. beim bewußtlosen Patienten).

Die in einer festen Bindegewebshülle eingebetteten Gefäße der Fossa poplitea durchziehen die Kniekehle senkrecht von oben nach unten, vom Adduktorenkanal bis zum schrägen Sehnenbogen des M. soleus (Arcus tendineus m. solei), wobei die Vene oberflächlicher als die Arterie gelegen ist. In Streckstellung liegt die Arterie dem Knochen eng an. Der konstruktive Einbau des bindegewebigen Gefäßmaterials in die Sehnenbögen des Adduktoren- und Soleuskanals bewirkt eine Fixation des Gefäßbündels bei den Flexionsbewegungen des Gelenkes. Die A. poplitea versorgt die Muskelköpfe der Region und das Kniegelenk. Jeweils eine A. genus sup. (lat. und med.) umschlingt die Femurkondylen, jeweils eine A. genus inf. (lat. und med.) die Tibiakondylen. Diese Gefäße bilden das Rete articulare genus. Das 5. Gefäß, die A. genus media, dringt von hinten in das Kniegelenk ein und versorgt vor allem die Kreuzbänder. Am Rete articulare beteiligen sich außerdem Äste der A. genus descendens (aus der A. femoralis) sowie rekurrente Äste der A. tibialis ant. und post. (A. recurrens tibialis ant., R. circumflexus fibulae). Ein funktionsfähiger Kollateralkreislauf für die A. poplitea entsteht jedoch dadurch nicht. Eine Unterbindung der A. poplitea wird daher als Kunstfehler betrachtet.

Um den Gefäßstrang herum gruppieren sich zahlreiche Lymphknoten (Nodd. lymph. poplitei), die in Begleitung der V. saphena parva verlaufende Lymphgefäße vom Unterschenkel aufnehmen und ihre Lymphe in die tiefen inguinalen Lymphknoten (Nodd. lymph. inguinales prof.) weiterleiten. Die operative Freilegung der A. poplitea geschieht am besten am lateralen Rand des M. semimembranosus oberhalb der Gelenklinie. Im Fett der Kniekehle taucht zuerst der N. tibialis, dann die V. poplitea und zuletzt, ganz in der Tiefe, die A. poplitea auf (Merkwort: NeVA).

6. Regio genus anterior und Kniegelenk

Die knöcherne Anatomie des Kniegelenkes ist vorn gut tastbar. Der Gelenkspalt ist beiderseits der Quadrizepssehne deutlich zu fühlen. Die Gelenkkapsel setzt überall an der Knochenknorpelgrenze der Gelenkkörper an, so daß die Epiphysenlinien außerhalb des Gelenkraumes lokalisiert sind. Der Gelenkraum wird durch die Menisci, die Kreuzbänder und die Patella in 5 Abteilungen untergliedert. In der Regel verschmilzt nach der Geburt die ausgedehnte Bursa suprapatellaris mit dem Kapselraum, wodurch der 6–7 cm über den Patellarand hinausragende Recessus sup. entsteht. Intraartikuläre Injektionen können in Höhe des oberen Patellarandes in diesen Recessus gemacht werden. Bei Gelenkergüssen hebt sich die Patella von der Unterlage ab (sog. tanzende Patella), was bei extraartikulären und subkutanen Prozessen (z. B. Bursitis praepatellaris) nicht der Fall ist. Gelenkpunktionen werden entweder im Bereich des Recessus suprapatellaris oder von lateral in Höhe der Patella vorgenommen.

Die Leitungsbahnen vermeiden die Streckseite des Knies. In der Regio genus ant. finden sich daher nur Hautnerven und oberflächliche Gefäße [Endäste der Nn. cutanei femoris ant., R. infrapatellaris des N. saphenus, arterielle Äste des Rete articulare genus und Rete patellae: A. genus descendens, A. recurrens tibialis ant. (aus der A. tibialis ant.) und R. circumflexus fibulae (aus der A. tibialis post.)].

Das *Kniegelenk* ist ein Drehscharniergelenk (Trochoginglymus) und besitzt den größten und kompliziertesten Innenraum von allen Gelenken des Körpers. Bei leichter Beugung faßt der Gelenkraum die größte Flüssigkeitsmenge. Die beiden Kollateralbänder sind in Form und Verlauf etwas unterschiedlich. Das rundliche, laterale Band liegt weitgehend außerhalb der Kapsel und befestigt sich am Fibulaköpfchen. Das mediale Kollateralband ist abgeflacht und breitflächig in die Kapsel eingegliedert. Abriß der Seitenbänder verursacht das sog. Wackelknie. Der mediale, mehr halbmondförmige Meniskus ist breitflächig mit der Gelenkkapsel verwachsen, der laterale Meniskus ist dagegen mehr kreisförmig, kleiner und ausgiebig beweglich. Kommt es bei halbgebeugtem Knie zu einer über 42° nach lateral oder 10° nach medial hinausgehenden, zwangsweisen Rotation, dann wird der Meniskus eingeklemmt. Dabei wird der unbeweglichere mediale Meniskus weit häufiger (etwa 20mal) verletzt als der laterale (Skifahren, Fußball). Bei der Beugung erschlaffen die Kollateralbänder. Dann sichern die Kreuzbänder den Zusammenhalt des gebeugten Knies. Nach Abriß der Kreuzbänder ergibt sich das »Schubladenphänomen«. Die Kreuzbänder sind während der Entwicklung von dorsal in das Gelenk eingewandert, liegen also streng genommen außerhalb des Kapselraumes. Sie können operativ von dorsal ohne Eröffnung der Gelenkhöhle angegangen werden. Abgesprengte Meniskusteile, Knorpelstückchen, isolierte oder verkalkte Synovialzotten können freie Gelenkkörper (»Gelenkmäuse«) bilden, die eine Bewegungssperre verursachen können und operativ entfernt werden müssen.

Das Gelenk fällt normalerweise genau in die Traglinie des Körpers. Die Femurrollen bilden mit der Horizontalen einen Winkel von 82–86° (sog. Schenkelschaftkniewinkel), die Tibiaachse mit der Horizontalen einen Winkel von 91–94° (sog. Schienbeinkniewinkel) (Abb. 161). Weicht die Gelenkmitte nach medial von der Traglinie ab, spricht man von einem Genu valgum (X-Bein), weicht sie nach lateral ab, von einem Genu varum (O-Bein). In beiden Fällen werden die Kondylen und Menisci einseitig überbelastet und frühzeitig geschädigt.

7. Regiones cruris

Die derbe Fascia cruris bildet mit den Septa intermuscularia und der Membrana interossea scharf abgegrenzte, osteofibröse Kammern, durch die die Topographie der Unterschenkelregio-

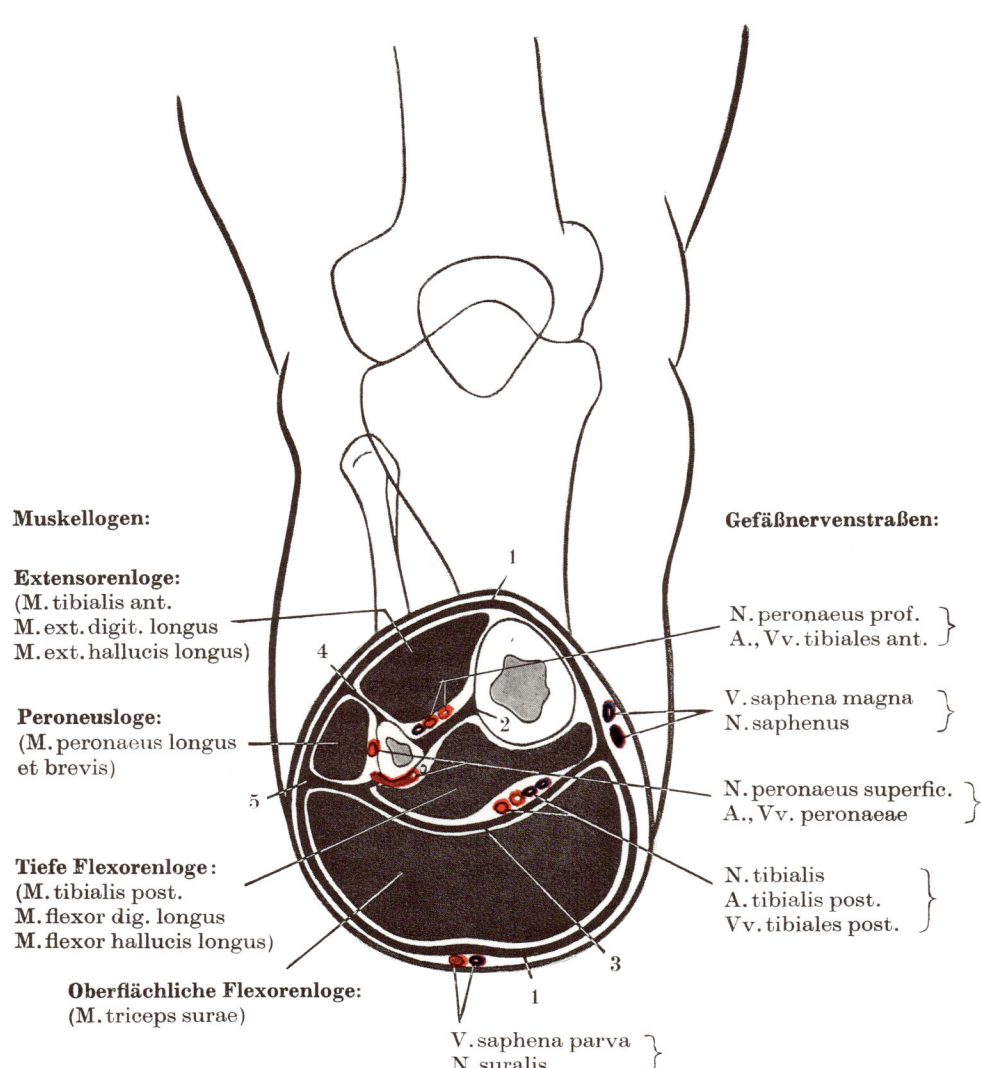

Muskellogen:

Extensorenloge:
(M. tibialis ant.
M. ext. digit. longus
M. ext. hallucis longus)

Peroneusloge:
(M. peronaeus longus
et brevis)

Tiefe Flexorenloge:
(M. tibialis post.
M. flexor dig. longus
M. flexor hallucis longus)

Oberflächliche Flexorenloge:
(M. triceps surae)

Gefäßnervenstraßen:

N. peronaeus prof.
A., Vv. tibiales ant.

V. saphena magna
N. saphenus

N. peronaeus superfic.
A., Vv. peronaeae

N. tibialis
A. tibialis post.
Vv. tibiales post.

V. saphena parva
N. suralis

Abb. 163. Querschnitt durch den Unterschenkel, dicht unterhalb des Knies zur Darstellung der Lage der Gefäßnervenstraßen am Bein (D).

1 = Fascia cruris; 2 = Membrana interossea; 3 = Fascia cruris prof.;
4 = Septum intermusculare cruris ant.; 5 = Septum intermusculare cruris post.

nen weitgehend bestimmt wird (Abb. 163). In der *Extensorenloge* zwischen Tibia, Septum intermusculare ant. und Membrana interossea verlaufen A. und V. tibialis ant. zusammen mit dem N. peronaeus prof. Die Gefäße stammen aus den Vasa poplitea und durchbrechen oberhalb des Soleussehnenbogens wenig unterhalb des Kniegelenkes die Membrana interossea, während der Nerv von lateral in die Loge eintritt, indem er um das Fibulaköpfchen herumbiegt und das Septum intermusculare ant. durchbohrt. Das Gefäßnervenbündel benützt den M. tibialis ant. als Leitmuskel. Zwischen M. tibialis ant. und M. extensor digitorum longus kann das Gefäßnervenbündel in der Nähe der Membrana interossea operativ erreicht werden. In der *Peroneusloge* verläuft nur der N. peronaeus superfic. Die unbedeutenden Gefäße stellen kleine, perforierende Äste aus der tiefen Flexorenloge dar (in der Regel Äste der Vasa peronaea). Der Nerv innerviert die beiden Mm. peronaei. Die sensiblen Endäste durchbrechen die Fascia cruris im unteren Drittel des Unterschenkels und ziehen auf der Faszie zum Fußrücken (Nn. cutanei dorsales mediales et intermedii).

In der *tiefen Flexorenloge* liegt das Hauptgefäßnervenbündel (A., V. tibialis post. und N. tibialis) direkt unterhalb bzw. in der Fascia cruris prof. zwischen den oberflächlichen und tiefen Beugern. Die Leitungsbahnen kommen aus der Kniekehle, treten unter dem Arcus tendineus des M. soleus hindurch und verlassen distal den Unterschenkel, indem sie hinter dem medialen Knöchel in die Fußsohle übergehen. Leitmuskel ist der medial an der Tibia lokalisierte Flexor digitorum longus. Unter dem Soleus spalten sich die Vasa peronaea ab, die sich rasch nach lateral wenden und dicht an der Fibula unter dem M. flexor hallucis longus abwärts ziehen. Dieses Bündel endet in der Knöchelgegend und erreicht den Fuß nicht.

Im subkutanen Bindegewebe außerhalb der Fascia cruris findet man dorsal in der Rinne zwischen den beiden Gastroknemiusköpfen die V. saphena parva in Begleitung des N. suralis und medial in der sog. Schienbeinrinne die V. saphena magna mit dem N. saphenus.

Alle Arterien der unteren Extremität werden von 2 Venen begleitet, die in einer festen, gemeinsamen Bindegewebsscheide eingeschlossen sind. Man sieht in dieser Tatsache die morphologische Grundlage für eine Rückflußförderung des venösen Blutes durch den Arterienpuls (sog. arteriovenöse Koppelung). Auch für die Temperaturregulation soll diese Anordnung wichtig sein: Die Venen können die benachbarten Arterien vorkühlen und so bei Abkühlung an den Akren einen übergroßen Wärmeverlust verhindern.

Die osteofibrösen Kammern verhindern die diffuse Ausbreitung entzündlicher Prozesse, die in der Extensoren- und tiefen Flexorenloge in der Regel eine Ausbreitungstendenz nach distal, in der oberflächlichen Flexorenloge jedoch eine Wanderungsneigung nach proximal zur Kniekehle hin erkennen lassen.

8. Regiones malleolares

Der laterale Knöchel steht etwa 1 cm tiefer als der mediale. Die Mitte der Verbindungslinie beider Knöchel liegt auf der Mittelachse des Beines, die bei Normalstellung gradlinig abwärts auf die Mitte des Fersenhöckers trifft. Diese Mittelachse knickt bei der Valgus- oder Varusstellung des Fußes in der Knöchelebene ab (Abb. 164).

Tibia und Fibula sind distal nicht durch ein echtes Gelenk, sondern durch eine Syndesmose verbunden. Diese Bandhaft und die straffen Kollateralbänder des oberen Sprunggelenkes sind so fest, daß bei Gewalteinwirkung eher die Knöchel frakturieren als die Bänder zerreißen. Da das subkutane Bindegewebe der Knöchelhaut im Gegensatz zur Haut des Unterschenkels sehr locker ist, kommt es hier leicht zu ausgedehnten Knöchelödemen.

In der *Subkutanschicht* findet man vor dem medialen Malleolus die V. saphena magna mit den Endverzweigungen des N. saphenus sowie begleitende Lymphgefäßstämme, deren regionale Lymphknoten in der Inguinalregion liegen. Hinter dem lateralen Knöchel zieht die V. saphena

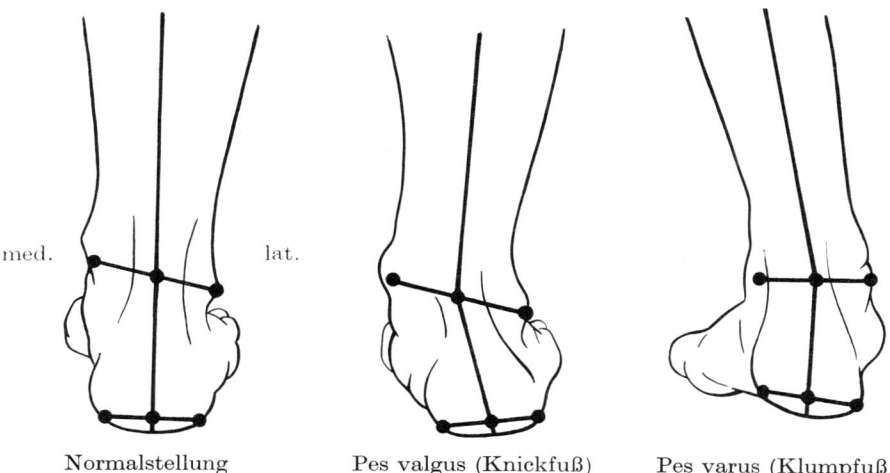

med.   lat.

Normalstellung   Pes valgus (Knickfuß)   Pes varus (Klumpfuß)

Abb. 164. Normalerweise stehen die Mittelpunkte der queren Verbindungslinien der beiden Knöchel- und Fersen-punkte senkrecht übereinander. Beim Knickfuß oder Klumpfuß sind beide gegeneinander verschoben, wodurch die Un-terschenkellinie abgeknickt erscheint [nach v. LANZ u. WACHSMUTH (D)].

parva in Begleitung des N. suralis und verschiedener Lymphgefäße, die zur Fossa poplitea gehen, entlang. Unter der Faszie laufen die beiden Peroneussehnen in einer gemeinsamen Sehnenschei-de, durch ein oberes und ein unteres Retinakulum gehalten, dicht am lateralen Knöchel vorbei. Hinter dem medialen Malleolus ziehen die Sehnen der tiefen Flexoren in getrennten Sehnen-scheiden in der folgenden Reihenfolge von vorn nach hinten zum Fuß (Abb. 166): 1. M. tibialis post. (hat den M. flexor digitorum longus bereits am Unterschenkel unterkreuzt – Chiasma cru-rale), 2. M. flexor digitorum longus, 3. M. flexor hallucis longus. Die Sehnen werden durch das tiefe Blatt des Retinaculum flexorum an der Tibia fixiert. Die Sehnenscheiden kommunizieren häufig mit dem Gelenkraum der Sprunggelenke, so daß entzündliche Prozesse auf diese über-greifen können. Das Gefäßnervenbündel (A., V. tibialis post. u. N. tibialis) folgt der Sehne des M. flexor digitorum longus. Der Nerv liegt am weitesten dorsal. Hinter dem Malleolus kann der Nerv nach einer Fußdistorsion im sog. Tarsaltunnel, auch mit einer Wochen und Jahre betragen-

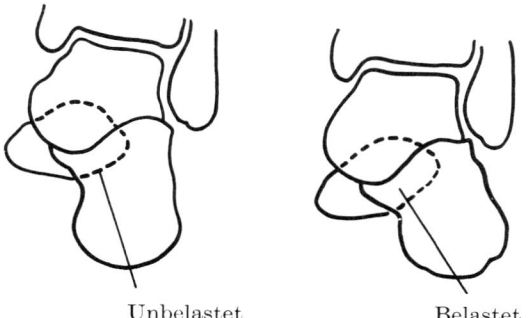

Unbelastet   Belastet

Abb. 165. Die Achse des Fersenbeins (eingezeichnete Linie) ist beim Plattknickfuß deutlich nach medial verschoben (Bild links), was bei Belastung noch stärker wird (Bild rechts) [nach v. LANZ u. WACHSMUTH (D)].

den Latenz, geschädigt werden. Die Arterie wird hinter dem Knöchel oberflächlich und tastbar, so daß hier der Puls zu fühlen ist. Nach Passage des Retinakulums verschwindet das Gefäßnervenbündel – häufig schon in die beiden plantaren Hauptstämme aufgeteilt – unter dem Ursprungswulst des M. abductor hallucis, in der mittleren Faszienkammer der Fußsohle. Die Achillessehne entfernt sich in der Knöchelebene zunehmend von der Tibia und den tiefen Flexoren. Der Zwischenraum wird von einem lamellär gegliederten, gut vaskularisierten Fettkörper ausgefüllt, der gleitfähige Verschiebeschichten besitzt.

Unter der Trizepssehne befindet sich die Bursa subtendinea m. tricipitis. Der Fersenhöcker ist durch mehrere Bursae subcutaneae calcaneae gepolstert.

Die Extensorensehnen der vorderen Knöchelregion werden durch ein oberes queres und ein unteres Y-förmiges Retinaculum fixiert und durch getrennte Sehnenscheiden, die vor allem unter dem Retinaculum extensorum inf. (früher Lig. cruciforme) anzutreffen sind und in der Höhe der Chopartschen Gelenklinie enden, gleitfähig gemacht. In der Subkutanschicht verlaufen die Hautäste des N. peronaeus superfic. (N. cutaneus dorsalis med. und intermed.). Das obere Sprunggelenk kann am besten von vorn zwischen dem medialen Knöchel und der Sehne des M. tibialis ant. punktiert werden.

III. Fuß

1. Allgemeines

Tarsus, Metatarsus und Phalangen bilden am Fuß eine bewegungselastische Gliederkette, die durch eine doppelte Gewölbekonstruktion den statischen Erfordernissen des aufrechten Ganges optimal angepaßt ist. Der mediale Fußstrahl (Abb. 167) umfaßt die 3 ersten Phalangen, die 3 Ossa cuneiformia, das Os naviculare und den Talus; der laterale Fußstrahl mündet in den Calcaneus aus und umfaßt die 4. und 5. Phalange mit den zugehörigen Mittelfußknochen und dem Os cuboideum. Die Gewölbestruktur des Fußes ergibt sich dadurch, daß der mediale Fußstrahl mit dem Talus stockwerkartig auf den lateralen Fußstrahl mit dem Calcaneus, der dafür einen balkonartigen Höcker, das Sustentaculum tali, ausbildet, aufgesetzt ist (Abb. 165). Die kritische Stelle dieser Übereinanderlagerung ist daher die Verbindung zwischen Talus und Calcaneus im Bereich des Sustentaculum tali, d. h. im unteren Sprunggelenk. Das *untere Sprunggelenk* besteht aus 2 Abteilungen, der Articulatio talocalcaneonavicularis vorn und der Articulatio subtalaris hinten. Zwischen beiden befindet sich der Sinus tarsi. Der Bandapparat des unteren Sprunggelenks, vor allem das Lig. calcaneonaviculare plantare (sog. Plattfußband) sowie das im Sinus tarsi gelegene Lig. talocalcaneare interosseum, hat daher u. a. die wichtige Aufgabe, das Längsgewölbe des Fußes zu stützen. Pathologische Veränderungen im Knochengefüge des unteren Sprunggelenkes, wie etwa bei der Köhlerschen Erkrankung (aseptische Knochennekrose des Os naviculare), führen daher leicht zu einem Senkfuß.

In der Gelenkkombination des unteren Sprunggelenkes sind Pronations- und Supinationsbewegungen um eine schräg von medial durch den Taluskopf und den Sinus tarsi nach lateral hinten zum Calcaneus verlaufende Achse möglich (Abb. 167). Die Pronation und Senkung des medialen Fußrandes ist meist mit einer Abduktion und Dorsalflexion, die Supination mit einer Adduktion und Plantarflexion verknüpft (= sog. Maulschellenbewegung). Infolgedessen wirken die Pronatoren (die vom N. peronaeus innervierten Dorsalextensoren und Mm. peronaei) auf das Fußgewölbe abflachend, während die stärkeren Supinatoren, d. h. die vom N. tibialis innervierten tiefen und oberflächlichen Beuger, die Gewölbekonstruktion stützen. Bei einer *Peronäuslähmung* fehlt daher die pronatorische Komponente beim Gehen. Der Fuß fällt bei jedem Schritt nach unten, der laterale Fußrand ist gesenkt, die Fußspitze schleift über den Boden. Das Bein wird beim Gehen zu stark gehoben und ausgeschwenkt (»Steppergang«). Durch das Überge-

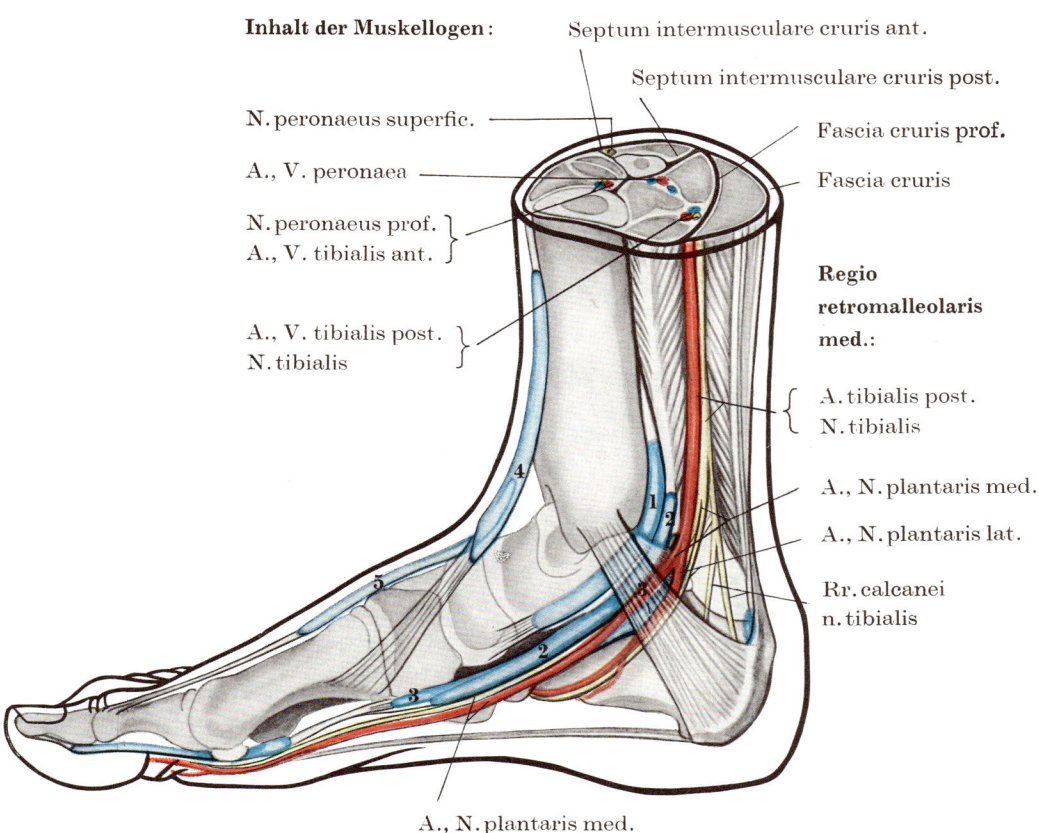

Abb. 166. Mediale Knöchelregion (Regio malleolaris med.) [modif. nach v. LANZ u. WACHSMUTH (D)].

1 = Sehnenscheide des M. tibialis post.
2 = Sehnenscheide des M. flexor digitorum longus
3 = Sehnenscheide des M. flexor hallucis longus

4 = Sehnenscheide des M. tibialis ant.
5 = Sehnenscheide des M. extensor hallucis longus

wicht der Supinatoren bildet sich ein Spitzfuß (Pes equinovarus) aus. Bei der Peronäuslähmung berührt die Fußspitze im Gehen zuerst den Boden, bei der Tibialislähmung umgekehrt die Ferse. Bei der Peronäusparese treten Sensibilitätsstörungen an der lateralen Seite des Unterschenkels und am Fußrücken auf. Bei isoliertem Ausfall des N. peronaeus prof. sind nur die Dorsalextensoren ausgefallen. Die Sensibilität ist dann nur im Bereich des Spatium interosseum I gestört. Eine *Tibialisparese,* die meist durch Verletzungen oder Luxationen im Bereich des Knies zustande kommt, bewirkt eine Lähmung aller Flexoren von Unterschenkel und Fuß. Die Zehen können nicht mehr gebeugt oder gespreizt werden. Der Fußspitzengang ist unmöglich. Der Fuß steht dorsalflektiert, da die Extensoren überwiegen. Es entwickelt sich ein »Hackenfuß« (Pes calcaneus). Die Sensibilität ist an der dorsolateralen Seite des Unterschenkels sowie an der ganzen Fußsohle ausgefallen.

Das Längs- und Quergewölbe des Fußes wird durch aktive und passive Mechanismen aufrechterhalten. An Bändern sind die den Bogen in der Längsrichtung durchquerenden Züge am wirkungsvollsten, also: das Lig. calcaneonaviculare plantare, das Lig. plantare longum und die Plantaraponeurose. Zwischen diesen Bandzügen breiten sich die kurzen Fußmuskeln aus (M. flexor

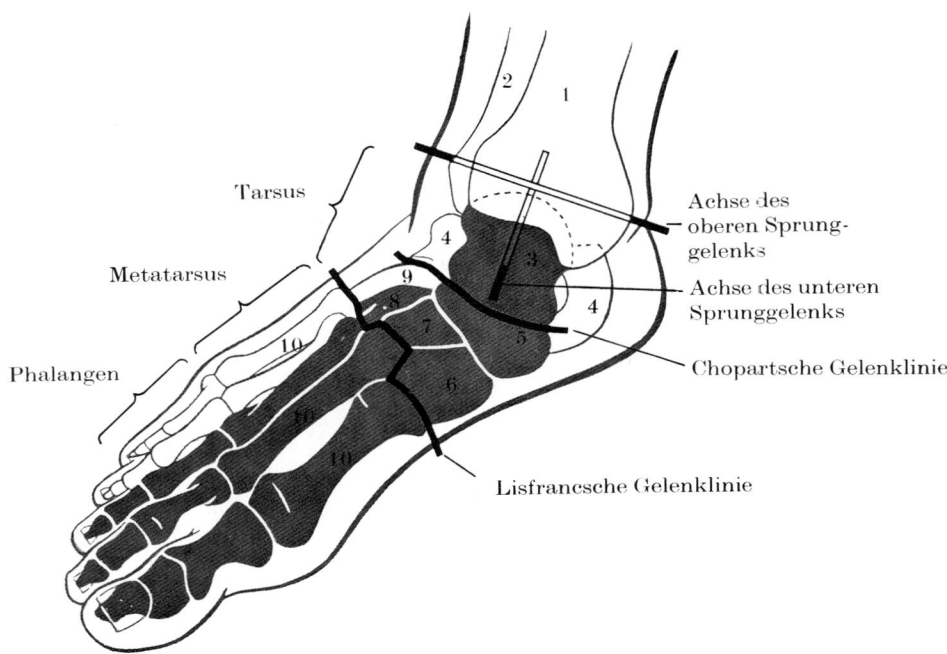

Abb. 167. Aufbau des Fußlängsgewölbes, das durch die Übereinanderlagerung von medialem (grau) und lateralem Fußstrahl (weiß) entsteht [modif. nach v. LANZ u. WACHSMUTH (D)].

1 = Tibia	6 = Os cuneiforme med.
2 = Fibula	7 = Os cuneiforme intermed.
3 = Talus	8 = Os cuneiforme lat.
4 = Calcaneus	9 = Os cuboideum
5 = Os naviculare	10 = Ossa metatarsalia

digitorum brevis, M. adductor hallucis und die Mm. interossei), als deren wichtigste Aufgabe
ebenfalls die Erhaltung der Gewölbekonstruktion angesehen werden kann. Die am medialen
Fußrand entlanglaufenden Sehnen der tiefen Beuger unterstützen das Gewölbe ebenfalls sehr
wirkungsvoll, vor allem die Sehne des M. flexor hallucis longus, die unter dem Sustentaculum tali
hindurchzieht. Außerdem wirken der M. tibialis post., der am Os cuneiforme I bzw. an der Basis
des 1. Metatarsalknochens angreift, der Flexor digitorum longus und der M. abductor hallucis
auf die Erhaltung des Gewölbes ein. Auf der Höhe des Fußgewölbes kreuzt die Sehne des M. flexor digitorum longus diejenige der Flexor hallucis longus (Chiasma plantare), was zur Fixation
dieser Region beiträgt.

Das Quergewölbe entsteht hauptsächlich im Mittelfußbereich und in der distalen Reihe der
Fußwurzelknochen. Die 3 Keilbeine sind so zusammengefügt, daß das 1. mit seiner Basis plan-
tarwärts sieht. Die beiden anderen sind mit der Basis nach dorsal gerichtet und schließen sich
dann breitflächig an das Würfelbein an. Diese Konstruktion kann durch den M. tibialis ant. von
oben sowie durch die Sehne des M. peronaeus longus gestützt werden. Das Caput transversum
des M. adductor hallucis verspannt das Quergewölbe in Höhe der Tarsometatarsalgelenke, die
Amphiarthrosen darstellen.

Bricht das Längsgewölbe zusammen, so resultiert der Platt- oder Senkfuß (Pes planus), senkt
sich das Quergewölbe, so entsteht der Spreizfuß (Pes transversus, häufig mit Hallux valgus). Am
normal belasteten Fuß wird der Druck auf Fersenhöcker, Großzehenballen und den lateralen

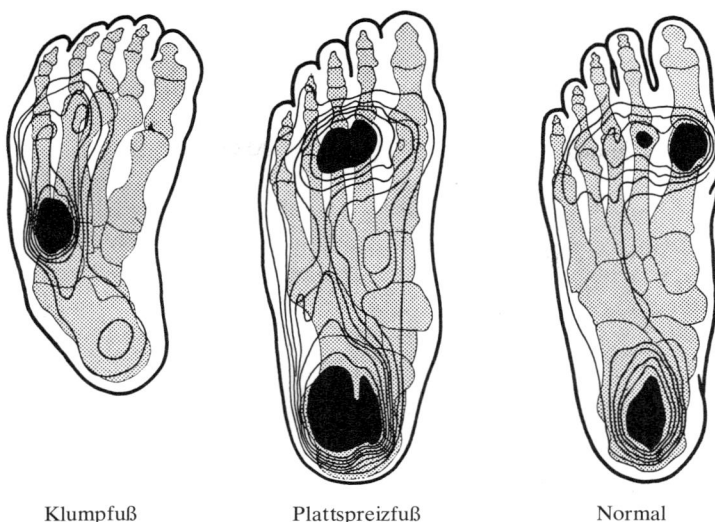

Klumpfuß   Plattspreizfuß   Normal

Abb. 168. Die Abbildung zeigt die belasteten Flächen der Fußsohle (Druckbilder) beim Normalen und bei pathologischen Veränderungen des Fußgewölbes. Die am stärksten belasteten Flächen sind schwarz dargestellt [modif. nach v. Lanz u. Wachsmuth (D)].

Fußrand gleichmäßig verteilt (Abb. 168). Beim Senkfuß wird je nach der Schwere des Falles auch der mediale Fußrand druckbelastet. Beim Plattspreizfuß werden vornehmlich Ferse und mittlerer Fußballen, beim Klumpfuß der laterale Fußrand belastet. Das funktionelle Zusammenspiel der Fußgelenke wird dabei in verschiedener Weise gestört.

Die vordere Abteilung des unteren Sprunggelenkes bildet mit der Articulatio calcaneocuboidea die sog. *Chopartsche Gelenklinie* (Articulatio tarsi transversa), welche die rasche Absetzung des gesamten Vorderfußes vom erhalten bleibenden Talus und Calcaneus ermöglicht. Der Gelenkspalt kann medial hinter der Tuberositas ossis navicularis aufgesucht werden. Das Lig. bifurcatum, das mit 2 kräftigen Teilbändern am vorderen Rand des Calcaneus zum Kuboid bzw. Navikulare zieht, wird als das »Schlüsselband« des Chopartschen Gelenkes bezeichnet, da erst nach Durchtrennung dieser straffen Bandzüge die Aufklappung des schmalen Gelenkspaltes möglich ist.

Die 5 Tarsometatarsalgelenke bilden zusammen die *Lisfrancsche Gelenklinie* (Articulationes tarsometatarseae). Diese bogenförmige Gelenkreihe beginnt am lateralen Fußrand hinter der Tuberositas ossis metatarsalis V. In den Gelenkbogen springt der 2. Metatarsalknochen einige Millimeter nach proximal vor, was bei operativen Eingriffen berücksichtigt werden muß.

2. Dorsum pedis (Fußrücken)

Die Haut des Fußrückens ist fettarm, das subkutane Gewebe locker und entfaltungsfähig, wodurch sich relativ leicht ein Ödem ausbreiten kann, auch wenn der verursachende Prozeß in der Fußsohle lokalisiert ist. Das ausgedehnte Rete venosum dorsale fließt zu den beiden Vv. saphenae ab. Innerhalb der Subkutis ziehen die Endäste des N. peronaeus superfic. zur Haut der Zehen (N. cutaneus dorsalis med. und intermed.). Das subkutane Geflecht der Hautnerven wird am lateralen Fußrand durch den N. suralis (N. cutaneus dorsalis lat.), am medialen Fußrand durch

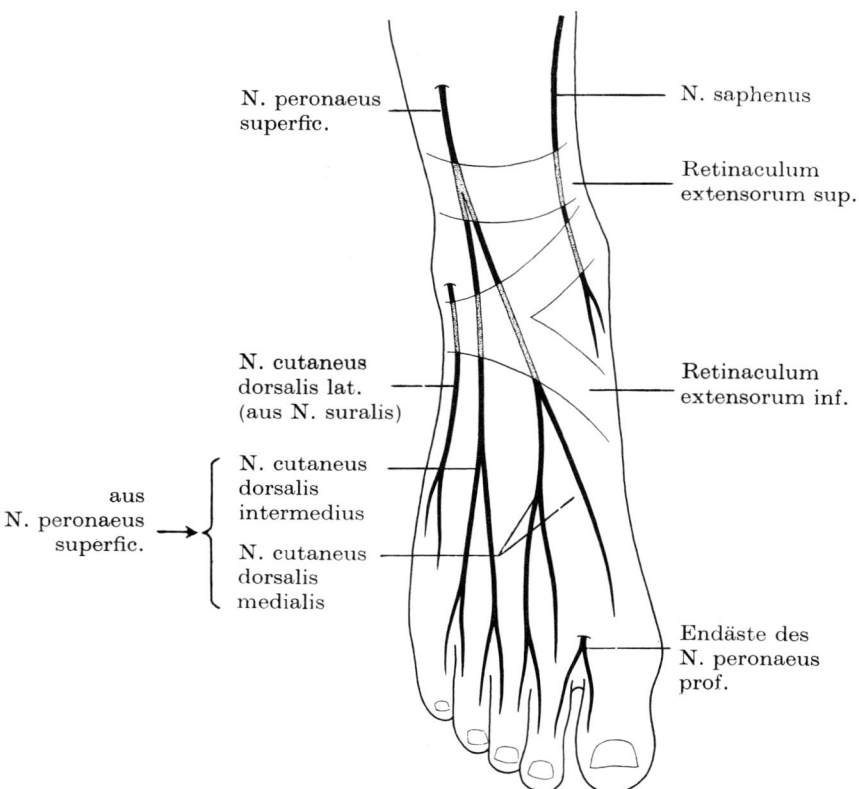

N. peronaeus superfic.

N. saphenus

Retinaculum extensorum sup.

N. cutaneus dorsalis lat. (aus N. suralis)

Retinaculum extensorum inf.

aus N. peronaeus superfic. →

N. cutaneus dorsalis intermedius

N. cutaneus dorsalis medialis

Endäste des N. peronaeus prof.

Abb. 169. Hautnerven des Fußrückens (R).

den N. saphenus und an den einander zugekehrten Flächen der 1. und 2. Zehe durch die Hautäste des N. peronaeus prof. ergänzt (Abb. 169).

Die beiden dorsalen Faszien (Fascia dorsalis pedis superfic. und prof.) bilden eine flache Kammer, in der alle wesentlichen Gebilde des Fußrückens untergebracht sind. Die tiefe Faszie schließt diesen Raum gegen das Spatium interosseum und die Tarsal- bzw. Metatarsalknochen ab. Innerhalb der Kammer verlaufen die Extensorensehnen in ihren Sehnenscheiden nach distal zu den Dorsalaponeurosen der Zehen. Darunter und etwas schräger ist der M. extensor digitorum brevis gelagert. Die Leitungsbahnen (Vasa dorsalia pedis in Verlängerung der A. tibialis ant. sowie Endäste des N. peronaeus prof.) stammen aus der Extensorenloge des Unterschenkels und liegen am Unterrand des Retinaculum sup. zwischen den Sehnen des M. extensor digitorum longus und Extensor hallucis longus so oberflächlich, daß sie hier operativ besonders gut erreichbar sind. Der N. peronaeus prof. schlingt sich weiter distal um das Gefäßbündel herum, so daß er am Unterrand des Retinaculum inf. medial von den Gefäßen angetroffen wird. In Höhe der Tarsometatarsalgelenke zweigt die A. arcuata von der A. dorsalis pedis bogenförmig nach lateral ab. Der Gefäßbogen entläßt 4–5 Aa. metatarseae dorsales, die sich an der Zehenwurzel jeweils in 2 Aa. digitales dorsales aufspalten. Die unter dem M. extensor digitorum brevis gelegene A. tarsea lat., ein Ast der A. dorsalis pedis, anastomosiert mit der A. arcuata am lateralen Fußrand. Die A. dorsalis pedis liegt am Fußrücken sehr oberflächlich, so daß hier der Puls gefühlt werden kann. Sie erreicht die Zehen nicht, sondern perforiert das Spatium interosseum I und mündet in den arteriellen Gefäßbogen der Fußsohle ein (Arcus plantaris). Zahlreiche kleinere perforierende Arterien (Rr. perforantes), die von den Aa. metatarseae dorsales abzweigen, durchbrechen die tiefe Faszie und stellen auf diese Weise Verbindungen zur Planta pedis her. Variationen der Gefäßverhältnisse sind im Bereich des Fußrückens sehr häufig.

3. Planta pedis (Fußsohle)

Der Bindegewebsapparat der Fußsohle bildet eine dreifach gekammerte Druckkonstruktion. Die 3 Kammern sind zugleich Muskellogen, die oberflächlich von der Plantaraponeurose abgeschlossen werden. In der medialen Loge finden sich die Muskeln für die große Zehe (M. abductor hallucis, M. flexor hallucis brevis), die Sehne des M. flexor hallucis longus und die medialen plantaren Leitungsbahnen (N., A., V. plantaris med.). In der Kleinzehenloge sind der M. abductor digiti minimi, der M. flexor digiti minimi brevis sowie die lateralen plantaren Leitungsbahnen (N. plantaris lat., Vasa plantaria lat.) eingelagert. Die große Mittelloge füllt das Gewölbe des Fußskeletts nahezu vollständig aus. Die Muskeln liegen in 3 Schichten übereinander. Direkt unter der Plantaraponeurose und mit ihr verwachsen, findet man zuerst den M. flexor digitorum brevis. Die Sehnen des Muskels spalten sich und heften sich an der Mittelphalanx der Zehen an. In der zweiten Schicht breitet sich der Sehnenfächer des M. flexor digitorum longus aus, der hinten vom M. quadratus plantae verspannt wird und sich an den Endphalangen anheftet. Er kreuzt sich unter dem Sustentaculum tali mit der Sehne des M. flexor hallucis longus. In der dritten und tiefsten Schicht verläuft schließlich der M. adductor hallucis mit seinem Caput transversum und Caput obliquum. Ihr Boden wird vom Lig. plantare longum gebildet, das den osteofibrösen Ka-

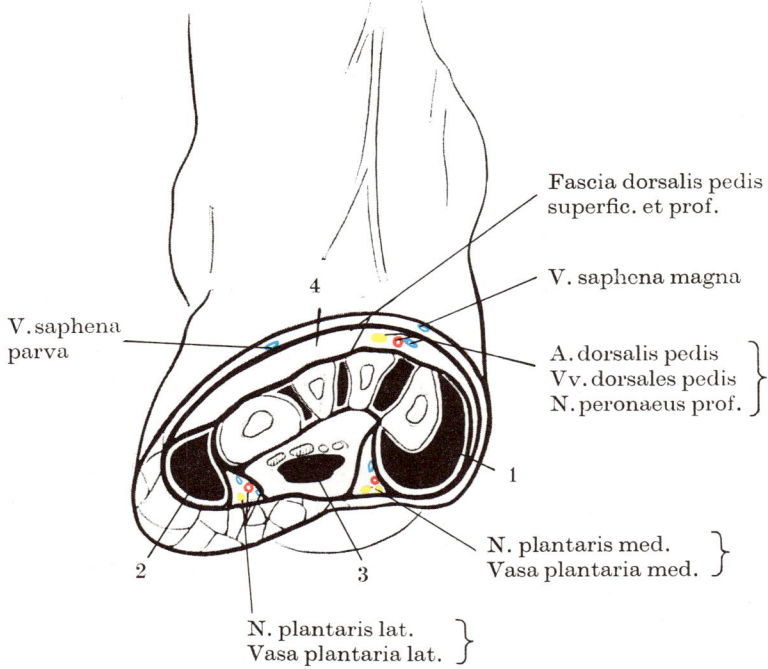

Abb. 170. Querschnitt im Bereich der Fußwurzel zur Darstellung der Muskellogen und Gefäßnervenstraßen [modif. nach v. LANZ u. WACHSMUTH (D)].

1 = Thenarloge (Großzehenloge)   3 = Mittelloge mit Beugersehnen
2 = Hypothenarloge (Kleinzehenloge)   4 = Extensorenloge

nal für die lange Peronäussehne (Canalis plantae) formt. Die mittlere Muskelloge kann als die direkte Fortsetzung des Canalis calcanearis med. angesehen werden. Die Leitungsbahnen treten in diese Loge von medial her ein, indem sie hinter dem medialen Knöchel unter dem M. abductor hallucis hindurch zur Fußsohle gelangen und sich bereits frühzeitig in 2 Gruppen spalten (A., N. und V. plantaris med. und lat.) (Abb. 171). Das mediale Gefäßnervenbündel folgt dem M. abductor hallucis bis zur 1.–3. Zehe, das laterale unterkreuzt den M. flexor digitorum brevis, erreicht den lateralen Fußrand und teilt sich dort in ein gerade nach vorne ziehendes oberflächliches Bündel und ein bogenförmig in die Tiefe abbiegendes Bündel auf (Abb. 171). Der N. plantaris lat. entspricht dem N. ulnaris der Hand. Wie dort, teilt er sich in einen oberflächlichen und tiefen Ast. Der R. prof. innerviert alle Mm. interossei, den M. adductor hallucis, das Caput laterale des Flexor hallucis brevis, die Mm. lumbricales III und IV, den M. quadratus plantae und die Muskeln des kleinen Zehenballens. Der R. superfic. versorgt die Haut der 1½ lateralen Zehen (Nn. digitales plantares proprii).

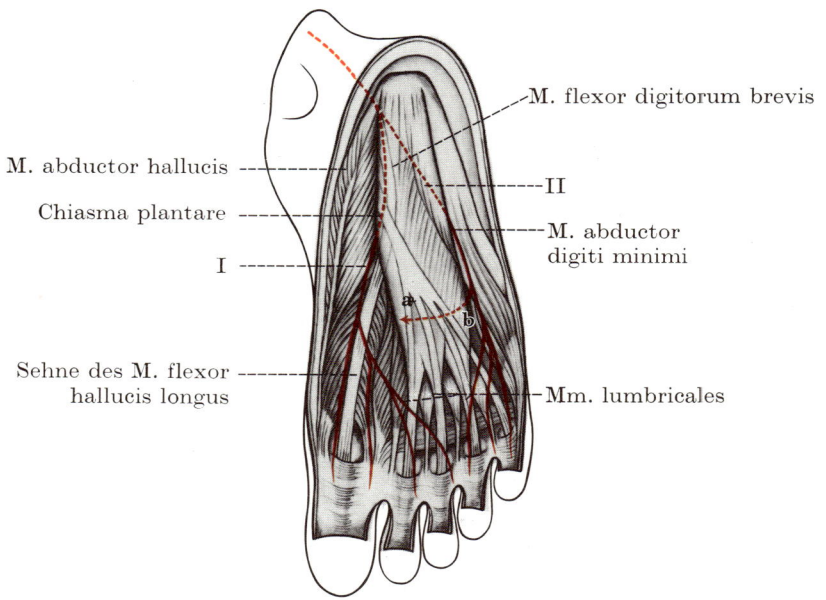

Abb. 171. Lage der Gefäßnervenstraßen im Bereich der Fußsohle (Planta pedis) (Sch). I = Mediale Gefäßnervenstraße (Leitmuskel: M. abductor hallucis) – enthält: A., V. und N. plantaris medialis. II = Laterale Gefäßnervenstraße (Leitmuskel: M. abductor digiti minimi) – enthält: A., V. und N. plantaris lateralis. a) Übergang in die tiefe Schicht der mittleren Fußsohlenkammer – enthält: Ramus profundus des N. plantaris lat. sowie der Vasa plantaria lateralia (Bildung des Arcus plantaris). b) Oberflächlicher Strang in der Kleinzehenloge – enthält: A., V. und N. plantaris lat.

Die lateralen Plantargefäße perforieren die Wand der lateralen Muskelloge etwa in Höhe der Tarsometatarsalgelenke und biegen dann bogenförmig in die mittlere Muskelloge ein. Hier anastomosiert der R. plantaris prof. der A. dorsalis pedis, die durch den ersten Zwischenknochenraum hindurchzieht, mit der A. plantaris lat. und bildet so den Arcus plantaris der Fußsohle, der dem tiefen Hohlhandbogen entspricht. Der schräge Kopf des Adductor hallucis überlagert den Gefäßbogen der Fußsohle, der vom R. prof. des N. plantaris lat. sowie 2 Vv. comitantes (Arcus venosus plantaris) begleitet wird. Ein oberflächlicher Gefäßbogen fehlt am Fuß. Der N. plantaris med. ist dem N. medianus der Hand vergleichbar und verläuft am medialen Fußrand. Er versorgt dementsprechend die Haut der 3½ medialen Zehen sowie die Muskeln des Großzehenballens. Der Nerv wird von den medialen Plantargefäßen begleitet, die dasselbe Versorgungsgebiet haben.

Wichtige Lehr- und Handbücher

APPLETON, A. B., J. HAMILTON, G. SIMON: Surface and radiological anatomy. Heffer & Sons, Cambridge 1948.

BENNINGHOFF, A., K. GOERTTLER: Lehrbuch der Anatomie des Menschen. Neubearb. von H. FERNER und J. STAUBESAND. Bd. I–III. Urban & Schwarzenberg, München 1975.

BRASH, J. C.: Manual of Anatomy. 12. Aufl. Oxford University Press, Oxford 1957.

BRAUS, H., C. ELZE: Anatomie des Menschen, Bd. I–III. Springer, Berlin 1932, 1954, 1960.

CALLANDER, C. L.: Surgical Anatomy. Saunders, London 1940.

CLARA, M.: Das Nervensystem des Menschen. Barth, Leipzig 1942, Basel, N. Y. 1954–1961.

CORNING, H. K.: Lehrbuch der topographischen Anatomie für Studierende und Ärzte. Bergmann, München 1923.

CUNNINGHAM, D. J.: Textbook of Anatomy. 7. Aufl. University Press, Oxford 1937.

ELLIS, H.: Clinical anatomy. Blackwell, Oxford 1960.

FENEIS, H.: Anatomische Bildnomenklatur. 4. Aufl. Thieme, Stuttgart 1976.

FUMAGALLI, Z., G. MARINOZZI, E. NESCI, A. SANTORO: Atlante fotografico a colori di Anatomia macroscopica dell' uomo. Vallardi, Milano 1972/73.

GARDNER, E., J. GRAY, R. O'RAHILLY: Anatomy. A regional study of human structure. Saunders, Philadelphia, London 1960.

GRAY's Anatomy (WARWICK, R., P. L. WILLIAMS, Hrsg.). 35. Aufl. Longman, London 1973.

HAFFERL, A., W. THIEL: Lehrbuch der topographischen Anatomie. 3. Aufl. Springer, Berlin 1969.

HANSEN, K., H. SCHLIAK: Segmentale Innervation und ihre Bedeutung für Klinik und Praxis. Thieme, Stuttgart 1962.

HAMILTON, W. J.: Textbook of Human Anatomy. Wheaton & Co., Exeter 1976.

LANZ, T. v., W. WACHSMUTH: Praktische Anatomie. (Neubearb. von I. LANG.) Bd. I/2 Hals, I/3 Arm, I/4 Bein. Springer, Heidelberg 1938, 1955, 1959.

LAST, R. J.: Anatomy. Regional and applied. 2. Aufl. Churchill, London 1959.

LIPPERT, H.: Anatomie. Text u. Atlas. 2. Aufl. Urban & Schwarzenberg 1976.

NISHI, S.: Topographical Atlas of Human Anatomy. Bd. I–IV. Shuppan & Co. Tokyo 1974.

PERNKOPF, E.: Topographische Anatomie des Menschen. Bd. I–IV. Urban & Schwarzenberg, Berlin, Wien 1941.

PERNKOPF, E., H. FERNER: Atlas der topographischen und angewandten Anatomie. Bd. I u. II. Urban & Schwarzenberg, München 1963.

SCHINZ, H. R., W. E. BAENSCH, W. FROMMHOLD, R. GRAUNER, E. UEHLNIGER, J. WELLAUER: Lehrbuch der Röntgendiagnostik. 6. Aufl. Thieme, Stuttgart 1965.

SOBOTTA, J., H. BECHER in: Atlas der Anatomie des Menschen (FERNER, H., J. STAUBESAND, Hrsg.) Bd. I–III. 17. Aufl. Urban & Schwarzenberg, München 1972.

STARCK, D.: Embryologie. 3. Aufl. Thieme, Stuttgart 1976.

TESTUT, L., O. JACOB: Traité d'anatomie humaine topographique. Doin, Paris 1914.

TÖNDURY, G.: Angewandte und topographische Anatomie. 4. Aufl. Thieme, Stuttgart 1970.

WALDEYER, A., A. MAYET: Anatomie des Menschen. Bd. I u. II. 13. Aufl. de Gruyter, Berlin 1976.

WINCKLER, G.: Manuel d'anatomie topographique et fonctionelle. Masson, Paris 1964.

WOLF-HEIDEGGER, G.: Atlas der systematischen Anatomie des Menschen. Bd. I–III. 3. Aufl. Karger, Basel 1972.

Sachverzeichnis